W0255263

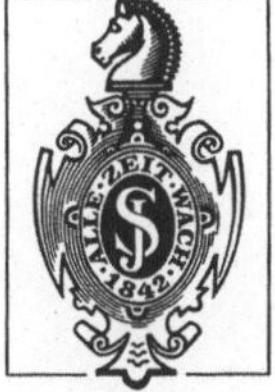

F. Hanefeld D. Rating H.-J. Christen (Hrsg.)

Aktuelle Neuropädiatrie 1989

Progrediente Enzephalopathie-Syndrome
Multiple Sklerose
HIV-Infektion
Benigne fokale Epilepsien

Mit 164 Abbildungen

Springer-Verlag
Berlin Heidelberg New York London
Paris Tokyo Hong Kong Barcelona

Prof. Dr. med. Dr. h.c. Folker Hanefeld
Prof. Dr. med. Dietz Rating
Dr. med. Hans-Jürgen Christen
Universitäts-Kinderklinik
Robert-Koch-Straße 40
D-3400 Göttingen

ISBN-13:978-3-642-93412-4 e-ISBN-13:978-3-642-93411-7
DOI: 10.1007/978-3-642-93411-7

CIP-Titelaufnahme der Deutschen Bibliothek

Aktuelle Neuropädiatrie ... – Berlin ; Heidelberg ; New York ; London ; Paris ; Tokyo ; Hong Kong ; Barcelona : Springer.
Teilw. Zusatz zum Hauptsachtitel: ... Jahrestagung der Gesellschaft für Neuropädiatrie. – Teilw. im Hippokrates-Verl., Stuttgart. – Teilw. im Verl. Thieme, Stuttgart
ISSN 0721-6106
NE: Gesellschaft für Neuropädiatrie
1989 (1990)
ISBN-13:978-3-642-93412-4

Softcover reprint of the hardcover 1st edition 1990

Gesamtverarbeitung: K. Triltsch, 8700 Würzburg
2125/3140/543210 – gedruckt auf säurefreiem Papier

Vorwort

Die 15. Jahrestagung der Gesellschaft für Neuropädiatrie vom 27. bis 29. Oktober 1989 fand in Göttingen mit mehr als 500 Teilnehmern ein überaus reges Interesse.
Hauptthemen waren die benignen fokalen Epilepsien, die progredienten Enzephalopathie-Syndrome und die entzündlichen Erkrankungen des zentralen Nervensystems. Sie wurden ergänzt durch Beiträge über die Rolle der Wachstumsfaktoren im Nervensystem, freie Vorträge und Postersitzungen.
Das Spektrum der benignen fokalen Epilepsien wurde in den letzten Jahren erweitert und neu definiert.
Geänderte Konzepte der Neurolipidosen und besonders die Erforschung mitochondrialer und peroxisomaler Störungen haben unser Verständnis für die progredienten Enzephalopathie-Syndrome bekannter Ursache entscheidend erweitert. In diesem Bereich sind neben den Möglichkeiten der so wesentlichen pränatalen Diagnostik erste erfolgversprechende Therapieansätze erkennbar.
Bewußt wurde die Gruppe der progredienten Enzephalopathie-Syndrome unbekannter Ätiologie als eines der Hauptthemen gewählt. Wir wollten dieses weite, noch unbekannte Feld abstecken und hier neue wissenschaftliche Ziele aufzeigen.
Die freien Vorträge über unterschiedliche Enzephalopathie-Syndrome unbekannter Genese zeugen von der Vielfalt dieser Krankheitsbilder. Unter den entzündlichen Erkrankungen wurden wegen ihrer bedrückenden Aktualität die zentralnervösen Komplikationen der HIV-Infektionen abgehandelt, die in Zukunft sicher zunehmend an Problematik gewinnen werden.
Wie in der Einladung nach Göttingen ausgesprochen, hoffen wir, Ihnen hier nicht nur das breite Spektrum neuropädiatrischer Erkrankungen darzustellen, sondern auch Hilfen zur Diagnosefindung und Therapie aufzeigen zu können.
Unser Fach kann seinem Stellenwert nur dann gerecht werden, wenn es mit hohem wissenschaftlichen und sozialen Anspruch betrieben wird. Hiervon soll dieser Kongreßband Zeugnis ablegen.

Göttingen, Oktober 1990 Folker Hanefeld

P.S.: Wir danken besonders den Firmen Ciba-Geigy, Desitin und Sanofi-Labaz für ihre großzügige Unterstützung, ohne die die Tagung und die vorliegende Publikation nicht möglich gewesen wären.

Inhaltsverzeichnis

I. Enzephalopathie-Syndrome unklarer Ätiologie

IV. Peroxisomale Erkrankungen

V. Mitochondriale Zytopathien

VI. Akute Enzephalopathie-Syndrome und ZNS-Infektionen

VII. HIV-Infektion

VIII. Multiple Sklerose

IX. Epileptologie

Autorenverzeichnis

Abraham, Cs., Dr. med., Szent-Györgyi Albert Medical University, Medical School, Dept. of Pediatrics, P.O. Box 471, H-6701 Szeged

Aicardi, J., Prof. Dr. med., Hôpital Necker Enfants Malades, Departement de Pédiatrie, 149 rue de Sèvres, F-75743 Paris Cedex 15

Aksu, F., PD Dr. med., Medizinische Universität zu Lübeck, Klinik für Neuropädiatrie, Kahlhorststraße 31–35, 2400 Lübeck

Barth, P. G., Prof. Dr. med., Academisch Ziekenhuis bij de Universiteit van Amsterdam, Meibergdreef 9, NL-1105 AZ Amsterdam Zuidoost

Bauer, H., Prof. em. Dr. med., Abteilung für Neurologie der Universität Göttingen, Robert-Koch-Straße 40, 3400 Göttingen

Benninger, C., PD Dr. med., Universitäts-Kinderklinik Heidelberg, Im Neuenheimer Feld 150, 6900 Heidelberg

Bernsen, P. L. J. A., Dr. med., University of Nymegen, Sint Radboud Hospital, Department of Neuropediatrics, P.O. Box 9101, NL-6500 HB Nijmegen

Biggemann, B., Dr. med., Universitäts-Kinderklinik Düsseldorf, Moorenstr. 5, 4000 Düsseldorf

Bittner, R., Dr. med., Radiologische Abteilung des Universitätsklinikums Rudolf Virchow der Freien Universität Berlin, Reinickendorfer Str. 61, 1000 Berlin 65

Bode, H., PD Dr. med., Universitäts-Kinderspital, Römergasse 8, CH-4005 Basel

Böhles, H. J., Prof. Dr. med., Zentrum der Kinderheilkunde der Johann-Wolfgang-Goethe-Universität, Theodor-Stern-Kai 7, 6000 Frankfurt/M. 70

Bohr, K., Dr. med., Universitätsklinik für Neurologie, Anichstr. 35, A-6020 Innsbruck

Boltshauser, E., Prof. Dr. med., Kinderspital Zürich, Steinwiesstraße 75, CH-8032 Zürich

Brandis, M., Prof. Dr. med., Universitäts-Kinderklinik Freiburg, Mathildenstraße 1, 7800 Freiburg

Brandl, U., Prof. Dr. med., Universitäts-Kinderklinik Berlin (KAVH), Heubnerweg 6, 1000 Berlin 19

Brandt, I., Prof. Dr. med., Universitäts-Kinderklinik Bonn, Entwicklungsdiagnostik, Adenauerallee 119, 5300 Bonn 1

Bremer, H. J., Prof. Dr. med., Universitäts-Kinderklinik Heidelberg, Im Neuenheimer Feld 150, 6900 Heidelberg
Brockstedt, M., Dr. med., Dept. of Pediatrics, Free University Hospital, De Boelelaan 1112, NL-1081 HV Amsterdam
Bubl, R., Dr. med., Universitäts-Kinderspital, Römergasse 8, CH-4005 Basel
Bückmann, F. W., Dr. med., Pathologisches Institut, Allg. Krankenhaus, Buscheystraße 15a, 5800 Hagen 1

Christen, H.-J., Dr. med., Universitäts-Kinderklinik Göttingen, Robert-Koch-Straße 40, 3400 Göttingen
Christensen, E., Dr. med., Institut für Klinische Genetik der Universität Kopenhagen

Deufel, T., Dr. med., Dr. v. Haunersches Kinderspital der Universität München, Lindwurmstraße 4, 8000 München 2
Doerr, H., Dr. med., Zentrum der Kinderheilkunde der Johann-Wolfgang-Goethe-Universität, Theodor-Stern-Kai 7, 6000 Frankfurt/M. 70
Doose, H., Prof. Dr. med., Universitäts-Kinderklinik Kiel, Schwanenweg 20, 2300 Kiel 1

Ebener, U., Dr. med., Zentrum der Kinderheilkunde der Johann-Wolfgang-Goethe-Universität, Theodor-Stern-Kai 7, 6000 Frankurt/M. 70
Ebner, F., Dr. med., Universitätsklinik Graz, Radiologie, Auenbruggerplatz, A-8036 Graz
Enenkel, S., Dr. med., Zentrum der Kinderheilkunde der Johann-Wolfgang-Goethe-Universität, Theodor-Stern-Kai 7, 6000 Frankfurt/M. 70

Felber, S., Dr. med., Institut für Magnetresonanztomographie und Spektroskopie der Universität, A-6020 Innsbruck
Fisher, E., Dr. med., Universitätsklinikum Rudolf Virchow, Standort Charlottenburg, Institut für Toxikologie und Embryonalpharmakologie, Garystraße 5, 1000 Berlin 33
Förster, Ch., Prof. Dr. med., Dr. v. Haunersches Kinderspital der Universität München, Lindwurmstraße 4, 8000 München 2
Frosch, M., Dr. med., Universitäts-Kinderklinik Münster, Albert-Schweitzer-Straße 33, 4400 Münster

Gabreëls, F. J. M., Prof. Dr. med., University of Nymegen, Sint Radboud Hospital, Department of Neuropediatrics, P.O. Box 9101, NL-6500 HB Nijmegen
Gerbitz, K.-D., Prof. Dr. med., Krankenhaus München-Schwabing, Institut für Klin. Chemie und Diabetesforschung, Kölner Platz 1, 8000 München 40
Gerhard, L., Prof. Dr. med., Universitätsklinikum Essen, Institut für Neuropathologie, Hufelandstraße 55, 4300 Essen
Giedion, A., Prof. Dr. med., Kinderspital Zürich, Steinwiesstraße 75, CH-8032 Zürich

Gitzelmann, R., Prof. Dr. med., Kinderspital Zürich, Steinwiesstraße 75, CH-8032 Zürich

Goebel, H. H., Prof. Dr. med., Abteilung für Neuropathologie der Universität Mainz, Langenbeckstraße 1, 6500 Mainz

Gostonyi, G., Dr. med., Institut für Neuropathologie der Freien Universität Berlin, Klinikum Steglitz, Hindenburgdamm, 1000 Berlin 45

Grauw, A. J. C. de, Dr. med., Dept. of Pediatrics, Free University Hospital, De Boelelaan 1112, NL-1081 HV Amsterdam

Griebel, V., Dr. med., Universitäts-Kinderklinik Tübingen, Abteilung Entwicklungsneurologie, Frondsbergstr. 23, 7400 Tübingen

Grimm, B., Dr. med., Universitäts-Kinderklinik Berlin (KAVH), Heubnerweg 6, 1000 Berlin 19

Grunert, D., Dr. med., Universitäts-Kinderklinik Tübingen, Rümelinstraße 23, 7400 Tübingen

Gsell, S., Dr. med., Inselspital, Universitäts-Kinderklinik, Freiburgstr. 23, CH-3010 Bern

Gullotta, F., Prof. Dr. med., Institut für Neuropathologie der Universität Münster, Domagkstraße 1, 4400 Münster

Güngör, T., Dr. med., Zentrum der Kinderheilkunde der Johann-Wolfgang-Goethe-Universität, Theodor-Stern-Kai 7, 6000 Frankfurt/M. 70

Hagberg, B., Prof. Dr. med., Gothenburg University, Dept. of Pediatrics II, East Hospital, S-41685 Göteborg

Hamann, J., Dr. med., Kinderheilanstalt Auf der Bult, Janusz-Korczak-Allee 8, 3000 Hannover 1

Hanefeld, F., Prof. Dr. med. h.c., Universitäts-Kinderklinik Göttingen, Robert-Koch-Straße 40, 3400 Göttingen

Harzer, K., Prof. Dr. med., Institut für Hirnforschung, Belthlestraße 15, 7400 Tübingen

Hassink, R., Dr. med., Kinderklinik des Kantonspitals Bruderholz, CH-4101 Bruderholz

Hauser, R., Dr. med., HNO-Klinik der Universität Freiburg, Killianstraße 5, 7800 Freiburg

Herkenrath, P., Dr. med., Universitäts-Kinderklinik Köln, Joseph-Stelzmann-Straße 9, 5000 Köln 41

Henkes, H., Dr. med., Universitäts-Kinderklinik Berlin (KAVH), Heubnerweg 6, 1000 Berlin 19

Herschkowitz, N., Prof. Dr. med., Inselspital, Universitäts-Kinderklinik, Freiburgstraße 23, CH-3010 Bern

Hirt, H. R., Prof. Dr. med., Universitäts-Kinderspital, Römergasse 8, CH-4005 Basel

Hobusch, D., Dr. med., Klinik für Kinderheilkunde der Wilhelm-Pieck-Universität Rostock, Rembrandtstraße 16/17, DDR-2500 Rostock 1

Hoffmann, G., Dr. med., Universitäts-Kinderklinik Göttingen, Robert-Koch-Straße 40, 3400 Göttingen

Horstmann, W., Prof. Dr. med., Vestische Kinderklinik Datteln, Lloydstraße 5, 4354 Datteln

Hunneman, D. H., Dr., Institut für Physiologie der Universität Göttingen, Humboldtallee 23, 3400 Göttingen
Hunsmann, G., Prof. Dr., Deutsches Primatenzentrum, Kellnerweg 4, 3400 Göttingen

Ipsiroğlu, O. S., Dr. med., Universitäts-Kinderklinik Graz, Auenbruggerplatz, A-8036 Graz
Issakainen, J., Dr. med., Kinderspital Zürich, Steinwiesstraße 75, CH-8032 Zürich

Jacobi, G., Prof. Dr. med., Zentrum der Kinderheilkunde der Johann-Wolfgang-Goethe-Universität, Theodor-Stern-Kai 7, 6000 Frankfurt/M. 70
Jacobi, H., Prof. Dr. med., Allgemeines Krankenhaus, Kinderabteilung, Siemensplatz 4, 3100 Celle
Jährig, K., Prof. Dr. med., Kinderklinik der Ernst-Moritz-Universität, Soldtmannstraße 15, DDR-2200 Greifswald
Jakobs, C., Dr. rer. nat., Dept. of Pediatrics, Free University Hospital, De Boelelaan 1112, NL-1081 MB Amsterdam

Kachel, W., PD Dr. med., Universitäts-Kinderklinik Mannheim, Theodor-Kutzer-Ufer, 6800 Mannheim 1
Kirschstein, M., Dr. med., Medizinische Universität zu Lübeck, Klinik für Pädiatrie, Kahlhorststraße 31–35, 2400 Lübeck
Klei-v. Moorsel, J. v.d., Dr. med., Dept. of Pediatrics, Free University Hospital, De Boelelaan 1112, NL-1081 HV Amsterdam
Köhler, M., Dr. med., Universitäts-Kinderklinik Münster, Albert-Schweitzer-Straße 33, 4400 Münster
Köhler, W., Dr. med., Universitäts-Kinderklinik Berlin (KAVH), Heubnerweg 6, 1000 Berlin 19
Kofler, M., Dr. med., Universitätsklinik für Neurologie, Anichstr. 35, A-6020 Innsbruck
Kohlschütter, A., Prof. Dr. med., Universitäts-Kinderklinik Hamburg, Martinistraße 52, 2000 Hamburg 20
Kolbe, H., Dr. med., Medizinische Hochschule Hannover, Neurologische Klinik, Konstanty-Gutschow-Str. 8, 3000 Hannover 61
Kolbe, I., Dr. med., Sozialpädiatrisches Zentrum Hannover, Janusz-Korczak-Allee 8, 3000 Hannover
Korenke, G.-C., Dr. med., Universitäts-Kinderklinik Göttingen, Robert-Koch-Str. 40, 3400 Göttingen
Korinthenberg, R., Prof. Dr. med., Universitäts-Kinderklinik Mannheim, Theodor-Kutzer-Ufer, 6800 Mannheim 1
Kovacs, J., Dr. med., Szent-Györgyi Albert Medical University, Medical School, Dept. of Pediatrics, P.O. Box 471, H-6701 Szeged
Krägeloh-Mann, I., Dr. med., Universitäts-Kinderklinik Tübingen, Abteilung für Entwicklungsneurologie, Frondsbergstraße, 7400 Tübingen
Kraus, J., Dr. med., University Hospital Motol, Dept. of Child Neurology, 15018 Prague 5, Czechoslovakia

Kreuz, W., Dr. med., Zentrum der Kinderheilkunde der Johann-Wolfgang-Goethe-Universität, Theodor-Stern-Kai 7, 6000 Frankfurt/M. 70
Kruse, K., Prof. Dr. med., Medizinische Universität zu Lübeck, Klinik für Pädiatrie, Kahlhorststraße 31–35, 2400 Lübeck
Kryne-Kubat, B., Dr. med., Universitätsklinikum Essen, Institut für Neuropathologie, Hufelandstraße 55, 4300 Essen
Kuchelmeister, K., Dr. med., Institut für Neuropathologie der Universität Münster, Domagkstraße 17, 4400 Münster
Kurlemann, G., Dr. med., Universitäts-Kinderklinik Münster, Albert-Schweitzer-Straße 33, 4400 Münster
Külz, J., Prof. Dr. med., Klinik für Kinderheilkunde der Wilhelm-Pieck-Universität Rostock, Rembrandtstraße 16/17, DDR-2500 Rostock 1

Lawrenz-Wolf, B., Dr. med., Kinderklinik Stadtkrankenhaus Kassel, Mönchebergstraße 41–43, 3500 Kassel
Lehnert, W., Dr. med., Universitäts-Kinderklinik Freiburg, Mathildenstraße 1, 7800 Freiburg
Lehovský, M., Prof. Dr. med., University Hospital Motol, Dept. of Child Neurology, 15018 Prague 5, Czechoslovakia
Lestienne, P., Dr. rer. nat., INSERM U 298, Centre Hospitalier Régional d'Angers, F-49033 Angers Cedex
Lichter-Konecki, U., Dr. med., Universitäts-Kinderklinik Heidelberg, Im Neuenheimer Feld 150, 6900 Heidelberg
Lipinski, C. G., Dr. med., Rehabilitationszentrum für Kinder und Jugendliche, Abteilung Pädiatrie/Neuropädiatrie, Im Spitzerfeld 25, 6903 Neckargemünd
Lock, C., Universitäts-Kinderklinik Göttingen, Robert-Koch-Straße 40, 3400 Göttingen
Löhle, E., PD Dr. med., Universitäts-Kinderklinik Freiburg, Mathildenstraße 1, 7800 Freiburg
Lotz, C., Dr. med., Zentrum der Kinderheilkunde der Johann-Wolfgang-Goethe-Universität, Theodor-Stern-Kai 7, 6000 Frankfurt/M. 70
Ludolph, A. C., Dr. med., Klinik für Neurologie der Universität Münster, Albert-Schweitzer-Straße 33, 4400 Münster
Lühe, C. von der, Dr. med., Medizinische Universität zu Lübeck, Klinik für Pädiatrie, Kahlhorststraße 31–35, 2400 Lübeck
Lütschg, J., PD Dr. med., Kinderklinik des Kantonspitals Bruderholz, CH-4101 Bruderholz

Martin, E., Dr. med., Kinderspital Zürich, Steinwiesstraße 75, CH-8032 Zürich
Masur, H., Dr. med., Klinik für Neurologie der Universität Münster, Albert-Schweitzer-Straße 33, 4400 Münster
Mayr, U., Dr. med., Universitätsklinik für Neurologie, Anichstr. 35,

Merkenschlager, A., Dr. med., Dr. v. Haunersches Kinderspital der Universität München, Lindwurmstraße 4, 8000 München 2
Michaelis, R., Prof. Dr. med., Universitäts-Kinderklinik Tübingen, Abteilung für Entwicklungsneurologie, Frondsbergstraße, 7400 Tübingen
Millner, M. M., Dr. med., Universitäts-Kinderklinik Graz, Auenbruggerplatz, A-8036 Graz
Moers, A. von, Dr. med., Universitäts-Kinderklinik Berlin (KAVH), Heubnerweg 6, 1000 Berlin 19
Molzer, B., Dr. med., Neurologisches Institut der Universität Wien, Schwarzspanierstraße 17, A-1090 Wien
Mortier, W., Prof. Dr. med., Kinderklinik Wuppertal, Heusnerstraße 40, 5600 Wuppertal
Müller-Höcker, I., PD Dr. med., Pathologisches Institut der Universität München, Thalkirchner Straße 36, 8000 München 2

Nau, H., Prof. Dr. med., Universitätsklinikum Rudolf Virchow, Standort Charlottenburg, Institut für Toxikologie und Embryonalpharmakologie, Garystraße 5, 1000 Berlin 33
Niemann, G., Dr. med., Universitäts-Kinderklinik Tübingen, Abteilung für Entwicklungsneurologie, Frondsbergstraße, 7400 Tübingen
Nuessel, F., Dr. med., Inselspital, Universitäts-Kinderklinik, Freiburgstraße 23, CH-3010 Bern
Nyhan, W. L., Prof. Dr. med., University of California, San Diego, Department of Pediatrics, M-009 UCSD, La Jolla, CA 92093, USA

Obermaier-Kusser, B., Dr. med., Institut für Klinische Chemie und Diabetesforschung, Städtisches Krankenhaus München-Schwabing, Kölner Platz 1, 8000 München 40

Pachl, J., Dr. med., University Hospital Motol, Dept. of Child Neurology, 15018 Prague 5, Czechoslovakia
Palm, D. G., Prof. Dr. med., Universitäts-Kinderklinik Münster, Albert-Schweitzer-Straße 33, 4400 Münster
Paschke, E., Dr. med., Universitäts-Kinderklinik Graz, Auenbruggerplatz, A-8036 Graz
Pedersen, P., Universitäts-Kinderklinik Freiburg, Mathildenstraße 1, 7800 Freiburg
Penzien, J. M., Dr. med., Inselspital, Universitäts-Kinderklinik, Freiburgstraße 23, CH-3010 Bern
Petersen, C. E., Prof. Dr. med., Medizinische Universität zu Lübeck, Klinik für Neuropädiatrie, Kahlhorststraße 31–35, 2400 Lübeck
Pongratz, D., Prof. Dr. med., Friedrich-Baur-Institut, Medizinische Klinik Innenstadt der Universität München, Ziemssenstraße 1a, 8000 München 2
Przuntek, H., Prof. Dr. med., Neurologische Universitätsklinik der Ruhr-Universität Bochum im St.-Josef-Hospital, Alexandrinenstraße 5, 4630 Bochum

Pund, R., Dr. med., Universitätsklinikum Rudolf Virchow, Standort Charlottenburg, Institut für Toxikologie und Embryonalpharmakologie, Garystraße 5, 1000 Berlin 33

Radü, H.-J., Dr. med., Elisabeth-Hospital Bochum, Abteilung für Phoniatrie und Pädaudiologie, Bleichstraße 15, 4630 Bochum

Rappard, K. von, Dr. med., Universitäts-Kinderklinik Münster, Albert-Schweitzer-Straße 33, 4400 Münster

Rating, D., Prof. Dr. med., Universitäts-Kinderklinik Göttingen, Robert-Koch-Straße 40, 3400 Göttingen

Reichmann, H., Dr. med., Neurologische Universitätsklinik Würzburg, Joseph-Schneider-Straße 11, 8700 Würzburg

Reinhardt, V., Dr. med., Universitätsklinikum Essen, Institut für Neuropathologie, Hufelandstraße 55, 4300 Essen

Reusche, E., Dr. med., Medizinische Universität zu Lübeck, Institut für Pathologie, Ratzeburger Allee 160, 2400 Lübeck

Rice, M., Dr. med., University of California, San Diego, Institute for Medical Genetics, La Jolla, CA 92093, USA

Richardt, H. H., Dr. med., Kinderklinik St. Elisabeth – Marienhospital, Nordenwall 22, 4700 Hamm

Roggendorf, W., Dr. med., Institut für Hirnforschung der Universität Tübingen, Belthlestr. 15, 7400 Tübingen

Rohmann, E., Prof. Dr. med., Klinik für Kinderheilkunde der Wilhelm-Pieck-Universität Rostock, Rembrandtstraße 16/17, DDR-2500 Rostock 1

Rohr, H., Dipl.-Psych., Universitäts-Kinderklinik Mannheim, Theodor-Kutzer-Ufer, 6800 Mannheim 1

Rübsamen-Waigmann, H., Dr. med., Paul-Ehrlich-Institut, Georg-Speyer-Haus, 6000 Frankfurt/M.

Ruitenbeek, W., Dr. rer. nat., University of Nymegen, Sint Radboud Hospital, Department of Neuropediatrics, P.O. Box 9101, NL-6500 HB Nijmegen

Schauseil-Zipf, U., Dr. med., Universitäts-Kinderklinik Köln, Joseph-Stelzmann-Straße 9, 5000 Köln 41

Scheffner, D., Prof. Dr. med., Universitäts-Kinderklinik Berlin (KAVH), Heubnerweg 6, 1000 Berlin 19

Schmitt, B., Dr. med., Zentrum der Kinderheilkunde der Johann-Wolfgang-Goethe-Universität, Theodor-Stern-Kai 7, 6000 Frankfurt/M. 70

Schmitt, H. P., Prof. Dr. med., Institut für Neuropathologie der Universität Heidelberg, Im Neuenheimer Feld 220, 6900 Heidelberg

Schöning, M., Dr. med., Universitäts-Kinderklinik Tübingen, Rümelinstraße 23, 7400 Tübingen

Schutgens, R., Dr. med., Academisch Ziekenhuis bij de Universiteit van Amsterdam, Meibergdreef 9, NL-1105 AZ Amsterdam Zuidoost

Seeger, J., Dr. med., Zentrum der Kinderheilkunde der Johann-Wolfgang-Goethe-Universität, Theodor-Stern-Kai 7, 6000 Frankfurt/M. 70

Sengers, R., Prof. Dr. med., University of Nymegen, Sint Radboud Hospital, Department of Paediatrics, P.O. Box 9101, NL-6500 HB Nijmegen

Siemes, H., Prof. Dr. med., Kinderklinik Rittberg-Krankenhaus, Carstennstraße 58, 1000 Berlin 45

Smit, L. M. E., M.D., University Hospital of the Free University, De Boelelaan 1112, NL-1081 HV Amsterdam

Speer, Ch. P., Prof. Dr. med., Universitäts-Kinderklinik Göttingen, Robert-Koch-Straße 40, 3400 Göttingen

Sperl, W., Dr. med., University of Nymegen, Sint Radboud Hospital, Department of Paediatrics, P.O. Box 9101, NL-6500 HB Nijmegen

Sperner, J., Dr. med., Universitäts-Kinderklinik Berlin (KAVH), Heubnerweg 6, 1000 Berlin 19

Spohr, H. L., PD Dr. med., Kinderklinik Rittberg-Krankenhaus, Carstennstraße 58, 1000 Berlin 45

Steinlin, M., Dr. med., Kinderspital Zürich, Steinwiesstr. 75, CH-8032 Zürich

Stephani, U., Dr. med., Universitäts-Kinderklinik Göttingen, Robert-Koch-Straße 40, 3400 Göttingen

Sticker, E., Dr., Dipl.-Psych., Universitäts-Kinderklinik Bonn, Entwicklungsdiagnostik, Adenauerallee 119, 5300 Bonn 1

Stöckler, S., Dr. med., Universitäts-Kinderklinik Graz, Auenbruggerplatz, A-8036 Graz

Stoltenburg-Didinger, G., Prof. Dr. med., Institut für Neuropathologie der Freien Universität Berlin, Klinikum Steglitz, Hindenburgdamm, 1000 Berlin 45

Tegtmeyer, F., Dr. med., Medizinische Universität zu Lübeck, Klinik für Pädiatrie, Kahlhorststraße 31–35, 2400 Lübeck

Temesvari, P., PD Dr. med., Szent-Györgyi Albert Medical University, Medical School, Dept. of Pediatrics, P.O. Box 471, H-6701 Szeged

Trefz, F. K., Dr. med., Universitäts-Kinderklinik Heidelberg, Im Neuenheimer Feld 150, 6900 Heidelberg

Trijbels, J. M. F., Prof. Dr. rer. nat., University of Nymegen, Sint Radboud Hospital, Department of Paediatrics, P.O. Box 9101, NL-6500 HB Nijmegen

Ullrich, K., Prof. Dr. med., Universitäts-Kinderklinik Münster, Albert-Schweitzer-Straße 33, 4400 Münster

Vanier, M. T., Dr. med., Centre Hospitalier Lyon-Sud, Laboratoire de Neurochimie, Hôpital Sainte-Eugenie 41, F-69310 Pierre-Bénite

Vassella, F., Prof. Dr. med., Inselspital, Universitäts-Kinderklinik, Freiburgstraße 23, CH-3010 Bern

Voss, W., Dr. med., Universitäts-Kinderklinik Göttingen, Robert-Koch-Straße 40, 3400 Göttingen

Wanders, R. J. A., Dr. med., Academisch Ziekenhuis bij de Universiteit van Amsterdam, Meibergdreef 9, NL-1105 AZ Amsterdam Zuidoost

Wedel, H. von, Dr. med., Universitäts-Kinderklinik Köln, Joseph-Stelzmann-Straße 9, 5000 Köln 41

Weinmann, A. M., Prof. Dr. med., Universitäts-Kinderklinik der TU München, Kölner Platz 1, 8000 München 40

Wendel, U., Prof. Dr. med., Universitäts-Kinderklinik Düsseldorf, Moorenstraße 5, 4000 Düsseldorf

Wilichowski, E., Dr. med., Universitäts-Kinderklinik Göttingen, Robert-Koch-Straße 40, 3400 Göttingen

Wilken, B., Dr. med., Medizinische Universität zu Lübeck, Klinik für Neuropädiatrie, Kahlhorststraße 31–35, 2400 Lübeck

Willeit, H., Dr. med., Universitätsklinik für Neurologie, Anichstr. 35, A-6020 Innsbruck

Wittfoht, W., Dr. med., Universitätsklinikum Rudolf Virchow, Standort Charlottenburg, Institut für Toxikologie und Embryonalpharmakologie, Garystraße 5, 1000 Berlin 33

Zierz, S., Dr. med., Universitäts-Nervenklinik, Klinik für Neurologie, Sigmund-Freud-Straße 25, 5300 Bonn 1

Zimmer, C., Dr. med., Institut für Neuropathologie der Freien Universität Berlin, Klinikum Steglitz, Hindenburgdamm, 1000 Berlin 45

I. Enzephalopathie-Syndrome unklarer Ätiologie

Progrediente Enzephalopathie-Syndrome unbekannter Ursache

J. Aicardi

Einleitung

Eine große Anzahl progredienter Enzephalopathien im Kindesalter wird durch angeborene Stoffwechselstörungen hervorgerufen, welche eine exakte und in der Regel bereits pränatale Diagnose gestatten. Trotzdem verbleibt eine große Zahl progredienter neurologischer Erkrankungen mit ähnlicher klinischer Symptomatik, bei denen bisher kein biochemischer Defekt identifiziert werden konnte. Es ist sehr wahrscheinlich, daß auch diese Erkrankungen durch derartige Störungen hervorgerufen werden. In der Tat sind mittlerweile die Canavan-Krankheit und möglicherweise auch die neuroaxonale Dystrophie von der Gruppe der unbekannten in die bekannte Kategorie eingeordnet worden (Echenne et al. 1989; Schindler et al. 1989).

Derzeit ist die Diagnose der progredienten Enzephalopathie-Syndrome unbekannter Genese schwierig und deshalb eine pränatale Diagnose unmöglich. Die Frühdiagnose ist aus prognostischen Gründen und auch für eine korrekte genetische Beratung essentiell. Die vorliegende Arbeit faßt die allgemeinen Charakteristika progredienter Enzephalopathien unbekannter Genese zusammen und beschreibt die Hauptvertreter dieser Gruppe. Es ist nicht beabsichtigt und unmöglich, die gesamte Skala dieser Krankheiten darzustellen.

Allgemeine Charakteristika der progredienten Enzephalopathie-Syndrome unbekannter Genese

Im Prinzip sind alle Störungen in dieser Gruppe genetische Erkrankungen, die einem autosomalen, seltener einem geschlechtsgebunden rezessiven Erbgang folgen. Vorausgesetzt, eine subakut oder chronisch entzündliche Störung kann ausgeschlossen werden, so ist eine progrediente Enzephalopathie im Kindesalter aus praktischen Erwägungen als genetische Erkrankung zu definieren, auch wenn noch kein präziser diagnostischer Marker gefunden wurde.

Wenn man die klinische Medizin definiert „als einen intellektuellen Prozeß, bei dem Daten aus verschiedensten Quellen – entweder strikt klinisch (im engeren Sinne), aus dem Labor oder anderen technischen Werkzeugen – integriert und zu einem sinnvollen Profil verarbeitet werden“, so beruht die Diagnose einer pro-

Das wichtigste klinische Merkmal dieser Erkrankungen ist ihr progredienter Charakter, der nicht immer leicht zu erfassen ist. Zwei wichtige Argumente können sich aus der Vorgeschichte ergeben: Erstens die Existenz eines freien Intervalls, in dem sich das Kind normal entwickelte, und zweitens der Verlust bereits erworbener Fähigkeiten, die sehr einfach in Fällen mit spätem Beginn und relativ abrupter Verschlechterung zu erkennen sind. Dies gilt z. B. für ein Kind mit typischem Leigh-Syndrom, da hier fast alle Funktionen des Gehirns betroffen sind.

Die progrediente Natur kann jedoch schwer erfaßbar sein, wenn die Erkrankungen früh beginnen und/oder mit einem sehr langsamen Verlust vorher erworbener Fähigkeiten einhergehen, wie z. B. bei der Pelizaeus-Merzbacher-Krankheit oder der Dystonia musculorum deformans in der Frühphase. Es ist besonders schwierig, eine progrediente Erkrankung bei Patienten zu erkennen, die sich bereits vor der Verschlechterung nicht normal entwickelt haben, oder bei Patienten, bei denen epileptische Anfälle, eine medikamentöse Behandlung oder konkurrierende Erkrankungen zusätzliche Störungen verursachen, die eine objektive Beurteilung der Entwicklung erschweren. Das Auftreten neurologischer Symptome ist kein absoluter Beweis für eine progrediente Erkrankung, wie es z. B. häufig bei Kindern mit Zerebralparese zwischen dem 2. und 3. Lebensjahr zu beobachten ist. Bei nichtprogredienten Enzephalopathien können außerdem zusätzliche Symptome, wie eine Dystonie, nach vielen Jahren auftreten, obwohl keine Veränderungen in der bestehenden Läsion erkennbar aufgetreten sind (Burke et al. 1980).

Auch die Evolution einer neurologischen Störung ist kein absoluter Beweis für ihre progrediente Natur, wenn man den Terminus „progredient" benutzt, um einen unerbittlich destruktiven Prozeß im Gehirn zu beschreiben. Ein Verlust erworbener Fähigkeiten kann bei wiederholten prolongierten Krampfanfällen (Aicardi u. Chevrie 1970) und einigen epileptischen Syndromen im Säuglings- und Kindesalter, z. B. beim West- und Lennox-Syndrom (Aicardi 1986), auftreten. Bei diesen Fällen kommt die Verschlechterung aber nach Monaten und Jahren zum Stillstand. Danach kann ein Einsetzen einzelner Entwicklungsprozesse wieder beobachtet werden.

Die Regression im Verhalten, die bei Patienten mit Autismus vorkommt, ist ebenfalls nicht charakteristisch für eine progrediente Enzephalopathie „stricto sensu". Wie subtil die Unterschiede jedoch sein können, zeigen die im Vordergrund stehenden Verhaltensänderungen im frühen Stadium des Rett-Syndroms (Hagberg et al. 1983).

Schließlich müssen progrediente Erkrankungen bekannter Ätiologie ausgeschlossen werden. Diese umfassen nicht nur die bekannten metabolischen Störungen, sondern auch einige progrediente infektiöse Erkrankungen, wie die subakute oder chronische Masernenzephalitis und im besonderen die HIV-Enzephalopathie. Besonders letztere kann sich als progredienter Abbau mit Hirnatrophie und Kalzifikation der Basalganglien, nachweisbar durch bildgebende Verfahren, äußern, bevor opportunistische Infektionen auftreten (Belman et al. 1986).

Hirntumoren zeigen gelegentlich das Bild eines globalen neurologischen Abbaus, besonders wenn sie sehr ausgedehnt und diffus auftreten oder von einem ausgeprägten Hydrozephalus begleitet sind. Das gleiche gilt für Erkrankungen, wie die Moya-Moya-Krankheit oder die Sichelzellanämie mit wiederholten Gefäßverschlüssen. Auch arteriovenöse Malformationen, besonders Aneurysmen der Vena

Galeni, können für eine pseudodegenerative Störung verantwortlich sein, wenn auf Grund eines „Steal"-Phänomens eine zerebrale Ischämie oder auch Kalzifikationen im Gehirn hervorgerufen werden.

Untersuchungen bei Kindern mit klinisch nachweisbaren progredienten Enzephalopathien

Sobald die progrediente Natur einer Erkrankung vermutet wird, sind eine Reihe von Untersuchungen notwendig (Tabelle 1). Diese Untersuchungen müssen nicht

Tabelle 1. Untersuchungen bei progredienten Enzephalopathien im Kindesalter

Bildgebende Verfahren
- Ultraschall
- Computertomographie mit und ohne Kontrastmittel
- Kernspintomographie
- Angiographie (selten)

Neurophysiologische Verfahren
- EEG (einschließlich Schlafableitungen, Fotostimulation mit niedriger Flickerfrequenz, Langzeitableitungen und/oder Polygraphie)
- Elektroretinogramm (ERG)
- Evozierte Potentiale (visuelle, auditorische, sensorische)
- Elektromyographie (EMG, NLG motorisch und sensibel) insbesondere für die Diagnostik peripherer Neuropathien

Liquor
- Druck, Zellzahl, Zytologie, Eiweiß (einschließlich Elektrophorese)

Hämatologie, Mikrobiologie, Immunologie
- Abnorme rote Zellen (Akanthozyten)
- Einschlußkörperchen oder Vakuolen in den weißen Zellen
- Knochenmark bei entsprechender Indikation
- Immunologische Untersuchungen bei entsprechender Indikation
- Serologische Untersuchungen, besonders HIV, Borrelia burgdorferi, Masern

Biochemische Untersuchungen
- Aminosäuren, organische Säuren
- Lysosomale Enzyme
- Laktat, Pyruvat, Mitochondrienstudien
- Langkettige Fettsäuren (VLCFA)
- Leberfunktionen

Gewebeuntersuchungen (Biopsien)
- Haut- und/oder Konjunktivalbiopsie
- Rektumbiopsie (zeigt Neurone)
- Nervenbiopsie
- Hirnbiopsie
- Fibroblasten (Kultur für notwendige weitere Untersuchungen)

Genetische Untersuchungen
- Karyotyp in seltenen Fällen (Brüche z.B. bei De Sanctis-Cacchione-, Louis-Bar- und Cockayne-Syndrom)
- Molekulargenetik

alle in jedem Fall durchgeführt werden. Auswahl und Reihenfolge der Untersuchungen richten sich nach den klinischen Merkmalen der Erkrankung. Einzelne Methoden haben eine hohe Aussagekraft, z. B. der Nachweis spezifischer, ultrastruktureller Einschlüsse in Haut- und Rektumbiopsien oder der Nachweis okzipitaler spikes unter Fotostimulation bei der spätinfantilen Zeroid-Lipofuszinose, die aber nicht absolut spezifisch sind und in manchen Fällen fehlen.

Eine *Hirnbiopsie* ist selten, wenn überhaupt indiziert. Die oft zitierte genetische Indikation ist fragwürdig, da eine positive Biopsie nur das genetische Risiko von 1:4 bestätigen wird, das klinisch bereits vermutet werden kann, während eine negative Biopsie eine degenerative Erkrankung nicht vollständig ausschließt. Eine *periphere Gewebsbiopsie* ist wahrscheinlich in fast allen Fällen ausreichend, insbesondere für die Diagnose der Zeroid-Lipofuszinose, der neuroaxonalen Dystrophie und der neuronalen Einschlußkörperchen-Krankheiten (Arsenio-Nunes et al. 1981; Goutières et al. 1989). *Bei enzymatischen Untersuchungen* sollte man immer bedenken, daß positive Ergebnisse (z. B. eine Defizienz der Arylsulfatase A) bei Patienten mit einer Pseudodefizienz ohne Beziehung zu ihrer progredienten Erkrankung beobachtet werden können. Ebenso kann die Diagnose einer GM2-Gangliosidose mißlingen, wenn nur nichtsulfatierte, künstliche Substrate verwandt werden (Specola et al. 1990).

Die exakte Diagnose einiger Erkrankungen ist jetzt durch den Einsatz *molekulargenetischer Techniken* möglich, wie z. B. bei der Chorea Huntington in informativen Familien. Diese Techniken zeigen eine rasante Entwicklung und werden in naher Zukunft eine definitive Diagnose progredienter Erkrankungen erlauben, ohne daß der metabolische Defekt bekannt ist.

Neurophysiologische Untersuchungen sind einfach und nichtinvasiv durchzuführen. Das *EEG* ermöglicht eine Differenzierung zwischen Erkrankungen der grauen Substanz (Kortex), welche gewöhnlich eine ausgeprägte paroxysmale Aktivität hervorrufen, und der weißen Substanz, bei denen eine Verlangsamung im EEG ohne hypersynchrone Aktivität typisch ist. Besonders hochamplitudige, schnelle Rhythmen (14–24 Hz) in Wach- und Schlafableitungen weisen im Zusammenhang mit einer progredienten neurologischen Verschlechterung auf eine neuroaxonale Dystrophie hin. Das *Elektroretinogramm* ist besonders bei der Zeroid-Lipofuszinose und bei peroxisomalen Erkrankungen aussagekräftig, da es frühzeitig erloschen ist.

Einige spezifische progrediente Enzephalopathien unbekannter Ursache

Es gibt zahlreiche progrediente Enzephalopathien unbekannter Ursache, die sehr selten auftreten. Erkrankungsdauer und Typ der klinischen Manifestation sind wichtige diagnostische Kriterien (Adams u. Lyon 1982). Sie sind in Tabelle 2 für die wichtigsten Erkrankungen dieser Gruppe zusammengestellt. Im folgenden sollen einige im Detail beschrieben werden, wobei der Schwerpunkt auf den weniger bekannten Entitäten liegt.

Tabelle 2. Differentialdiagnose progredienter Enzephalopathie-Syndrome unklarer Ursache nach Manifestationsalter und klinisch-neurologischen Leitsymptomen

Manifestationsalter	Klinisch-neurologische Leitsymptome				
	Spastik/Ataxie	Myoklonien/Epilepsie	Extrapyramidal-motorische Störungen	Mentale Retardierung/Verhaltensauffälligkeiten	Andere
Neonatalperiode	Konnatale Pelizaeus-Merzbacher-Krankheit		Aicardi-Goutières-Syndrom		
Unter 18 Monate	Canavan-van Bogaert-Krankheit Alexander-Krankheit Cockayne-Syndrom Sudanophile Leukodystrophie	Infantile Zeroid-Lipofuszinose (Santavouri-Hagberg) Alpers-Krankheit[2] (Poliodystrophie)		Rett-Syndrom	Leigh-Syndrom
18 Monate bis 5 Jahre	Sudanophile Leukodystrophie Neuroaxonale Dystrophie MELAS (mitochondrial myopathy, encephalopathy, lactacidosis, strokelike episodes)[4] Ataxia teleangiectatica (Louis-Bar-Syndrom)[1]	Spätinfantile Zeroid-Lipofuszinose Alpers-Krankheit[2]	Dystonia musculorum deformans Hallervorden-Spatz-Krankheit Chorea Huntington Benigne familiäre Chorea Familiäre striozerebelläre Kalzinose Familiäre Striatum-Nekrose (+Dystonia musculorum deformans)	Rett-Syndrom Xeroderma pigmentosum[3]	Leigh-Syndrom
Über 5 Jahre	Sudanophile Leukodystrophie MELAS[4] Multiple Sklerose Andere entzündliche ZNS-Erkrankungen	Juvenile Zeroid-Lipofuszinose Myoklonus-Epilepsie Unverricht-Lundborg MERRF (myoclonic epilepsy with ragged red fibres)[4] Juvenile neuroaxonale Dystrophie	Dystonia musculorum deformans (einschl. des Dopa-empfindlichen Typs = Segawa-Syndrom) Hallervorden-Spatz-Krankheit Chorea Huntington Benigne familiäre Chorea Dystonie-Optikusatrophie-Syndrom		Leigh-Syndrom

[1] Auf Kleinhirn und Basalganglien begrenzte Enzephalopathie-Symptome; [2] die Alpers-Krankheit umfaßt auch einige mitochondriale Störungen; [3] mentale Retardierung ohne Verhaltensauffälligkeiten oder Persönlichkeitsveränderungen; [4] in einigen Fällen Defizienz der Atmungsketten-Enzyme nachweisbar

Pelizaeus-Merzbacher-Krankheit (PMD)

Die PMD ist eine Leukodystrophie, die nur bei Knaben vorkommt und einem X-chromosomal-rezessiven Erbgang folgt. Die Krankheit ist neuropathologisch durch das Fehlen bzw. eine hochgradige Reduktion des Myelins in der weißen Substanz bei Erhalt perivaskulärer Inseln charakterisiert (sog. Tigroid-Muster). Die Krankheit beginnt gewöhnlich sehr früh, innerhalb der ersten Lebensmonate. Frühsymptome sind ein rotatorischer Nystagmus und eine Muskelhypotonie. Sie sind gefolgt von Ataxie, Dystonie und Diplegie sowie einer mentalen Retardierung unterschiedlichen Ausmaßes (Boulloche u. Aicardi 1986).
Der Verlauf ist bei einigen Patienten sehr langsam progredient, sie können sogar laufen und einige Sätze sprechen lernen, bevor eine Verschlechterung eintritt. In den meisten Fällen ist der Verlauf jedoch rasch progredient. Ausgeprägte neurologische Symptome sind bereits vom ersten oder zweiten Lebensjahr an vorhanden, gefolgt von einer raschen Progression, die innerhalb weniger Jahre zum Tode führt. Es wurde auch eine konnatale Form der PMD beschrieben, welche durch ein totales Fehlen von Myelin und schwere neurologische Dysfunktionen von Geburt an charakterisiert ist. Die Diagnose ist schwierig und kann nur verifiziert werden, wenn eine positive Familienanamnese vorhanden ist. Die Assoziation von Nystagmus, Dystonie, manchmal Stridor und einer zerebellären und/oder dystonen Diplegie sollte an eine PMD denken lassen.
Der Liquor ist normal, das Computertomogramm des Gehirns zeigt nur eine milde Atrophie ohne Auffälligkeiten in der Dichte der weißen Substanz. Im Kernspintomogramm sind dagegen ausgeprägte Signalverstärkungen der weißen Substanz in T2-gewichteten Bildern und das Fehlen normaler Myelinsignale in T1-gewichteten Sequenzen erkennbar. Obgleich nicht spezifisch, ist dies zusammen mit dem klinischen Bild von großer diagnostischer Bedeutung. Auch Abnormitäten im Myelin von obligaten Überträgern wurden berichtet, doch ist die Deutung dieser Befunde noch ungewiß (Boltshauser et al. 1987b). Eine Neuropathie mit Verlangsamung der sensiblen und motorischen Nervenleitgeschwindigkeit findet man häufig als weiteren diagnostischen Hinweis.

Alexander-Crome-Krankheit

Die Alexander-Leukodystrophie ist eine schlecht definierte Entität, welche pathologisch durch eine Megaloenzephalie mit einer großen Zahl subpial und perivaskulär lokalisierter Rosenthal-Fasern (abnorme Astrozytenversätze) und eigentümlich strukturierten Oligodendrozyten charakterisiert ist (Russo et al. 1976). Alle pathologisch bestätigten Fälle waren sporadisch. Andererseits gibt es viele Berichte über familiäres Vorkommen von progredienten neurologischen Erkrankungen mit Megaloenzephalie und Hypodensität der weißen Substanz. Ob es sich hierbei pathologisch um Fälle von Alexander-Krankheit handelt, ist nicht bekannt. Einige Autoren haben die frontale Prädominanz der Hypodensitäten und die Möglichkeit eines Kontrastmittel-Enhancement im Computertomogramm als diagnostisch bedeutsam beschrieben (Farrell et al. 1984). Da es aber keinen spezifischen neuroradiologischen Befund gibt, bleibt die Diagnose dieser Krankheit schwierig. Die Hirnbiopsie zeigt die beschriebenen pathologischen Veränderungen, wobei die Konsequenzen für eine genetische Beratung jedoch unklar sind.

Canavan-Van Bogaert-Krankheit (Tabelle 3)

Diese Krankheit, auch als Spongiose der Neuroaxis bekannt, ist durch eine Vakuolisierung der weißen Substanz und der tiefen Schichten des Kortex charakterisiert. Ab dem 2. bis 4. Lebensmonat treten neurologische Störungen, ein progressiver Makrozephalus und ein rascher Verfall auf. Die Krankheit hat in letzter Zeit besondere Aufmerksamkeit erfahren, da eine abnorme Exkretion von N-Acetylaspartat und ein Defekt in der Aktivität des Enzyms Acylaspartase nachgewiesen wurden (Echenne et al. 1989). Es ist unklar, ob alle Formen der spongiösen Enzephalopathie hierdurch verursacht sind, doch sollten sie alle biochemisch daraufhin untersucht werden.

Tabelle 3. Canavan-van Bogaert-Bertrand-Krankheit (Spongiose der Neuroaxis)

- Spongiose der weißen und tieferen grauen Substanz
- Autosomal rezessiv
- Beginn: 2.–4. Lebensmonat (selten konnatal)
- Spastizität, Amaurose, Makrozephalie, Verlust erworbener Funktionen
- Rasche Progredienz, Tod vor dem 5. Lebensjahr
- Computertomographie: ausgedehnte Hypodensitäten
- N-Azetylaspartatazidurie, fehlende Azetylaspartaseaktivität in einigen Fällen

Leukodystrophie mit Verkalkung der Basalganglien und lymphozytärer Liquorpleozytose (Aicardi-Goutières-Syndrom)

Diese Krankheit wurde zunächst bei 8 Patienten beschrieben, inzwischen sind neue Fälle bekannt geworden. Sie wird wahrscheinlich autosomal rezessiv vererbt (Aicardi u. Goutières 1984) und beginnt sehr früh, meist von Geburt an. Dystone Bewegungsmuster mit Attacken von Opisthotonus sind hervorstechende klinische Zeichen. Eine mentale Behinderung wird deutlich, wenn die Kinder älter werden. Wegen der frühzeitigen schweren neurologischen Störung und des langsamen Verlaufes ist eine Progredienz manchmal schwer zu erfassen.
Charakteristische neuroradiologische Befunde sind:

1. Verkalkung im Striatum und häufig punktförmig in den zentral-zerebellären Kernen, die sich bis ins Centrum semi-ovale ausdehnen können;
2. Atrophie von Großhirn und Zerebellum;
3. hypodense Areale in der weißen Substanz im Computertomogramm. Diese sind jedoch meist besser auf T2-gewichteten Sequenzen des Kernspintomogramms zu erkennen.

Der Liquor ist durch eine lymphozytäre Pleozytose (Zellzahl 10–60/mm^3) charakterisiert, die über die Neonatalperiode hinaus mindestens bis in das 2. Lebensjahr persistiert.

Das Syndrom ist schwer von Fällen mit einer statischen Enzephalopathie mit extrapyramidalen Symptomen und ähnlichen Verkalkungen im Linsenkern abzugrenzen. In diesen Fällen bestehen jedoch keine Liquorpleozytose oder zerebellären Verkalkungen.

Infantile neuroaxonale Dystrophie (INAD)

Die INAD ist eine seltene Erkrankung. Wahrscheinlich wird sie jedoch zu selten diagnostiziert, da allein wir 13 Fälle im Hôpital des Enfants Malades/Paris beobachtet haben. Die INAD ist eine autosomal rezessiv vererbte Erkrankung, die durch den Nachweis axonaler Auftreibungen (sphäroide oder kortikale eosinophile Körperchen) charakterisiert ist, welche besonders in den terminalen Verzweigungen der Axone und in den präsynaptischen Regionen lokalisiert sind. Sphäroide sind besonders häufig in der zentralen grauen Substanz und den Hinterhörnern des Rückenmarks, aber auch im Kortex und in den terminalen Anteilen peripherer Nerven nachweisbar. Auf Grund dieser Lokalisation gestatten sie eine Diagnose durch eine Haut- oder Konjunktivalbiopsie. Neben den Sphäroiden besteht eine progressive Gliose der weißen Substanz und eine Systemdegeneration verschiedener Fasciculi (Aicardi u. Castelein 1979).

Die Krankheit beginnt zwischen dem 12. und 18. Lebensmonat als Entwicklungsknick, gefolgt vom Verlust motorischer Fähigkeiten. Die muskuläre Hypotonie kann so ausgeprägt sein, daß sie eine neuromuskuläre Erkrankung vortäuscht. In der Tat ergibt das Elektromyogramm nach dem 2. Lebensjahr Hinweise auf eine Denervation ohne Verlangsamung der motorischen Nervenleitgeschwindigkeit. Pyramidenbahnzeichen mit gesteigerten Muskeleigenreflexen sind früh nachweisbar, und vor dem 3. Lebensjahr zeigen zwei Drittel aller Patienten eine Optikusatrophie.

Der Liquor ist normal. Im Computertomogramm kann eine zerebelläre Atrophie nachweisbar sein, während die Dichte der weißen Substanz normal erscheint. Nach dem 2. Lebensjahr sind im EEG hochamplitudige, schnelle Rhythmen im Wach- und Schlafzustand erkennbar. Atypische Fälle mit Verkalkung der Basalganglien sind berichtet worden, aber i. allg. ist das klinische Bild sehr charakteristisch (Ramaekers et al. 1987). Im Kernspintomogramm ist eine verstärkte Signalintensität des Zerebellums auffällig (Barlow et al. 1989).

Es gibt wenige Fälle einer juvenilen Form der neuroaxonalen Dystrophie. Diese präsentieren sich klinisch völlig unterschiedlich unter dem Bild einer progressiven myoklonischen Epilepsie (Tabelle 2).

Hallervorden-Spatz-Krankheit (Tabelle 4)

Dies ist eine seltene Krankheit, die wegen pathologisch-anatomischer Ähnlichkeiten in Beziehung zur infantilen neuroaxonalen Dystrophie (INAD) gebracht wurde. Die Verteilung der typischen Sphäroide ist jedoch geringer ausgeprägt als bei der INAD. Dagegen ist die Ablagerung von Eisenpigment im Globus pallidus gewöhnlich sehr viel ausgeprägter. Das klinische Bild ähnelt dem der Dystonia

Tabelle 4. Hallervorden-Spatz-Krankheit

- Degeneration und Eisenablagerungen im Pallidum
- Autosomal rezessiv
- Beginn: zwischen 1. und 20. Lebensjahr (meist 10.–20.)
- Dystonie und Pyramidenbahnzeichen
- Langsam progredienter Verlauf
- Retinitis pigmentosa in ⅓ der Fälle
- Akanthozyten (selten)
- Computertomographie/Kernspintomographie: Hypodensitäten im Pallidum

musculorum deformans, wenngleich sie in jedem Alter, häufig während der Adoleszenz, beginnen kann. Bei einem Drittel der Patienten ist eine atypische Retinitis pigmentosa mit einem flachen Elektroretinogramm beschrieben worden. Einige Patienten zeigen eine Akanthozytose (Luckenbach et al. 1983). Kürzlich wurden neuroradiologisch Verdichtungen im Pallidum beschrieben, deren chemische Natur unklar, deren diagnostischer Wert aber bedeutsam ist (Boltshauser et al. 1987a).

Unverricht-Lundborg-Krankheit (progressive Myoklonus-Epilepsie, PME) (Tabelle 5)

Diese Krankheit ist identisch mit dem sog. „Baltic Myoclonus“ (Berkovic et al. 1986), der besonders häufig in Finnland, aber auch in anderen Teilen der Welt beobachtet wird. Pathologisch kommt es zu einer Degeneration der Purkinje-Zellen im zerebellären Kortex, des Nucleus dentatus und gelegentlich der unteren Oliven. Speichermaterial ist nicht nachweisbar, die Krankheit ist klinisch und pathologisch eindeutig von der „Lafora-body“-Krankheit zu unterscheiden.
Die PME beginnt gewöhnlich zwischen dem 6. und 12. Lebensjahr, meist mit myoklonischen Zuckungen oder generalisierten tonisch-klonischen Anfällen. Die Myoklonien treten nicht in Ruhe auf, werden aber durch zahlreiche Stimuli, besonders bei Intention oder Beginn einer Bewegung ausgelöst. Der Aktions- und Intentionsmyoklonus nimmt an Intensität zu, so daß die Patienten bettlägerig werden. Im EEG ist keine Assoziation zwischen myoklonischen Zuckungen und paroxysmalen Entladungen erkennbar. Die Grundaktivität ist anfangs normal, später verlangsamt. Im REM-Schlaf sind Serien von Vertex-Spikes zu beobach-

Tabelle 5. Unverricht-Lundborg-Krankheit

- Degeneration der Körner- und Purkinje-Zellen
- Autosomal rezessiv
- Beginn: 6.–12. Lebensjahr
- Myoklonien (Intention), Epilepsie, keine Demenz
- Progredienter Verlauf
- EEG: Paroxysmen unabhängig von Myoklonien
- Erhöhte Amplituden der evozierten Potentiale

ten. Paroxysmale Poly-spike-wave-Komplexe, wie man sie bei primär generalisierten Epilepsien beobachtet, sind interiktal oder in Assoziation mit massiven klonischen Zuckungen vorhanden. Es besteht eine ausgeprägte Fotokonvulsivität. Trotz der Schwere des Myoklonus tritt ein Verlust kognitiver Funktionen nur sehr langsam ein (Berkovic et al. 1986). In manchen Fällen scheint dies Folge einer inadäquaten Therapie zu sein. Die zerebellären Symptome sind wegen der ausgeprägten Aktions- und Intentionsmyoklonien häufig schwer zu erkennen. Eine Behandlung mit Clonazepam, Valproat, Primidon und Piracetam in verschiedenen Kombinationen ist wirksam (Obeso et al. 1989).
Die PME muß vom Syndrom der Myoklonus-Epilepsie mit „ragged red fibres" (MERRF) abgetrennt werden. Dabei handelt es sich um eine mitochondriale Störung, welche der PME sehr ähnlich sein kann. Andere Symptome und Zeichen wie Minderwuchs, mentale Retardierung und Schwerhörigkeit erlauben eine Abgrenzung von der PME. Bevor die Diagnose einer PME gestellt wird, muß die MERRF differentialdiagnostisch ausgeschlossen werden, da die Prognose der MERRF sehr viel ungünstiger ist und ein anderer Vererbungsmodus vorliegt (mitochondriale Vererbung).

Zeroid-Lipofuszinose (ZL)

Über diese Gruppe von Erkrankungen gibt es zahlreiche ausführliche Übersichten (Armstrong et al. 1982). Die häufigste Form ist die *juvenile ZL (Spielmeyer-Vogt)* und die *spätinfantile Form (Jansky-Bielschowski)*. Der sog. *adulte Typ (Kufs)* kann gelegentlich auch bei Kindern gesehen werden, wahrscheinlich beginnt er bereits in der Kindheit. Diese Form ist jedoch schwierig zu diagnostizieren, da im Gegensatz zu den anderen Formen der ZL das Elektroretinogramm nicht erloschen ist. Die Kufs-Krankheit präsentiert sich somit als progressive Myoklonus-Epilepsie mit sehr langsamer Progredienz während der ersten Jahre der Erkrankung (Berkovic et al. 1988). Ein wichtiger diagnostischer Hinweis ist die besondere Reaktion auf Fotostimulation. Ähnlich wie bei der spätinfantilen ZL sind okzipitale Spikes bei jedem Lichtblitz bis zu einer Frequenz von 4–8 pro Sekunde nachweisbar. Bioptisch ist eine Diagnose durch den Nachweis kurvilinearer oder granulärer Körperchen in verschiedenen Geweben einschließlich der Haut möglich. Die Rektumbiopsie ist am aussagekräftigsten, da die Einschlüsse gelegentlich nur in Neuronen nachweisbar sind.

Leigh-Syndrom

Die neuere Literatur enthält eine große Zahl von Publikationen über die Leigh-Krankheit. In etwa 10–15% aller Fälle kann ein biochemischer Defekt, in der Mehrzahl eine Defizienz im Pyruvatdehydrogenase-Komplex sowie eine Cytochrom-C-Oxidase-Defizienz, nachgewiesen werden (Miyabashi et al. 1985). Die verbleibenden 85–90% sind als Enzephalopathien unklarer Genese zu klassifizieren, wenngleich man annehmen muß, daß ein bisher unbekannter Defekt im Energiemetabolismus dafür verantwortlich ist.

Klinisch sind Störungen der Okulomotorik und Atmung die auffälligsten Symptome. Daneben sind gewöhnlich extrapyramidale und zerebelläre Störungen, Pyramidenbahnzeichen sowie eine mentale Behinderung vorhanden. Der Verlauf der Krankheit ist variabel mit Fluktuationen und gelegentlichen Remissionen. Nach einem unterschiedlichen Zeitraum führt die Krankheit jedoch zum Tode. Die Diagnose ist extrem schwierig. Die Laktatspiegel im Blut, manchmal nur im Liquor, können erhöht sein. Nicht selten aber fehlt dieser Befund. Computer- und Kernspintomogramm des Gehirns sind wertvolle diagnostische Hilfsmittel, da sie in vielen Fällen hypodense Areale als Ausdruck einer Nekrose in der zentralen grauen Substanz und im Hirnstamm zeigen. Diese Befunde sind jedoch nicht konstant nachweisbar und nicht spezifisch. Sie werden auch bei Kindern mit sog. bilateraler Nekrose des Striatums, einer wahrscheinlich multifaktoriellen Erkrankungsgruppe mit sowohl genetischen als auch erworbenen Ursachen, beobachtet. Ähnliche hypodense Veränderungen sieht man auch nach akuten Intoxikationen, in manchen Fällen von Dystonie mit Optikusatrophie, bei Infektionen und bei anderen degenerativen oder vaskulären Erkrankungen.

Rett-Syndrom

Dieses Syndrom ist die mysteriöseste Erkrankung in der vorliegenden Darstellung. Das Rett-Syndrom ist in den meisten Fällen keine genetische Erkrankung. Wir wissen nur sehr wenig über seine Ätiologie, und sogar die progrediente Natur der Erkrankung muß nicht offensichtlich sein. Es besteht aber wenig Zweifel, daß eine Progredienz – über einen langen Zeitraum gesehen – vorhanden ist. Andererseits ist das klinische Bild gut definiert, und revidierte Kriterien für die Diagnose des Rett-Syndroms sind veröffentlicht worden (Hagberg et al. 1983). Die Kriterien beinhalten eine relativ normale frühe Entwicklung, gefolgt von einer Periode rascher Verschlechterung, dann einer Periode der Pseudostabilisation und schließlich einer erneuten Verschlechterung (Belman et al. 1986). Die Gesamtdauer der Erkrankung kann jedoch sehr lang sein, und zahlreiche Fälle von Erwachsenen bis in die 4. Lebensdekade sind jetzt bekannt. Klinische Hauptmerkmale sind ein profunder mentaler Abbau und autistische Wesenszüge, eine erworbene Mikrozephalie, eine Amimie und charakteristische Handstereotypien. Da bisher kein biochemischer, genetischer, neurophysiologischer oder neuroradiologischer Marker bekannt ist, sollten die Kriterien sehr strikt angewandt werden, da viele andere Erkrankungen dem Rett-Syndrom phänotypisch ähneln können. Es ist aber wahrscheinlich, daß viele Fälle mit einem früheren Beginn als bei den klassischen Formen und Fälle mit inkompletter Ausprägung erkannt werden, sobald ein Marker verfügbar ist.

Zusammenfassung

Die hier vorgestellten Erkrankungen sind auf Grund ihrer klinischen Symptomatik als Enzephalopathie-Syndrome zu betrachten, die trotz ihrer Seltenheit zu einer Gruppe zusammengefaßt werden können. Sie sind wahrscheinlich in der

Mehrzahl auf bislang nicht bekannte metabolische Störungen zurückzuführen und somit vermutlich genetische Erkrankungen.
Da ein definierter biologischer Marker fehlt, basiert die Diagnose dieser Erkrankungen auf klinischen Merkmalen. Eine frühe Diagnose ist aus genetischen und prognostischen Gründen wichtig. Deshalb sollte diese Krankheitsgruppe Kinderneurologen gut bekannt sein.
Eine Trennung dieser Störungen von nichtprogredienten Enzephalopathien kann extrem schwierig sein. In solchen Fällen ist die Diagnosestellung unausweichlich verzögert, dies sollte aber aus genetischen Gründen auf ein striktes Minimum limitiert sein. Ein hohes Maß an kritischer Aufmerksamkeit ist notwendig, um diese Patienten früh genug zu erkennen und hieraus praktische Konsequenzen zu ziehen.

Literatur

Adams RD, Lyon G (1982) Neurology of hereditary metabolic diseases of children. Hemisphere, New York

Aicardi J (1986) Epilepsy in children. Raven Press, New York

Aicardi J (1987) The future of child neurology. J Child Neurol 2:152–159

Aicardi J, Castelein P (1979) Infantile neuroaxonal dystrophy. Brain 102:727–748

Aicardi J, Chevrie JJ (1970) Convulsive status epilepticus in infants and children: A study of 239 cases. Epilepsia 11:187–197

Aicardi J, Goutières F (1984) A progressive familial encephalopathy in infancy with calcifications of the basal ganglia and chronic cerebrospinal fluid lymphocytosis. Ann Neurol 15:49–54

Armstrong D, Koppang N, Rider JA (Eds) (1982) Ceroid-lypofuscinosis (Batten's disease). Elsevier, Amsterdam

Arsenio-Nunes ML, Goutières F, Aicardi J (1981) An ultramicroscopical study of skin and conjunctival biopsis in chronic neurological disorders of childhood. Ann Neurol 9:163–173

Barlow JK, Sims KB, Kolodny EH (1989) Early cerebellar degeneration in twins with infantile neuroaxonal dystrophy. Ann Neurol 25:413–415

Belman AL, Lantos G, Horoupian D, Novick BE, Ultmann MH, Dickson DW, Rubinstein A (1986) AIDS calcification of the basal ganglia in infants and children. Neurology 36:1192–1199

Berkovic SF, Andermann F, Carpenter S, Wolfe LS (1986) Progressive myoclonus epilepsies: Specific causes and diagnosis. N Engl J Med 315:269–305

Berkovic SF, Carpenter S, Andermann F, Andermann E, Wolfe LS (1988) Kufs' disease. A critical reappraisal. Brain 111:27–62

Boltshauser E, Lang W, Janzer R, Briner J, Spiess H, Kleihues P, Isler W (1987a) Computed tomography in Hallervorden-Spatz disease. Neuropediatrics 18:81–83

Boltshauser E, Schinzel A, Wichmann W, Haller D, Valavanis A (1987b) Pelizaeus-Merzbacher disease: Identification of heterozygotes with magnetic resonance imaging? Helv Paediatr Acta 42:337–339

Boulloche J, Aicardi J (1986) Pelizaeus-Merzbacher disease: Clinical and nosological study. J Child Neurol 1:233–239

Burke RE, Fahn S, Gold AP (1980) Delayed onset dystonia in patients with 'static' encephalopathy. J Neurol Neurosurg Psychiatry 43:789–797

Echenne B, Divry P, Vianey-Liaud C (1989) Spongy degeneration of the neuraxis (Canavan-Van Bogaert disease) and N-acetylaspartic aciduria. Neuropediatrics 20:79–81

Farrell K, Chuang S, Becker LE (1984) Computed tomography in Alexander's disease. Ann Neurol 15:605–607

Goutieres F, Mikol J, Aicardi J (1990) Neuronal intranuclear inclusion disease in a child: Diagnosis by rectal biopsy. Ann Neurol 27:103–106

Hagberg B, Aicardi J, Dias K, Ramos O (1983) A progressive syndrome of autism, dementia, ataxia and loss of purposeful hand use in girls: Rett's syndrome. Ann Neurol 14:471–479

Luckenbach MW, Green RW, Miller NR, Moser HW, Clark AW, Tennekoon G (1983) Hallervorden-Spatz syndrome with acanthocytosis and pigmentary retinopathy. Am J Ophthalmol 95:369–382

Miyabashi S, Ito T, Narisawa K, Iinuma K, Tada K (1985) Biochemical study in 28 children with lactic acidosis in relation to Leigh's encephalomyopathy. Eur J Pediatr 143:278–283

Obeso JA, Artieda J, Rothewell JC, Day B, Thompson P, Marsden CD (1989) The treatment of severe action myoclonus. Brain 112:765–777

Ramaekers VT, Lake BD, Harding B, Boyd S, Harden A, Brett EM, Wilson J (1987) Diagnostic difficulties in infantile neuroaxonal dystrophy. A clinicopathological study of eight cases. Neuropediatrics 18:170–175

Russo LS, Aron A, Anderson PJ (1976) Alexander's disease: A report and reappraisal. Neurology 26:607–614

Schindler D, Bishop DF, Wolfe DE, Wang AM, Egge H, Lemieux RV, Desnick RJ (1989) Neuroaxonal dystrophy due to lysosomal-N-acetyl-galactosaminidase deficiency. N Engl J Med 320:1735–1740

Specola N, Vanier MT, Goutières F, Mikol J, Aicardi J (1990) The juvenile and chronic forms of GM2 gangliosidosis: Clinical and enzymatic heterogeneity. Neurology 40:145–150

Die Rolle neurotropher Faktoren bei degenerativen Prozessen des Nervensystems *

U. Stephani

Einleitung

Pathologische Degenerationsprozesse im Nervensystem

Degenerative Erkrankungen des Nervensystems sind häufige und leidvolle Störungen. Obwohl ihre Erstbeschreibung meist mehr als 100 Jahre zurückliegt, sind ihre Ätiologie und Pathogenese oft unbekannt. Dies gilt besonders für die sog. Systemdegenerationen oder auch Abiotrophien. Dabei handelt es sich um Krankheiten mit einer primären neuronalen Degeneration, Krankheiten, bei denen aus unbekannten Gründen Nervenzellen und/oder -bahnen eines spezifischen Typs oder einer spezifischen Region untergehen (Appel 1981). Beispiele hierfür sind (Abb. 1):

1. die amyotrophen Lateralsklerosen und spinalen Muskelatrophien, bei denen Pyramidenbahnen bzw. motorische Vorderhornzellen zugrunde gehen,
2. das Parkinson-Syndrom mit Ausfall von Neuronen der Substantia nigra,
3. die Alzheimersche Demenz mit Untergang cholinerger Nervenfasern, die vom Septum zum Hippocampus, vom Nucleus basalis zum Cortex cerebri ziehen, und
4. die spinozerebellären Ataxien mit pathologischen spinalen Hintersträngen.

Der Begriff *Abiotrophie* wurde 1893 von dem Engländer Sir William Gowers (nach Appel 1981) vorgeschlagen: er nahm an, daß diese Krankheiten aufgrund eines gestörten chemischen Prozesses in dem „Vitallaboratorium“ des Organismus auftreten. Abiotrophien lassen sich folgendermaßen charakterisieren:

1. Selektiv sind ein oder mehrere Systeme von Neuronen oder Nervenbahnen mit symmetrischer Verteilung betroffen.
2. Die primäre neuronale Degeneration ist progredient, aber nicht unbedingt lebensbegrenzend.
3. Die klinische Ausprägung ist bei hereditären Prozessen innerhalb einer Familie variabel und deshalb die Klassifikation gelegentlich schwierig, wie das Beispiel der Heredoataxien verdeutlicht.

---

* In dieser Publikation sind Teile der Habilitationsschrift des Verfassers verwendet worden, die 1989 an der Medizinischen Fakultät der Georg-August-Universität Göttingen eingereicht wurde.

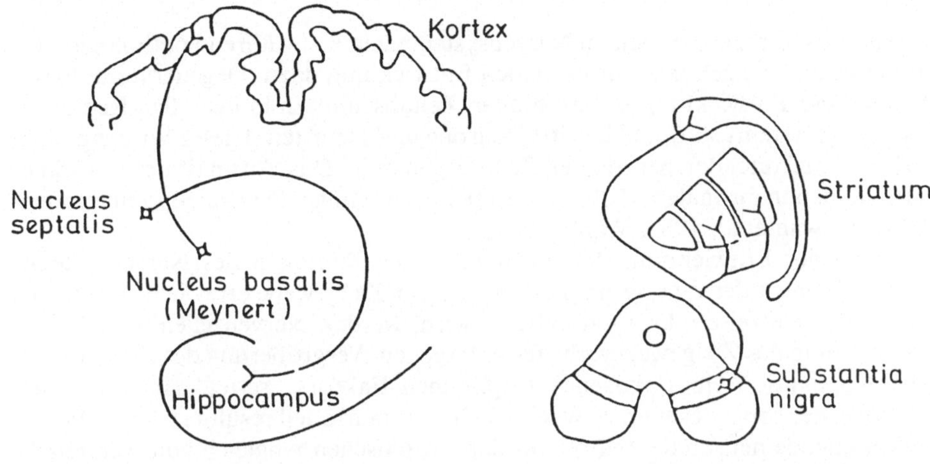

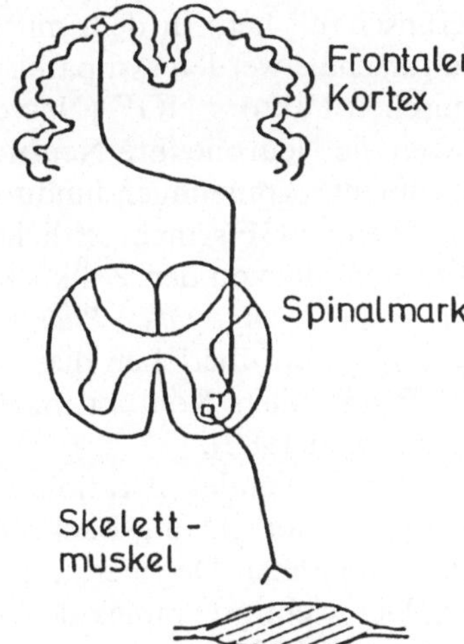

Abb. 1. Primäre Degeneration von Nervenzellen und -bahnen bei Systemdegenerationen (Abiotrophien): Amyotrophe Lateralsklerose, M. Alzheimer, Parkinson-Syndrom. (Nach Appel 1981)

4. Speicherphänomene, metabolische Mangelzustände incl. Vitamin- und Spurenelementemangel, Infektionen, Intoxikationen oder Hypoxie lassen sich nicht nachweisen.
5. Histologisch finden sich fokaler und symmetrischer Neuriten- und Nervenzelluntergang und eine reaktive Gliose. Beim „Dying-back"-Prozeß beginnt die neuronale Atrophie am distalen Ende des Axons und schreitet zentripetal zum Zellkörper fort. Der Nervenzellkörper kann erhalten bleiben, ist aber nicht in der Lage, die Vitalität eines langen Axons aufrechtzuerhalten (Oppenheimer 1976).

Physiologische Degenerationsprozesse im Nervensystem

Degenerative Prozesse treten im Nervensystem nicht erst während pathologischer Vorgänge auf, sie gehören zur normalen Entwicklung dazu. Degeneration findet während der Entwicklung zu bestimmten Zeitabschnitten in fast allen Regionen des Nervensystems statt und betrifft Neurone und Neuriten. Dieser Vorgang wird natürlich auftretender neuronaler Zelltod genannt. Das Ausmaß des natürlich auftretenden neuronalen Zelltodes erreicht für einige Neuronenpopulationen 100% (Cowan et al. 1984; Wahle 1987).

Während der Entwicklung sterben in fast allen Regionen des Nervensystems Nervenzellen zu der Zeit, wenn die Neuriten ihr Zielgewebe erreichen. Wenn das Zielgewebe teilweise oder total entfernt wird, werden Nervenzellen in Relation zum Umfang des Zielgewebsverlustes untergehen. Vergrößerung des Zielgewebes oder Applikation eines exogenen trophischen Faktors „rettet" einen Teil der Neurone, der sonst degeneriert wäre. Nach diesem Modell resultiert der natürlich vorkommende neuronale Zelltod aus dem trophischen Abgleich von Nervenzellen und Zellen des neuronalen Zielgewebes (Cowan et al. 1984; Stephani et al. 1987a).

Eine *selektive Elimination von Neuriten* läßt sich am 3-Kompartimente-Modell veranschaulichen: In dem mittleren Kompartiment einer dreigeteilten Gewebekulturschale werden sympathische Neurone kultiviert. Bei Anwesenheit des trophischen Faktors NGF (Nerve Growth Factor) in allen drei Kompartimenten lassen die Neurone ihre Neuritenfortsätze durch die hierfür durchlässigen Kompartimentbegrenzungen hindurch in die beiden seitlichen Kompartimente wachsen. Wenn NGF seinem seitlichen Kompartiment entzogen wird, degenerieren die Neuriten, die von den Zellkörpern im mittleren Kompartiment dorthin gewachsen sind (*„Dying-back"-Phänomen*). Wenn NGF für Neurone nur über Neuriten verfügbar ist, überleben diese Neuriten und ihre neuronalen Zellkörper. Wenn NGF aus allen Kompartimenten entfernt wird, sterben sämtliche Zellen ab (Campenot 1982).

Bei den Systemdegenerationen finden wir selektive Degeneration eines Neuronentypus und „Dying-Back"-Phänomen der Neuriten, wie sie ähnlich bei der physiologischen Degeneration von Neuronen während der Entwicklung ablaufen. Der wichtigste molekulare Mechanismus für die Regulation von neuronalem Zelltod und Neuritendegeneration während der Embryonalzeit ist der Wettbewerb der Neuriten um trophische Moleküle, die in den Zielgeweben der Neuriten synthetisiert werden (Oppenheim 1989).

Neurotrophe Faktoren

Synthese, Transport, Effekte

Was sind neurotrophe Faktoren? Es handelt sich um Polypeptide mit einem Molekulargewicht zwischen 12 und 62 Kilodalton. Neurotrophe Faktoren werden im Rahmen der Proteinbiosynthese zunächst in einer Proform gebildet, die wie das Proinsulin durch Peptidasen zu den maturen neurotrophen Faktoren

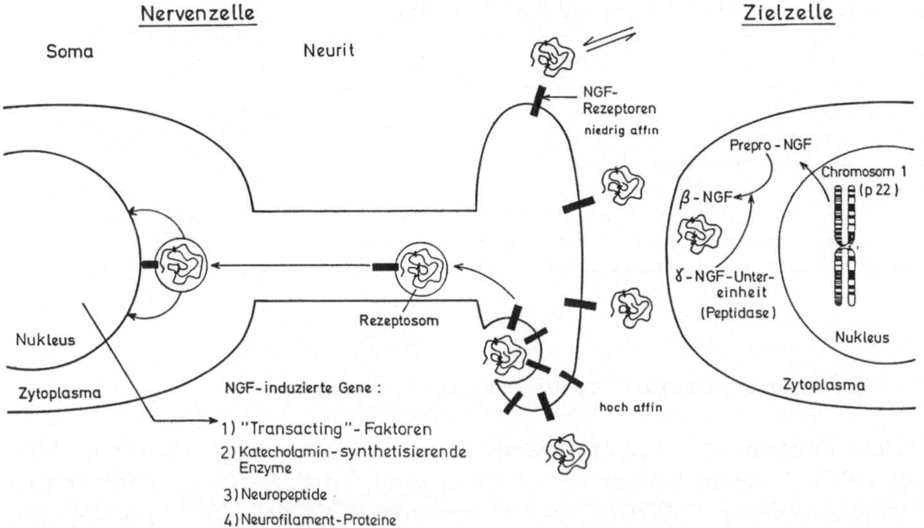

Abb. 2. Nerve Growth Factor als Paradigma eines neurotrophen Faktors: Synthese, Transport und Effekte

gespalten werden (Abb. 2). Pro-NGF ist beim Menschen auf dem Chromosom 1 auf dem Locus 1p22 kodiert. Das NGF-Gen ist in den Zielzellen sympathischer Neuriten aktiviert; dort wird NGF synthetisiert und in den synaptischen Spalt freigesetzt. Die Neuriten besitzen spezifische Rezeptoren für „ihre" neurotrophen Faktoren, bei NGF ist es ein niedrig- und ein hochaffiner Rezeptor mit gut charakterisiertem Bindungsverhalten (Sutter et al. 1979). Nach seiner Bindung an die hochaffinen Rezeptoren wird NGF in das Axon aufgenommen und retrograd zum Zellkörper transportiert (Abb. 2).

Die Gene neurotropher Faktoren sind also in den Zielzellen entsprechender Neurone aktiviert, in den Neuronen aber nicht. Neurotrophe Faktoren selbst sind in den Zielgeweben kaum nachweisbar, denn sie werden in den synaptischen Spalt ausgeschüttet und durch den retrograden Transport zum Nervenzellkörper transportiert, wo sie in hoher Konzentration vorliegen. Die neurotrophe Wirkung wird im Zellkörper ausgeübt (Abb. 2).

Der genaue Mechanismus, wie neurotrophe Faktoren das Überleben von Neuronen induzieren, ist auf molekularer Ebene noch nicht bekannt. Sie fördern Überleben möglicherweise durch Induktion von „Transacting"-Faktoren, die selbst wiederum die Expression differenzierter Genmuster regulieren, z.B. die Genmuster, die zum Neuritenwachstum oder zur Synthese von Neurotransmittern notwendig sind (Milbrandt 1988). Die Anwesenheit neurotropher Faktoren hat Überleben und Differenzierung des Neurons zur Folge, ohne diesen Faktor würde es absterben (Levi-Montalcini u. Angeletti 1968; Thoenen u. Barde 1980).

Tabelle 1. Neurotrophe Faktoren und ihre Zielneurone

Neurone	NGF	BDNF	CNTF	Neuroleukin
■ Sympathische	+	–	+	+
■ Parasympathische	–	–	+	+
■ Sensorische (Neuralleiste)	+	+	+	+
■ Motorische	–	–	–	+

NGF = Nerve growth factor; BDNF = Brain derived neurotrophic factor; CNTF = Ciliary neurotrophic factor; +(–) = neurotropher Effekt (nicht) vorhanden

Vier neurotrophe Faktoren und ihr Zielneuronenspektrum

Welche Polypeptide haben anerkanntermaßen eine neurotrophe Wirkung? Und auf welche Neurone wirken sie? *„Nerve growth factor" (NGF), „brain derived neurotrophic factor" (BDNF), „ciliary neurotrophic factor" (CNTF)* und *Neuroleukin* sind die bekanntesten neurotrophen Faktoren (Tabelle 1) (Thoenen et al. 1987b; Gurney et al. 1986). Zum Teil überschneidet sich das Spektrum ihrer neuronalen Wirksamkeit: Der am besten charakterisierte neurotrophe Faktor ist NGF, der Überleben von sympathischen und embryonalen sensorischen Neuronen induziert, sofern sie von der Neuralleiste abstammen. BDNF hat keine Wirkung auf sympathische und parasympathische Neurone; er übt trophische Wirkungen auf von Neuralleiste und Plakode (Ektoderm) abgeleitete sensorische Neurone aus. CNTF übt auf sympathische und parasympathische Ganglienzellen eine neurotrophe Wirkung aus. Neuroleukin hat insbesondere auf spinale Motorneurone eine neurotrophe Wirkung. Es wird postuliert, daß neben den hier genannten neurotrophen Faktoren weitere Polypeptide existieren, die für andere Neurone des peripheren und zentralen Nervensystems eine neurotrophe Wirkung haben (Übersicht: Thoenen et al. 1987b). Im folgenden möchte ich mich auf NGF und Neuroleukin beschränken.

Ein definiertes Polypeptid wird dann als neurotropher Faktor anerkannt, wenn zusätzlich zu den o.g. Kriterien durch die Gabe von Antikörpern gegen dieses Peptid die entsprechenden Neurone in vivo absterben. Dies konnte für NGF deutlich gemacht werden: Injektion von Antikörpern gegen NGF führt bei neonatalen und adulten Nagern zur sog. Immunosympathektomie, einer immunologisch bedingten Zerstörung des sympathischen Nervensystems. Andererseits hypertrophieren sympathische Nervenzellen und -fasern nach NGF-Injektion und es bildet sich ein Hyperneurotizismus der Gefäße aus, wie es die Erstbeschreiber nannten; Hyperneurotizismus der Gefäße, weil sich das applizierte NGF im Blut verteilt und von dort aus das Wachstum sympathischer Neuriten anregt (Levi-Montalcini u. Angeletti 1968; Levi-Montalcini 1987).

Neurotrophe Faktoren und neurodegenerative Prozesse

Neurotrophe Faktoren und degenerative Prozesse des peripheren Nervensystems

Familiäre Dysautonomie

Die Immunosympathektomie bei Nagern durch die Injektion von Antikörpern gegen NGF führt zu einer klinisch und histologisch ähnlichen Befundkonstellation, wie sie bei Patienten mit dem Krankheitsbild der familiären Dysautonomie (Riley-Day-Syndrom) gefunden werden mit Regulationsstörungen autonomer Funktionen (Temperatur, Blutdruck, Tränendrüsensekretion). Daher konzentrierte sich die Forschung in diesem Bereich auf die Analyse des NGF-Systems, ohne daß hier jedoch bisher eine Störung entdeckt wurde (Breakfield et al. 1984).

Degeneration und Regeneration von Neuriten

Seit mehr als 100 Jahren ist bekannt, daß ein Axon in einem partiell denervierten Gewebe Kollateralen bilden kann. Ein bekanntes Beispiel ist das Nebeneinander von Denervation und Reinnervation bei den spinalen Muskelatrophien. Die Kollateralenbildung kann durch ein Modell erklärt werden, nach dem sich Skelettmuskel und Motoneuron wechselseitig und reziprok durch trophische Signale beeinflussen (Abb. 3):
Während der Entwicklung werden trophische Signale, nämlich ein oder mehrere neurotrophe Faktoren für die Neuritenentwicklung vom Skelettmuskel ausgeschüttet. Wenn die Neuriten ihre Synapsen mit dem Skelettmuskel gebildet haben, wird die Synthese der neurotrophen Faktoren im Muskel deutlich reduziert. Überflüssige Kollateralen degenerieren, denn die Menge an neurotrophen Faktoren reicht für das Überleben aller Kollateralen nicht aus. Bei einer partiellen Denervation wird die Synthese neurotropher Faktoren im denervierten Skelettmuskelanteil stark erhöht, es bilden sich von den noch intakten Axonen Kollate-

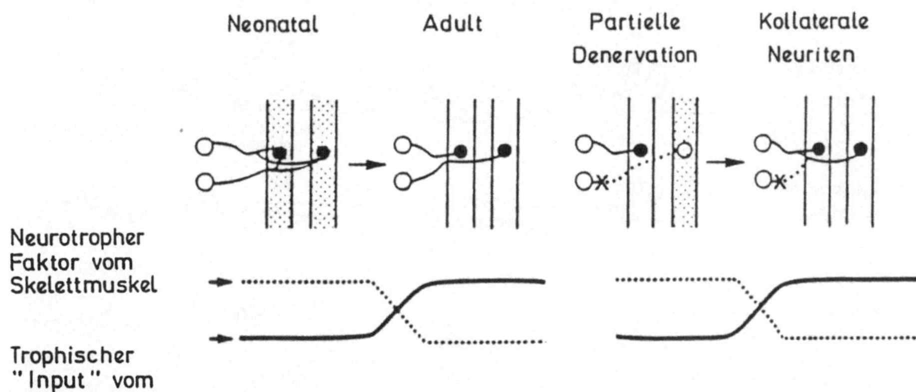

Abb. 3. Modell des reziproken trophischen Einflusses von Motoneuron und Skelettmuskel. (Nach Brown 1984)

ralen aus, die zu dem denervierten Skelettmuskelanteil hinwachsen und ihn innervieren. Danach wird die Synthese des neurotrophen Faktors wieder reduziert. Vom Motoneuron ausgehende Signale sind die in den synaptischen Spalt ausgeschütteten Neurotransmitter (Azetylcholin) und Neuropeptide. Der Signaltransfer vom Neuriten zum Muskel ist bei der reifen neuromuskulären Einheit und nach einer Kollateralenbildung für die Trophik des Skelettmuskels notwendig. Entfallen diese Signale bei einer Nervenverletzung, kommt es zur Inaktivitätsatrophie des Skelettmuskels.

Skelettmuskel und Motoneuron haben also in unterschiedlichen Entwicklungsstadien wechselseitig trophischen Einfluß aufeinander: Fehlt die Aktivität des Neuriten, ist die Produktion des neurotrophen Faktors im Skelettmuskel hoch; ist die Aktivität des Neuriten vorhanden, ist die Produktion des neurotrophen Faktors reduziert (Brown 1984). Bei der Bildung von Kollateralen und bei der Regeneration peripherer Neuriten werden Prozesse wiederholt, die bereits während der normalen Entwicklung ablaufen. Die Bedeutung von NGF für die Neuritenregeneration ist bereits detailliert beschrieben worden (Abb. 4): Nach einer Verletzung des peripheren Nervens findet eine schnelle und konzertierte Reaktion von verschiedenen Zellen am Läsionsort statt. Nach *Axotomie* geben die Schwannschen Zellen im Bereich der Läsion und distal davon Myelin ab, sie teilen sich, steigern ihre Enzymaktivitäten und beginnen, NGF-Rezeptoren zu exprimieren.

Gleichzeitig wandern Makrophagen in den degenerierenden distalen Neuriten ein und phagozytieren die axonalen und myelinären Zellfragmente, damit der Weg für die Neuritenregeneration freigeräumt wird. Wenn die *Wallersche Degeneration* einsetzt und der distale Anteil des Axons zugrunde geht, fällt die NGF-Kon-

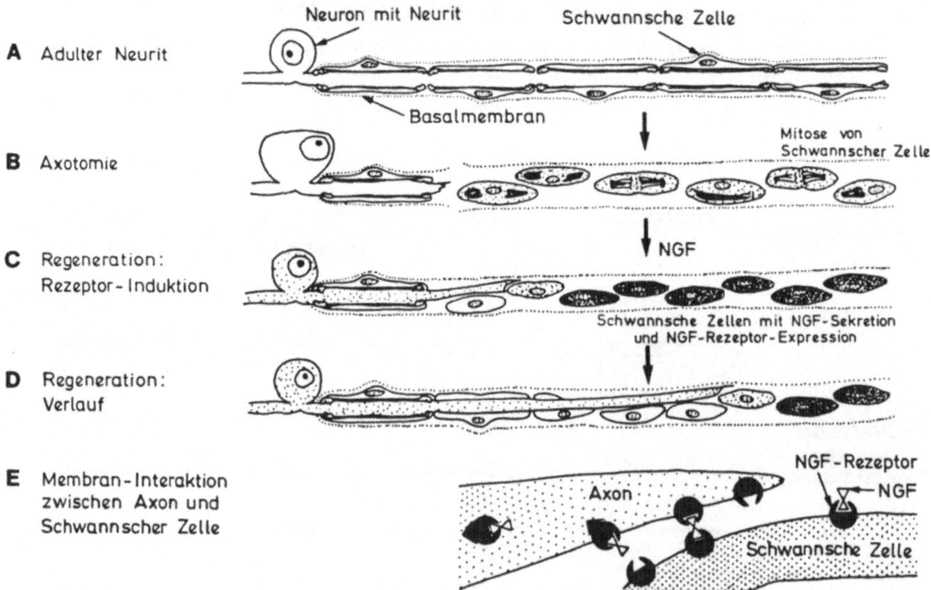

Abb. 4. Ein pathologisches Mitochondriun ist durch einen elektronendichten Einschluß und wirbelartig angeordnete Cristae gekennzeichnet (Vergr. 64050:1)

zentration in diesem Bereich ab. Sie steigt aber bald erneut an, und zwar auch in distal gelegenen, degenerierenden Nervenanteilen, weil Schwannsche Zellen durch einwandernde Makrophagen zur NGF-Produktion stimuliert werden. Die Expression von NGF-Rezeptoren auf der Membran der Schwannschen Zellen und die NGF-Sekretion der Schwannschen Zellen führen zu einer lokalen Anreicherung von NGF zwischen Schwannschen Zellen und wachsenden Axonen. Hierdurch wird ein gerichtetes axonales Wachstum möglich. Die Applikation von Anti-NGF-Antikörper in vivo verzögert die Regeneration, die Applikation von NGF selbst beschleunigt die Regeneration peripherer Nerven nach Axotomie (Johnson et al. 1988).

Protektion gegen neurotoxische und infektiöse Einflüsse

Neben der Beschleunigung von Regenerationsprozessen scheint NGF protektiv gegen neurotoxische und virale Einflüsse wirksam zu sein. Dies ist nachgewiesen worden für die Vincaalkaloide, deren Applikation bei neugeborenen Nagern zu einer Degeneration der sympathischen Nerven führt. Bei gleichzeitiger Gabe von NGF kann diese Degeneration verhindert werden (Johnson 1978).
NGF scheint auch bei der Herpes-simplex-Virusinfektion eine protektive Rolle zu spielen: Herpes-simplex-Viren infizieren u.a. sensorische Neurone. Ausgereifte sensorische Neurone benötigen NGF nicht mehr zum Überleben, sondern nur noch zur Neurotransmittersynthese. Eine Herpes-simplex-Virusinfektion führt entweder zu einer Lyse dieser Zellen oder zur Latenz des Virus in der intakten, infizierten Nervenzelle. NGF kann zwar die Infektion von sensorischen Zellen nicht verhindern, seine Anwesenheit verhindert aber eine Lyse von sensorischen Zellen. Wird den Zellen NGF entzogen, wird innerhalb weniger Stunden die latente Infektion reaktiviert, und es kommt zur Lyse der Zellen (Wilcox u. Johnson 1988).

NGF in Serum

An dieser Stelle möchte ich von der möglichen Bedeutung von NGF im Serum sprechen. Die Analyse der NGF-Präsenz in Körperflüssigkeiten, insbesondere im Serum, ist ein Schwerpunkt unserer wissenschaftlichen Arbeit. Zu Beginn unserer Arbeiten stand nur der sog. Ganglien-Assay zur Verfügung, bei dem ganze sensorische Ganglien vom Hühnerembryo in Anwesenheit von NGF einen Hof von Neuriten in der Kulturschale bilden. Obwohl auch einige Seren dieses Neuritenwachstum hervorrufen konnten, zeigten andere keine neuritogene Wirkung. Dieser Assay ist relativ wenig sensitiv, es lassen sich nur Konzentrationen im Nanogrammbereich messen. Daher entwickelten wir für den Nachweis von NGF eine hochsensitive Testmethode, bei der nicht ganze sensorische Ganglien, sondern die dissoziierten Neurone dieser Ganglien vom Hühnerembryo als In-vitro-Indikatoren neurotropher Aktivität benutzt werden. Dadurch gelang eine erhebliche Steigerung der Sensitivität, wenige Picogramm NGF pro Milliliter lassen sich messen. In Anwesenheit von NGF überleben die Neurone und differenzieren sich durch Neuritenwachstum (Abb. 5). Anwesenheit von Antikörpern gegen NGF führt zu

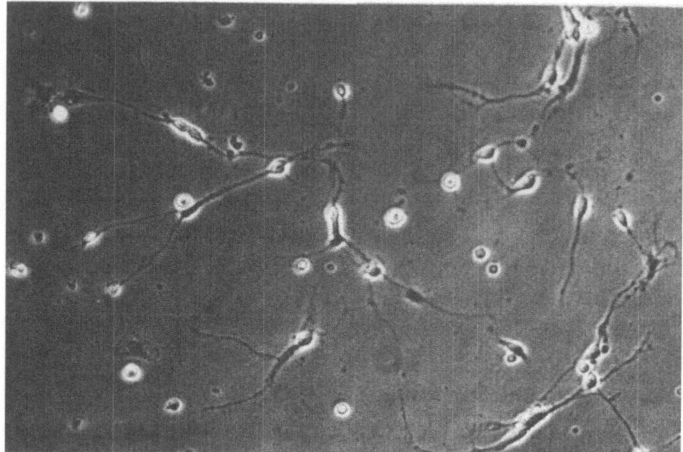

Abb. 5. Neuritenwachstumsaktivität von verdünntem Humanserum im biologischen Assay mit embryonalen sensorischen Neuronen

einem Untergang der Neurone und zur Reduktion der Neuritenbildung. Mit Serum läßt sich ebenfalls Überleben von Neuronen und Neuritenwachstum hervorrufen, wie die Abbildung zeigt. Da das Serum neurotoxisch ist, muß es zuvor verdünnt werden. Antikörper gegen NGF unterdrücken das Neuritenwachstum, das durch Serum hervorgerufen wird. Auch in Humanseren ist diese Aktivität vorhanden. Wir analysieren z. Zt., ob sich die NGF-Konzentration im Serum im Tagesverlauf verändert, weswegen wir hier noch keine Normalwerte und krankheitsbedingten Abweichungen davon mitteilen können. Durch unsere Arbeiten wurde eindeutig belegt, daß NGF in der Blutzirkulation vorhanden ist (Stephani et al. 1987 b).

Nachdem NGF lange Zeit nur als ein parakrin, also lokal wirkendes Gewebshormon angesehen wurde, eröffnen unsere Ergebnisse eine neue Sicht möglicher NGF-Funktionen. So könnte NGF im Serum in den bisher gemessenen Konzentrationen eine Bedeutung für die Protektion von Neuronen gegen toxische und infektiöse Einflüsse haben.

Neurotrophe Faktoren und degenerative Prozesse des zentralen Nervensystems

AIDS-Dementia-Komplex

Ein Teil der neurologischen Komplikationen bei AIDS wird durch opportunistische Infektionen hervorgerufen. Zusätzlich ist die Anwesenheit des humanen Immunodefizienz-Virus (HIV) im ZNS von direkter pathogenetischer Bedeutung. Das HI-Virus gelangt über Monozyten oder direkt ins ZNS. Dort ist das *Oberflächenprotein GP 120* des Virus von besonderer Bedeutung: Es besitzt einen hohen Grad an Homologie zum *Neuroleukin* und verdrängt Neuroleukin kompetitiv von der Bindung an den neuronalen Neuroleukinrezeptor, ohne daß das GP

120-Protein selbst neurotrophe Wirkung besitzt. Dadurch wird die Lebensdauer der neuroleukin-abhängigen Neurone verkürzt, und es kommt zur Ausbildung der neurologischen Störungen (Ho et al. 1987). Dieses Modell der Pathogenese des AIDS-Dementia-Komplexes wird durch experimentelle Ergebnisse gestützt: Das GP 120-Protein des HI-Virus hemmt Überleben und Wachstum primärer Nervenzellen in vitro, die durch Neuroleukin stimuliert werden. Diese Wirkung läßt sich durch Vorbehandlung mit Antikörpern gegen das Glykoprotein aufheben.

Septo-hippocampales Axotomiemodell

Aus der Epilepsiechirurgie ist bekannt, daß eine beidseitige *Hippocampektomie* eine Demenz zur Folge hat und daß das cholinerge System im ZNS entscheidend für die mentalen Leistungen ist.

NGF hat nicht nur neurotrophe Funktionen im peripheren, sondern auch im zentralen Nervensystem und zwar besonders für cholinerge Neurone. Während der Entwicklung cholinerger Neurone im basalen Stirnhirn nimmt die Konzentration von NGF und von NGF-Messenger-RNA in den Innervationsfeldern cholinerger Neuriten (Kortex, Hippocampus, Mittelhirn) zu. Cholinerge Neurone exprimieren NGF-Rezeptoren. NGF wird retrograd vom Hippocampus und Kortex über cholinerge Neurone zum Septum mediale transportiert (Abb. 6). NGF stimuliert in cholinergen Neuronen das Schlüsselenzym der Azetylcholinsynthese, nämlich Cholinazetyltransferase. NGF fördert das Überleben von cholinergen Neuronen des basalen Stirnhirns. Nach Axotomie der Neuriten zentraler cholinerger Neurone degenerieren diese Nervenzellen, denn der retrograde Transport von NGF ist unterbrochen. Wird NGF lokal appliziert oder in die Ventrikel injiziert, überleben die Neurone. Im Zentralnervensystem ist Regeneration und Kollateralenbildung, wie sie im peripheren Nervensystem auftritt, nicht ohne weiteres möglich. Durch die Implantation von matrixhaltigen Leitschienen („Brücke"), z. B. eines peripheren Nerven, ist das erneute Wachstum von Neuritenkollateralen auch im ZNS möglich, vorausgesetzt, daß neurotrophe Faktoren vorhanden sind (Abb. 6). NGF hat im ZNS prinzipiell ähnliche Aufgaben wie im peripheren Nervensystem (Thoenen et al. 1987a).

Alterungsprozesse

Ähnlich wie beim Menschen läßt die Fähigkeit alter Ratten verglichen mit jüngeren Ratten nach, sich an neue Lebensbedingungen anzupassen und zu lernen. Diese funktionelle Veränderung kann scheinbar durch NGF rückgängig gemacht werden: Relativ alte Ratten (2 Jahre alt) wurden auf ihre Fähigkeit hin getestet, eine Rettungsinsel in einem Wassertank zu identifizieren und ihre Lokalisation zu erinnern. In Vorversuchen wurde bei einem Teil eine normale Latenz (<10 s), bei einem anderen Teil eine verzögerte Latenz bis zum Erreichen der Rettungsinsel festgestellt. Allen Ratten mit verlängerter Latenz wurde einseitig intraventrikulär ein Infusionssystem implantiert. Die Hälfte davon erhielt Kochsalz, die andere Hälfte NGF intrathekal. Nach 2 Wochen war bei den langsamen Ratten keine Verbesserung ihrer Latenzen zu messen, unabhängig von der Gabe von NGF oder

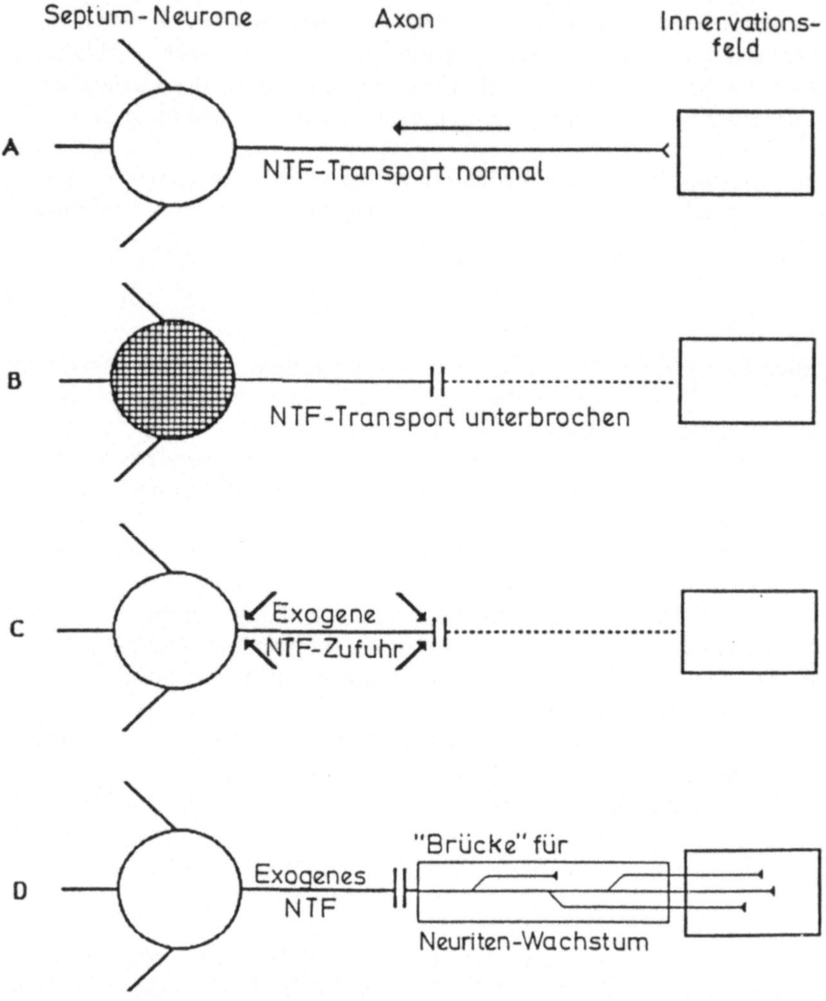

Abb. 6. Septo-hippocampales Axotomiemodell. NTF (Neurotropher Faktor) ist in diesem Fall mit NGF gleichzusetzen. Grau schraffiertes Septum-Neuron: untergehende Zelle (*B*)

Kochsalz. Dagegen zeigte sich 4 Wochen nach Beginn der NGF-Applikation eine komplette Normalisierung in der NGF-Gruppe. Histologisch waren bei den mit NGF behandelten Ratten die cholinergen Neurone im Septum und Striatum vergrößert. Längerdauernde intrathekale NGF-Infusion scheint also zu funktionellen Verbesserungen zu führen, die mit einer morphologisch nachweisbaren Vergrößerung der NGF-abhängigen ZNS-Neurone einhergehen (Fischer et al. 1987).

Zusammenfassung

Die primäre neuronale Degeneration bei den Abiotrophien scheint pathogenetisch ähnlich wie der natürlich auftretende Zelltod zu verlaufen, der physiologischerweise während der Entwicklung des Nervensystems auftritt. Bis heute kann keine neurologische Erkrankung ätiologisch auf eine Störung im System neurotropher Faktoren und ihrer Rezeptoren zurückgeführt werden. Überleben und Differenzierung von neuronalen Strukturen hängen in vivo von der Präsenz und der Konzentration neurotropher Faktoren zumindest während der Entwicklung ab. Dies ist für Nerve Growth Factor (NGF) und die NGF-abhängigen Neurone belegt. Experimentell lassen sich degenerative Prozesse des peripheren und zentralen Nervensystems durch die Applikation von neurotrophen Faktoren aufhalten. Außerdem fördern neurotrophe Faktoren regenerative Prozesse im peripheren und zentralen Nervensystem bis hin zu Verbesserungen mentaler Leistungen. Dies eröffnet neue Perspektiven für die Erforschung von mentaler Retardierung und von Alterungsprozessen.

Literatur

Appel SH (1981) A unifying hypothesis of the cause of amyotrophic lateral sclerosis, parkinsonism and Alzheimer's disease. Ann Neurol 10:499–505

Breakfield XO, Orloff G, Castiglione C, Coussens L, Axelrod FB, Ullrich A (1984) Structural gene for beta nerve growth factor not defective in familial dysautonomia. Proc Natl Acad Sci USA 81:4213–4216

Brown MC (1984) Sprouting of motor nerves in adult muscles: A recapitulation of ontogeny. Trends Neurosci 7:10–14

Campenot RB (1982) Development of sympathetic neurons in compartmentalized cultures. Dev Biol 93:1–21

Cowan WM, Fawcett JW, O'Leary DDM, Stanfield BB (1984) Regressive events in neurogenesis. Science 225:1258–1265

Fischer W, Wictorin K, Björklund A, Williams LR, Varon S, Gage FH (1987) Amelioration of cholinergic neuron atrophy and spatial memory impairment in aged rats by nerve growth factor. Nature 329:65–68

Gurney ME, Heinrich SP, Lee ML, Yin HS (1986) Molecular cloning and expression of neuroleukin, a neurotrophic factor for spinal and sensory neurons. Science 234:566–574

Ho DD, Pomerantz RJ, Kaplan JC (1987) Pathogenesis of infection with human immunodeficiency virus. N Engl J Med 317:278–286

Johnson EM Jr, Taniuchi M, DiStefano P (1988) Expression and possible function of nerve growth factor receptors on Schwann cells. Trends Neurosci 11:299–304

Johnson EM Jr (1978) Destruction of the sympathetic nervous system in neonatal rats and hamsters by vinblastine: Prevention by concomitant administration of nerve growth factor. Brain Res 141:105–118

Levi-Montalcini R, Angeletti PU (1968) Nerve growth factor. Physiol Rev 48:534–469

Levi-Montalcini R (1987) The nerve growth factor: Thirty-five years later (Nobel lecture). EMBO J 6:1145–1154

Milbrandt J (1988) Nerve growth factor induces a gene homologous to the glucocorticoid receptor gene. Neuron 1:183–188

Oppenheim RW (1989) The neurotrophic theory and naturally occurring motoneuron death. Trends Neurosci 12:252–255

Stephani U, Hanefeld F, Sutter A, Zimmermann A (1987a) „Nerve growth factor" (NGF) im Serum: Nachweis und mögliche klinische Bedeutung. In: Fichsel H (Hrsg) Aktuelle Neuropädiatrie 1986. Springer, Berlin Heidelberg New York Tokyo, S 420–425

Stephani U, Sutter A, Zimmermann A (1987b) Nerve growth factor (NGF) in serum: Evaluation of serum NGF levels with a sensitive bioassay employing embryonic sensory neurons. J Neurosci Res 17:25–35

Sutter A, Riopelle RJ, Harris-Warrik RM, Shooter EM (1979) Nerve growth factor receptors. Characterization of two distinct classes of binding sites on chick embryo sensory ganglia cells. J Biol Chem 254:4972–4982

Thoenen H, Barde YA (1980) Physiology of nerve growth factor. Physiol Rev 60:1284–1335

Thoenen H, Bandtlow C, Heumann R (1987a) The physiological function of nerve growth factor in the central nervous system: Comparison with the periphery. Rev Physiol Biochem Pharmacol 109:145–178

Thoenen H, Barde YA, Davies AM, Johnson JE (1987b) Neurotrophic factors and neuronal death. In: Selective neuronal death (Ciba Foundation Symposium 126). Wiley, Chichester, pp 82–95

Wahle P (1987) Morphologie und Projektionsverhalten peptiderger Neuronen im Zentralnervensystem der Katze. Math.-naturwissensch. Dissertation, Georg-August-Universität Göttingen

Wilcox CL, Johnson EM Jr (1988) Characterization of nerve growth factor-dependent herpes simplex virus latency in neurons in vitro. J Virol 62:393–399

Die quergestreifte Muskulatur als morphologischer Manifestationsort neurodegenerativer Krankheiten des Kindesalters

H. H. Goebel

Einleitung

Neurodegenerative Krankheiten des Kindesalters sind durch eine progrediente Degeneration des Hirnparenchyms gekennzeichnet, oft auf hereditärer Grundlage (Dyken u. Krawiecki 1983). Sofern klinische, laborchemische und elektrophysiologische Untersuchungen nicht ausreichen, das entsprechende neurodegenerative Krankheitsbild zu klären, bietet sich dic morphologische Untersuchung als letzte diagnostische Möglichkeit an. In den letzten Jahren wurden morphologische Untersuchungen besonders bei solchen neurodegenerativen Krankheiten des Kindesalters durchgeführt, bei denen entsprechende pathomorphologische Veränderungen in nichtneuralen Geweben vorlagen, die eine zuverlässige Diagnose zu Lebzeiten des betroffenen Patienten ermöglichten. Hierzu eignen sich besonders diejenigen neurodegenerativen Krankheiten des Kindesalters, bei denen Zellorganellen in einer Vielzahl verschiedener Zelltypen außerhalb des Zentralnervensystems betroffen und gleichzeitig durch Biopsie zugänglich sind. Andererseits gibt es aber auch solche neurodegenerative Krankheiten des Kindesalters, die gleichzeitig das Zentralnervensystem und die quergestreifte Muskulatur betreffen, ohne daß gemeinsame morphologische Parameter, etwa pathologisch veränderte Organellen, bestehen. Lysosomale, mitochondriale und peroxysomale Krankheiten gehören zur ersteren Gruppe, spinale Muskelatrophien, kongenitale Muskeldystrophien mit zerebralen Läsionen – und bei bestimmten Formen auch mit zusätzlichen okulären Läsionen – sowie auch bestimmte Syndrome bilden die letztere Gruppe.

„Organellen"-Krankheiten

Bei *lysosomalen Krankheiten* resultiert der Defekt eines lysosomalen Enzyms in der intralysosomalen Speicherung des entsprechenden ultrastrukturell charakteristischen Metaboliten. Die saure Phosphatase, das Markerenzym des lysosomalen Kompartiments, ist histochemisch aktiviert (Abb. 1), wie z. B. bei den neuronalen Ceroid-Lipofuscinosen (NCL), der Mukolipidosis IV, der Fabryschen Krankheit, dem M. Niemann-Pick oder den Typ-II-Glykogenosen. Mit Hilfe des

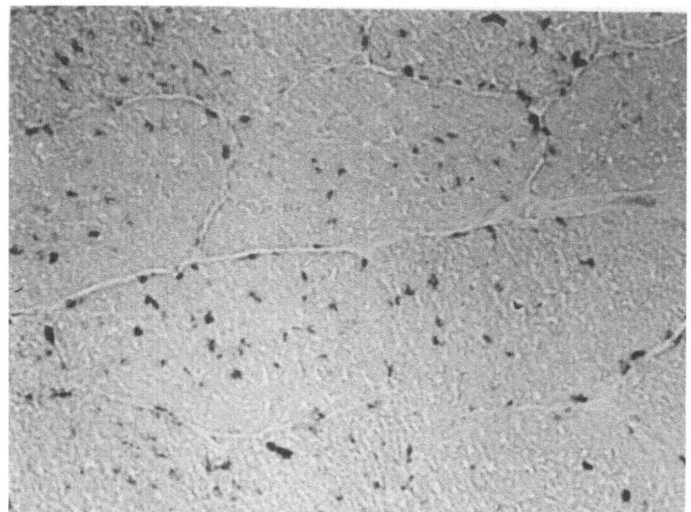

Abb. 1. Die juvenile NCL ist durch eine vermehrte histochemische Aktivität der sauren Phosphatase (*dunkle Granula*) gekennzeichnet (Vergr. 325:1)

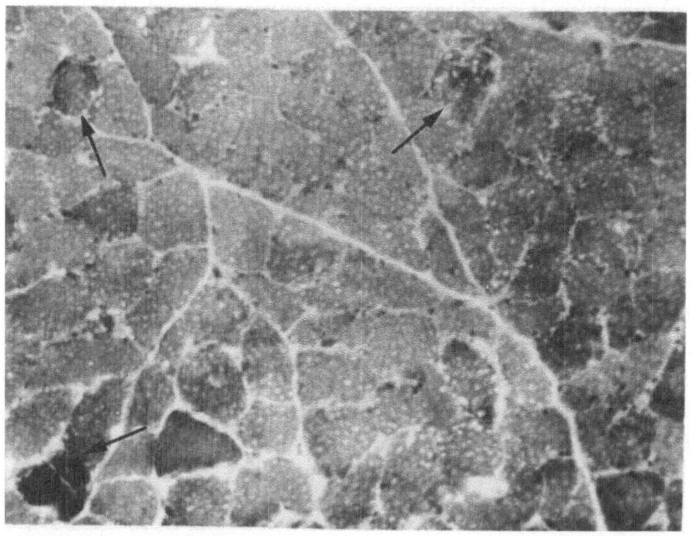

Abb. 2. „Ragged red fibers" (*Pfeile*) zeigen eine mitochondriale Myopathie an, modifizierte Trichrom-Färbung (Vergr. 124:1)

„Ragged red fibers" (Abb. 2) zeigen zudem eine vermehrte Aktivität oxidativer Enzyme (Abb. 3) und ultrastrukturell hinsichtlich ihrer Zahl, Größe, Form und Feinstruktur pathologisch konfigurierte Mitochondrien (Abb. 4).

Peroxysomale Krankheiten betreffen hauptsächlich das zentrale und das periphere Nervensystem, während die Skelettmuskelfasern nur indirekt, durch Denervation, betroffen sind.

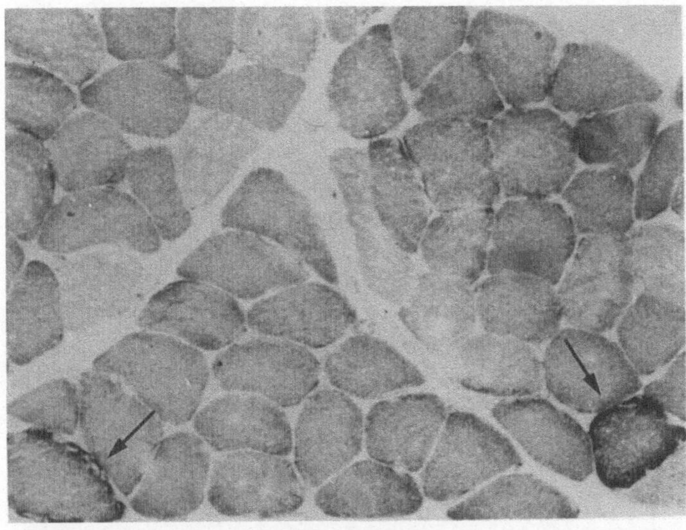

Abb. 3. Bei einer mitochondrialen Myopathie weisen Muskelfasern auch eine starke Aktivität in der mitochondrialen Sukzinat-Dehydrogenase (*Pfeile*) auf (Vergr. 120:1)

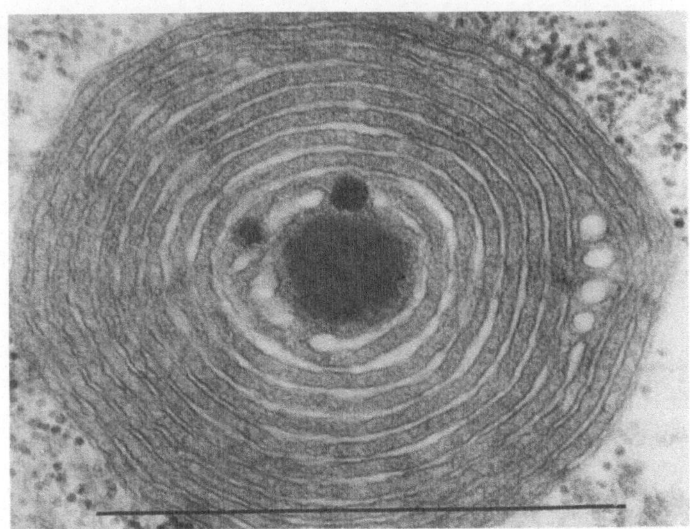

Abb. 4. Ein pathologisches Mitochondriun ist durch einen elektronendichten Einschluß und wirbelartig angeordnete Cristae gekennzeichnet (Vergr. 64050:1)

Generalisierte neurodegenerative Krankheiten ohne bisher bekannte pathogenetische Prinzipien

Bei der *Lafora-Krankheit* zeigen quergestreifte Muskelfasern eine erhöhte Aktivität der sauren Phosphatase und membrangebundene Einschlüsse (Abb. 5), die granuläres und filamentäres Material enthalten. Der *Vitamin-E-Mangel* bedingt

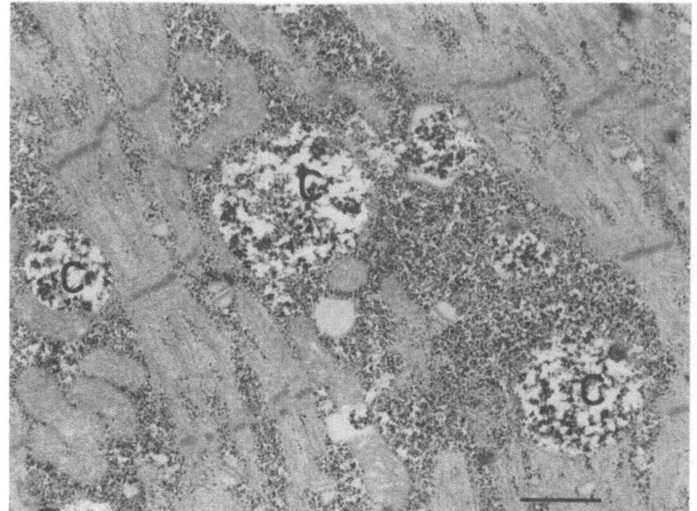

Abb. 5. Lafora-Krankheit: Glykogen-Granula innerhalb membrangebundener Cytosomen (*C*) werden mit der Thiéry-Methode besonders gekennzeichnet (Vergr. 9120:1)

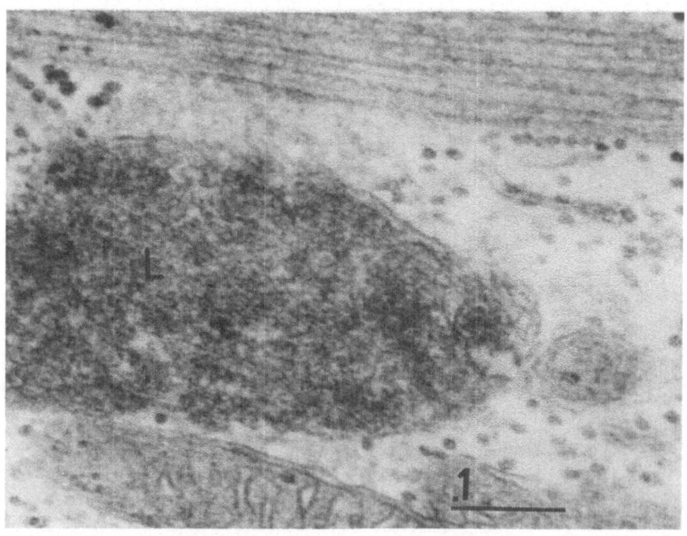

Abb. 6. Granuläres Lipopigment (*L*) findet sich bei Vitamin-E-Mangel (Vergr. 139200:1)

eine Vermehrung autofluoreszierender, saure Phosphatase-positiver Lipopigmente (Abb. 6) innerhalb der Muskelfasern. Vergrößerte Axonsegmente in der motorischen Endplattenregion charakterisieren die *infantile neuroaxonale Dystrophie*, intramuskulär sowie im Nervensystem, im Rektum und in der Haut (Kimura et al. 1987).

Neurodegenerative Krankheiten von Syndrom-Charakter und quergestreifte Muskulatur

Die *kongenitalen Muskeldystrophien* sind eine heterogene Gruppe von Krankheitsbildern, die gelegentlich mit pathologischen Befunden am Gehirn assoziiert sind, worunter die Fukuyama-Form das bekannteste Beispiel darstellt. Die myopathologischen Befunde der kongenitalen Muskeldystrophien „plus" können spärlich oder ausgeprägt sein, sind aber immer unspezifisch.

Diskussion

Obwohl die Muskelbiopsie ein ungefährliches diagnostisches Verfahren darstellt, ist sie bisher selten durchgeführt worden, um bei neurodegenerativen Krankheiten des Kindesalters eine Diagnose sicherzustellen. Sobald eine neurodegenerative Krankheit durch eine krankheitsspezifische ultrastrukturelle Läsion gekennzeichnet ist, erscheint eine Muskelbiopsie zu ihrer diagnostischen Erkennung gerechtfertigt. Finden sich nicht unbedingt krankheitsspezifische Veränderungen, wie etwa pathologische Mitochondrien, in den Muskelfasern, so kann eine Muskelbiopsie zumindest zu einer biochemischen und damit nosologischen Diagnose führen. Bei solchen Krankheiten, wo Pathomorphologie der Skelettmuskulatur und Pathomorphologie des Nervensystems voneinander abweichen, vermag jedoch eine Muskelbiopsie nicht immer zu einer diagnostischen Klärung der neurodegenerativen Krankheit des Kindesalters zu führen. Grundsätzlich neigen der Patient, seine Familie und der Kliniker dazu, neurodegenerative Krankheiten des Kindesalters, die mit einer Funktionsstörung der quergestreiften Muskulatur einhergehen, von solchen zu unterscheiden, bei denen die quergestreifte Muskulatur funktionell nicht betroffen ist.

Zusammenfassung

Lysosomale und mitochondriale Krankheiten, kongenitale Muskeldystrophien, spinale Muskelatrophien und bestimmte Syndrome stellen Entitäten dar, bei denen gleichzeitig das Nervensystem und die Skelettmuskulatur betroffen sind. Für eine Erkennung zu Lebzeiten des Patienten, mittels Muskelbiopsie, sind solche Krankheiten von Bedeutung, die durch krankheitsspezifische morphologische und/oder biochemische Parameter gekennzeichnet sind. Daher sind in der Diagnostik neurodegenerativer Krankheiten des Kindesalters gewebliche Untersuchungen des Skelettmuskels dann gerechtfertigt, wenn sich die vermutete Läsion in der Skelettmuskulatur auch wirklich morphologisch manifestiert.

Literatur

Goebel HH, Bornemann A, Reichmann H (1989) Mitochondria-related encephalomyopathies. Neuropathol Appl Neurobiol 15:97–119
Kimura S, Sasaki Y, Warlo I, Goebel HH (1987) Axonal pathology of the skin in infantile neuroaxonal dystrophy. Acta Neuropathol (Berl) 75:212–215

Wertigkeit von Computertomographie und Magnetresonanzuntersuchung bei Leukodystrophien

E. Boltshauser, E. Martin, M. Steinlin

Die Computertomographie (CT) hat erstmals eine gewisse Beurteilung der weißen Substanz ermöglicht, indem Leukodystrophien als Zonen verminderter (hypodenser) Dichte dargestellt werden konnten. Affektionen der weißen Substanz lassen sich mit Magnetresonanz-Imaging (MRI) wesentlich besser erfassen als mit der CT. Dafür sind besonders T2-gewichtete Aufnahmen geeignet, die die betroffenen Gebiete signalhyperintens zeigen. Im Säuglings- und Kleinkindesalter muß das stadienabhängige wechselnde Signalverhalten im Rahmen der physiologischerweise noch fortschreitenden Myelinisierung berücksichtigt werden. Für entsprechende Einzelheiten und Angaben zu den verschiedenen Aufnahmetechniken verweisen wir auf Valk und van der Knaap (1989).
Im Rahmen dieses Beitrags ist es nicht möglich, auf CT- und MRI-Befunde einzelner metabolischer Affektionen einzugehen. In den Tabellen 1–5 werden differentialdiagnostische Hinweise gegeben, die keinen Anspruch auf Vollständigkeit erheben. Solche Tabellen müssen laufend ergänzt werden, in kurzer Zeit wurden neue Krankheiten und Syndrome mit Beteiligung der weißen Substanz beschrieben (Boltshauser et al. 1990; Brismar et al. 1990; Demange et al. 1989; Harbord et al. 1989; Wardinsky et al. 1990); nachfolgende Erweiterungen dieser Checklisten sind zu erwarten.
In diesem Zusammenhang verwenden wir den Begriff „Leukodystrophie" weitgefaßt, er besagt generell lediglich, daß die weiße Substanz auf Grund der sensiblen bildgebenden Verfahren betroffen ist („white matter disease"). Bei diffuser Betei-

Tabelle 1. Leukodystrophien mit Verkalkungen

- Cockayne-Syndrom (Boltshauser et al. 1989)
- Mitochondriale Enzephalopathien (Demange et al. 1989)
- Familiäre Leukodystrophie mit Verkalkungen (Boltshauser et al. 1990; Razavi-Encha 1988)
- Spätstadien von Leukodystrophien (bes. Adrenoleukodystrophie) (Kumar et al. 1987)
- (HIV-Enzephalopathie)

Tabelle 2. Leukodystrophische Krankheiten mit okzipitaler Präferenz

Tabelle 3. MRI-„Muster" bei Leukodystrophien

	Ausbreitung	U-Fasern betr.
Adrenoleukodystrophie	okzipito-frontal	–
Metachromatische Leukodystrophie (s. Abb. 3)	zentrifugal	–
Krabbe-Leukodystrophie	zentrifugal	–
M. Canavan	zentripetal	+
M. Alexander	fronto-okzipital	–
Pelizaeus-Merzbacher-Krankheit	diffus	+
Cockayne-Syndrom	zentrifugal (?)	–

Tabelle 4. Affektionen mit evtl. diffuser Beteiligung der weißen Substanz

Infantile Fälle

- Hyperprolinämie (Typ I) (Steinlin et al. 1989)
- Glutarazidurie (Typ I) (Amir et al. 1987)
- 3-Hydroxy-3-Methylglutaryl-CoA-Lyase-Mangel (Lisson et al. 1981)
- Aspartoacylase-Mangel (Matalon et al. 1989)
- Kongenitale Muskeldystrophie (Topaloglu et al. 1990)
- Andere Organoazidurien, bes. Phenylketonurie (Brismar et al. 1990)
- Early onset leukodystrophy with distinct facial features (Harbord et al. 1989)
- L-2-Hydroxyglutarazidurie (Jaeken et al. 1988)
- Chromosomale Aberrationen (Wardinsky et al. 1990)
- „Nicht-progrediente zerebelläre Ataxie" (eigene Beobachtung)

Adulte Fälle

- HIV-Enzephalopathie
- M. Wilson (Chu 1989)
- Inclusion body myositis with leucoencephalopathy (Cole et al. 1988)
- Dominante Adult-onset-Leukodystrophie (Eldridge et al. 1984)
- Vaskulitis
- Adulte metachromatische Leukodystrophie

Tabelle 5. Vorkommen fleckförmiger (irregulärer) hyperintenser Läsionen der weißen Substanz

- Multiple Sklerose
- (Juvenile) myotone Dystrophie (Peterson et al. 1989)
- Lyme-Borreliose (Halperin et al. 1989)
- Heterozygote für Pelizaeus-Merzbacher-Krankheit (Boltshauser et al. 1988)
- Progressive multifokale Enzephalopathie
- Compound-Heterozygote (metachromatische Leukodystrophie/Pseudo-Arylsulfatasemangel)
- Lowe-Syndrom (Charnas et al. 1988)
- Giant axonal neuropathy (Maia et al. 1988)
- Vaskulopathie
- „Residuell" (?)

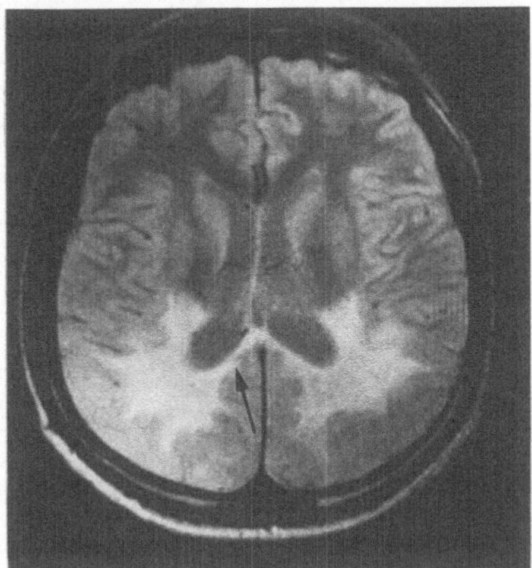

Abb. 1. MRI bei 15jährigem Knaben mit Adrenoleukodystrophie: Entmarkung im parietookzipitalen Bereich. Die Beteiligung des Spleniums des Balkens ist evident (*Pfeil*)

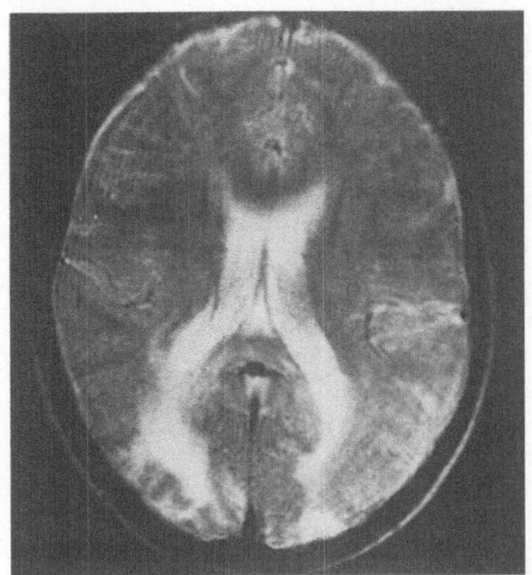

Abb. 2. MRI bei subakuter sklerosierender Panenzephalitis (SSPE) mit Beteiligung des okzipitalen Marklagers und angrenzender Kortexareale (TR 1950/TE 100)

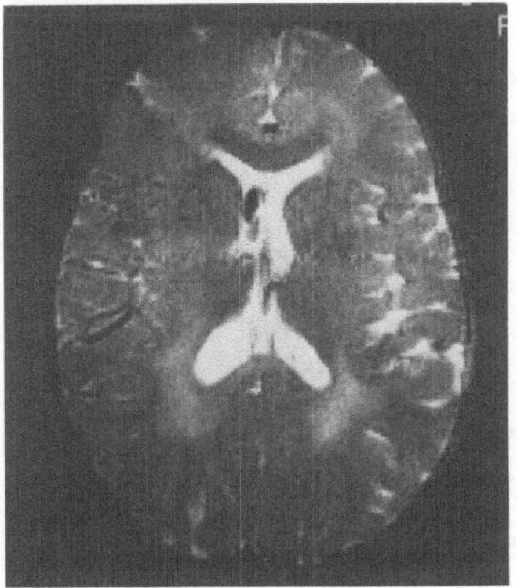

Abb. 3. MRI bei 2jährigem Mädchen mit metachromatischer Leukodystrophie: hyperintense Entmarkungszonen periventrikulär und im Centrum semiovale (TR 3000/TE 120)

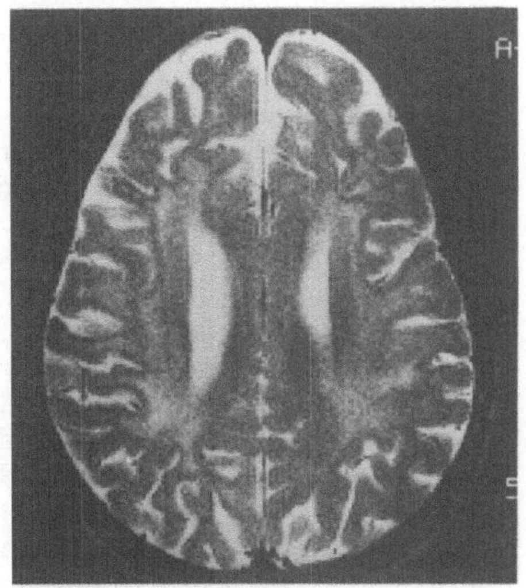

Abb. 4. MRI bei 8jährigem Mädchen mit ätiologisch ungeklärtem (familiären) neurodegenerativen Leiden (Mikrozephalie, Tetraspastizität, schwerer Entwicklungsrückstand): diffuse T_2-Signalhyperintensität mit Beteiligung subkortikaler Fasern (TR 3000/ TE 120)

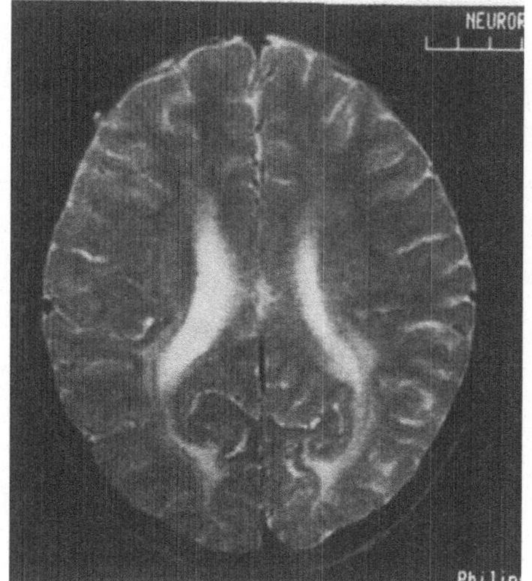

Abb. 5. MRI bei 12jährigem Knaben mit ätiologisch unklarer langsam progredienter Symptomatik (Nystagmus, Dysarthrie, Ataxie, Tetraspastizität, bisher normale Schulleistungen): Hyperintensität der weißen Substanz in den hinteren periventrikulären Anteilen und im okzipitalen Marklager (TR 2200/TE 100)

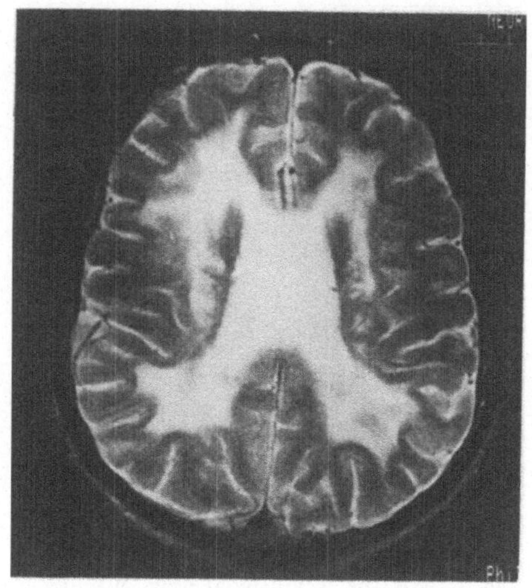

Abb. 6. MRI bei einem jungen Erwachsenen mit progredienter Tetraspastizität, bisher ohne eindeutigen intellektuellen Abbau: diffuse Leukodystrophie, Ätiologie unklar (TR 2000/TE 100)

ligung der weißen Substanz im MRI gestatten die Befunde u. E. in der Regel keinen Rückschluß darauf, ob es sich im Einzelfall um eine klassische Leukodystrophie oder eine primäre Dysmyelinisierung handelt. Das MRI zeigt in gewissen Fällen eine Beteiligung der weißen Substanz, ohne daß ein entsprechendes klinisch-neurologisches oder neuropsychologisches Korrelat nachweisbar ist (vgl. Boltshauser et al. 1988; Cole et al. 1988; Topaloglu et al. 1990) (s. Abb. 5 und 6). Kürzlich haben wir bei zwei inzwischen über 20jährigen Brüdern, die das klinische Bild einer nichtprogredienten zerebellären Ataxie mit leichter geistiger Retardierung zeigen, im MRI nebst einer Kleinhirnhypoplasie eine diffuse Signalhyperintensität der zerebralen weißen Substanz nachweisen können. Solche Fälle illustrieren klar, daß aus dem bildgebenden MRI-Befund allein kein Rückschluß auf die klinische Symptomatik bzw. eventuelle Progression gezogen werden darf.

Bisher sind wir weder in der Literatur noch im eigenen Patientengut auf Fälle mit primärem/ausschließlichem Befall der zerebellären weißen Substanz gestoßen.

MRI-Befunde, die für eine „white matter disease" sprechen, dürfen grundsätzlich nicht nur klassische Leukodystrophien, sondern auch die Möglichkeit einer primär neuronalen Affektion erwägen lassen, wie dies kürzlich für gewisse Mukopolysaccharidosen gezeigt wurde (Murata et al. 1989).

Verschiedentlich wird betont (Kumar et al. 1987), daß nur bei M. Canavan die subkortikalen U-Fasern betroffen sind. Nach unserer limitierten Erfahrung ist

dies aber auch bei anderen Affektionen der weißen Substanz möglich (Abb. 4) (Beispiele: kongenitale Leukodystrophie mit Verkalkungen, Pelizaeus-Merzbacher-Krankheit u.a.).
Mit den tabellarischen Hinweisen möchten wir zu genauer Bildanalyse, breiten differentialdiagnostischen Überlegungen und entsprechenden (metabolischen) Abklärungen anregen. Diffuse Leukodystrophien im Säuglings- und Kleinkindesalter sollten nicht vorschnell als M. Canavan oder M. Alexander diagnostiziert werden.
Gibt es pathognomonische MRI-Befunde? Sehr suggestiv sind typische Befunde bei Cockayne-Syndrom. Für die Adrenoleukodystrophie sind symmetrische Signalhyperintensitäten parieto-okzipital sehr charakteristisch (Abb. 1). Es gilt zu bedenken, daß der Krankheitsprozeß bei Adrenoleukodystrophie ausnahmsweise aber frontal beginnt.

Literatur

Amir N, El-Peleg O, Shalev RS, Christensen E (1987) Glutaric aciduria type I: Clinical heterogeneity and neuroradiologic features. Neurology 37:1654–1657

Ashwal S, Rorke L, Epstein MA, Sladky JL, Zimmermann RA (1988) Rapid deterioration in a three-year-old with left hemiparesis. Pediatr Neurosci 14:124–133

Boltshauser E, Schinzel A, Wichmann W, Haller D, Valavanis A (1988) Pelizaeus-Merzbacher disease: Identification of heterozygotes with magnetic resonance imaging? Hum Genet 80:393–394

Boltshauser E, Steinlin M, Boesch C, Martin E, Schubiger G (1990) Magnetic resonance imaging in infantile encephalopathy with cerebral calcification and leukodystrophy. Neuropediatrics (in press)

Boltshauser E, Yalcinkaya C, Wichmann W, Reutter F, Prader A, Valavanis A (1989) MRI in Cockayne syndrome type I. Neuroradiology 31:276–277

Brismar J, Aqeel A, Gascon G, Ozand P (1990) Malignant hyperphenylalaninemia: CT and MR of the brain. AJNR 11:135–138

Charnas L, Bernar J, Pezeshkpour GH, Dalakas M, Harper GS, Gahl WA (1988) MRI findings and peripheral neuropathy in Lowe's syndrome. Neuropediatrics 19:7–9

Chu NS (1989) Clinical, CT and evoked potential manifestations in Wilson's disease with cerebral white matter involvement. Clin Neurol Neurosurg 91:45–51

Cole AJ, Kuzniecky R, Karpati G, Carpenter S, Andermann E, Andermann F (1988) Familial myopathy with changes resembling inclusion body myositis and periventricular leucoencephalopathy. Brain 111:1025–1037

Demange P, Pham Gia H, Kalifa G, Sellier N (1989) MR of Kearns-Sayre syndrome. AJNR 10:91

Eldridge R, Anayiotos CP, Schlesinger S, Cowen D, Bever C, Patronas N, McFarland H (1984) Hereditary adult-onset leukodystrophy simulating chronic progressive multiple sclerosis. N Engl J Med 311:948–953

Halperin JJ, Luft BJ, Anand AK, Roque CT, Alvarez O, Volkman DJ, Dattwyler RJ (1989) Lyme neuroborreliosis: Central nervous system manifestations. Neurology 39:753–759

Harbord MG, Finn JP, Hall-Craggs MA, Brett EM, Baraitser M (1989) Early onset leukodystrophy with distinct facial features in 2 siblings. Neuropediatrics 20:154–157

Jaeken J, Willekens H, Corbeel L (1988) Leukodystrophy associated with hyperlysinorhachia and 2-hydroxyglutaric aciduria. Pediatr Res 24:266

Kumar AJ, Rosenbaum AE, Naidu S et al. (1987) Adrenoleukodystrophy: Correlating MR imaging with CT. Radiology 165:497–504

Lisson G, Leupold D, Bechinger D, Wallesch C (1981) CT findings in a case of deficiency of 3-hydroxy-3-methylglutaryl-CoA-lyase. Neuroradiology 22:99–101

Maia M, Pires MM, Guimaraes A (1988) Giant axonal disease: Report of three cases and review of the literature. Neuropediatrics 19:10–15
Matalon R, Kaul R, Casanova J et al. (1989) Aspartoacylase deficiency: The enzyme defect in Canavan disease. J Inher Metab Dis 12:329–331
Murata R, Nakajkma S, Tanaka A, Miyagi N, Matsuoka O, Kogame S, Inoue Y (1989) MR imaging of the brain in patients with mucopolysaccharidosis. AJNR 10:1165–1170
Peterson AC, Dew MS, Powe LK (1989) High-resolution magnetic resonance imaging findings in juvenile-onset myotonic dystrophy. Arch Neurol 46:481–482
Razavi-Encha F (1988) Infantile familial encephalopathy with cerebral calcifications and leukodystrophy. Neuropediatrics 19:72–79
Steinlin M, Boltshauser E, Steinmann B, Wichmann W, Niemeyer G (1989) Hyperprolinaemia type I and white matter disease: Coincidence or causal relationship? Eur J Pediatr 149:40–42
Topaloglu H, Yalaz K, Kale G, Ergin M (1990) Congenital muscular dystrophy with cerebral involvement – Report of a case of "occidental type cerebromuscular dystrophy"? Neuropediatrics 21:53–54
Valk J, Knaap MS Van der (1989) Magnetic resonance of myelin, myelination, and myelin disorders. Springer, Berlin Heidelberg New York Tokyo
Wardinsky TD, Weinberger E, Pagon RA, Sterling KC, Thuline HC (1990) Partial deletion of the long arm of chromosome 11 [del (11) (q23.3→qter)] with abnormal white matter. Am J Med Genet 35:60–63

Pelizaeus-Merzbacher-Krankheit Typ 1. Bericht über 2 Fälle mit klinischen, computertomographischen und Magnetresonanz-Befunden

U. G. Mayr, S. Felber, H. Willeit, K. Bohr, M. Kofler

Einleitung

Auf Grund neuropathologischer und klinischer Kriterien wurde eine Unterteilung der Pelizaeus-Merzbacher-Krankheit in 6 Typen vorgeschlagen (Seitelberger 1970). Typ 1 entspricht in dieser Einteilung der klassischen Form der Erkrankung, einer seltenen, geschlechtsgebunden-rezessiv vererbten, degenerativen Erkrankung der weißen Substanz des Gehirns mit sehr langsamer Progredienz.
Eine klinische Diagnose ist in familiären Fällen mit charakteristischen Symptomen möglich (Zeman et al. 1964) und sollte durch negative biochemische Untersuchungsbefunde noch weiter erhärtet werden.
Penner et al. (1987) sowie van der Knaap u. Valk (1989) beschrieben erstmals Magnetresonanz (MR)-Befunde bei der Pelizaeus-Merzbacher-Krankheit (PMK), und zwar bei insgesamt 5 Patienten, davon 4 mit dem Typ 1 und einem Patienten mit dem Typ 2 (konnatale Form). Demnach ergibt die MR-Untersuchung sehr wesentliche zusätzliche Hinweise in der Diagnose der PMK.
In dieser Studie wird über eigene Erfahrungen anhand zweier Patienten mit PMK Typ 1 berichtet. Die MR-Befunde des jüngeren der beiden Patienten werden hervorgehoben und das Ergebnis der MR-Spektroskopie der weißen Substanz beschrieben.

Kasuistik

Es handelt sich bei den beiden beschriebenen Fällen um Onkel (Fall 1) und Neffe (Fall 2), untersucht wurde auch die wahrscheinlich heterozygote Mutter von Fall 2. Blutsverwandtschaft unter den angeführten Elternpaaren wurde verneint, und die Vorgeschichte ergibt keine Hinweise auf weitere Fälle von PMK in dieser Familie (Abb. 1).

Fall 1, K. S., geb. 1951, wurde als 1. Zwilling mit einem Geburtsgewicht von 2000 g geboren. Der 2. Zwilling sei ein blaues Baby gewesen und am 3. Lebenstag verstorben. Dieser Patient entwickelte sich von Anfang an sehr abnorm und hatte schon in den ersten Lebenswochen einen Nystagmus. Er konnte nie frei sitzen oder gehen, aber bis vor wenigen Jahren vermochte er noch einige wenige Worte zu sprechen und mit Mühe seine Hände zu gebrauchen. Jetzt ist er völlig auf fremde Hilfe angewiesen. Auf Grund einer schweren, restriktiven Ateminsuffizienz (Skoliose) war eine MRI Untersuchung in Narkose in diesem Fall nicht zumutbar.

Fall 2, A. P., geb. 1973, wurde nach normalem Schwangerschaftsverlauf spontan am Termin aus Schädellage geboren, Geburtsgewicht 3650 g, Länge 50 cm. Keine Geburtskomplikation laut Schilderung seiner Mutter. Gegen Ende der ersten Lebenswoche fiel erstmals ein Nystagmus auf. Die motorische Entwicklung war sehr abnorm, und ab dem 7. Lebensmonat stand dieser Patient

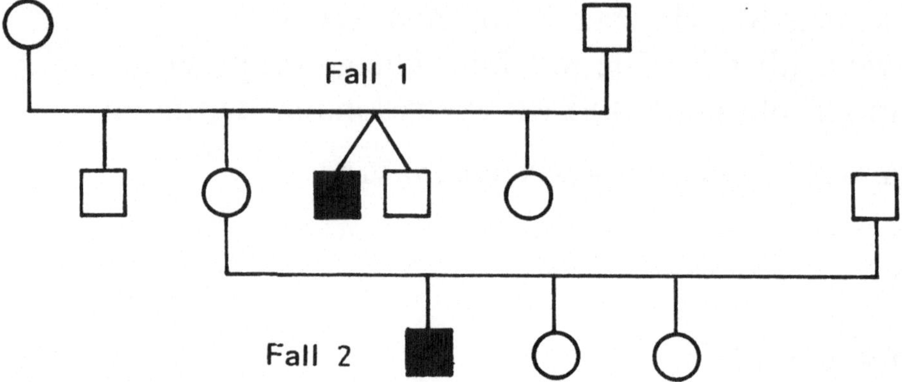

Abb. 1. Stammbaum der Familie S. P.

unter konsequenter heilgymnastischer Behandlung. Später erhielt er auch Ergotherapie und eine logopädische Behandlung. Er konnte mit 5 Jahren beinahe frei gehen, hat das aber inzwischen wieder völlig verlernt und benötigt seit dem Alter von 15 J. einen Rollstuhl.
Der neurologische Status in beiden Fällen ergibt im Alter von 38 bzw. 16 Jahren einen weitgehend identischen Befund mit lediglich graduellen Unterschieden (Tabelle 1).
Die Patienten sind nicht mikrozephal; sie hatten nie epileptische Anfälle. Der Verlauf war bei beiden sehr langsam progredient, wobei erst ab dem Schulalter ein Verlust bereits erworbener Fähigkeiten eingesetzt hat.

Tabelle 1. Neurologische Leitsymptome bei 2 Patienten mit Pelizaeus-Merzbacher-Krankheit

	Fall 1	Fall 2
Demenz	+++	+
Primäre Optikusatrophie	++	–
Spontannystagmus*	+++	+++
Pseudobulbärparalyse	+++	+
Ataxie d. OE	+++	++
Choreoathetose (OE, orofazial)	+++	++
Spastizität in Flexion (UE)	+++	+++
Kyphoskoliose (BWS)	+++	+++
Mikrozephalie	–	–

* Grobwellig, irregulär mit deutlicher rotatorischer Komponente. *OE* obere Extremitäten. *UE* untere Extremitäten

Befunde der Zusatzuntersuchungen

In beiden Fällen ergaben sämtliche Routine-*Laboruntersuchungen* einschließlich Blutgasanalyse, ACTH-Spiegel, Aminogramm in Plasma und 24-h-Harn normale Werte. Normale Konzentration überlangkettiger Fettsäuren im Plasma, Aktivitäten der Hexosaminidase-A, der Arylsulfatase A und der Galaktozerebrosidase in Leukozyten im Normbereich.
Die Abb. 2–6 zeigen die bei beiden Patienten erhobenen Befunde der *kranialen Computertomographie,* der *MRI-Untersuchung* von Fall 2 und der *MR-Spektroskopie* von Fall 2 und seiner Mutter.

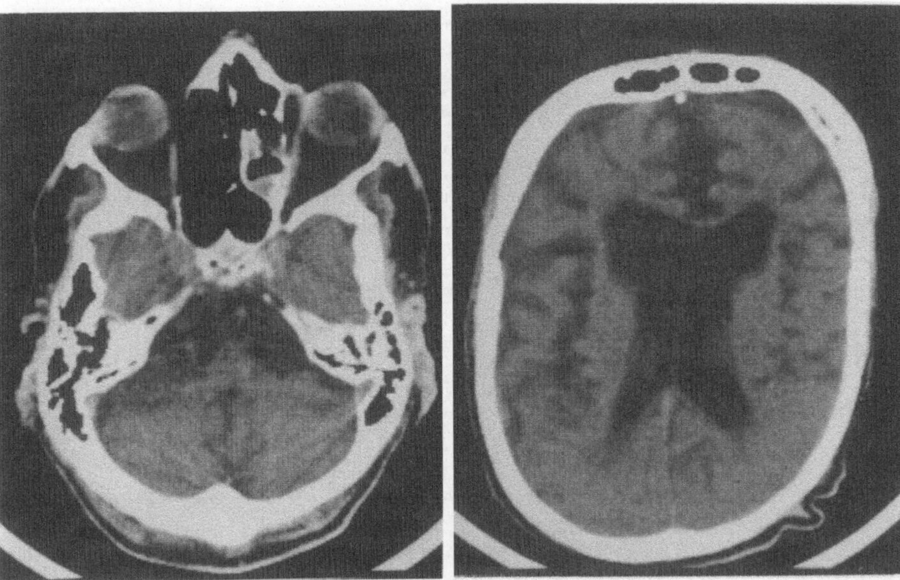

Abb. 2. Schädel-CT-Untersuchung, Fall 1. Massive Großhirnatrophie mit weitgehendem Schwund des Balkens. Massive Atrophie des Hirnstamms und weniger ausgeprägt des Kleinhirns. Keine Dichteminderung der weißen Substanz

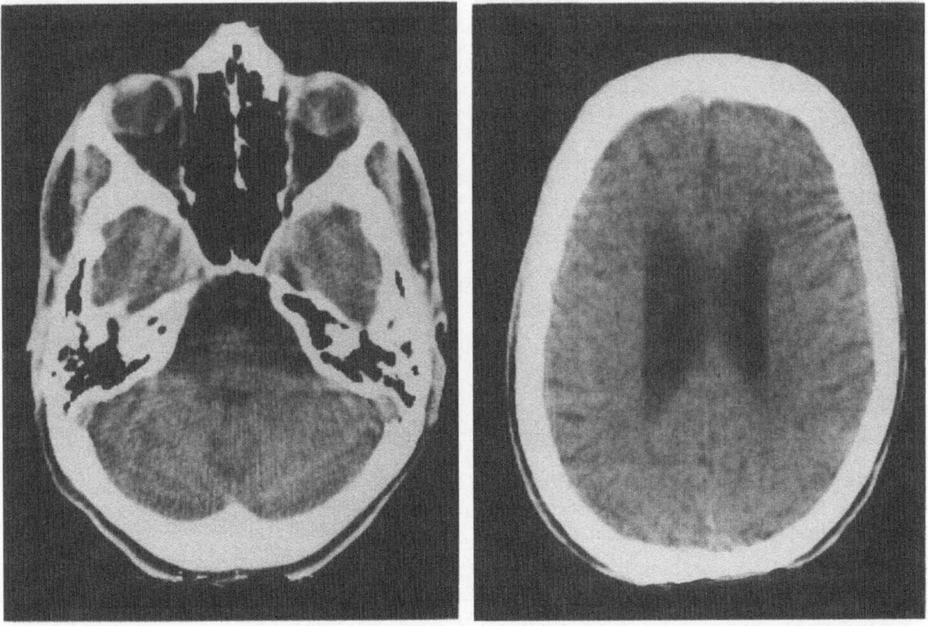

Abb. 3. Schädel-CT-Untersuchung, Fall 2. Zeichen einer leichten, diffusen, subkortikalen Großhirnatrophie ohne auffällige Dichteminderung der weißen Substanz, jedoch ebenfalls mit Hinweisen auf einen sehr atrophen Balken. Deutliche Atrophie des Hirnstamms

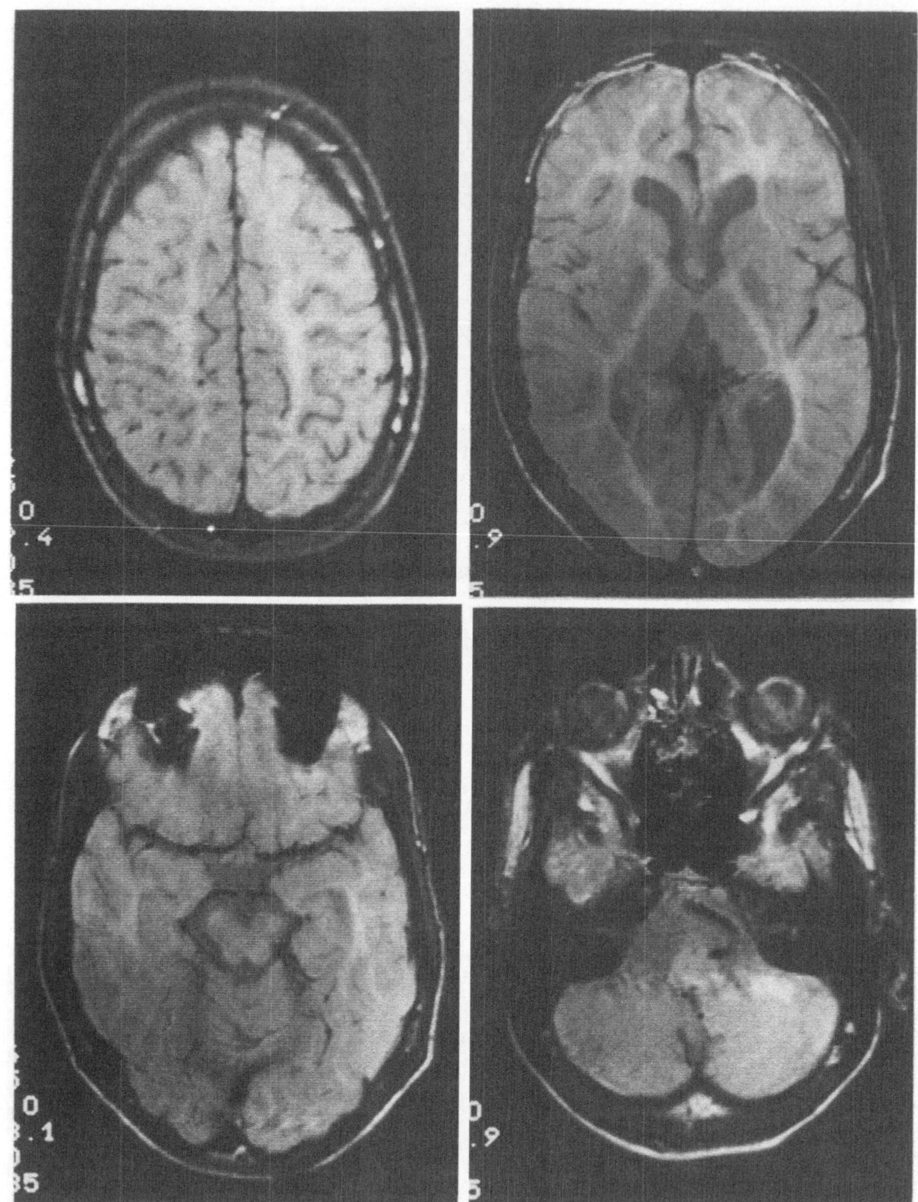

Abb. 4a. Axiale Protonendichte – MR-Bilder (TR = 2400 ms, TE = 15 ms). Die Capsula interna und die subkortikale weiße Substanz beider Hemisphären zeigen eine abnorm hohe Signalintensität. Die Seitenventrikel sind mäßig erweitert

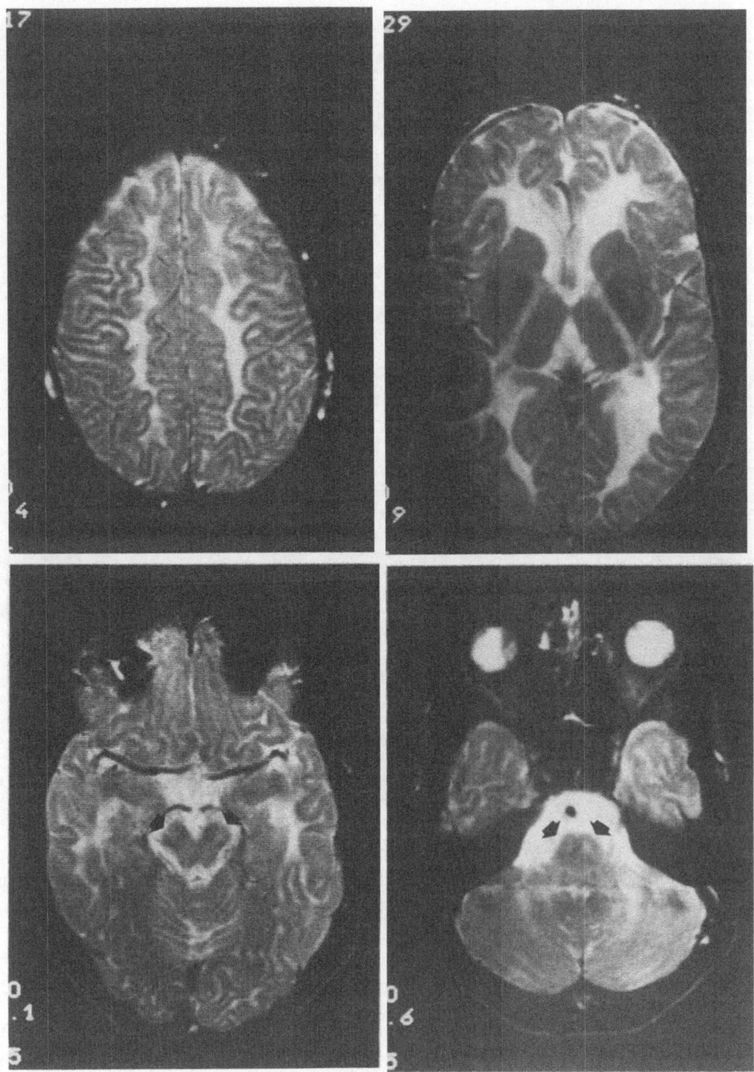

Abb. 4b. Axiale T2-gewichtete MR-Bilder (TR = 2400 ms, TE = 90 ms). Die gesamte supratentorielle weiße Substanz zeigt eine pathologische T2-Verlängerung, sowie auch der Tractus corticospinalis des Hirnstamms (*Pfeilspitzen*)

Die *EEG-Untersuchung* ergibt sowohl in Fall 1 als auch in Fall 2 überraschenderweise nur eine leicht diffus-abnorme Hintergrundaktivität.

Die *motorische Nervenleitgeschwindigkeit* (N. peronaeus) und die *sensible Nervenleitgeschwindigkeit* waren in beiden Fällen normal.

Evozierte Potentiale wurden bei Fall 2 gemessen. Bei den somatosensorisch evozierten Potentialen des N. medianus wurden über C7 und C2 noch Antworten registriert, kortikal waren jedoch keine Antworten differenzierbar. Die akustischen evozierten Potentiale waren beidseits nur bis Welle 1 reproduzierbar. Auf Grund des massiven Spontannystagmus waren die visuell evozierten Potentiale nicht sicher zu beurteilen. Motorisch evozierte Potentiale: Bei kortikaler Stimulation

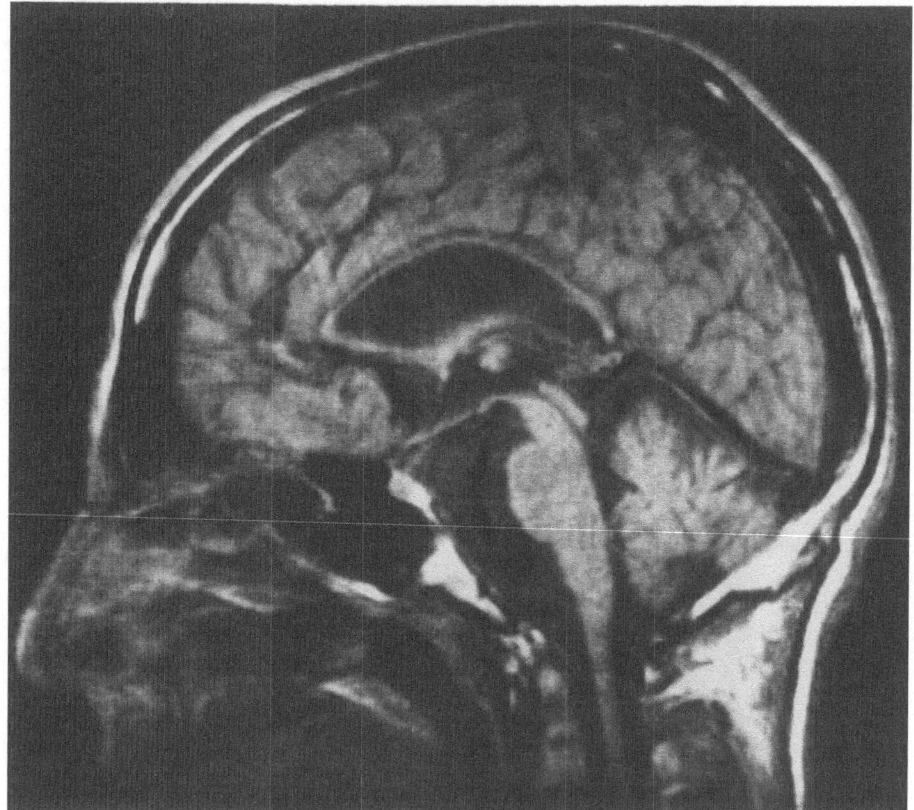

Abb. 5. Sagittales T1-gewichtetes Spinecho-MR-Bild (TR = 0,550 ms, TE = 15 ms). Massive Volumenminderung des Balkens. Die Cisterna interpeduncularis ist in Zusammenhang mit der Atrophie des Hirnstamms stark erweitert

keine sicheren Muskelantworten beidseits, hingegen zeigten sich normale Antworten, wenn zervikal stimuliert worden war. Insgesamt schwere Dysfunktion der kortikospinalen Bahn im Bereich des Hirnstamms sowie der zentralen sensiblen Afferenzen.

Die wahrscheinlich heterozygote Mutter von Fall 2 wurde ebenfalls untersucht. Bei einer ersten Untersuchung mittels Frenzel-Brille war ein latenter Nystagmus gesehen worden, dies wurde jedoch bei der Elektronystagmographie nicht bestätigt. Der klinisch-neurologische Status war unauffällig, sämtliche evozierten Potentiale waren normal, ebenso der Befund der MRI-Untersuchung des Gehirns und der MR-Spektroskopie der weißen Substanz (Abb. 6b).

Diskussion

Der klinisch-neurologische Befund, der sehr langsam progrediente Verlauf, die genetischen Umstände, die biochemischen Untersuchungsergebnisse und das Fehlen einer elektroneurographisch nachweisbaren Polyneuropathie erlauben in den 2 geschilderten Fällen die Diagnosestellung einer PMK Typ 1, klassische

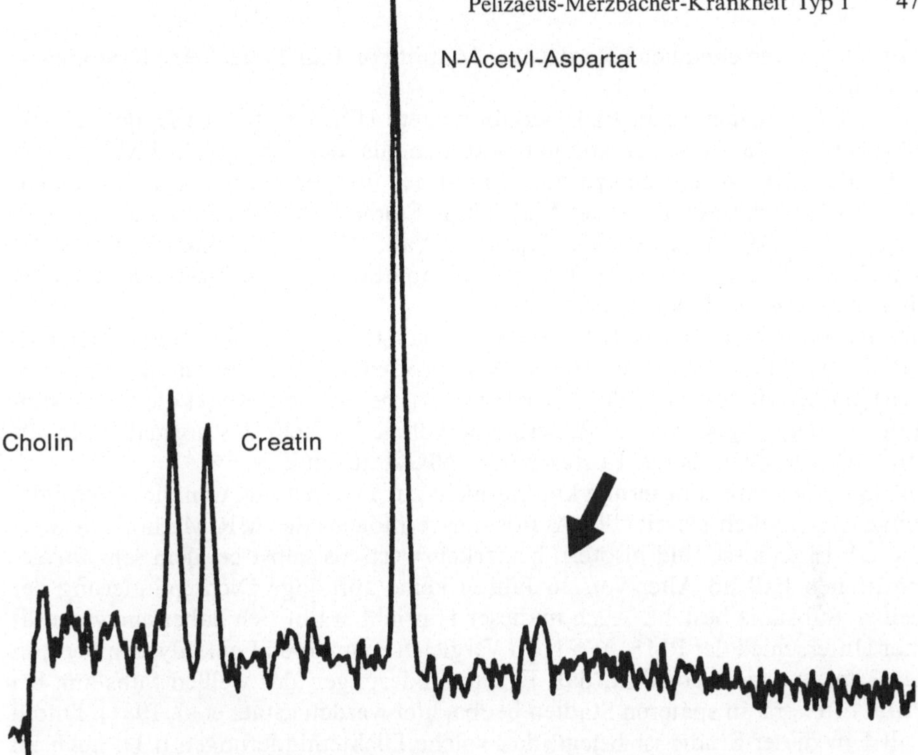

Abb. 6a. Fall 2. Magnetresonanzspektroskopie (localized water-suppressed proton spectroscopy, Vol: 27 ml, zentrale weiße Substanz). Die Resonanzen von Cholin, Creatin und N-Acetyl-Aspartat sind gut dargestellt. Bei einem chemischen Shift von 1–1,3 ppm zeigt sich eine kleine Resonanz (*Pfeil*), bei welcher es sich um Laktat oder um mobiles Fett handeln könnte. Beide Metaboliten sind in normaler weißer Substanz MR-spektroskopisch nicht feststellbar

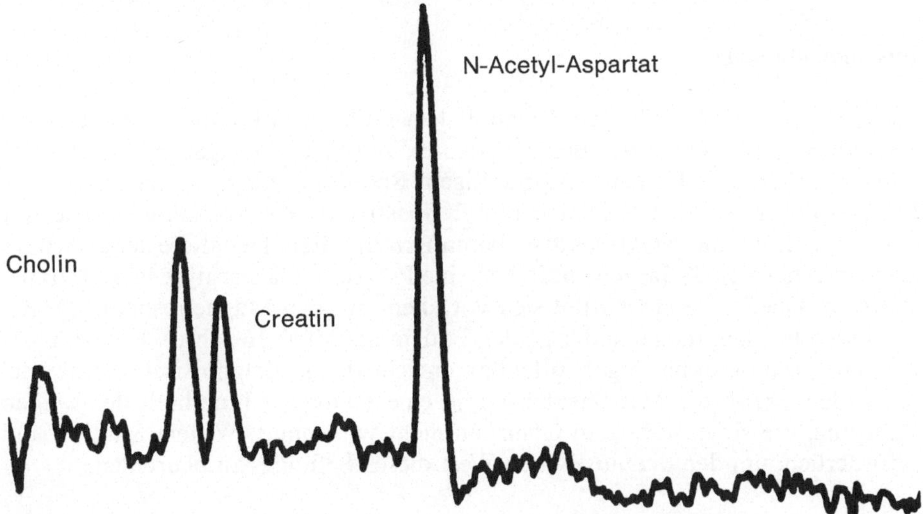

Abb. 6b. Vergleichsperson (Mutter von Fall 2). Normales Protonenspektrum der weißen Substanz

Form. Die wahrscheinlich heterozygote Mutter von Fall 2 zeigt keine Krankheitserscheinungen.
Die MR-Untersuchung in Fall 2 ergibt weitere Hinweise für die Diagnose. Die gefundenen Veränderungen können zwar nicht als spezifisch für die PMK gewertet werden, aber sie ergeben zusammen mit den übrigen klinischen Befunden ein für die PMK charakteristisches Bild. Diese Studie bestätigt somit auch die von Penner et al. (1987) und van der Knaap u. Valk (1989) gemachten Beobachtungen. Es ist allerdings bisher noch keine neuropathologisch verifizierte MR-Studie über die PMK publiziert worden.
Als charakteristisch für die MR-Veränderungen bei PMK ist das diffuse Befallensein der weißen Substanz der Hemisphären (offenbar unter Einschluß der U-Fasern) und zumindest auch des Hirnstamms zu bezeichnen, wobei die weiße Substanz in den T2-gewichteten Bildern eine völlige Umkehr des normalen Signals zeigt. Sie ist heller als der Kortex dargestellt, statt dunkler.
Die tigroide Demyelinisierung kommt nicht zur Darstellung, weil diese Veränderungen vermutlich jenseits des Auflösungsvermögens der MR-Methode liegen.
Die CT-Ergebnisse sind insofern bemerkenswert, als selbst bei dem sehr fortgeschrittenen Fall im Alter von 36 Jahren keine auffällige Dichteminderung der weißen Substanz besteht. Auch in dieser Hinsicht ergibt sich daher ein wesentlicher Unterschied der PMK Typ 1, im Vergleich zu anderen Leukodystrophien. In der Literatur wird erwähnt, daß Dichteminderungen der weißen Substanz bei PMK öfter erst in späteren Stadien beobachtet werden (Statz et al. 1981). Durch Fall 1 in dieser Studie ist belegt, daß solche Dichteminderungen u.U. auch im terminalen Stadium der PMK nicht zu beobachten sind.
Inwiefern die MR-Spektroskopie – localized water-suppressed proton-spectroscopy (Frahm et al. 1989) – eine Bedeutung für die Aufklärung der Pathogenese und in der Diagnostik der PMK hat, läßt sich anhand dieser ersten Beobachtung noch nicht beurteilen.

Zusammenfassung

Es wird über eine Familie mit 2 männlichen Fällen von Pelizaeus-Merzbacher-Krankheit Typ 1 berichtet. Beide Patienten zeigen ein weitgehend identisches klinisches Bild mit Demenz, grobwelligem Spontannystagmus seit den ersten Lebenswochen, an den Beinen betonter Spastizität, Kyphoskoliose sowie mit Choreoathetose und Ataxie an den oberen Extremitäten. Der ältere der Patienten zeigt im Alter von 38 Jahren zusätzlich eine Pseudobulbärparalyse und Optikusatrophie. Die Studie beschäftigt sich vor allem mit den Magnetresonanz (MR)-Befunden bei dem jüngeren der beiden Patienten (Alter: 16 Jahre). Die Magnetresonanz-Tomographie ergab offenbar entscheidende diagnostische Hinweise. Außerdem ergab die MR-Spektroskopie eine Resonanz innerhalb der weißen Substanz, wie sie in normalen Gehirnen nicht vorkommt. Weitere Studien sind erforderlich, um den diagnostischen Wert dieses Befundes zu beurteilen.

Literatur

Frahm J, Bruhn H, Gyngell ML, Merboldt KD, Hänicke W, Sauter R (1989) Localized high-resolution proton NMR spectroscopy using stimulated echoes: Initial applications to human brain in vivo. Magn Reson Med 9:79–93

Penner MW, Li KC, Gebarski SS, Allen RJ (1987) MR imaging of Pelizaeus-Merzbacher disease. J Comput Assist Tomogr 11:591–593

Seitelberger F (1970) Pelizaeus-Merzbacher disease. In: Vinken PJ, Bruyn GW (eds) Handbook of clinical neurology, Vol 10. North Holland, Amsterdam, pp 150–202

Statz A, Boltshauser E, Schinzel A, Spiess H (1981) Computed tomography in Pelizaeus-Merzbacher disease. Neuroradiology 22:103–105

Van der Knaap MS, Valk J (1989) The reflection of histology in MR imaging of Pelizaeus-Merzbacher disease. Am Z Neuroradiol 10:99–103

Zeman W, Demyer W, Falls HF (1964) Pelizaeus-Merzbacher disease. J Neuropathol Exp Neurol 23:334–354

Marinesco-Sjögren-Syndrom – Klinische, biochemische und bioptische Befunde von 7 Kindern

A. von Moers, J. Sperner, B. Grimm, H.-J. Christen, G. Gostonyi, C. Zimmer, D. Scheffner

Einleitung

Das Marinesco-Sjögren-Syndrom (MSS) ist eine autosomal rezessiv vererbte, langsam progrediente, neurodegenerative Erkrankung ungeklärter Genese. Kardinalsymptome sind Katarakte, die sich in den ersten Lebenswochen bis -monaten manifestieren, zerebelläre Ataxie, mentale Retardierung sehr unterschiedlichen Ausmaßes sowie eine verzögerte statomotorische Entwicklung. Darüber hinaus finden sich häufig Minderwuchs, neuromuskuläre Symptome (Hakamada et al. 1981; Superneau et al. 1987; Gerdon 1988; Sewry et al. 1988), sekundäre Skelettdeformierungen und gehäuft endokrinologische Störungen, insbesondere ein hypergonadotroper Hypogonadismus (Skre u. Berg 1977).

Patienten

In der neuropädiatrischen Sprechstunde wurden 7 Kinder (3 Mädchen, 4 Jungen) im Alter von 9 Monaten bis 14 Jahren untersucht. Die Patienten 1–6 sind drei Geschwisterpaare, die aus dem selben Dorf in Jugoslawien stammen. Sie sind alle Kinder konsanguiner Eltern (Abb. 1).
Alle Kinder weisen die Hauptkriterien des MSS auf (Tabelle 1). Es zeigt sich einheitlich eine ausgeprägte zerebelläre Symptomatik, die mentale Retardierung ist sehr variabel auch innerhalb einer Familie. Periphere, neuromuskuläre Symptome entwickelten sich im Verlauf bei allen Kindern. Als Skelettdeformierungen zeigten die Patienten 2–5 Fußfehlstellungen (Spitz-/Hohlfuß, z.T. mit Varussupination). Die Patienten 1 und 5 haben eine langsam progrediente Skoliose. Bei drei Kindern wurden bisher operative Korrekturen der Fußfehlstellung durchgeführt. Minderwuchs besteht bei 4 von 7 Kindern. Ein Wachstumshormonmangel wurde bisher bei keinem MSS-Patienten beschrieben. Die Patienten 1–3 zeigen eine altersgemäße Pubertätsentwicklung. Der Hodenhochstand bei Patient 7 kann Ausdruck einer endokrinologischen Störung sein.

Untersuchungsergebnisse

Fünf von sieben Kindern erhielten eine *kraniale Computertomographie,* die bis auf eine diskrete zerebelläre Atrophie keine gravierenden Veränderungen aufwies. Bei den Patienten 1, 2 und 5 war die *motorische Nervenleitgeschwindigkeit* deutlich herabgesetzt. Bei 5 Kindern (1, 2, 3, 5, 6) wurde eine *Muskelbiopsie* durchgeführt. Lichtmikroskopisch fand sich 4mal ein neurogenes Schädigungsmuster (Abb. 2), bei Patient 6 ein nicht sicher klassifizierbarer Befund (Tabelle 2). Elektronenmikroskopisch wurde eine Schädigung der Myofibrillen unterschiedlichen Ausmaßes beschrieben, z.T. vergrößerte Mitochondrien, einmal eine Fettvermehrung. Bei einem Geschwisterpaar (Patient 1 und 2) wurde eine *Konjunktivalbiopsie* durchgeführt. Bei dem Mädchen wurde eine starke Vermehrung der Lysosomen beschrieben (Abb. 3). Die zur Enzymdiagnostik entnom-

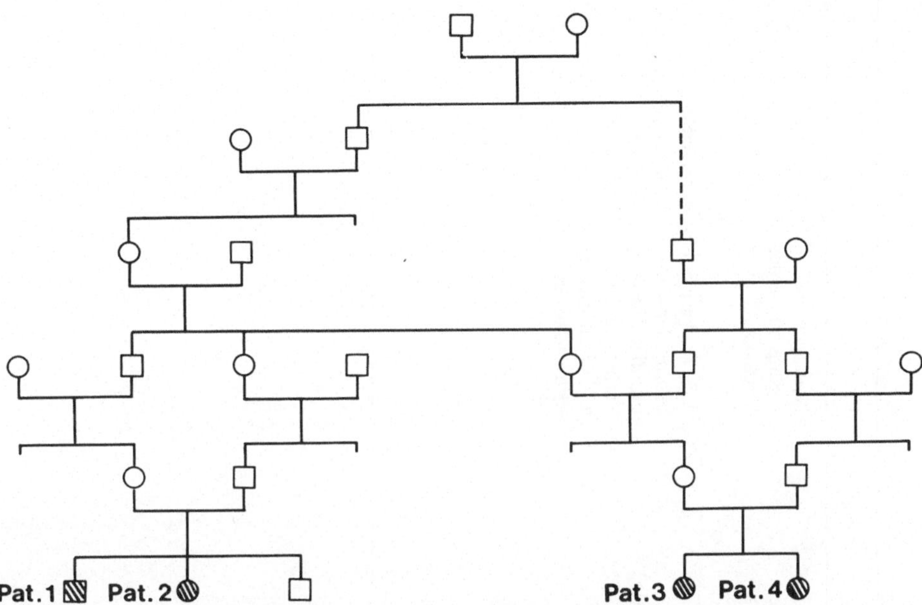

Abb. 1. Stammbaum der Patienten 1 bis 4 mit Marinesco-Sjögren-Syndrom (- - - - genauer Verwandtschaftsgrad nicht bekannt)

Tabelle 1. Klinische Befunde bei Marinesco-Sjögren-Syndrom

	Pat. 1 TK	Pat. 2 VK	Pat. 3 SK	Pat. 4 SK	Pat. 5 NM	Pat. 6 BS	Pat. 7 NP
Alter (J)	14	13	10	7	7	9 Mo	1,5
Geschlecht	m	w	w	w	m	m	m
Kardinalsymptome							
Kongenitale Katarakte	+	+	+	+	+	+	+
Zerebelläre Symptome*	+ 1, 2, 3, 4	+ 1, 2, 3, 4	+ 1, 2, 3, 4	+ 1, 2, 3, 4	+ 1, 4	+ 1, 6	+ 3, 5, 6
Statomotor. Retardierung	+	+	+	+	+	+	+
Mentale Retardierung	+	+	+	+	+		+
Fakultative Symptome							
Minderwuchs	+	+	+	+			
Periphere neuromusk. Symptome*	+ 6, 7, 8, 9	+ 6, 7, 8, 9	+ 6,7, 8, 9	+ 6, 7, 8, 9	+ 6, 7, 8, 9		
Skelettdeformierungen (sekundär)*	+ 11	+ 10	+ 10	+ 10	+ 10, 11		
Endokrine Störungen							Hodenhochstand

* *1* Ataxie, *2* Dysarthrie, *3* Tremor, *4* Dysdiadochokinese, *5* zentrale Bewegungsstörung, *6* Hypotonie, *7* Hypo-/Areflexie, *8* Schwäche, *9* Muskelatrophie, *10* Spitz-/Klumpfüße, *11* Skoliose

Tabelle 2. Bioptische Befunde bei Marinesco-Sjögren-Syndrom

	Pat. 1	Pat. 2	Pat. 3	Pat. 4	Pat. 5	Pat. 6	Pat. 7
Muskel lichtmikroskopisch	Neurogene Schädigung mit felderförmiger Atrophie	Neurogene Schädigung mit felderförmiger Atrophie	Neurogene Schädigung mit felderförmiger Atrophie (Abb. 2)		Neurogene Schädigung mit felderförmiger Atrophie	n	
Elektronenmikroskopisch			Schädigung der Myofibrillen einige vergrößerte Mitochondrien		Z. T. schwere Schädigung der kontraktilen Elemente, Fettvermehrung, z. T. vergrößerte Mitochondrien	geringe Schä-Schädigung der Myofibrillen	
Konjunktiva (elektronenmikroskopisch)	n	Starke Vermehrung der Lysosomen (Abb. 3)					
Fibroblasten (elektronenmikroskopisch)			n	n			

(*n* normal)

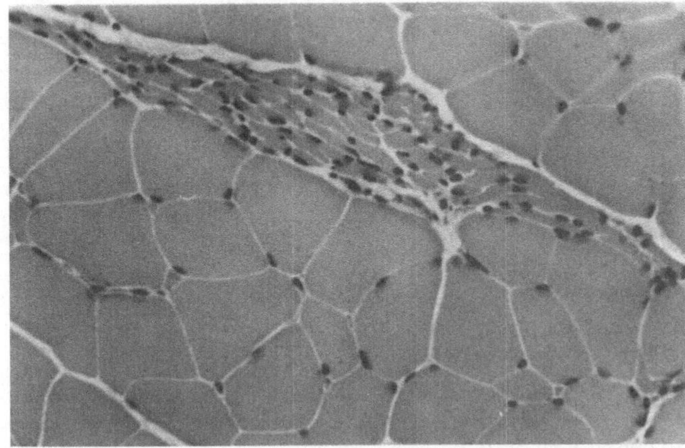

Abb. 2. Felderförmige Muskelatrophie bei Marinesco-Sjögren-Syndrom (Patient 3)

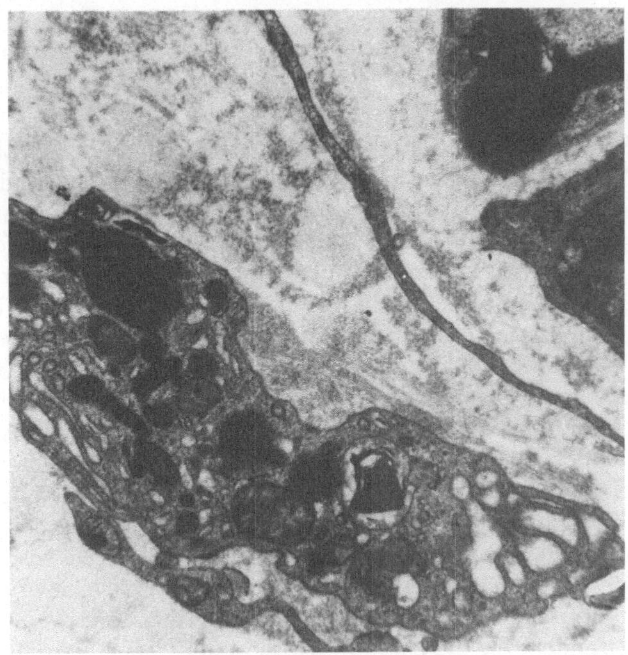

Abb. 3. Vermehrung der Lysosomen bei Marinesco-Sjögren-Syndrom (Konjunktivalbiopsie, Elektronenmikroskopie, Patient 2)

menen *Fibroblasten* wurden bei einem weiteren Geschwisterpaar (Patient 3 und 4) auch elektronenmikroskopisch untersucht. Dabei wurden keine pathologischen Veränderungen gesehen. Die *Stoffwechseluntersuchungen* in bezug auf Mitochondriopathien, lysosomale Erkrankungen, peroxysomale Erkrankungen, Störungen des Aminosäurenstoffwechsels, des Harnstoffzyklus sowie Organoazidurien waren bis auf einmalig erhöhte Laktat/Pyruvat-Werte im Serum bei Patient 1 und 5 sämtlich normal, ebenso die „Muskelenzyme" (CPK, Aldolase) und die Chromosomenanalyse (Tabelle 3).

Tabelle 3. Biochemische Befunde bei Marinesco-Sjögren-Syndrom

	Pat. 1	Pat. 2	Pat. 3	Pat. 4	Pat. 5	Pat. 6	Pat. 7
Aminosäuren							
Serum	n	n	n	n	n	n	
Urin	n	n	n	n	n	n	n
Organische Säuren							
Urin	n	n	n	n	n	n	n
Laktat/Pyruvat im Serum	n (1 × ↑)	n	n	n	n (1 × ↑)	n	
Lysosomale Enzyme (Serum/Fibroblasten)	n	n	n	n			
Sehr langkettige Fettsäuren im Serum	n	n	n	n	n		
Phytansäure im Serum	n	n	n	n	n		

(*n* normal)

Diskussion

Es wurden die Befunde von 7 Kindern mit den typischen Symptomen eines Marinesco-Sjögren-Syndroms vorgestellt. Die Genese der Erkrankung bleibt ungeklärt. Walker et al. [8] diskutierten aufgrund von morphologischen Veränderungen eine lysosomale Störung. Bei 3 von 4 Patienten wurden zahlreiche, vergrößerte Lysosomen mit unbekannten Einschlußkörperchen gefunden. Die Aktivität der untersuchten lysosomalen Enzyme war jedoch bei allen Kindern normal. Bei unseren Patienten wurde einmal eine ungewöhnliche Vermehrung der Lysosomen in Fibroblasten einer Konjunktivalbiopsie beschrieben. Die Enzymaktivitäten lagen ebenfalls im Normalbereich. Es bleibt offen, ob es sich bei dem Marinesco-Sjögren-Syndrom um eine noch unbekannte lysosomale Funktionsstörung handelt oder ob die morphologischen Veränderungen sekundärer Natur sind.
Ungewöhnlich ist die Häufung des neurogenen Schädigungsmusters der Muskulatur, das bei 4 der untersuchten 5 Kinder nachweisbar war. In der Literatur sind ganz überwiegend myopathische Veränderungen beschrieben (Mahlondji et al. 1972; Herva et al. 1987; Superneau et al. 1987; Sewry et al. 1988). Sewry et al. (1988) hat bei 3 von 3 Patienten paranukleäre doppelmembranöse Strukturen gefunden, die als charakteristisch interpretiert wurden. Bei keinem unserer Patienten konnte dieser Befund reproduziert werden.

Nur wenige Autoren berichten von einer peripheren Neuropathie bei einem Marinesco-Sjögren-Syndrom (Hakamada et al. 1981). Superneau et al. (1987) beschreiben eine 32jährige Patienten mit komplettem Verlust der extrafusalen Muskelfasern, deren Neffe eine histologisch gesicherte spinale Muskelatrophie hat. Bei drei unserer Patienten konnte die periphere Neuropathie durch eine pathologische motorische Nervenleitgeschwindigkeit bestätigt werden. Unseres Erachtens gehört die neurogene Schädigung zum Spektrum des Marinesco-Sjögren-Syndroms. Auch bei anderen neurodegenerativen/neurometabolischen Erkrankungen, wie z. B. den Mitochondriopathien, sind beide Schädigungsformen bekannt. Die Häufung ergibt sich möglicherweise aus der besonderen Zusammensetzung unserer Patientengruppe, da es sich um 3 Geschwisterpaare handelt, die teilweise untereinander verwandt sind.

Zusammenfassung

Das Marinesco-Sjögren-Syndrom ist eine langsam progrediente, neurodegenerative Erkrankung unbekannter Ursache. Es existiert sowohl eine Variante mit peripherer neurogener als auch myogener Schädigung. Für die Prognose des einzelnen Patienten ist die Progredienz der peripheren Symptomatik mit sekundären Skelettdeformierungen und das Ausmaß der mentalen Retardierung von wesentlicher Bedeutung.

Literatur

Gordon N (1988) Muscle and brain disease. Dev Med Child Neurol 30:546–549

Hakamada S, Hara K, Miazaki S, Sobne G, Watanabe K, Kumagai T (1981) Peripheral neuropathy in Marinesco-Sjögren-Syndrome. Brain Dev 3:404–406

Herva R, Wendt L von, Wendt G von, Saukonnen A-S, Leisti J, Dubowitz V (1987) A syndrome with juvenile cataract, cerebellar atrophy, mental retardation and myopathy. Neuropediatrics 18:164–169

Mahlondji M, Armirhakimi GH, Haghighi P, Khodadonst A (1972) Marinesco-Sjögren-Syndrome: Report of an autopsy. Brain 95:675–680

Sewry CA, Voit T, Dubowitz V (1988) Myopathy with unique ultrastructural features in Marinesco-Sjögren-Syndrome. Ann Neurol 24(4):476–480

Skre H, Berg K (1977) Linkage studies on the Marinesco-Sjögren-Syndrome and hypergonadotrophic hypogonadism. Clin Genet 11:57–66

Superneau D, Wertelecki W, Zellweger H, Bastian F (1987) Myopathy in Marinesco-Sjögren-Syndrome. Eur Neurol 26:8–16

Walker P, Blitzer M, Skapira E (1985) Marinesco-Sjögren-Syndrome: Evidence for a lysosomal storage disorder. Neurology 35:415–419

Zur klinischen und morphologischen Differentialdiagnose der progressiven Myoklonusepilepsie bei Myoklonuskörperkrankheit (Typ Lafora, Typ Dastur)

L. Gerhard, B. Kryne-Kubat, V. Reinhardt, W. Horstmann, H. Przuntek

Metabolische Störungen als Ursache für eine progredient verlaufende Epilepsie mit Myoklonien finden sich bei einer größeren Zahl von angeborenen Stoffwechselerkrankungen mit teils bekanntem (z. B. Beta-Galaktosidase bei Sialidose, Beta-Glukozerebrosidase beim juvenilen Typ des Morbus Gaucher) teils aber noch unbekannten Stoffwechseldefekten (Baltische Myoklonusepilepsie, Ceroidlipofuszinose, den Myoklonuskörperkrankheiten vom Typ Lafora-Glück und Dastur). Manifestationsalter, unterschiedliches Befallsmuster des zentralen sowie teilweise des peripheren Nervensystems und anderer Organe prägen das jeweilige klinische Bild, ergeben jedoch besonders bei Fehlen nachweisbarer spezifischer Stoffwechseldefekte die Möglichkeit, durch bioptisch gewonnene, spezifische morphologische Veränderungen die klinische Diagnose zu sichern.

Bei den *Myoklonuskörperkrankheiten* handelt es sich histologisch um das Auftreten überwiegend runder, teils einfacher, teils geschichteter Speicherungsprodukte noch unbekannter Stoffwechseldefekte in den Nervenzellkörpern und teilweise im Neuropil. Von der häufigeren Lafora-Glückschen Erkrankung unterscheidet sich die seltenere Dastursche Form (Tabelle 1) durch das bisher regelhafte Fehlen einer Speicherung in extrazerebralen Geweben sowie einer Ultrastruktur aus ausschließlich granulärem Speichermaterial unterschiedlicher Elektronendichte ohne fibrilläre Komponente im zentralen Nervensystem (Abb. 1). Die histochemischen Reaktionen beider Speicherungssubstanzen zeigen typisches unterschiedliches Verhalten unter Einbeziehung auch der Lektine. Die Dastursche Erkrankung weist ferner ein spezifisches Verteilungsmuster innerhalb des zentralen Nervensystems auf, das z. B. im Befall von Kernen des extrapyramidalen Systems (z. B. Substantia nigra) mit der Lafora-Glückschen Erkrankung übereinstimmt, aber auch eindeutige Unterschiede durch viel dichtere Speicherung in den Zellen der Großhirnrinde mit Nervenzellausfällen und Astrozytenvermehrung aufweist. Die teilweise makroskopisch bereits erkennbare Rindenatrophie, die frühe Entwicklung einer Demenz und die mehrfache Diagnose der Erkrankung durch eine Rindenbiopsie sind Folge dieser exzessiven Rindenbeteiligung beim Speicherungsprozeß. Das Manifestationsalter der Erkrankung kann dagegen sowohl juvenil als auch adult sein.

Deshalb sind Fälle der Dasturschen Erkrankung bereits aus dem spezifischen ultrastrukturellen Bild und dem Verteilungsmuster im ZNS von der Lafora-Glückschen Erkrankung abzugrenzen, was für die Beobachtungen von Yerby et al. (1986) und von Grahmann et al. (1986) gilt, die irrtümlich als teilweise atypische Lafora-Erkrankungen angesehen worden sind.

Tabelle 1. Befunde bei Myoklonuskörperkrankheit Typ II (Dastur)

Autor	Alter	m/w	Krankheits-dauer	B/A	Makro	ZNS-Einschlüsse					Speichersub-stanz (EM)	Übrige Organe
						C	SN	Ol	VH	NP		
1 Dastur (1966)	41 J.	m	10 J.	B		+++					0	Leber ∅
2 Gerhard (1969)	19 J.	w	6 J.	A	Atroph.	+++	+++	−*	+++	((+))	nur granulär	Leber, Niere, Myokard ∅
3 Ota (1974)	15 J.	m	8 J.	A	Atroph.	+++	0	0	0	0	nur granulär	–
4 Dolman (1975)	27 J.	w	7 J.	A	–	+++	0	0	0	0	nur granulär	Leber, Milz ∅
5 Grahmann (1986)	30 J.	w	17 J.	A	Atroph.	+++	+++	−*	+++	((+))	nur granulär	Leber, Muskel, Haut ∅
6 Yerby (1986)	33 J.	w	2 J.	B	–	+++					nur granulär	Muskel ∅

B Biopsie, *A* Autopsie, *C* Kortex, *SN* Substantia nigra, *OI* Oliva inf., *VH* Vorderhorn, *NP* Neuropil, *0* nicht angegeben, −* = diffus granulär PAS-positiv, keine eigentlichen Korpuskeln, ((+)) = in einigen Lokalisationen lichtmikroskopisch Verdacht auf Neuropilbeteiligung

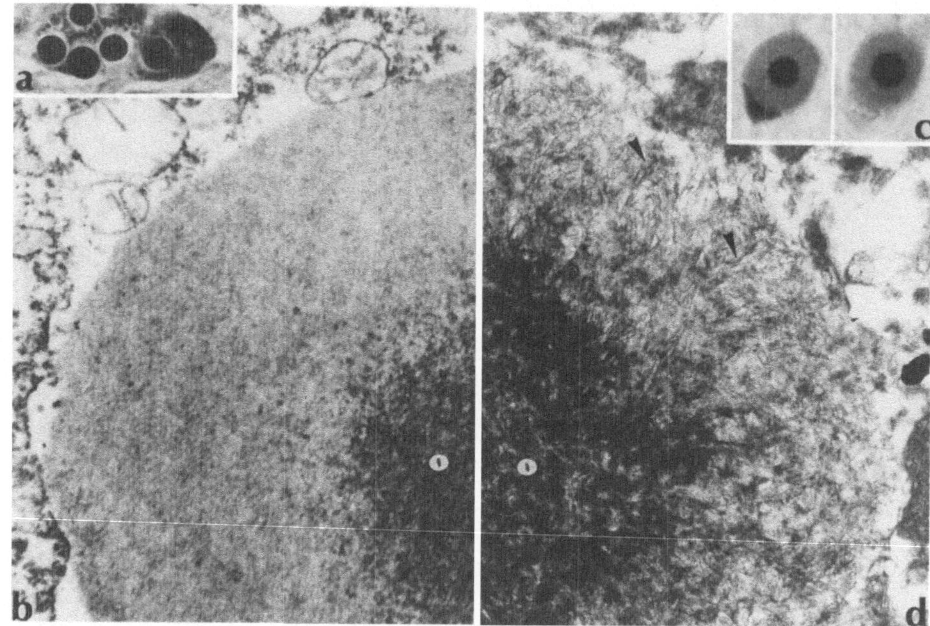

Abb. 1a–d. Mikroskopische und ultrastrukturelle Darstellung der Einschlüsse; Typ Dastur: **a** typische multiple Einschlüsse in einer Nervenzelle, L. coeruleus (PAS, Vergr. 600:1); **b** ultrastrukturell nur granuläres Material unterschiedlicher Elektronendichte (Vergr. 33000:1), Typ Lafora; **c** einzelner großer Einschlußkörper, Nucl. dentatus (PAS, Vergr. 600:1); **d** ultrastrukturell gegabelte Fibrillen (➤) vorzugsweise in der Peripherie und granuläres Material mit höherer Elektronendichte im Zentrum (○) (Vergr. 33000:1)

Die Lafora-Glücksche Myoklonuskörperkrankheit manifestiert sich fast ausschließlich während des 2. Lebensjahrzehntes (Tabelle 2). Eine adulte Variante mit protrahiertem Verlauf wurde von Jakob beobachtet. Heycop ten Ham hat auf protrahiert verlaufende seltene Erkrankungen mit infantilem Beginn hingewiesen, der wir eine weitere hinzufügen.

Kasuistik

Th. B., 22 Jahre, männlich, S 205/88

F.A.: blutsverwandt (Vater ist Großonkel der Mutter)

E.A.: Geburt und postnatale Entwicklung o. B.
Laufen altersentsprechend; Sprachentwicklung, Sauberkeit immer retardiert

5. Lj.: auffällige Aggressivität, Enuresis, Enkopresis

6. Lj.: Krampfanfälle, zunächst Absence-Charakter, später Grand-mal-Typ

7. Lj.: fehlende Schulreife, Diebstähle, Herumtreiben

9. Lj.: erheblicher Schwachsinn

14. Lj.: zunehmende Krampfanfälle, Dämmerzustände, sexuelle Auffälligkeiten, Strafunmündigkeit

Tabelle 2. Verlaufsformen der Laforaschen Erkrankung

Gruppe	Alter bei Erkrankungsbeginn (J)	Erkrankungsdauer (J)	Autor
I Juvenile Hauptgruppe	10–19 meist 12–17	2–10 (≈6)	Heycop ten Ham (1974)
II Protrahierter Verlauf mit infantilem Beginn	15 (?) von Beginn an schlechte Schulleistung	2 (?)	Lafora-Glück (1911)
	infantil	?	Urechia (1948)
	≈2	≈16	Heycop ten Ham (1963)
	infantil	?	Namba (1964)
	≈7	≈20	Vogel (1965)
	≈3	≈19	Gerhard (1988)
III Protrahierter Verlauf mit juvenil-adultem Beginn	17	28	Jakob (1969)
	22	?	Declerck (1968)
	20	42	Kraus-Ruppert (1970)

18. Lj.: überwiegend bettlägerig, schwankende Bewußtseinslage, nicht voll orientiert, tetraplegisch
22. Lj.: Tod nach anhaltendem Status epilepticus und rezidivierenden Pneumonien
Autopsiebefund: Erweiterung der Seitenventrikel und des III. Ventrikels, keine Rindenatrophie, Speicherung in Myokard, Skelettmuskulatur, Leber und Schweißdrüsen

Die klinische Diagnose unserer Beobachtung wurde sowohl durch den infantilen Beginn als auch durch die sehr späte Manifestation von Myoklonien erschwert. Morphologisch fand sich eine lokal akzentuierte Speicherung bei typischem Lokalisationsmuster, die durchaus mit den Befunden der beiden Fälle von Jakob übereinstimmt, so daß es sich möglicherweise beim adulten und infantilen Typ der Laforaschen Erkrankung mit protrahiertem Verlauf um metabolisch-genetische Varianten der Lafora-Glückschen Erkrankung handeln könnte. Die Beteiligung von Skelettmuskel, Leber und Schweißdrüsen am Speicherungsprozeß hätte eine bioptische Sicherung der Diagnose ermöglicht. Da jedoch bei Muskel- und vereinzelt bei Leberbiopsien ein falsch negativer Befund im Gegensatz zu den bisherigen Erfahrungen mit Schweißdrüsenbefunden vorkommen kann, werden für die bioptische Sicherung der Diagnose bei der Lafora-Glückschen Erkrankung Untersuchungen an verschiedenen Geweben empfohlen, um falsch negative Befunde zu vermeiden. Für die Dastursche Erkrankung empfiehlt sich dagegen wegen fehlender extrazerebraler Beteiligung eine Hirnbiopsie. Eine radiologisch nachweisbare Rindenatrophie muß ebenfalls als Hinweis auf das Vorliegen einer Dasturschen Myoklonuskörperkrankheit gewertet werden, während ein infantiler Beginn im Gegensatz zur Lafora-Glückschen Erkrankung bisher nicht beobachtet wurde.

Die Verwendung der Bezeichnung Typ Unverricht oder Lundborg für die Laforasche oder Dastursche Erkrankung ist nicht gerechtfertigt. Morphologische

zeugend, daß diese Bezeichnungen auf die baltische Form beschränkt bleiben sollten.

Danksagung: Wir bedanken uns bei H. Jakob für die Überlassung der Präparate seines 1. Falles und bei P. Kleihues für die Genehmigung zur Durchsicht der Präparate des Falles von Grahmann et al.

Literatur

Dastur DK, Singhal BS, Gooth M, Seitelberger F (1975) Atypical inclusion bodies with myoclonic epilepsy. Acta Neuropathol (Berl) 7:6–25

Declerck A (1968) Diagnostic et traitement de l'épilepsie myoclonique progressive type Unverricht-Lundborg. Acta Neurol Belg 68:471–482

Dolman CL (1975) Atypical myoclonus body epilepsy (adult variant). Acta Neuropathol (Berl) 31:201–206

Gerhard L, Reinhardt V, Kryne B (1988) Differentialdiagnostische, morphologische und klinische Aspekte bei progressiver Myoklonusepilepsie vom Typ Lafora-Glück. In: Frydl V (Hrsg) Neuropathologisches Symposion im Bezirkskrankenhaus Haar, Berufsbildungswerk f. Hör- und Sprachgeschädigte, München, S 211–226

Grahmann FC, Janzer RC, Hecker A, Egli M, Burger PC (1986) Progressive myoclonic epilepsy (Unverricht type) with atypical Lafora bodies. Eur Arch Psychiatr Neurol Sci 235:259–262

Haltia M, Kristenson K, Sourander P (1968) Neuropathological studies in three Scandinavian cases of progressive myoclonus epilepsy. Acta Neurol Scand 45:63–77

Heycop ten Ham MW van, Jager de H (1963) Progressive myoclonus epilepsy with Lafora bodies. Clinical-pathological features. Epilepsia (Amst) 4:95–119

Heycop ten Ham MW van (1974) Lafora disease. A form of progressive myoclonus epilepsy. In: Vinken PJ, Bruyn GW (eds) Handbook of clinical neurology, Vol 15. North Holland Publ., Amsterdam, pp 382–422

Jacob H (1969) Ablagerungen im Zentralnervensystem bei der protrahierten Verlaufsform (Typ Lundborg) der Myoklonuskörperkrankheit. Acta Neuropathol (Berl) 12:260–275

Koskiniemi ML (1986) Baltic myoclonus. Adv Neurol 43:57–64

Kraus-Ruppert R, Ostertag B, Höfner H (1970) A study of the late form (type Lundborg) of progressive myoclonic epilepsy. J Neurol Sci 11:1–15

Namba M (1964) The microscopic, submicroscopic structure and histochemistry of the inclusion body seen in myoclonus epilepsy. Bull Yamaguchi Med Sch 11:103–139

Ota T, Hisatomi Y, Kashiwamura K, Otsu K, Nakamura Y, Takamatsu S (1974) Histochemistry and ultrastructure of atypical myoclonus body (type II). Acta Neuropathol (Berl) 28:45–54

Urechia CI, Sofletes AL, Iliesco M (1948) Myoclonie-épilepsie (Unverricht). Paris Med 38:526–527

Vogel F, Häfner H, Diebold K (1965) Zur Genetik der progressiven Myoklonusepilepsien (Unverricht-Lundborg). Humangenetik 1:437–475

Yerby MS, Shaw CM, Watson JMD (1986) Progressive dementia and epilepsy in a young adult: Unusual intraneuronal inclusions. Neurology 36:68–71

Progressive Dystonie Segawa – Langzeitbeobachtung eines Patienten

L. M. E. Smit

Einleitung

Die hereditäre progressive Dystonie Segawa (Segawa et al. 1976) ist charakterisiert durch eine Dystonie der Extremitäten und des Rumpfes, eine ausgeprägte Symptomfluktuation im Laufe des Tages sowie eine deutliche Verbesserung der motorischen Funktionen nach L-Dopa-Gabe. Wir möchten das seltene Krankheitsbild anhand einer insgesamt 9jährigen Verlaufsbeobachtung eines holländischen Mädchens darstellen, über das erstmals 1985 berichtet wurde (Bertelsman u. Smit 1985).

Kasuistik

Die Patientin, 1. Kind nicht konsanguiner Eltern, wurde 1972 geboren. Bis zum Alter von 4 Jahren verlief die Entwicklung ungestört. Ab dem 4. Lebensjahr bemerkten die Eltern kurze Episoden, in denen das Kind, das auf Zehenspitzen lief, eine schlechte Gleichgewichtsreaktion zeigte und häufig hinfiel. Initial wurde die Diagnose einer milden spastischen Diplegie gestellt. Jedoch war die Symptomatik progredient mit einer deutlichen tageszeitlichen Fluktuation, wobei die Behinderung in den Abendstunden am stärksten ausgeprägt war.

Wir sahen das Mädchen erstmals in unserer Klinik im Alter von 9 Jahren. Bei dieser Untersuchung, die am Ende eines Tages stattfand, konnte das Kind nicht alleine stehen, nicht gehen, saß inaktiv im Rollstuhl, war jedoch fröhlich und genoß sichtlich das Besondere der Untersuchungssituation.

Anläßlich der zweiten Untersuchung, die in den Morgenstunden stattfand, war das Kind motorisch deutlich aktiver. Es konnte, wenn auch stets nach vorne geneigt, stehen und stampfend einige Schritte gehen. Es zeigte ein ausgeprägtes dystones Haltungs- und Bewegungsmuster mit Hyperextension im Bereich der Kniegelenke, einer Plantarflexion und Inversion im Bereich der Sprunggelenke, einer starken Pronation der flektierten Unterarme, einer radialen Deviation im Bereich der Handgelenke bei gleichzeitiger Extension der Finger.

Aufgrund des klinischen Bildes wurde die Diagnose einer progressiven Dystonie mit starker tageszeitlicher Fluktuation Segawa gestellt und eine Behandlung mit 150 mg L-Dopa und 15 mg Carbi-Dopa/Tag eingeleitet. Innerhalb von 48 h kam es zu einer dramatischen Verbesserung des klinischen Bildes, wobei als Nebenwirkung ausgeprägte Hyperkinesien auftraten. Nach Erniedrigung der Dosis auf 60 mg L-Dopa und 6 mg Carbi-Dopa/Tag konnte die eingetretene Besserung der motorischen Störungen ohne sonstige klinische Nebenwirkungen aufrechterhalten werden.

Verlauf: Während der letzten 9 Jahre konnte eine kontinuierliche, langsame Verbesserung der motorischen Funktionen beobachtet werden. Zwei Versuche, die L-Dopa-Therapie zu erniedrigen oder gar zu beenden, waren jeweils von einer innerhalb 24 h auftretenden, ausgeprägten Verschlechterung der motorischen Funktion mit dystonen Haltungen und Bewegungen gefolgt. Heute, nach 9jähriger L-Dopa-Therapie, ist bei der jungen Dame lediglich eine leichte Imbalance der axial-motorischen Funktionen, speziell beim Drehen und Gehen zu bemerken. Es besteht unverändert eine Tendenz, die Halswirbelsäule zu hyperextendieren, wobei die Patientin jedoch die abnorme Bewegung stets selbst zu unterbrechen vermag. Das Mädchen ist aktive Sportlerin, reitet und tanzt moderne Tänze.

Diskussion

Deonna (1986) publizierte die Ergebnisse einer kollaborativen Studie, in die er auch alle bisher berichteten Fälle mit einem Segawa-Syndrom einschloß. Nur einer seiner Patienten war über einen längeren Zeitraum (12 Jahre) mit L-Dopa behandelt worden; bei diesem Patienten bestand jedoch keine tageszeitliche Fluktuation der Dystonie. Die anderen 19 Patienten konnten über nur kurze Zeitverläufe beobachtet werden.

Aufgrund unserer Erfahrung würden wir meinen, daß eine L-Dopa-Therapie in vergleichsweise niedriger Dosierung (175 mg L-Dopa/17,5 mg Carbi-Dopa/Tag, verteilt auf vier Dosen) ausreicht, um eine normale motorische Funktion zu gewährleisten. Patienten mit einer Segawa-Dystonie sind ihr Leben lang auf diese Erhaltungstherapie angewiesen. Nebenwirkungen wurden bisher nicht gesehen.

Literatur

Bertelsman FW, Smit LME (1985) Progressive dystonia with marked diurnal fluctuation. Clin Neurol Neurosurg 87:123–126

Deonna D (1986) Dopa sensitive progressive dystonia of childhood with fluctuations of symptoms. Neuropaediatrics 17:81–85

Segawa M, Hosaka A, Miyagawa F, Nomura Y, Imai H (1976) Hereditary progressive dystonia with marked diurnal fluctuation. Adv Neurol 14:215–233

Entwicklung torsionsdystoner Syndrome

I. Kolbe, H. Kolbe

Einleitung

Obwohl es wichtig ist, symptomatische von idiopathischen Dystonieformen zu unterscheiden, wird man nach Weiner u. Lang (1989) mit zunehmendem medizinischen Wissen mehr Patienten, die früher als idiopathisch eingestuft wurden, der symptomatischen Gruppe zuordnen müssen. Trotz nach den Kriterien von Marsden et al. (1976) und Fahn et al. (1987) eindeutiger Zugehörigkeit zur Gruppe der idiopathischen Torsionsdystonie und trotz nach in üblicher Weise erhobener Schwangerschafts- und Geburtsanamnese war es in einigen Fällen möglich, durch ältere Akten, gelegentlich auch durch genaue Befragung der Mütter, Hinweise auf bestimmte prä- oder perinatale Risikofaktoren oder auch zunächst nicht erwähnte Ereignisse im 1. Lebensjahr zu finden. Die komplexe pränatale Entwicklung der Basalganglienstruktur und ihrer hochaktiven Transmittersysteme bedingt eine erhöhte selektive Vulnerabilität gegenüber unterschiedlichsten Einflüssen. Dystonien können hier ihre entwicklungspathologische Ursache haben.

Methodik

Methodisch wurden eingesetzt: Anamneseerhebung, klinische Untersuchung, Laboruntersuchungen zum Ausschluß von infektiösen, metabolischen und anderen morphologisch faßbaren Ursachen einer Dystonie sowie CCT bzw. Kernspintomographie. Schwangerschafts- und Geburtsanamnese wurden mit Hilfe kompetenter Familienangehöriger und alter Unterlagen überprüft. Nach Fahn (1987) wurden entsprechend dem Zeitpunkt des Auftretens, dem Verteilungsmuster und der Ätiologie unterschiedliche Gruppen der Dystonie zusammengestellt. Der Krankheitsverlauf der einzelnen Gruppen wurde miteinander verglichen, um evtl. Parallelitäten herauszuarbeiten; es wurden biologische und psychosoziale Entwicklungsdaten erfaßt, um das Zusammenwirken von abnorm-unwillkürlichen Bewegungen und Haltungen, von gestörter Haltungskontrolle, von beeinträchtigter Kognition und von Veränderungen der Emotionalität deutlich zu machen.

Patienten

Unser Patientengut setzte sich dabei folgendermaßen zusammen: 27 Pat. mit childhood-onset-, 4 Pat. mit adolescent-onset- und 52 Pat. mit adult-onset-idiopathischer Dystonie sowie 15 Pat.

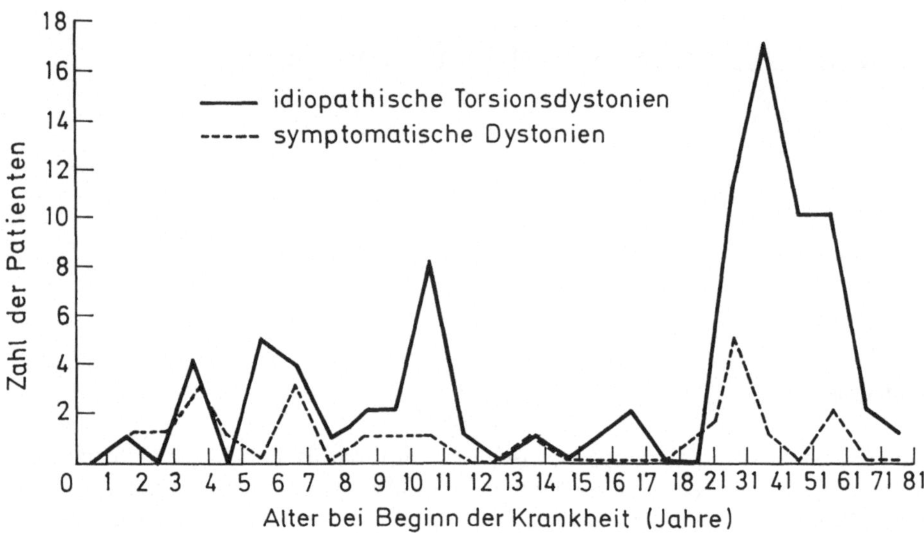

Abb. 1. Altersverteilung der Patienten mit Torsionsdystonie (idiopathische Torsionsdystonie: n = 56; symptomatische Dystonie: n = 23)

Ergebnisse

In der Gruppe der idiopathischen Dystonien verteilte sich das Manifestationsalter von 27 Childhood-onset-Fällen über die ersten 12 Lebensjahre, mit Schwerpunkten bei 6–7 und 11 Jahren. Der Gipfel der nur kleinen Gruppe von 4 Patienten mit „adolescent onset" lag bei 16–17 Jahren, während sich das Manifestationsalter der 52 Patienten mit „adult onset" ziemlich gleichmäßig über das 20. bis 60. Lebensjahr verteilte, mit Schwerpunkt zwischen 30. und 40. Lebensjahr. Bei den 15 symptomatischen Childhood-onset-Dystonien ergab sich bei perinataler Schädigung eine leichte Verschiebung zu den jüngeren Altersgruppen. Sowohl in der Childhood-onset- als auch in der Adult-onset-Gruppe war eine Latenzzeit von Monaten bis Jahren zwischen dem Zeitpunkt der Schädigung und dem Auftreten von Basalgangliensymptomen zu beobachten.

Die Klassifikation nach Verteilungsmuster ergab beim Childhood-onset-Typ bei den jüngsten Kindern am häufigsten eine Fußdystonie als Erstmanifestation, gefolgt von einer Armdystonie (Schreibkrampf), meist im Alter von 9–11 Jahren, während ein Torticollis im Kindesalter als alleiniges Erstsymptom selten war. Alle Childhood-onset-Dystonien begannen als Aktionsdystonien. Fast alle childhood-onset-idiopathischen Fälle entwickelten eine generalisierte Torsionsdystonie. Demgegenüber hatten alle Patienten mit adolescent-onset-idiopathischer Dystonie eine segmentale Form (Torticollis mit mehr oder weniger stark ausgeprägter Beteiligung der Hände) und zeigten keine Progredienz, während bei den adult-onset-idiopathischen Dystonien sich am häufigsten ein Torticollis, gefolgt vom Schreibkrampf und, jenseits von 50 Jahren, meist ein Blepharospasmus oder oromandibuläre Dystonien entwickelten. Diese meist fokalen Dystonien wiesen wenig Progression auf, allenfalls von fokal zu segmental; eine Generalisierung wurde nur bei 4 Patienten der Adult-onset-Gruppe gesehen. Entsprechende Entwicklungen galten für die symptomatische Childhood-onset-Dystonie, d. h. auch hier erfolgte in der Regel eine Generalisierung. Symptomatische Dystonien im Erwachsenenalter traten meist als fokale Dystonie oder Hemidystonie auf. Aus diesen Krankheitsverläufen ergab sich, daß bei allen Formen die Ausdehnung der Dystonie mit der frühen Manifestation korreliert war – je früher der Beginn, desto sicherer die Generalisierung.

Diskussion

Die Krankheitsverläufe zeigen, daß die Entwicklung aller Dystonieformen absolut vergleichbar ist, unabhängig von der Ätiologie und nur geprägt durch das jeweilige Manifestationsalter. Die Tatsache, daß ein frühes Manifestationsalter einem schweren generalisierten Verlauf entspricht und späte Formen in der Regel leichter verlaufen und vor allem fast nie den Ausdehnungsgrad einer Childhood-onset-Form erreichen, spricht u. a. für die entscheidende Rolle des Entwicklungszustandes der Basalganglien und ihrer Transmittersysteme zum Zeitpunkt der Schädigung. So wie bei den hereditären Formen eine genetisch bedingte Reduktion transmitterproduzierender Neurone angenommen werden kann (Eldridge 1985), scheint auch hier eine Reduktion transmitterproduzierender Neurone möglich durch die anamnestisch erhobenen Störungen wie Hyperemesis mit Kreislaufsymptomatik, ausgeprägte Hypotonie, EPH-Gestosen und Übertragungen mit die sich entwickelnden Basalganglien in besonderem Maße gefährdender Hypoxie oder Substratunterversorgung. Nach zahlreichen Studien sind die Basalganglien besonders empfindlich gegenüber Sauerstoff- und Glukosemangel. Die Folgen solcher Mangelzustände sind mit den üblichen bildgebenden Verfahren nicht faßbar, allenfalls im PET-Scan ließ sich in nachgewiesenen Fällen einer Basalganglienschädigung eine Transmitterreduktion nachweisen (Perlmutter u. Raichle 1984), wie sie tierexperimentell durch Johnston (1983) nach Hypoxie-Ischämie an Ratten gezeigt wurde. Eine frühe Läsion eines der sich entwickelnden Transmittersysteme der Basalganglien wird wegen der strukturbedingten hohen Kompensationsfähigkeit immer erst mit Latenz funktionell wirksam. Dabei könnten sehr ausgeprägte Läsionen zu einer frühen Manifestation mit nahezu obligater Generalisierung führen, während leichtere Störungen sich erst viel später und dann fokal begrenzt manifestieren, wobei im hohen Alter die ohnehin abnehmende Transmitterausstattung begünstigend wirken könnte.

Literatur

Eldridge R (1985) Gilles de la Tourette Syndrome: Epidemiologic and genetic considerations (Abstracts), Centenary of Gilles de la Tourette Syndrome, Paris May 2 and 3 1985

Fahn S, Marsden CD, Calne DB (1987) Classification and investigation of dystonia. In: Marsden CD, Fahn S (eds) Movement disorders, Vol 2. Butterworths, London, pp 332–358

Johnston MV (1983) Neurotransmitter alterations in a model of perinatal hypoxia – ischemic brain injury. Ann Neurol 13:511–517

Marsden CD, Harrison MJG, Bundey S (1976) Natural history of idiopathic torsion dystonia. Adv Neurol 14:177–186

Perlmutter JS, Raichle ME (1984) Pure hemidystonia with basal ganglion abnormalities on positron emission tomography. Ann Neurol 15:228–233

Weiner WJ, Lang AE (1989) Movement disorders. Futura Publ, New York, pp 419–456

Kongenitale Muskeldystrophie mit Beteiligung des Zentralnervensystems (Fukuyama-Krankheit)

H. Bode, R. Bubl, H. R. Hirt, W. Mortier

Einleitung

Unter den kongenitalen Muskeldystrophien sind solche mit zerebraler Beteiligung die Ausnahme. Die nach dem Erstbeschreiber Fukuyama benannte Erkrankung (Fukuyama et al. 1981) tritt in Japan mit einer Häufigkeit von etwa 1 : 18 000 bei Kindern auf (Kinken u. Bruyn 1979), wurde außerhalb Japans jedoch nur selten beobachtet. Wir stellen zwei Kinder mit dieser Erkrankung vor. Die Kasuistiken sollen zeigen, daß man bei einer zunächst rein zerebral oder myopathisch erscheinenden Störung auch an eine Erkrankung des anderen Organs denken muß.

Kasuistiken

Patient 1: R. J., geb. 1986, weiblich, Familienanamnese unauffällig. Geburt in der 39. Woche, Gewicht 2340 g. Im 2. Monat fiel eine herabgesetzte Spontanmotorik auf, eine muskuläre Hypotonie sowie eine muskuläre Hypoplasie. Mit 10 Monaten waren aktives Drehen und freies Sitzen nicht möglich, die Kopfkontrolle war mangelhaft. Die Muskeleigenreflexe waren auslösbar, es bestand eine Hüftabspreizhemmung. Mit 21 Monaten trat eine zerebelläre Ataxie auf, das Kind war mikrozephal geworden. Mit 29 Monaten saß das Kind frei und stand gehalten. Es bestanden ein Strabismus convergens alternans und eine geringe Hyperopie, keine Augenfehlbildungen. Die Gesamtentwicklung war um 8 Monate retardiert (Münchener Funktionelle Entwicklungsdiagnostik).
Labor: CPK bei wiederholten Bestimmungen 1400–3300 U/l; GOT 68 U/l, GPT 53 U/l, LDH 995 U/l (erhöht). Übrige Werte in Serum, Urin und Liquor sowie Chromosomen normal.
Muskelhistologie (mit 10 Monaten): Kaliberschwankungen der Faserdurchmesser, meist Faserhypertrophie, vermehrt zentral liegende Kerne, Nekrosen, Basophilie, geringe fibrotische und lipomatöse Veränderungen (W.M.).
Computertomographie (mit 29 Monaten): Ausgeprägte Atrophie von Kleinhirnhemisphären und -wurm. Unscharfe Trennung von weißer und grauer Substanz. Unauffällige Großhirnwindungen.

Patient 2: B.L., geb. 1978, weiblich. Familienanamnese unauffällig. Geburt am Termin, Gewicht 3000 g. In den ersten Lebensjahren war die Entwicklung verzögert: freies Sitzen mit 1½ Jahren, sicheres Gehen mit 5 Jahren, schwere mentale Retardierung. Das Kind entwickelte eine Ataxie und Mikrozephalie.
Pneumenzephalographisch bestand eine deutliche Atrophie von Groß- und Kleinhirn.
Mit 7 Jahren verschlechterte sich die Gehfähigkeit, man fand eine proximal betonte Muskelschwäche und -hypotonie, die Eigenreflexe waren erloschen. *Laboruntersuchungen* zeigten eine CPK von 4015 U/l, sonst normale Befunde.
Muskelhistologie: Hochgradige Atrophie der Muskulatur mit starker Fettvakatwucherung und Vermehrung des endomysialen Bindegewebes. Hochgradig pathologische Faserkalibervariationen, nach innen migrierte Sarkolemmkerne.

Diskussion

Die *Fukuyama-Krankheit* (kongenitale Muskeldystrophie mit Beteiligung des Zentralnervensystems) ist ein relativ gut definiertes Krankheitsbild. In der Neonatalzeit fällt eine Schwäche und Hypotonie der Muskulatur auf. Dann entwikkeln sich häufig Kontrakturen. In den ersten Lebensjahren können die Kinder das Stehen mit Unterstützung lernen, einzelne das freie Laufen. Anschließend kommt es zu einer Verschlechterung der Motorik. Die Mehrzahl der Kinder entwickelt eine Mikrozephalie und eine starke mentale Retardierung, etwa die Hälfte zerebrale Anfälle. Während eine zerebelläre Ataxie kaum beschrieben wird, sind Augenbefunde (leichte Myopie, Strabismus) bekannter. Die Lebenserwartung liegt durchschnittlich bei etwa 10 Jahren (Kinken u. Bruyn 1979). Die Therapie ist symptomatisch. Unter Prednison wurde bei einem Kind ein Abfall der Muskelenzyme gesehen (Kohrman et al. 1985).

Laboruntersuchungen zeigen eine auf das 10- bis 50fache des Normalen erhöhte Kreatinphosphokinase. Das *Elektromyogramm* ergibt ein myopathisches Muster. Die *Muskelbiopsie* zeigt bei jungen Kindern eventuell noch weniger ausgeprägte Veränderungen als später. Dann sieht man einen dystrophischen Prozeß mit Variation der Muskelfasergrößen, zentral liegenden Kernen und Ersatz der Muskulatur durch Fett und Bindegewebe. Die Veränderungen sind denen bei reinen kongenitalen Muskeldystrophien vergleichbar (Fukuyama et al. 1981). Im *Elektroenzephalogramm* findet man paroxysmale Anomalien, eine diffuse Alpha-Aktivierung und Extremspindeln im Schlaf. Die *Computertomographie* zeigt typische Gyrierungsstörungen des Groß- und Kleinhirns, Hypoplasien des Kleinhirnwurmes, bei etwa 50% eine Ventrikelerweiterung, bei etwa 20% eine Hypodensität der weißen Substanz (Fukuyama et al. 1981). *Neuropathologische Untersuchungen* weisen auf eine Migrationsstörung im 5.–7. Fetalmonat hin: zerebrale Agyrie, Pachygyrie, Polymikrogyrie; zerebelläre Polymikrogyrie; verdickte Leptomeningen, die z.T. mit der Molekularschicht des Kortex fusioniert sind (Kinken u. Bruyn 1979).

Die *Pathogenese* der Erkrankung ist unklar. Die Hypothese einer intrauterinen Infektion ist in den Hintergrund getreten (Kinken u. Bruyn 1979). Die Annahme eines autosomal-rezessiven Erbganges stützt sich auf japanische Stammbäume (Fukuyama et al. 1981). Eine DNA-Diagnostik ist nach unserer Kenntnis bislang ebensowenig möglich wie der Nachweis eines fehlenden Genproduktes. So ist die Fukuyama-Erkrankung vorerst klinisch-morphologisch-histologisch definiert. Sie kann mit diesen Kriterien von ähnlichen Erkrankungen abgegrenzt werden: Das *COD-MD-Syndrom* (*c*erebro*o*culäre *D*ysplasie – *M*uskel*d*ystrophie) ist wahrscheinlich identisch mit dem „*muscle-eye-brain-disease*" (Santavuori). Die betroffenen Kinder zeigen im Muskel ähnliche Befunde wie bei der Fukuyama-Erkrankung. Die zentralnervösen Störungen sind schwerer. Über die dort beschriebenen Störungen hinaus findet man eine Hypomyelinisation, Heterotopien, ein Fehlen von Bulbus olfactorius, Balken, Kleinhirnwurm und Pyramidenbahnen sowie einen Makrozephalus infolge Hydrozephalus. Zusätzlich bestehen regelmäßig schwere Augenfehlbildungen: Mikrophthalmie, extreme Myopie, Hornhautanomalien, Katarakte, Hypoplasien der Chorioidea, Pigment- und Vaskularisationsstörungen der Netzhaut, Optikushypoplasien, Kolobome (Korinthenberg et al. 1984; Towfighi et al. 1984).

Unklar ist, ob das *Walker-Warburg-Syndrom* (COD-W-Syndrom = *c*erebro*o*culäre *D*ysplasie-*W*alker), das wahrscheinlich identisch ist mit dem *HARD + E-Syndrom* (*H*ydrozephalus, *A*gyrie, *R*etina*d*ysplasie mit oder ohne *E*nzephalozele), vom COD-MD-Syndrom abzugrenzen ist. Bei den beschriebenen Fällen wurde die Muskulatur trotz klinisch nachweisbarer Hypotonie nicht bioptisch untersucht (Towfighi et al. 1984). Meist dominiert bei dieser Störung die Augenfehlbildung, die den beim COD-MD-Syndrom beschriebenen Veränderungen entspricht. Ebenfalls nicht klar abzugrenzen ist eine *kongenitale Muskeldystrophie mit Veränderung der weißen Substanz* (Gobernardo u. Gimeno 1982). Letztere wird auch bei der Fukuyama-Erkrankung gefunden.

Die Differenzierung der genannten Erkrankungen wird durch die Variabilität ihrer Symptome verwischt (Heyer et al. 1986). Künftige, insbesondere molekulargenetische Untersuchungen werden zeigen, ob die genannten Erkrankungen klar voneinander abzugrenzen sind oder ein Symptomspektrum bei einem oder mehreren umschriebenen genetischen Defekten mit Auswirkungen auf die neuromuskuläre Differenzierung darstellen.

Literatur

Fukuyama Y, Osawa M, Suzuki H (1981) Congenital progressive muscular dystrophy of the Fukuyama-type – clinical, genetic, and pathological considerations. Brain Dev 3:1–29

Gobernardo JM, Gimeno A (1982) Changes in cerebral white matter in a case of congenital muscular dystrophy. Pediatr Radiol 12:201–203

Heyer R, Ehrich J, Goebel HH, Christen HJ, Hanefeld F (1986) Congenital muscular dystrophy with cerebral and ocular malformations (Cerebro-oculo-muscular syndrome). Brain Dev 8:614–618

Kinken PJ, Bruyn GW (Eds) (1979) Handbook of Clinical Neurology, Vol 41. North Holland Publ, Amsterdam

Kohrman MH, Pichietti DL, Wollmann RL, Chelmicka-Schorr EE (1985) Fukuyama's congenital muscular dystrophy: Variant form with muscle inflammation in a non-japanese child. Ann Neurol 18:400

Korinthenberg R, Palm D, Schlake W, Klein J (1984) Congenital muscular dystrophy, brain malformation and ocular problems (muscle eye and brain disease) in two German families. Eur J Pediatr 142:64–68

Towfighi J, Sassani JW, Suzuki K, Ladda RL (1984) Cerebroocular Dysplasia – Muscular Dystrophy (COD-MD) Syndrome. Acta Neuropathol (Berl) 65:110–123

Zerebro-okulo-muskuläres Syndrom – Kernspintomographische und neuropathologische Befunde bei zwei Säuglingen

J. Sperner, G. Stoltenburg-Didinger, R. Bittner, D. Scheffner

Einleitung

Die Ätiologie dieses autosomal-rezessiven Syndroms ist ungeklärt. Das Fehlbildungsmuster von Augenanlage und Neokortex deutet auf früheste Störungen in der 6.–8. Schwangerschaftswoche post conceptionem. Klinische Symptome und pathologische Befunde an Nervensystem, Augen und Muskulatur sind variabel und erschweren eine klare Abgrenzung zur kongenitalen Muskeldystrophie (Typ Fukuyama) und Muscle-Eye-Brain-Disease (Fukuyama et al. 1981; Heyer et al.

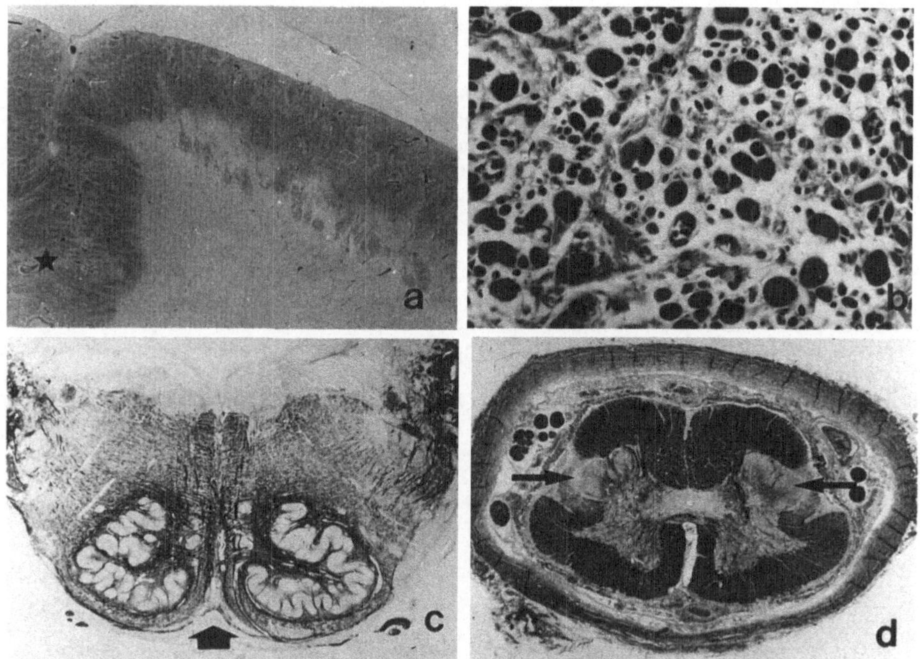

Abb. 1 a–d. a Axialer Großflächenschnitt des Gehirns (HE-Färbung) mit Fusion des frontalen Interhemisphärenspalts (*Sternchen*), lissenzephaler Hirnoberfläche, fehlender kortikaler Schichtung und subkortikalen neuronalen Heterotopien; **b** M. quadriceps femoris (Trichromfärbung) mit extremer Faserkalibervariation und interstitieller Fibrose; **c** Medulla oblongata (Markscheidenfärbung) mit fehlenden Pyramidenbahnen im Bereich der Oliven (*Pfeil*); **d** Rückenmark im Lumbalbereich (Markscheidenfärbung) mit fehlenden Pyramidenseitenstrangbahnen (*Pfeile*)

1986; Santavuori 1977). Die Diagnose kann kernspintomographisch gestellt werden.

Kasuistik

Pat. H.Ü.: Das erste Kind blutsverwandter, türkischer Eltern fiel postpartal durch Muskelhypotonie, Trinkschwäche, Mikrozephalie und Hydrocephalus internus auf. Bei progredientem Buphthalmus mit Glaukom rechts und Mikrophthalmie links bestanden multiple Dysplasien (Retinakolobom, persistierende Pupillarmembran). Krampfanfälle wurden nicht beobachtet, die CPK-Werte waren bis 1200 E/l erhöht. Im Alter von 5 Monaten verstarb das Kind an einer Enterokokken-Pneumonie. Die Obduktion ergab rechts eine nur aus zwei Lappen bestehende Lunge. Die Hirnoberfläche war höckerig und mangelhaft gyriert, die Hemisphären waren frontal partiell fusioniert (Abb. 1 a); es bestand eine ausgeprägte Kleinhirnhypoplasie mit höckriger, unstrukturierter Oberfläche und einer Dandy-Walker-Zyste. Die Nn. optici waren hypoplastisch. In der gesamten Groß- und Kleinhirnrinde fehlten normale Neuronenschichten, die Myelinisierung war kaum erkennbar. Es bestanden multiple neuronale Heterotopien, pathologisch konfigurierte Stammganglien, nach rostral verlagerte, schmächtige Oliven. Die Anlagen der Substantia nigra und der Pyramidenbahnen im Hirnstamm, sowie die Pyramidenseitenstrangbahnen im Rückenmark (Abb. 1 c, d) fehlten. Histologisch zeigte sich eine extreme Muskelfaserkalibervariation mit ausgeprägter Fibrose und Vakatfettwucherung (Abb. 1 b) besonders der Extremitäten und des M. sternocleidomastoideus, Zungen- und Zwerchfellmuskulatur erschienen nahezu normal. Die Augen zeigten dysplastische Retinae und ältere Glaskörperblutungen, rechts auch Aderhautdysplasien.

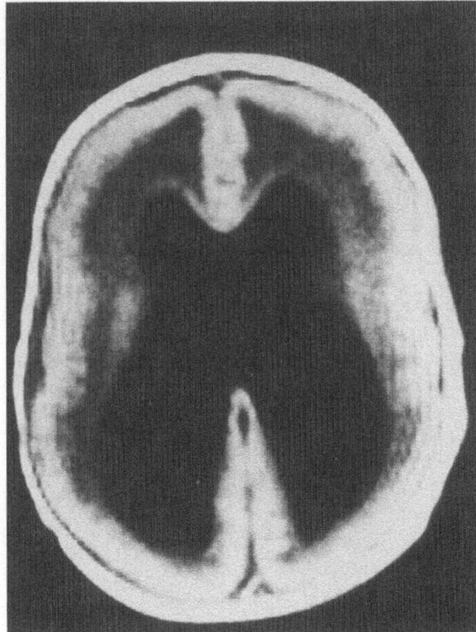

Abb. 2. Axiales, T1-betontes NMR-Bild des Patienten H.Ü. Lissenzephaler und verbreiteter Cortex mit nodulären Heterotopien an der Marklager-Rindengrenze. Hydrocephalus internus und signalarmes Marklager

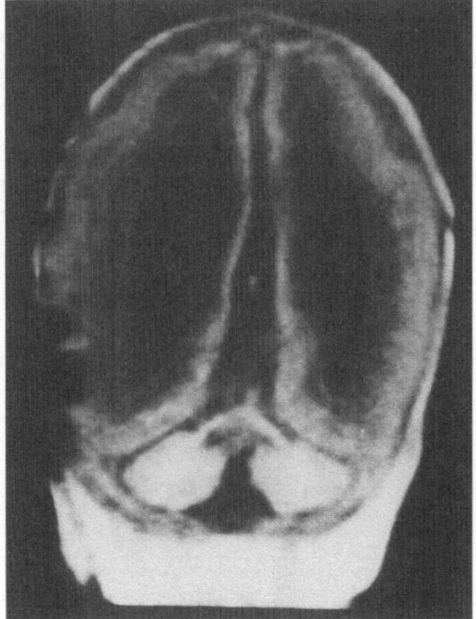

Abb. 3. Koronares T1-betontes NMR-Bild des Patienten L.M. mit verbreitertem lissenzephalen Kortex, nodulären und laminären subkortikalen Heterotopien. Zerebelläre Hypoplasie mit Dandy-Walker-Zyste. Metallartefakte durch Ventilkörper am linken Bildrand

Pat. L.M.: Bei dem zweiten Kind nichtverwandter Eltern führte die Progredienz des in der 30. SSW diagnostizierten Hydrozephalus zu einer Sectio caesarea in der 35. SSW und Shunt-Implantation am 2. Lebenstag. Muskelhypotonie, Trinkschwäche, Schläfrigkeit, BNS-Krämpfe und eine Mikrophthalmie mit radiären, dilatierten Irisgefäßen, hinteren Synechien und fortgeschrittenem Kernkatarakt bei rigiden Pupillen fielen klinisch auf. Wiederholte CPK-Werte lagen um 3000 E/l.

Kernspintomographisch wurden bei beiden Kindern ähnliche Befunde erhoben: lissenzephale Hirnoberfläche mit unregelmäßig verbreitertem Rindenband, subkortikal zapfen- und streifenförmige Neuronengruppen (Abb. 2 und 3), deutlich volumenvermindertes und hypomyelinisiertes Marklager mit isolierten Zysten im Temporalbereich, Kleinhirnhypoplasie mit Dandy-Walker-Malformation, Agenesie von Corpus callosum und Septum pellucidum.

Diskussion

Kernspintomographisch können Migrationsstörungen exakt abgebildet werden, sind jedoch bei Hirndruck nur schwer zu erkennen. Die Kombination mit zentralnervösen Anlagestörungen bei der Lissenzephalie Typ II ist bekannt (Dobyns et al. 1985; Mielke et al. 1987). Die Agenesie von Teilen der Pyramidenbahnen, wie bei unserem Patienten H.Ü. erstmals histologisch dokumentiert, könnte die konnatale Muskeldystrophie bei Lissenzephalie Typ II als Ausdruck fehlender Innervation erklären.

Literatur

Dobyns WB, Kirkpatrick JB, Hittner HM, Roberts RM, Kretzer FL (1985) Syndromes with lissencephaly. II. Walker-Warburg and cerebro-oculo-muscular syndromes and a new syndrome with type II lissencephaly. Am J Med Genet 22:157–195

Fukuyama Y, Osawa M, Suzuki H (1981) Congenital progressive muscular dystrophy of the Fukuyama type – clinical, genetic and pathological considerations. Brain Dev 3:1–29

Heyer R, Ehrich J, Goebel HH, Christen HJ, Hanefeld F (1986) Congenital muscular dystrophy with cerebral and ocular malformations (Cerebro-ocular-muscular syndrome). Brain Dev 8:614–619

Mielke R, Lu JH, Kochs G, Kowalewski S (1987) Klinische und ätiopathogenetische Aspekte des Lissenzephalie-Syndroms Typ II. Monatsschr Kinderheilkd 135:780–783

Santavuori P, Leisti J, Kruus S (1977) Muscle, eye and brain disease: A new syndrome. Neuropädiatrie 8:553–558

Agyrie – Bericht über 4 Fälle

F. Gullotta, K. Kuchelmeister, F. W. Bückmann

Einleitung

Schwere Hirnrindenfehlbildungen im Sinne von Agyrie und/oder Pachygyrie (Lissenzephalie-Syndrom) werden fast ausschließlich bei Säuglingen und Kleinkindern beobachtet (Jellinger u. Rett 1976). Dieses Syndrom gilt als selten; die modernen bildgebenden Verfahren gestatten jedoch ihre Aufdeckung, und o. g. Fehlbildungskomplex scheint offenbar häufiger als bisher angenommen aufzutreten (Marchal et al. 1989). Im Vordergrund des klinischen Bildes stehen Muskelhypotonie, progredienter psychomotorischer Abbau, oft Krampfanfälle, Schluckstörungen etc.; die Lebenserwartung dieser Patienten beträgt nach Goertchen (1975) im Durchschnitt 5 Jahre.

Kasuistik

Fall 1: Wir berichten über eine Beobachtung von Agyrie/Pachygyrie, festgestellt bei einem im Alter von 20 Jahren an Rechtsherzversagen verstorbenen jungen Mann, der seit seiner Kindheit in einem Behindertenheim lebte und bei dem klinisch eine „perinatale Hirnschädigung" diagnostiziert worden war. Bei ihm bestand eine ausgeprägte Debilität mit Krampfanfällen und Tetraspastik. Eine ebenfalls nicht näher diagnostizierte „Hirnschädigung" liegt auch bei dem älteren Bruder vor; klinische Einzelheiten darüber sind leider unbekannt. Die Sektion des Gehirns (SN 187/87) ergab eine komplette symmetrische Agyrie im Bereich der Fronto-präzentral-Regionen sowie entlang der Mantelkante bis zu den Okzipitallappen (Abb. 1–5). Angrenzende Teile der Parietal- und Temporalregionen waren pachygyrisch. Die Gyri cinguli, fronto-basale Abschnitte, die Temporalregionen, Stammganglien, Thalami, oberer und unterer Hirnstamm waren unauffällig. Im Marklager der rechtsseitigen Parieto-okzipital-Region: einzelne heterotope Ganglienzellinseln (Abb. 5). Mikroskopisch wies die agyrische Rinde eine unvollständige Schichtung auf, an mehreren Stellen war eine vierschichtige Architektonik zu sehen, und sie ging allmählich in die pachygyrische Rinde über. Für eine perinatale Hirnschädigung (Porenzephalien, Ulegyrien, Status marmoratus u. ä.) fand sich kein Anhalt.

Die Besonderheiten dieser Beobachtungen bestehen nicht nur darin, daß der Patient 20 Jahre alt geworden ist; sondern auch in der Tatsache, daß es sich offensichtlich um eine isolierte Rindenfehlbildung handelt. Die beim Agyrie-Pachygyrie-Komplex (Lissenzephalie-Syndrom) oft vorkommenden weiteren Fehlbildungen und Anomalien (kraniofaziale Dysmorphien, Hydrozephalus, Herzfehlbildungen, Mikrozephalie etc.) lagen hier nicht vor. Dobyns et al. haben jüngst (1984, 1985 a, b) eine Einteilung des Lissenzephalie-Syndroms in zwei

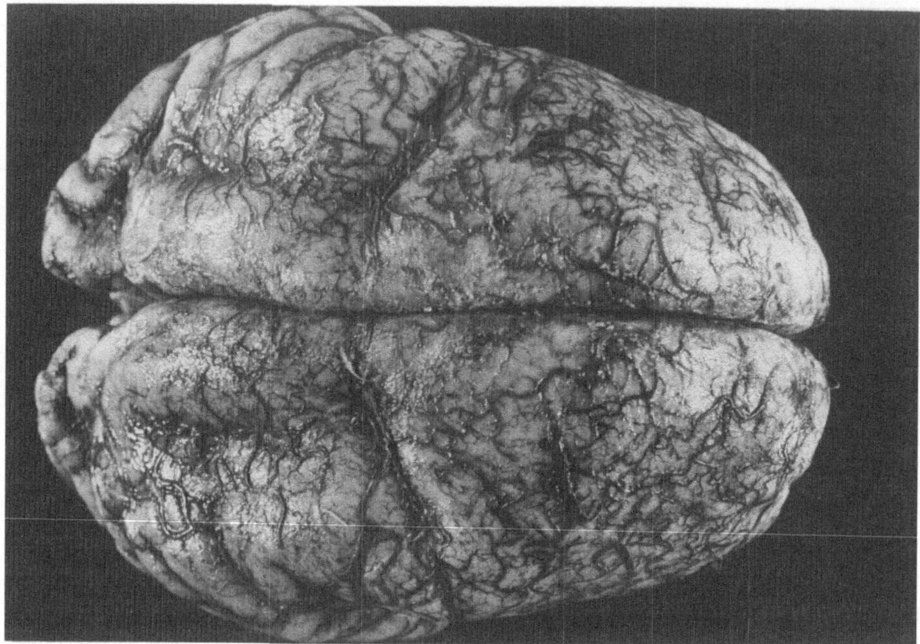

Abb. 1

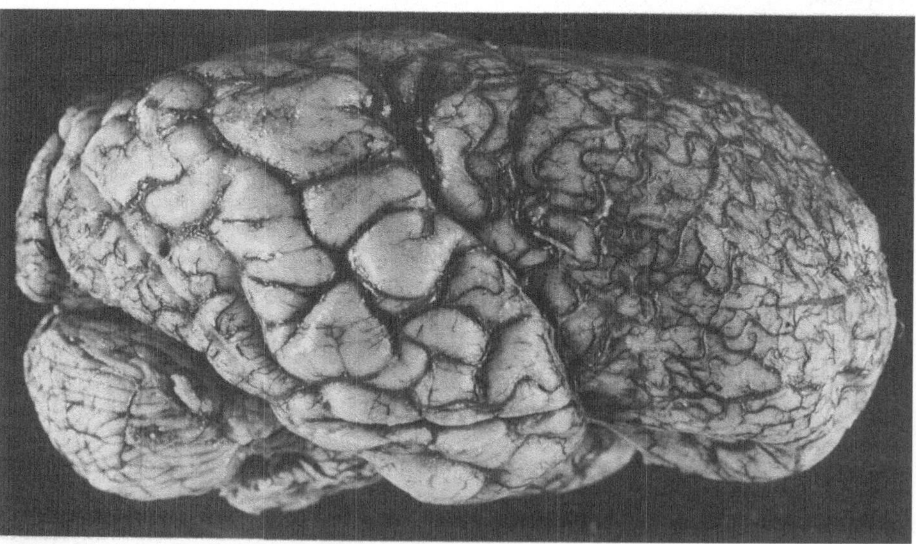

Abb. 2

Abb. 1 u. 2. Fall 1. Ansicht des Gehirns von oben bzw. von rechts. Agyrie fronto-präzentral und parietookzipital, an der Mantelkante entlang, in exakter symmetrischer Ausprägung. Pachygyrie der angrenzenden parieto-temporalen Abschnitte

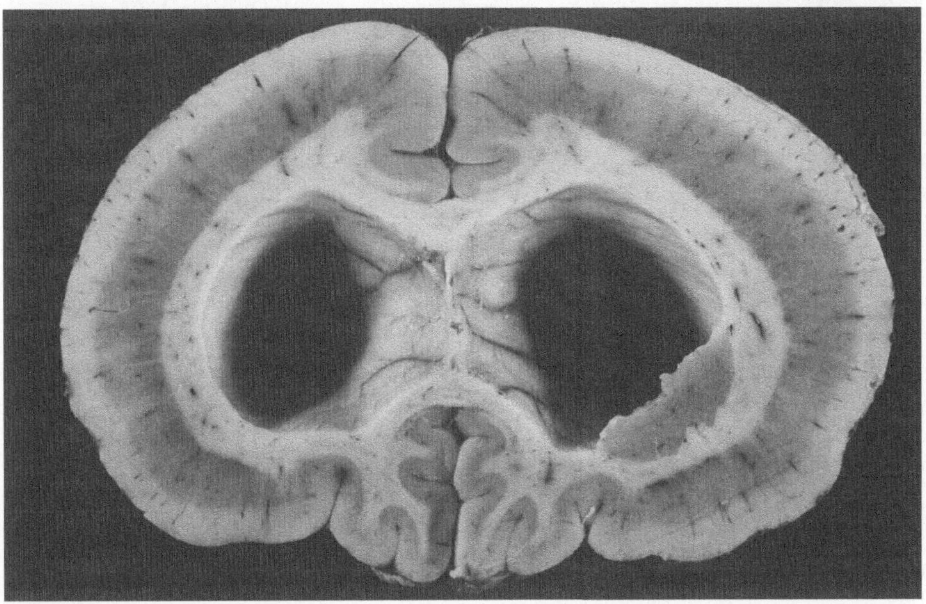

Abb. 3

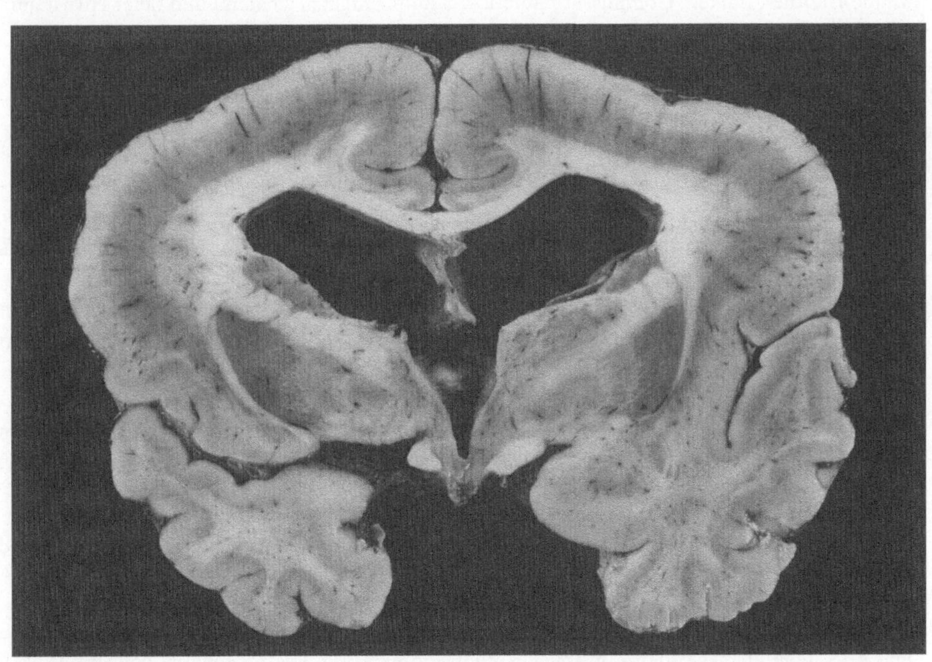

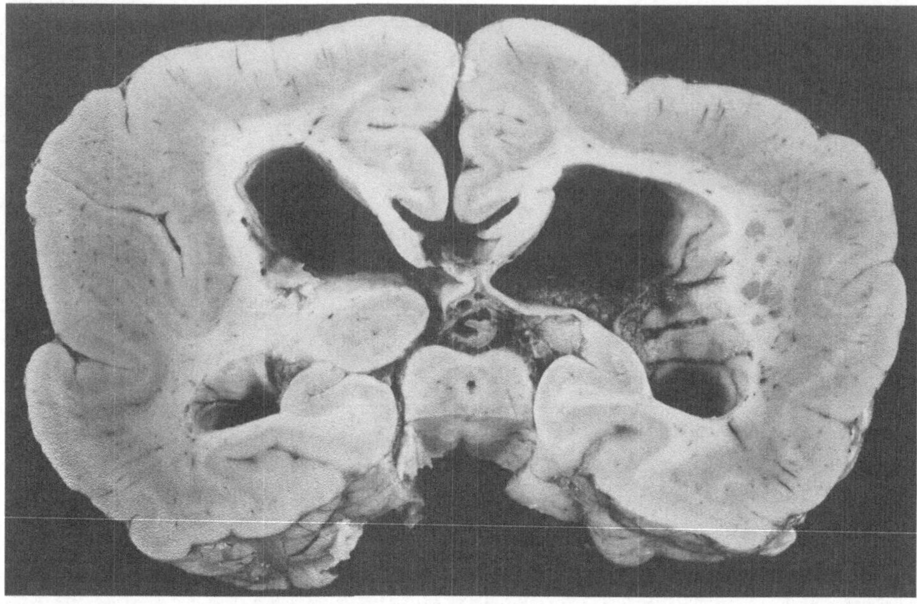

Abb. 5

Abb. 3–5. Fall 1. Auf den formolfixierten Frontalscheiben kommt die Agyrie besonders deutlich zur Darstellung. Pachygyrie am temporo-parieto-okzipitalen Übergang, subkortikale Heterotopien parieto-okzipital rechts (Abb. 5). Gyri cinguli, Gyri recti, Temporobasal-Regionen, Ammonshörner, Balken, Commissura anterior, Stammganglien, Thalami und tiefer Hirnstamm unauffällig

Hauptgruppen vorgeschlagen: Typ I (*Miller-Dieker-S.*; *Norman-Robert-S.*; „isolated lissencephaly") und Typ II (*Walker-Warburg-S.*; *„cerebro-oculo-muscular syndrome"*). Unsere oben geschilderte Beobachtung ist aber in die von Dobyns et al. vorgeschlagene Klassifikation nicht einzuordnen, da in beiden Typen bzw. Subgruppen weitere zerebrale und extrazerebrale Fehlbildungen bzw. Anomalien vorliegen, wie wir uns anhand von drei weiteren Beobachtungen von Agyrie im Rahmen des sog. zerebro-okulo-muskulären Syndroms überzeugen konnten.

Fall 2: 9 Monate altes Mädchen, erstgeboren von jungen, gesunden, nicht blutsverwandten Eltern. Klinische Diagnose: Kongenitale Muskeldystrophie, Hydrozephalus, Pseudoglioma oculi – Santavuori-Syndrom? Neuropathologie: schwere komplette Agyrie des Gehirns, Dandy-Walker-Zyste, Hydrozephalus, kongenitale Muskeldystrophie (Gullotta 1987).

Fall 3: 14 Monate alter Junge. Klinische Diagnose: Warburg-Syndrom. In seiner Familie sind Fälle von Hydrocephalus congenitus und Augen-„Anomalien" bekannt. Neuropathologie: Hydrozephalus, komplette Agyrie des Gehirns, Dandy-Walker-Zyste, kongenitale Muskeldystrophie (Pavone et al. 1986).

Fall 4: 3 Tage alt gewordenes weibliches Neugeborenes mit Hydrocephalus congenitus, Mikrophthalmie und Katarakt. Neuropathologie: Lissenzephalie, Dandy-Walker-Zyste, Fusion der Gyri cinguli etc. (Gullotta u. Kuchelmeister 1987).

Alle diese Beobachtungen unterstreichen die große Variationsbreite des Agyrie-Pachygyrie-Komplexes (Lissenzephalie-Syndrom), dessen Ätiologie unbekannt ist. Das familiäre Auftreten einiger dieser Fälle läßt an genetische Faktoren denken, in vielen der Literaturbeobachtungen sind auch Chromosomenanomalien festgestellt worden (Dobyns et al. 1984). In unseren Fällen 2 und 3 lag ein normaler Karyotyp vor, in den Fällen 1 und 4 wurden Chromosomenuntersuchungen nicht durchgeführt. Als weitere Ursachen für die Migrations- und Systematisationsstörung der Neuroblasten sind auch metabolische Erkrankungen, intrauterine Infektionen und hypoxische Zustände vermutet worden. Unter diesem letzten Aspekt ist bemerkenswert, daß in unserem ersten Fall die Rindenfehlbildungen sich weitestgehend mit dem Drainagegebiet des Sinus longitudinalis superior decken (s. Abb. 3–5). Diese topographische Übereinstimmung und das Fehlen weiterer Fehlbildungen in anderen Regionen des ZNS bzw. extrazerebral lassen vermuten, daß bei diesem Patienten die Migration der Neuroblasten bzw. die Systematisierung der Großhirnrinde infolge einer anhaltenden intrauterinen venösen Stauung gestört wurde. Gegen eine reine exogene Noxe und für eine mögliche genetische Disposition spricht jedoch die Tatsache, daß auch der Bruder dieses Patienten Träger einer nicht näher definierten und leider nicht nachprüfbaren „zerebralen Schädigung" ist.

Literatur

Dobyns WB, Stratton RF, Greenberg F (1984) Syndromes with lissencephaly. I: Miller-Dieker and Norman-Roberts syndromes and isolated lissencephaly. Am J Med Genet 18:509–526

Dobyns WB, Kirkpatrick JB, Hittner HM, Roberts RM, Kretzer FL (1985b) Syndromes with lissencephaly. II: Walker-Warburg and cerebro-oculo-muscular syndromes and a new syndrome with type II lissencephaly. Am J Med Genet 22:157–195

Dobyns WB, Gilbert EF, Opitz JM (1985a) Further comments on the lissencephaly syndromes. Am J Med Genet 22:197–211

Goertchen R (1975) Zur Pathologie der diffusen Pachygyrie. Zbl Allg Pathol 119:3–14

Gullotta F (1987) Kongenitale Cerebro-Okulo-Myopathie. Verh Dtsch Ges Pathol 71:379

Gullotta F, Kuchelmeister K (1987) Neuropathologische Befunde beim Warburg-Syndrom. In: Speckmann EJ, Palm DG (Hrsg) Epilepsie 1987. Rowohlt, Reinbek, S 442

Jellinger K, Rett A (1976) Agyria-Pachygyria (lissencephaly syndrome). Neuropädiatrie 7:66–91

Marchal G, Andermann F, Tampieri D et al. (1989) Generalized cortical dysplasia manifested by diffusely thick cerebral cortex. Arch Neurol 46:430–434

Pavone L, Gullotta F, Grasso S, Vannucchi C (1986) Hydrocephalus, lissencephaly, ocular abnormalities and congenital muscular dystrophy. A Warburg syndrome variant? Neuropediatrics 17:206–211

Hereditäres, der OPCA (olivo-ponto-zerebellaren Atrophie) ähnliches Syndrom bei zwei Geschwisterkindern

H. H. Richardt, F. Gullotta, F. Hanefeld

Einleitung

Die olivo-ponto-zerebellare Atrophie (OPCA) manifestiert sich überwiegend im Erwachsenenalter. Wir berichten über zwei Geschwisterkinder, deren Krankheitsverlauf in diesen Formenkreis eingeordnet werden könnte.

Kasuistik

1. Daniel wurde nach unkomplizierter Schwangerschaft spontan zum Termin mit einem Geburtsgewicht von 2000 g dystroph geboren, postpartal bestand eine respiratorische Anpassungsstörung mit Tachypnoe und Apnoen in den ersten Lebenstagen. Im Alter von 5 Wochen ereignete sich ein erster Krampfanfall. Die Familienanamnese ist unauffällig. Neurologisch fand sich eine Muskelhypertonie, später eine Dystonie mit abrupten Bewegungen nach hinten, die Kopfkontrolle und freies Sitzen bis heute nicht ermöglichen, weiter eine Mikrozephalie durch Dezeleration des Kopfwachstums, ein ausgeprägter Strabismus mit nur inkonstanter Fixation sowie ein häufig geöffneter Mund mit hervorgestreckter Zunge. Der Verlauf war gekennzeichnet durch sporadische Grand-mal-Anfälle sowie eine Neigung zu teilweise beatmungspflichtigen respiratorischen Infekten.

Das EEG war im Säuglingsalter lediglich allgemeinverändert, zeigte erst ab dem 3. Lebensjahr eine therapieresistente Hypsarrhythmie ohne begleitende BNS-Krämpfe. Im CCT fand sich bereits im Alter von 5 Wochen eine ausgeprägte Hypoplasie der Kleinhirntonsillen und des Unterwurms, erst später entwickelte sich eine progrediente Großhirnatrophie.

Die diagnostischen Parameter zum Ausschluß neurometabolischer Erkrankungen waren einschließlich Muskelbiopsie mit Bestimmung des Glutamat-Dehydrogenase-Komplexes sämtlich unauffällig. Auf ausdrücklichen Wunsch der Eltern wurden folgende Untersuchungen nicht durchgeführt: evozierte Potentiale, EMG, ERG, Hautbiopsie mit Pyruvat-Dehydrogenase-Aktivitätsanalyse.

Der Junge ist inzwischen 5 Jahre alt, schwer retardiert, spricht nicht.

2. Die jüngere Schwester *Nadine* bot ebenfalls postnatal vorübergehend respiratorische Anpassungsstörungen, gefolgt von häufigen Luftwegsinfekten. Die Fazies war der des Bruders von Beginn an sehr ähnlich. Neurologisch und computertomographisch ergaben sich die gleichen Befunde. Krampfanfälle wurden jedoch nicht beobachtet. Nadine verstarb im Alter von 13 Monaten an plötzlicher Ateminsuffizienz.

Neuropathologisch fand sich eine Konsistenzerhöhung im Kleinhirnmarklager und Hirnstamm, eine Hypoplasie der Kleinhirnhemisphären, mikroskopisch ein Bild ähnlich einer (olivo)-ponto-zerebellaren Atrophie mit Betonung der Veränderungen in der Brücke (Abb. 1). Die elektronenmikroskopische Begutachtung (Prof. Goebel, Mainz) ergab keine abnormen Speicherphänomene.

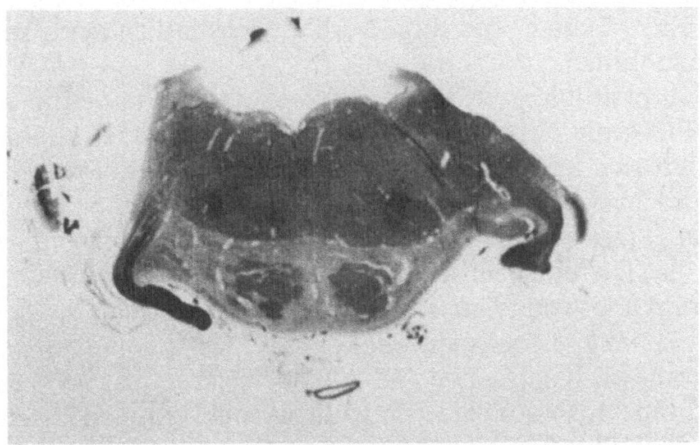

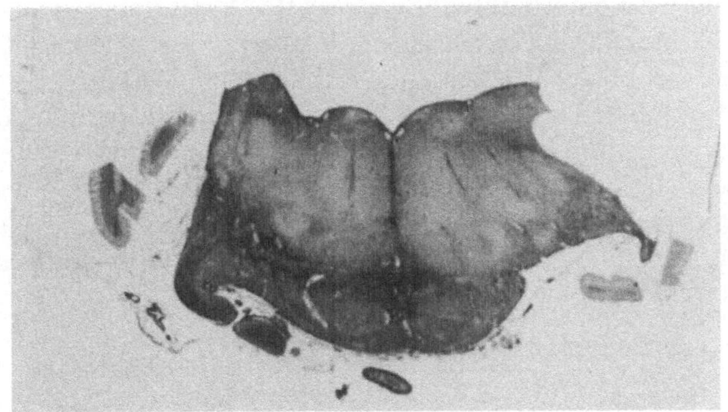

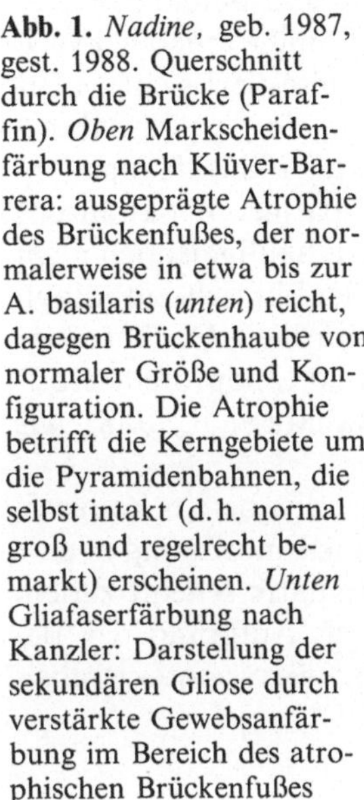

Abb. 1. *Nadine,* geb. 1987, gest. 1988. Querschnitt durch die Brücke (Paraffin). *Oben* Markscheidenfärbung nach Klüver-Barrera: ausgeprägte Atrophie des Brückenfußes, der normalerweise in etwa bis zur A. basilaris (*unten*) reicht, dagegen Brückenhaube von normaler Größe und Konfiguration. Die Atrophie betrifft die Kerngebiete um die Pyramidenbahnen, die selbst intakt (d.h. normal groß und regelrecht bemarkt) erscheinen. *Unten* Gliafaserfärbung nach Kanzler: Darstellung der sekundären Gliose durch verstärkte Gewebsanfärbung im Bereich des atrophischen Brückenfußes

Diskussion

An der Heredität des Syndroms besteht kein Zweifel. Gemeinsame Symptome beider Kinder sind: offenbar kongenitale Hypoplasie der Kleinhirnhemisphären und des Unterwurms, Mikrozephalie, Strabismus, hyperton-dystone Bewegungsstörung, schwere psychomotorische Retardierung, auffällige Fazies sowie respiratorische Probleme insbesondere bei Infekten. Nadine verstarb im Alter von 13 Monaten, bei Daniel entwickelte sich nach sporadischen Grand-mal-Anfällen erst im Kleinkindesalter im EEG eine Hypsarrhythmie, im CCT eine progrediente Großhirnatrophie.

Im Vergleich zum differentialdiagnostisch abzugrenzenden Joubert-Syndrom bestanden zwar auch Atemprobleme, die typische episodische Tachypnoe (Boltshauser u. Isler 1977) sahen wir jedoch nicht. Die von Nishimura (1987) beschriebene Multi-System-Degeneration begann erst im Alter von 2 Jahren und ging mit Retinitis pigmentosa und Myoklonien einher.

Unseren Beobachtungen bemerkenswert ähnliche klinische, radiologische und neuropathologische Befunde erhoben Hanefeld (unveröffentliche Mitteilung) und Schneider et al. (1973) bei 2 Geschwisterkindern, einem Sohn und einer Tochter miteinander verwandter Eltern, beide Kinder verstarben im dritten bzw. vierten Lebensjahr. Bei offensichtlich ebenfalls familiärer Ätiologie und ähnlich frühem Beginn sind diese Verläufe vermutlich derselben nosologischen Gruppe zuzuordnen.

Neuropathologisch ergab sich bei unserer Patientin ein Befund ähnlich einer OPCA: die olivo-ponto-zerebellare Atrophie ist klinisch heterogen, sie manifestiert sich meist hereditär, seltener sporadisch. Symptome sind Ataxie, Tremor, Sprachverlust, fakultativ extrapyramidale, spinozerebellare und bulbäre Beteiligung. Der Verlauf kann selbst innerhalb einer betroffenen Familie erheblich variieren. Die biochemische Ursache ist unbekannt. Selten manifestiert sich die Erkrankung bereits im Kindesalter, dann meist in der 2. Dekade, nur ausnahmsweise im 1. Lebensjahr (Colan et al. 1981; Agamanolis et al. 1986). Hauptsymptome im Kindesalter sind Ataxie, Visusverlust bei Retinopathie, myoklonische Anfälle. Insbesondere sehr frühe Manifestationen lassen sich häufig, jedoch nicht immer, dem Typ III (dominant vererbt, mit Retinopathie) der klinisch-pathologischen Klassifikation nach Konigsmark u. Weiner (1970) zuordnen. Darüber hinaus wird die Kombination einer OPCA mit Leberzirrhose und Lipoprotein-Stoffwechselstörung beschrieben (Agamanolis et al. 1986; Kawahara et al. 1988), wie sie bei unseren Patienten allerdings nicht vorlag.

Wir müssen bei unseren Fällen einen sehr frühen, möglicherweise bereits kongenitalen Beginn annehmen. Auch lassen Klinik und Verlauf eine Einordnung in eine übliche Klassifikation nicht ohne weiteres zu. Die Symptomatik scheint zudem auf eine Mitbeteiligung kortikaler Strukturen hinzudeuten. Aufgrund der Befunde ist insgesamt eine atypische Manifestationsform einer olivo-ponto-zerebellaren Atrophie zu diskutieren.

Literatur

Agamanolis DP, Potter JL et al. (1986) Lipoprotein disorder, cirrhosis and olivopontocerebellar degeneration in two siblings. Neurology 36:674–681

Boltshauser E, Isler W (1977) Joubert syndrome: Episodic hyperpnoea, abnormal eye movements, retardation and ataxia, associated with dysplasia of the cerebellar vermis. Neuropädiatrie 8:57–66

Colan RV, Snead OC, Ceballos R (1981) Olivopontocerebellar atrophy in children: A report of seven cases in two families. Ann Neurol 10:355–363

Kawahara H, Tomita Y et al. (1988) Neurophysiological and neuropathological studies in two children with unusual form of multiple system degeneration: Evidence for cerebellar and brainstem involvement. Brain Dev 10:312–318

Konigsmark BW, Weiner LP (1970) The olivopontocerebellar atrophies: A review. Medicine 49:227–241

Nishimura M, Takashima S et al. (1987) Multiple system atrophy with retinal degeneration in a young child. Neuropediatrics 18:91–95

Schneider H, Zetune R, Kirchschläger H (1973) Ponto-neocerebelläre Hypoplasie bei zwei Geschwistern. In: Jellinger K (Hrsg) Aktuelle Probleme der Neuropathologie. Facultas-Verlag, Wien, S 109–116

Tremor als Leitsymptom im Rahmen progredienter Enzephalopathie-Syndrome – Kasuistik und Differentialdiagnose

G. Niemann, I. Krägeloh-Mann, R. Michaelis

Einleitung

In der hier vorgelegten Kasuistik soll die Situation eines Kindes dargestellt werden, das eine progrediente Enzephalopathie entwickelte, die sich im 1. Lebensjahr nur als schwerer generalisierter Tremor manifestierte. Trotz intensiver Bemühungen konnte eine diagnostische Klärung bisher nicht erreicht werden.
An der neurologischen Symptomatik soll gezeigt werden, wie das Symptom des Tremors in differentialdiagnostische Überlegungen einbezogen werden kann; außerdem wird auf die Möglichkeit einer (in diesem Fall partiell erfolgreichen) symptomatischen Behandlung hingewiesen.

Kasuistik

Nach unauffälliger Schwangerschafts- und Geburtsanamnese stellte sich bei unserem Patienten, einem Jungen, im Alter von 10 Monaten ein armbetonter, mittel- bis grobschlägiger Tremor ein. Einige Monate später kamen Pyramidenbahnsymptome und funktionelle Rückschritte in der motorischen und kognitiven Entwicklung hinzu. Am Ende des 1. Lebensjahres konnte der Junge frei sitzen und mit Halt stehen; am Ende des 3. Lebensjahres deutliche spastische Zeichen, besonders ausgeprägt im Bereich der unteren Extremitäten; kein Sitzen und kein Stehen mit Unterstützung mehr, nur Silbenverdoppeln, minimales Sprachverständnis, inzwischen deutliche Mikrozephalie und Dystrophie.

Folgende Untersuchungen wurden durchgeführt:

- Analysen der Aminosäuren und organischen Säuren, von Ammoniak, Laktat und Pyruvat; Bestimmungen von Vitamin E, Lipiden, Harnsäure, Coeruloplasmin, Kupfer, Immunglobulinen und Alpha-Fetoprotein, der lysosomalen Enzyme und der laborchemischen Charakteristika der peroxisomalen Erkrankungen;
- Kein Hinweis für eine toxische Genese oder für einen entzündlichen Prozeß;
- elektronenmikroskopische Haut- und Lymphozytenbeurteilung; Fibroblastenuntersuchung in Richtung einer Niemann-Pick-Erkrankung;
- unauffällige bzw. unspezifische Befunde der EEG-Ableitungen, der Nervenleitgeschwindigkeit und des Elektromyogramms sowie der somato-sensibel evozierten Potentiale;
- kardiale Untersuchung, Abdomensonographie, augen- und hals-nasen-ohrenärztliche Untersuchungen;
- Schädelcomputertomogramm und kernspintomographische Untersuchung.

Analyse des Symptoms Tremor

Die genaue Analyse des Symptoms „Tremor", zum einen unter Beachtung der Manifestation in Abhängigkeit vom Innervationszustand (Ruhe-, Halte-, Aktions- und Intentionstremor), zum anderen unter Beachtung der Tremorfrequenz, ermöglicht im Einzelfall eine aus der Erwachsenenneurologie bekannte Zuordnung (Tabelle 1 und 2). In der Mehrzahl der kindlichen Tremormanifestationen führt aber eine entsprechende Analyse nicht zur Diagnose, was gerade für eine Tremorsymptomatik im Rahmen progredienter Enzephalopathie-Syndrome gilt. Dennoch kann sich aus dieser Zuordnung ein symptomatischer Behandlungsversuch ergeben. Entsprechend der Frequenzcharakteristik und der Innervationsabhängigkeit zeigte der Tremor bei dem Jungen Ähnlichkeiten mit einem essentiellen Tremor. Unter einem Therapieversuch mit Beta-Blockern (20 mg Propranolol täglich) kam es dann auch zu einer Reduktion der Häufigkeit des Auftretens und der Intensität des Tremors.

Tabelle 1. Deskriptive Einteilung und Zuordnung des Tremors

Ruhetremor	Parkinson-Tremor
Haltetremor	essentieller Tremor
Aktionstremor	essentieller Tremor / zerebellärer Tremor
Intentionstremor	zerebellärer Tremor

Tabelle 2. Einteilung des Tremors nach der Frequenz (Hz)

8 –12	Adrenalin (Angst, Streß, Hypoglykämie) Thyreotoxikose toxisch – Medikamentennebenwirkung
6 – 9	essentieller Tremor
4 – 5	Parkinson-Tremor
2,5– 4	zerebellärer Tremor

Differentialdiagnose

Beim *essentiellen Tremor* liegen i. allg. keine weiteren Beeinträchtigungen vor; die Familienanamnese und die schon in den Tabellen erwähnten Charakteristika machen die Diagnose wahrscheinlich; etwa 20–50% der Fälle manifestieren sich vor dem 20. Lebensjahr. Kurze Schauderattacken können bei Kindern Erstsymptom dieser Tremorform mit überwiegend simultaner Innervation von Agonisten und Antagonisten sein (Vanasse et al. 1976). Beziehungen zum Krankheitsbild der essentiellen Myoklonien bestehen.

Beim kindlichen *Morbus Wilson* steht initial meist die Leberaffektion im Vordergrund. Das jüngste Kind mit zerebralen Symptomen war 4 Jahre alt (Menkes 1985). Es bestanden dystone und dysarthrische Auffälligkeiten. Ein gemischter

Tremor mit Ruhe-, Halte-, Aktions- und Intentionskomponente, der proximal betont ist und eine alternierende Innervation von Agonisten und Antagonisten sowie eine Frequenz von etwa 3–6 Hz zeigt, ist erst ab der zweiten Lebensdekade zu erwarten.

Neben Nystagmus, spastischen und extrapyramidal-motorischen Symptomen gehört ein überwiegend den Kopf betreffender Tremor zu den charakteristischen Symptomen der frühen Formen der *Pelizaeus-Merzbacher-Krankheit* (Beginn während der ersten Lebensmonate) (Fishman 1989).

Obwohl ein *Parkinson-Syndrom* typischerweise in höherem Alter auftritt, sind auch eine Reihe von Patienten mit einem Manifestationsalter unter 20 Jahren beschrieben worden (Narabayashi et al. 1986). Rigor und Akinese sowie dystone Bilder stehen im Vordergrund. Beim überwiegend in Ruhe manifesten Tremor handelt es sich (im Gegensatz zum essentiellen Tremor) um eine alternierende Innervation von Agonisten und Antagonisten.

Ein grober, langsamer (1–3/s) regelmäßiger Kopftremor, horizontal oder vertikal, ist charakteristisch für das *Bobble-head-doll-Syndrom;* er verschwindet im Schlaf und schwächt sich bei willkürlichen Kopfbewegungen ab. Die in der Literatur beschriebenen Patienten zeigten die Symptomatik (mit Beginn zwischen der 7. Woche und dem 5. Monat) meist im Rahmen von Fehlbildungen mit langsam entstehender Hirndrucksymptomatik, etwa bei basalen Subarachnoidalzysten, Zysten im Bereich des III. Ventrikels und bei Aquäduktstenosen (Deonna u. Dubey 1976).

Eine ähnliche Symptomatik bezüglich des Tremors, jedoch ohne strukturelle Veränderungen wird als *Spasmus nutans* beschrieben; in der zweiten Hälfte des 1. Lebensjahres beginnend, zeigen die betroffenen Kinder ebenfalls einen 2–3/s-Kopftremor, außerdem einen meist feinschlägigen horizontalen oder rotatorischen Nystagmus; zusätzlich kann eine auffällige Kopfneigung bestehen. Die Symptomatik verschwindet nach einigen Monaten oder Jahren (Swaiman 1989).

Literatur

Deonna T, Dubey B (1976) Bobble-head-doll syndrome. Helv Paediat Acta 31:221–227

Fishman MA (1989) Disorders primarily of the white mater. In: Swaiman KF (ed) Pediatric neurology. Mosby, St. Louis, pp 755–776

Menkes JH (1985) Textbook of child neurology, 3rd ed. Lea & Febiger, Philadelphia, pp 86–95

Narabayashi H, Yokochi M, Iizuka R, Nagatsu T (1986) Juvenile parkinsonism. In: Vinken PJ, Bruyn GW, Klawans HL (eds) Handbook of clinical neurology, Vol 5 (49). Elsevier, Amsterdam, pp 153–165

Swaiman KF (1989) Disorders of the basal ganglia. In: Swaiman KF (ed) Pediatric neurology. Mosby, St. Louis, pp 820–821

Vanasse M, Bedard P, Andermann F (1976) Shuddering attacks in children: An early clinical manifestation of essential tremor. Neurology 26:1027–1030

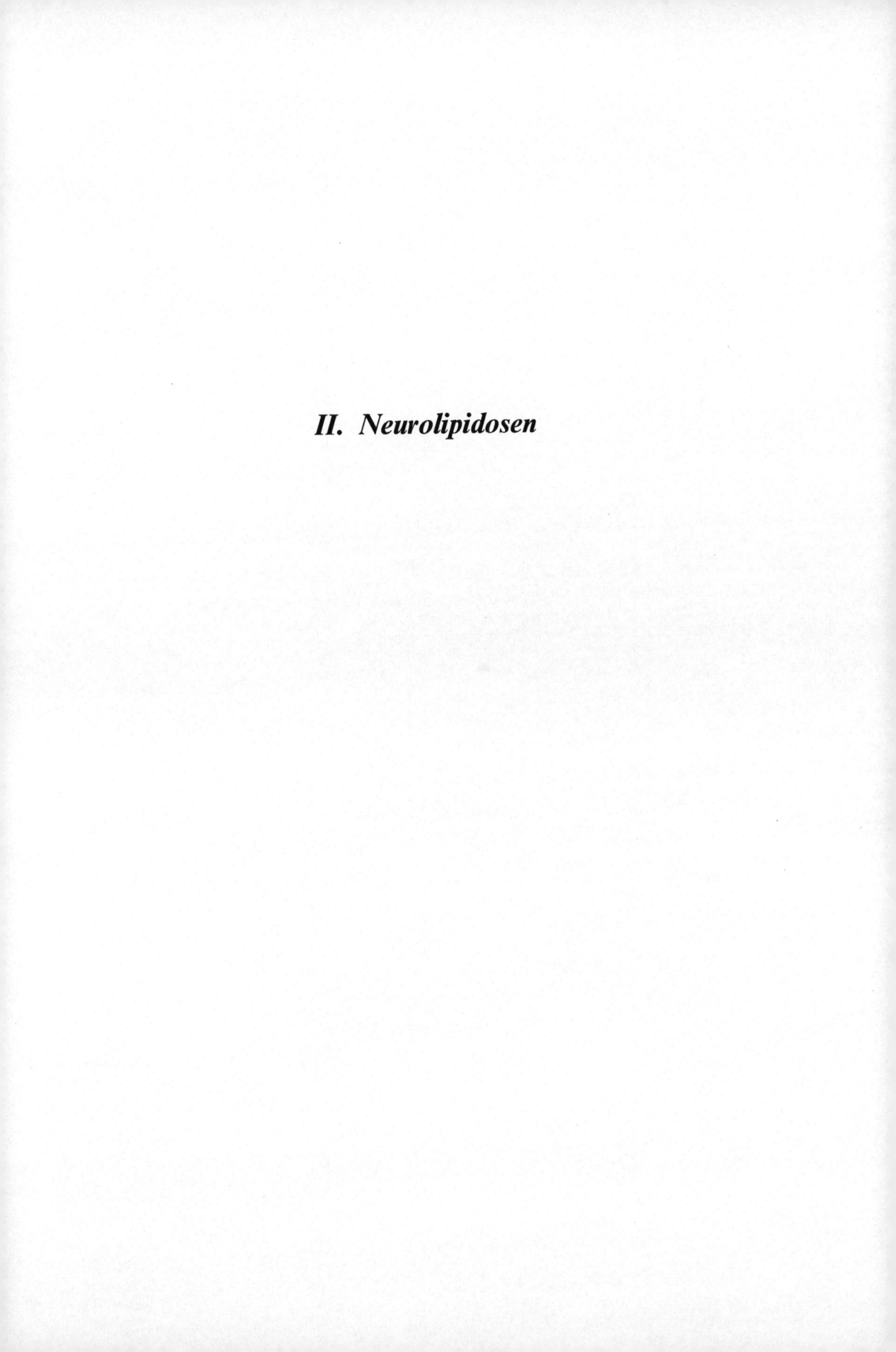

II. Neurolipidosen

Progrediente Neurolipidosen im Säuglings- und Kindesalter

B. Hagberg

Einleitung

Die ersten Forscher in der Welt, die die Bedeutung der Biochemie für die Grundlagenforschung und ihre klinischen Anwendungsmöglichkeiten auf die Hirnpathologie erkannten, waren deutsche Pathologen, die in der Mitte des 19. Jahrhunderts arbeiteten. Die besondere Weitsicht Virchows kommt in der Gründung einer chemischen Abteilung in seinem Berliner Institut zum Ausdruck. Zu Beginn dieses Jahrhunderts hat besonders der deutsche Neuropathologe Walter Spielmeyer am Kaiser-Wilhelm-Institut in München paradigmatische Beiträge geleistet. Er erkannte, daß es besondere Hirnerkrankungen gibt, die durch eine Störung der Lipidverbindungen gekennzeichnet sind. Er prägte das Konzept der Neurolipidosen und publizierte neue und wesentliche Ergebnisse zu den *„amaurotischen Idiotieformen"*, insbesondere die juvenilen und spätinfantilen Formen der neuronalen Zeroidlipofuszinose.

Seit Spielmeyers Veröffentlichungen in den ersten Jahren dieses Jahrhunderts hat sich unser Wissen rasch erweitert, besonders in den letzten Jahrzehnten. Heute kennen wir ein weites Spektrum komplexer Störungen des Lipidmetabolismus bei einer immer größer werdenden Zahl von neurodegenerativen Erkrankungen. In der Tabelle 1 sind die wichtigen hierzu gehörenden Krankheitsgruppen zusammengefaßt.

In der folgenden Präsentation werde ich mich jedoch auf repräsentative Beispiele aus diesem Formenkreis beschränken.

In bezug auf die Häufigkeit bilden die Sphingolipidosen die häufigste gut definierte Gruppe. Diese lysosomalen Speichererkrankungen (Percy 1987) sind klinisch von größter Bedeutung nicht nur deshalb, weil eine effektive und akkurate pränatale Diagnose bei vielen von ihnen möglich ist, sondern auch weil mit der Knochenmarktransplantation erstmals eine erfolgreiche Behandlung möglich erscheint.

In der Abb. 1 sind die Hauptprinzipien der komplexen Dysfunktionen der Zellorganellen in Beziehung auf die *Sphingolipidosen und verwandte Speicherkrankheiten* schematisch dargestellt. Unsere derzeitigen Erkenntnisse betreffen besonders *Defekte in der Funktion des endoplasmatischen Retikulums und Golgi-Apparates.* Diese Strukturen sind verantwortlich für die Biosynthese der lysosomalen Enzyme, ihre „Verpackung" und Kopplung (Aktivatoren), für die Erhaltung der Enzymaktivitäten (Protektoren) und den metabolischen Transport über Membranen (Carrier-Faktoren).

Tabelle 1. Neurolipidosen des Kindesalters

Speicherung von Sphingolipiden, Sphingolipidosen:
Gangliosidosen, metachromatische Leukodystrophien, M. Krabbe, M. Gaucher, M. Niemann-Pick, M. Fabry
Speicherung von einfachen Lipiden:
M. Wolman
Cholesterinesterspeicherkrankheit
Zerebrotendinöse Xanthomatose
Lipoproteindefekte (primäre):
M. Bassen-Kornzweig
M. Tangier
Glykoprotein-Golgi-Defekte:
Sekundäre Lipidstoffwechsel-Defekte
Neuronale Zeroidlipofuszinosen:
M. Spielmeyer-Vogt
M. Jansky-Bielschowsky
M. Santavouri-Hagberg-Haltia
Peroxisomale Störungen:
Adrenoleukodystrophien
Infantiler M. Refsum
Andere

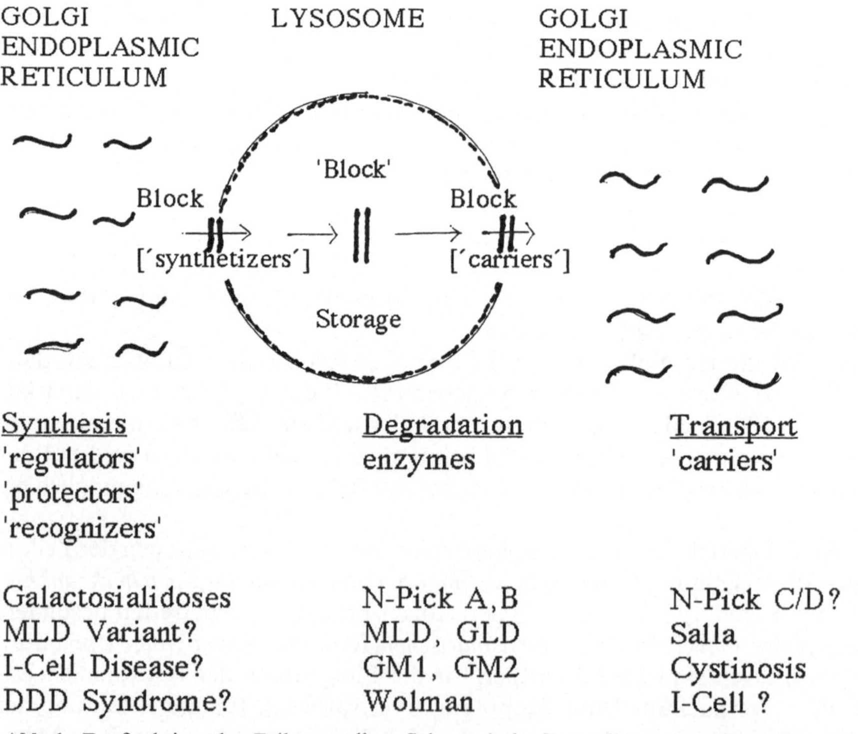

Abb. 1. Dysfunktion der Zellorganellen: Schematische Darstellung von Sitz und Art der Störung

Morbus Krabbe

Die *Globoidzell-Leukodystrophie (GLD)* ist ein klassisches Beispiel einer Sphingolipid-Speicherkrankheit mit komplettem oder subtotalem Mangel des notwendigen lysosomalen Degradationsenzyms. Die Krabbe-Erkrankung wurde auch gewählt, da der Organisator dieses Treffens, Professor Hanefeld, und seine Mitarbeiter die ersten waren, die auf die heterogene Gruppe der „late onset GLD" hingewiesen haben (Hanefeld et al. 1973). Die klinische Symptomatologie und das Alter bei Beginn der Erkrankung differieren beträchtlich (Hagberg 1984, 1987). Auch in den Familien sind erhebliche Variationen im Verlauf beobachtet worden. Man muß deshalb diese Varianten, die offensichtlich in Südeuropa und im mediterranen Raum häufiger als im Norden vorkommen, als wichtige Differentialdiagnose in atypischen Fällen neurodegenerativer Erkrankungen berücksichtigen. Der klassische hyperton-irritable infantile M. Krabbe kommt wahrscheinlich häufiger in Schweden als in anderen Ländern vor, die geschätzte Inzidenz beträgt 1:25000 (Hagberg 1984).

Wir haben keinen Fall von „late onset GLD" in unserer ursprünglichen ethnischen Population diagnostiziert, dagegen verliefen 2% unserer Fälle von infantilem M. Krabbe als besonders prolongierte „Floppy-infant-Variante". Die *Galaktozerebrosid-β-Galaktosidase-Aktivitäten* gestatteten keine Unterscheidung. Diese Fälle können anfangs mit den kongenitalen Hypomyelinationsneuropathien verwechselt werden (Hagberg 1990). Daneben existieren noch andere seltene Varianten der GLD (Tabelle 2).

Wie in anderen bekannten Sphingolipidosen gibt es in der Gruppe des M. Krabbe mehr oder weniger biologisch verwandte Erkrankungen mit einem partiellen Verlust des GLD-Enzyms (Fluharty et al. 1986; Okada et al. 1988). Über die Jahre haben wir (Hagberg u. Svennerholm, unpubliziert) ein Dutzend Patienten mit einer nichtklassifizierbaren neurodegenerativen Erkrankung beobachtet, bei

Tabelle 2. Globoidzell-Leukodystrophien (M. Krabbe) (Hagberg 1984): Unterteilung in drei Haupt- und mehrere Untergruppen nach der klinischen Präsentation

I. Infantiler Typ (< 12 Monate)

Varianten mit:
- klassischer Symptomatik (irritativ-hyperton)
- neonatalen Auffälligkeiten (gestörte Nahrungsaufnahme)
- BNS-Anfällen
- Hemiplegie
- prolongierter Hypotonie

II. Spät-infantiler/juveniler ("late onset") Typ (1 ½–15 Jahre)

Varianten mit:
- Visusverlust
- zerebellärer Ataxie
- Spastizität
- akuter Polyneuropathie
- Psychose, Demenz

III. Erwachsenen-Typ

denen die Aktivitäten der GLD-Enzyme auf 25–50% der Norm reduziert waren. Die Untersuchung der Eltern ergab – soweit durchgeführt – keinen Hinweis, daß sie als GLD-Überträger zu betrachten waren. Diese Fälle kann man in zwei Hauptgruppen unterteilen. Eine enthält eine große Vielfalt von unspezifischen spätinfantilen und juvenilen neurodegenerativen Phänotypen und ist wahrscheinlich sehr heterogen in ihrer Ätiologie. Die andere enthält eine Gruppe mehr homogener infantiler Fälle mit Beginn der Symptomatik während der ersten Lebensmonate. Sie alle sind charakterisiert durch eine schwere psychomotorische Regression parallel zum Auftreten einer erworbenen Mikrozephalie und spastischen Tetraplegie. Nach ein oder zwei Jahren kommt die Regressionsphase zum Stillstand. Zurück bleibt ein mehrfach behindertes Kind, zu dem ein Rest an emotionalem Kontakt möglich ist. Wegen der erniedrigten *Zerebrosid-β-Galaktosidase-Aktivität* hat man zunächst geglaubt, es handelt sich hierbei um eine Variante der Krabbe-Erkrankung. Die klinische Symptomatologie und der Verlauf sind jedoch ganz anders. Trotz Einsatz aller Labormethoden ist es uns bisher nicht gelungen, die primäre biologische Ursache bei diesen Fällen nachzuweisen. Die Kinder haben über viele Jahre mit dem stabilen Bild eines Multihandicaps überlebt. Wir hatten deshalb bisher nicht die Möglichkeit, Autopsiematerial zu untersuchen. Es könnte möglich sein, daß diese Fälle die Situation der Niemann-Pick-Erkrankung reflektieren, wo zwei biologisch völlig unterschiedliche Erkrankungen in dem älteren Konzept vermischt wurden. Die enzymatischen Auffälligkeiten können daher als unspezifische Marker für eine vom M. Krabbe biochemisch völlig verschiedene Störung eines bisher unbekannten Stoffwechseldefektes angesehen werden.

Metachromatische Leukodystrophie (MLD)

Diese Leukodystrophie ist charakterisiert durch eine abnorme Ansammlung von Sulfatiden im Gehirn, in peripheren Nerven, in den Tubuli der Nieren und in den Epithelien der Gallenblase. Die bekannteste spätinfantile Form ist das klassische Beispiel einer lysosomalen Erkrankung (Kolodny u. Moser 1983). Heute wissen wir, daß der gesamte MLD-Komplex eine Vielzahl teilweise seltener klinischer Phänotypen umfaßt, denen ein entsprechendes Enzymmuster zugrundeliegen muß (Tabelle 3) (Hohenschutz et al. 1989). Es existieren heute mehrere Beschreibungen phänotypisch charakteristischer Fälle von MLD mit normaler *Arylsulfatase-A-Aktivität*. Diese sind durch einen prälysosomalen Defekt des Aktivatorproteins, der zu einem funktionell inaktiven lysosomalen Enzym führt, charakterisiert (Wenger et al. 1989) (Abb. 1).

Morbus Gaucher

Diese Erkrankung, welche durch die Speicherung von Zerebrosiden als Ergebnis eines Fehlens des Enzyms *Zerebrosid-β-Glukosidase* entsteht, wird traditionell in 3 Hauptgruppen unterschieden:

Tabelle 3. Metachromatische Leukodystrophie

A. Klinische Phänotypen		
Typische:	Spätinfantile Juvenile Adulte	Aryl-Sulfatase-A-Mangel
Atypische:	Ataxie Mentale Retardierung Polyneuropathie	Aryl-Sulfatase-A „normal" Aktivator-Proteindefizient
B. Arylsulfatase A: Subtotaler oder partieller Mangel		
Phänotyp:	Klassisch spät-infantile Form Frühe Cholezystitis-Form Juvenile neuropsychiatrische Form mit Demenz Klinisch normale Form mit enzymatischer Pseudodefizienz	

1. die adulte, nichtneuropathische Form,
2. die infantile, neuropathische Form,
3. die juvenile oder subakut neuropathische Form, die heterogen ist.

Eine in Nordschweden auftretende sehr homogene Form, der Norrbottnian Type III, ist von besonderem Interesse. Es ist die erste Neurolipidose, die günstig durch eine Knochenmarktransplantation zu beeinflussen ist (Erikson 1986). Heute ist diese Maßnahme mehr oder weniger eine Routinetherapie zur Vermeidung der progredienten Verschlechterung bei dieser Erkrankung geworden.

Morbus Niemann-Pick (NP)

Crocker hat die Gruppe des NP ursprünglich in die vier Formen A, B, C und D unterteilt.
In einer kürzlich durch Vanier (1987) veröffentlichten großen Serie von 72 europäischen Fällen ist das Panorama der NP-Gruppe in 6 Typen unterschieden (Tabelle 4). Das Speichermaterial beim M. Niemann-Pick besteht aus Sphingomyelin, Glukozerebrosid und Cholesterin. Der infantile Typ A und der spätinfantile juvenile Typ B präsentieren Erkrankungen mit einem einfachen Defekt der

Tabelle 4. Morbus Niemann-Pick – Häufigkeit der verschiedenen Typen ($n = 72$) (Nach Vanier 1987)

Typ A	14%	Fehlen oder deutliche Erniedrigung der Sphingomyelinase
Typ B	36%	
Intermediär-Typ (Elleder u. Cihula 1983)	4%	
Typ C	46%	Sphingomyelinase normal (in Fibroblasten subnormal)
Typ D	0%	
Typ E	1%	

Sphingomyelinase-Aktivität (Abb. 1). Die Sphingomyelinase-Aktivität liegt in solchen Fällen bei weniger als 10% der Norm. Es werden hauptsächlich Sphingomyelin und in geringeren Mengen auch Cholesterin gespeichert. Im Gegensatz zum Typ A und B haben die Typen C, D und E normale oder weitgehend normale Enzymaktivitäten und nur eine, wenn vorhanden, diskrete Sphingomyelinspeicherung. In Typ C und D findet man aber dagegen eine prominente Vermehrung des nichtveresterten Cholesterins. Wir wissen heute, daß der Typ C der Niemann-Pick-Erkrankung eine separate und völlig unterschiedliche Gruppe von Erkrankungen darstellt, eine Cholesterinester-Mangelerkrankung (Pentchev et al. 1985; Vanier et al. 1985). Die Situation ist noch weiter dadurch kompliziert, daß es auch intermediäre Gruppen mit einem Sphingomyelinasemangel und einem protrahierten Verlauf gibt (Elleder u. Cihula 1983). Neuere Untersuchungen von Fällen mit NP-C haben gezeigt, daß exogenes Low-density-Lipoprotein (LDL)-Cholesterin in Lysosomen falsch verarbeitet wird (Pentchev et al. 1985). Eine Erklärung könnte ein Defekt im Membrantransport des Cholesterins aus den Lysosomen in das endoplasmatische Retikulum sein (Liscum u. Faust 1987; Sokol et al. 1988), wie es in der Abb. 1 schematisch dargestellt wird. Der primäre Defekt hierfür ist jedoch bisher noch nicht exakt definiert worden.

Die mäßige Speicherung von Sphingomyelin beim Typ C ist wahrscheinlich sekundär verursacht durch die massive Vermehrung des exogenen LDL-Cholesterins in den Lysosomen. Hierdurch wird die Sphingomyelinase-Aktivität auf ein Drittel der Norm reduziert (Thomas et al. 1989). Wenn man unter experimentellen Bedingungen in Zellkulturen dieses LDL-Cholesterin entfernt, ist eine normale Enzymaktivität der Sphingomyelinase nachweisbar (Thomas et al. 1989). Dies hat zu einer verwirrenden Klassifizierung des klinischen Typs C in der Vergangenheit geführt (Neville et al. 1973; Hagberg et al. 1978). Aufgrund der vorliegenden Daten muß man heute annehmen, daß es sich hierbei nicht um eine einzelne Erkrankung, sondern um eine Gruppe ähnlicher aber heterogener Störungen mit einem abnorm regulierten intrazellulären Cholesterinmetabolismus und -transport handelt.

Diese Konfusion ist in der Literatur durch die Vielzahl der Begriffe und Namen bei der Klassifizierung des Typs C reflektiert (Tabelle 5). Fink et al. (1989) haben das weite klinische Spektrum dieser Erkrankung anhand einer Serie von 22 Patienten exemplarisch dargestellt. Diese verschiedenen Typen sind nach ihren klinischen Charakteristika summarisch in der Tabelle 6 zusammengefaßt. Schlüsselsymptom dieser Erkrankung ist in 75% der Fälle mit spätem Beginn die vertikale Blicklähmung. Zusammen mit dem Nachweis sog. seeblauer Histiozyten (*sea blue histiocytes*) im Knochenmark, gestattet die klinische Symptomatik eine akkurate Diagnose. Eine pränatale Diagnose ist seit kurzem möglich (Vanier et al. 1989).

Tabelle 5. Morbus Niemann-Pick Typ C – Synonyma

- Neurovisceral storage disease with supranuclear ophthalmoplegia (Neville et al. 1973)
- Juvenile dystonic lipidosis (Karpati et al. 1977)
- Sphingomyelin lipidosis variant (Witzleben et al. 1986)
- The DAF syndrome (Cogan et al. 1981)
- Neurovisceral storage disorder simulating Niemann-Pick disease (Hagberg et al. 1978)

Tabelle 6. Morbus Niemann-Pick Typ C – Klinisches Spektrum der drei Haupttypen (Nach Fink et al. 1989)

Typ	Häufigkeit	Manifestation	Verlauf	Symptomatik
I	20–25%	Früher Beginn (Neonatalperiode)	Rasch progredient	Neugeborenenikterus Leberzirrhose Mentale Retardierung Ataxie Spastik Retinopathie Schaumzellen
II	65–70%	Verzögerter Beginn (Kleinkindalter)	Langsam progredient	Normale frühkindliche Entwicklung Splenomegalie Vertikale Blickparese Rumpfataxie Dystonie Progrediente Demenz
III	5–10%	Später Beginn (Jugendalter)	Langsam progredient	Blickparese Dysarthrie Dyspraxie Psychiatrische Symptome

Das Disialo-Transferrin-Developmental-Deficiency (DDD)-Syndrom

Im Zusammenhang mit Störungen des endoplasmatischen Retikulums und Golgi-Apparates soll auch das DDD-Syndrom (Kristiansson et al. 1989) diskutiert werden. Diese neurodegenerative Erkrankung zeigt eine Reihe extraneuraler, systemischer Besonderheiten (Tabelle 7). Fünf der 7 schwedischen Patienten, die von Kristiansson et al. (1989) beschrieben wurden, sind vom Autor über mehrere Jahre behandelt worden. Obgleich es klar schien, daß sie ein einheitliches Krankheitsbild darstellten, war es lange Zeit nicht möglich, einen biochemischen Defekt nachzuweisen. In der frühen Kindheit zeigten die Patienten Ähnlichkeiten zu der I-Zellerkrankung. Auffällig und unerklärt war der Befund eines Mangels an Prä-β-Lipoprotein. Kristiansson et al. (1989) konnten einen Mangel an Disialo-Transferrin nachweisen, womit ein gut definierter Glukoproteinmarker im Plasma entdeckt war. Die Krankheit scheint einen generalisierten *Glukoprotein-Defektzustand* darzustellen.

Die Patienten ähneln in mancher Hinsicht den von Jaeken et al. (1984) aus Belgien beschriebenen Fällen. Bis heute sind rund 40 Patienten mit dem sog. DDD-Syndrom, die Mehrzahl aus Belgien und Schweden (17 schwedische Fälle bis Oktober 1989), bekannt. Von der Krankheit sind häufig Geschwister betroffen, so daß ein klarer Hinweis auf Vorliegen eines autosomal-rezessiven Erbmodus vorliegt.

Das DDD-Syndrom imponiert klinisch als ein neuro-hepato-subkutanes Gewebssyndrom. Die Entwicklungsdaten, neurologischen und morphologischen Befunde sind in der Tabelle 8 zusammengestellt. Alle Kinder waren bei Geburt sehr hypo-

Tabelle 7. Disialo-Transferrin-Developmental Deficiency (DDD)-Syndrom – Somatische Befunde

Leber	Hepatozelluläre Funktionsstörung Cholestase
Skelett/Bindegewebe	Osteopenie Dysostose Gelenkkontrakturen
Haut	Abnorme Fettverteilung und -konsistenz
Herz	Perikarderguß Herztamponade
Niere	Zysten Proteinurie
Augen	Retinitis pigmentosa Abduktionsschwäche (N.-abducens-Affektion?)

ton und zeigten degenerative Stigmata. Bei kataboler Stoffwechsellage neigen sie zu komatösen und apoplexieähnlichen Episoden, einige entwickelten lebensbedrohliche perikardiale Ergüsse. Allen gemeinsam ist eine generalisierte Retardierung, sowohl der Grob- und Feinmotorik wie auch der sozialen und mentalen Leistungen (IQ im Durchschnitt 40–50). Augenstörungen mit retinaler Pigmentation und dystrophischen Makulae finden sich regelhaft.
Die neurologischen Symptome führen fortschreitend zu einer schweren Behinderung im Schulalter. Diese ist vom Typ einer Erkrankung des zweiten Motoneurons mit ausgeprägter distal betonter Schwäche und leichten ataktischen Symptomen. Die Muskeldehnungsreflexe werden zunehmend schwächer und sind

Tabelle 8. Disialo-Transferrin-Developmental Deficiency (DDD)-Syndrom – Klinische Symptomatik

Faziale Dysmorphie	Hypotelorismus Strabismus convergens Hoher Nasenrücken Große Ohren Prominentes Kinn
„Gedrungene" Statur	Gibbus Kielthorax Beugekontrakturen der großen Gelenke Schmächtige, atrophische Gliedmaßen
Entwicklungsverzögerung	Primitive Sprache im Telegrammstil Unmotiviertes Lachen
Neurologische Symptome	Koordinationsstörungen Ataxie Periphere Neuropathie Areflexie der Beine Retinitis pigmentosa Makulaveränderungen

jenseits des 2. Lebensjahres nicht mehr auslösbar. Dem entspricht eine fortschreitende Verlangsamung der Nervenleitgeschwindigkeit, was bereits in den untersuchten Fällen im 1. Lebensjahr nachweisbar war.
Die Neuropathie ist im Gegensatz zu den anderen Störungen langsam progredient (Hagberg 1990). Von den Laboruntersuchungen ist noch erwähnenswert, daß man eine vermehrte Ausscheidung von Oligosacchariden im Urin und eine gesteigerte Hydrolasenaktivität im Serum einzelner Patienten nachweisen kann.

Cholesterin-Speichererkrankungen

Es erscheint mir sinnvoll, abschließend die Erkrankungen zusammenzufassen, bei denen ein Defekt der Zellorganellen zur Speicherung von Cholesterin und Cholesterinverbindungen im Kindesalter führt.

Es handelt sich hierbei um folgende Erkrankungen:

1. Niemann-Pick Typ C–D

Die zelluläre Speicherung exogener LDL-Cholesterine wurde bereits beschrieben. Im Plasma finden sich normale Lipidspiegel und ein normales Lipoproteinmuster. Der primäre Defekt liegt sehr wahrscheinlich auf dem Niveau des endoplasmatischen Retikulums (s. oben).

2. Wolman-Erkrankung

Bei dieser autosomal-rezessiv vererbten Erkrankung handelt es sich um eine schwere Form des *sauren Lipasedefektes*, einer klassischen lysosomalen Erkrankung (Abb. 1). Aus den Histiozyten entstehen so Schaumzellen, die besonders Cholesterin, aber auch Triglyzeride speichern. Die klinischen Befunde sind durch eine extensive Hepatosplenomegalie mit sekundär systemischen Folgen charakterisiert. Auf dem Röntgenbild des Abdomens sind Verkalkungen in den vergrößerten Nebennieren nachweisbar.
Diese Kinder sind bei Geburt zunächst wach und aktiv, ihre Entwicklung stagniert parallel mit dem Auftreten der viszeralen Symptomatologie. Es ist noch unklar, ob diese eine direkte neurologische Störung oder sekundär als Gedeihstörung im Rahmen systemischer Läsionen zu verstehen ist. Ultrastrukturelle Untersuchungen von Gehirn und peripheren Nerven zeigten eine relativ geringe Lipidspeicherung, besonders in Stützgeweben (Byrd u. Powers 1979). Die meisten Patienten versterben im 1. Lebensjahr. Als extreme Rarität beschrieben Philippart et al. (1982) ein Mädchen, welches bis zum 10. Lebensjahr überlebte.
Die Patientin zeigte neben einer Hepatomegalie eine psychomotorische Regression, Anfälle, eine Polyneuropathie und tapetoretinale Degenerationen. Seit kurzem ist eine pränatale Diagnose möglich (van Diggelen et al. 1988). Wolman (1989) hat eine Behandlung dieser früh diagnostizierten Fälle vorgeschlagen.

3. Cholesterinester-Speicherkrankheit

Es handelt sich hierbei um eine im Prinzip mildere Variante der gleichen Lipidspeichererkrankung wie bei M. Wolman. Die Patienten fallen durch eine Hepatosplenomegalie mit Fibrose, Ösophagusvarizen und Hypersplenismus auf. Ihre psychomotorische Entwicklung und ihr neurologischer Status sind normal. Im Plasma ist eine deutliche Erhöhung der Cholesterine, weniger ausgeprägt der Triglyzeride sowie ein abnormes Lipoproteinmuster nachweisbar. Die Speicherung von Cholesterinestern führt sekundär zu einem Lecithin-Cholesterin-Acyltransferase-Mangel (van Erum et al. 1988).

4. Xanthomatosis cerebrotendinosus

Es handelt sich hierbei um eine generalisierte Erkrankung mit *Defekt der Gallensäuresynthese* (Berginer et al. 1989). Cholesterinverbindungen werden unvollständig oxidiert, besonders Cholestanol mit den möglichen Defekten, wie sie in Abb. 2 illustriert sind. Neurologische Symptome erscheinen langsam während der Schulzeit und Adoleszenz. Sie sind das Ergebnis einer Speicherung von Cholestanol bzw. eines Ersatzes des Cholesterins durch Cholestanol im Myelin des zentralen und peripheren Nervensystems (Berginer et al. 1989). In einem Drittel der Fälle beginnt die Symptomatik bereits vor dem 10. Lebensjahr und in dem restlichen Zweidrittel zwischen 11. und 20. Jahr. Xanthome über den Sehnen, besonders der Achillessehne, sind gewöhnlich die ersten Manifestationen. Diese können bereits während der ersten Schuljahre nachweisbar sein. Typischerweise kommt es dann zu Schulversagen und Verhaltensauffälligkeiten und einer langsamen mentalen Retardierung, verbunden mit Spastizität, Ataxie und Zeichen einer Polyneuropathie. Nicht selten führt dies im mittleren Alter zu einer schweren Demenz und einem neurologischen Multihandicap. Die Cholesterinspiegel im Plasma sind niedrig, eine detaillierte Lipidanalyse ist notwendig, um die Erkrankung genauer zu differenzieren.

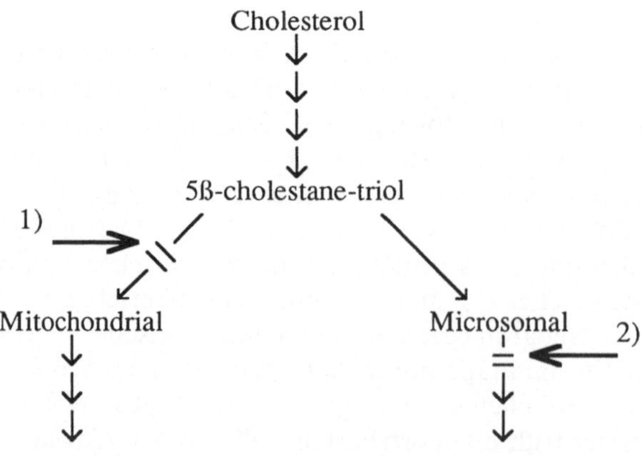

Abb. 2. Schematische Darstellung der Biosynthese von Gallensäuren aus Cholesterin. Die Pfeile postulieren zwei alternative, bisher nicht nachgewiesene Stoffwechseldefekte

Literatur

Berginer VM, Salen G, Shefer S (1989) Cerebrotendinous xanthomatosis. Neurol Clin 7:55–74

Byrd JC, Powers JM (1979) Wolman's disease: Ultrastructural evidence of lipid accumulation in central and peripheral nervous systems. Acta Neuropathol (Berl) 45:37–42

Cogan DG, Chu FC, Bachman DM, Barranger J (1981) The DAF syndrome. Neuroophtalmology 2:7–16

Diggelen OP van, Koskull H von, Ämmälä P, Vredevelt GTM, Janse HC, Kleijer WJ (1988) First trimester diagnosis of Wolman's disease. Prenat Diagn 8:661–663

Elleder M, Cihula J (1983) Niemann-Pick disease (variation in the sphingomyelinase deficient group). Neurovisceral phenotype (A) with an abnormally protected clinical course and variable expression of neurological symptomatology in three siblings. Eur J Pediat 140:323–328

Eriksson A (1986) Gaucher disease – Norrbottnian type (III). Neuropaediatric and neurobiological aspects of clinical patterns and treatment. Acta Paediatr Scand (Suppl 326)

Erum S van, Gnat D, Finne C, Blum D, Vanhelleput C, Vamos E, Vertongen F (1988) Cholesteryl ester storage disease with secondary lecithin cholesterol acyl transferase deficiency. J Inherit Metab Dis 11 (Suppl 2):146–148

Fink JK, Filling-Katz MR, Sokol J et al. (1989) Clinical spectrum of Niemann-Pick disease type C. Neurology 39:1040–1049

Fluharty AL, Neidengard L, Holtzman D, Kihara H (1986) Late-onset Krabbe disease initially diagnosed as cerebroside sulfatase activator deficiency. Metab Brain Dis 1:187–195

Hagberg B (1984) Krabbe's disease: Clinical presentation of neurological variants. Neuropediatrics 15:11–15

Hagberg B (1987) Krabbe's disease – variants of classical infantile type. Neuropediatrics 18:116

Hagberg B (1990) Polyneuropathies in paediatrics (Review). Eur J Pediatr 149:296–305

Hagberg B, Haltia M, Sourander P, Svennerholm L, Vanier M-T, Ljunggren C-G (1978) Neurovisceral storage disorder simulating Niemann-Pick disease. A new form of oligosaccharidosis? Neuropädiatrie 9:59–73

Hanefeld F, Wilson J, Crame L (1973) Die juvenile Form der Globoidzell-Leukodystrophie. Monatsschr Kinderheilk 121:293–294

Hohenschutz C, Eich P, Friedl W, Waheed A, Conzelmann E, Propping P (1989) Pseudodeficiency of arylsulfatase A: a common genetic polymorphism with possible disease implications. Hum Genet 82:45–48

Jaeken J, Eijk HG van, Heul C van der, Corbeel L, Eeckels R, Eggemont E (1984) Sialic acid-deficient serum and cerebrospinal fluid transferrin in a newly recognized genetic syndrome. Clin Chim Acta 144:245–247

Karpati G, Carpenter S, Wolfe LS, Andermann F (1977) Juvenile dystonic lipidosis: an unusual form of neurovisceral storage disease. Neurology 27:32–42

Kolodny EH, Moser HW (1983) Metachromatic leukodystrophy. In: Stanbury JB, Wyngaarden JB, Fredrickson DS, Goldstein JL, Brown MD (eds) The metabolic basis of inherited disease, 5th edn. McGraw Hill, New York, pp 881–905

Kristiansson B, Andersson M, Tonnby B, Hagberg B (1989) Disialotransferrin developmental deficiency syndrome. Arch Dis Child 64:71–76

Liscum L, Faust JR (1987) Low density lipoprotein (LDL)-mediated suppression of cholesterol synthesis and LDL uptake is defective in Niemann-Pick type C fibroblasts. J Biol Chem 262:17002–17008

Neville BGR, Lake BD, Stephens R, Sanders MD (1973) A neurovisceral storage disease with vertical supranuclear ophthalmoplegia, and its relationship to Niemann-Pick disease: a report of nine patients. Brain 96:97–120

Okada S, Kato T, Tanaka H, Takada K, Aramitsu Y (1988) A case of late variant form of infantile Krabbe disease with a partial deficiency of galactocerebrosidase. Brain Dev 10:45–46

Pentchev PG, Combly ME, Kruth HS et al. (1985) A defect in cholesterol esterification in Niemann-Pick disease (type C) patients. Proc Natl Acad Sci USA 82:8247–8251

Percy AK (1987) The inherited neurodegenerative disorders of childhood: clinical assessment. J Child Neurol 2:82–97

Philippart M, Durand P, Borrone C (1982) Neural lipid storage with acid lipase deficiency: a new variant of Wolman's disease with features of the senior syndrome. Pediatr Res 16:954–959

Sokol J, Blanchette-Mackie EJ, Kruth HS et al. (1988) Type Niemann-Pick disease. J Biol Chem 263:3411–3417

Stibler H, Jaeken J (1990) Carbohydrate deficient serum transferrin in a new systemic hereditary syndrome. Arch Dis Child 65:107–111

Thomas GH, Tuck-Muller CM, Miller CS, Reynolds LW (1989) Correction of sphingomyelinase deficiency in Niemann-Pick type C fibroblasts by removal of lipoprotein fraction from culture media. Inher Metab Dis 12:139–151

Vanier M (1987) Niemann-Pick disease (abstract from paper EFCNS, June). Neuropediatrics 18:116

Vanier MT, Rousson R, Garcia I, Bailloud G, Juge M-C, Revol A, Louisot P (1985) Biochemical studies in Niemann-Pick disease. III: In vitro and in vivo assays and amniotic fluid cells for the diagnosis of the various forms of the disease. Clin Genet 27:20–32

Vanier MT, Rousson RM, Mandon G, Choiset A, Lake BD, Pentchev PG (1989) Diagnosis of Niemann-Pick disease type C on chorionic villus cells. Lancet 1:1014–1015

Wenger DA, DeGala G, Williams C et al. (1989) Clinical, pathological, and biochemical studies on an infantile case of sulfatide/GM1 activator protein deficiency. Am J Med Genet 33:255–265

Witzleben CL, Palmieri MJ, Watkins JB, Hogan P (1986) Sphingomyelin lipidosis variant with cirrhosis in the pediatric age group. Arch Pathol Lab Med 110:508–512

Wolman M (1989) Proposed treatment for infants with Wolman disease. Pediatrics 83:1074–1075

Störung des Sulfatidmetabolismus und MRI-Veränderungen bei 2 Compound-Heterozygoten für metachromatische Leukodystrophie (MLD)

J. M. Penzien, F. Nüssel, S. Gsell, F. Vassella, N. Herschkowitz

Einleitung

Die MLD (ASA^-/ASA^-) ist eine autosomal-rezessiv vererbte Erkrankung, bei der sich aufgrund einer verminderten Aktivität der *Arylsulfatase A (ASA)* das im Myelin angereicherte Sulfatid akkumuliert und zu einer Demyelinisierung führt, die als Leukodystrophie im Magnetresonanz-Imaging (MRI) erkennbar ist (Kolodny u. Moser 1983).

In Geweben und gezüchteten Zellen von Heterozygoten (ASA^-/ASA^+) wird etwa die Hälfte der ASA-Aktivität von Kontrollen gemessen. Im Gegensatz zu homozygot Erkrankten scheiden die Heterozygoten im Harn kein Sulfatid aus; die mit natürlichem Substrat beladenen, kultivierten Fibroblasten zeigen eine normale Abbaurate des Sulfatids („loading-test“). Demyelinisierungen sind nicht bekannt, und diese Personen gelten als klinisch gesund, wenn auch differenzierte neuropsychologische Untersuchungen Auffälligkeiten gezeigt haben (Christomanou et al. 1980; Kolodny u. Moser 1983; Propping et al. 1986; Kohn et al. 1988).

Bei der viel häufigeren Pseudodefizienz (PD; Genfrequenz 7,3%) handelt es sich um eine allele Mutation (ASA^p) (Chang u. Davidson 1983; Hohenschutz et al. 1989). Diese zeigt bei der in-vitro-Messung eine stark verminderte Aktivität; im „loading-test“ wird Sulfatid jedoch normal abgebaut (Fluharty et al. 1983; Kolodny u. Moser 1983; Kihara et al. 1986). Die betroffenen für ASA^p homo- oder heterozygoten Personen scheiden kein Sulfatid aus und sind klinisch gesund (Kolodny u. Moser 1983; Herska et al. 1987). Andererseits gibt es zahlreiche Beobachtungen von neurologisch oder psychiatrisch – aber MLD-untypisch – Erkrankten mit sehr niedriger ASA-Aktivität (Propping et al. 1986). Hier erhebt sich die Frage der Kausalität oder einer zufälligen Koinzidenz. In einem Teil der Fälle handelt es sich dabei um gleichzeitige Träger eines MLD-Gens – also um „Compound“-Heterozygote (ASA^-/ASA^p). Dies führte dazu, daß dieser Genotyp bei manchen Autoren als Risikofaktor für neuropsychiatrische Morbidität gilt (Farrell et al. 1985; Propping et al. 1986; Baldinger et al. 1987; Hohenschutz et al. 1988, 1989). In dieser Arbeit zeigen wir bei zwei Compound-Heterozygoten eine Störung des Sulfatid-Metabolismus und MRI-Veränderungen im Sinne einer Abnormität der weißen Substanz.

Methoden

Arylsulfatase A: ASA in gezüchteten Fibroblasten im 24-h-Urin wurde gemessen wie beschrieben in Wiesmann et al. (1972). *Sulfatid:* Sulfatid im Urin wurde gemessen wie beschrieben in Rossi et al. (1975). *Fibroblasten loading-test:* Der Sulfatidmetabolismus in kultivierten Fibroblasten wurde gemessen wie beschrieben in Leinekugel et al. (zur Veröffentl. eingereicht). *Magnetresonanz-Imaging:* Die kernspintomographischen Untersuchungen erfolgten an einem General Electric-1,5-Tesla-Gerät. Dabei wurden kontinuierliche axiale Schnitte durch das Cranium mit einer Schichtdicke von 5 mm bei einer Matrix von 256 × 192 sowohl mittels „inversion recovery"-Technik als auch Protonen-und T2-gewichtet mittels Spinechotechnik angefertigt.

Kasuistik

Wir berichten über eine 4köpfige Familie mit einem 16jährigen Sohn, der seit 7 Jahren an der juvenilen Form einer MLD leidet. Die Diagnose unseres Patienten ist gesichert durch stark verminderte ASA-Aktivitäten in Fibroblasten und Urin, massive Sulfatidausscheidung, pathologischen „loading-test" (Tabelle 1), herabgesetzte Nervenleitgeschwindigkeit und typisches Suralisbiopsat (Tuffsteinkörper) sowie Nachweis leukodystrophischer Veränderungen im ZNS mittels MRI (Abb. 1). Aufgrund molekularbiologischer Untersuchungen an den gezüchteten Fibroblasten besteht kein Hinweis für die Präsenz des PD-Allels (pers. Mitteilung Dr. Gieselmann, Zentrum Biochemie, Universität Göttingen). Wir schließen aus diesen Befunden auf einen Genotyp ASA^-/ASA^-.

Die 3 anderen Familienmitglieder sind klinisch gesund. Die Mutter (49 J.) hat ASA-Aktivitäten in Urin und Fibroblasten von 29% bzw. 32% der Norm; sie scheidet Sulfatid in Spuren aus und der Fibroblasten-„loading-test" zeigt mit 78% der Norm einen ausreichenden Metabolismus (Tabelle 1); das MRI des Hirns ist unauffällig (Abb. 2). Ein PD-Allel konnte nicht nachgewiesen werden. Aus diesen Befunden und der Familienkonstellation schließen wir auf eine Heterozygotie vom Genotyp ASA^-/ASA^+.

Beim Vater (53 J.) und der Schwester (18 J.) werden ASA-Aktivitäten in den Fibroblasten von 4,8% bzw. 6,5% der Norm, im Urin von 9,5% bzw. 2,1% gemessen. Der „loading-test" zeigt bei beiden eine verminderte Abbaurate, beim Vater 29%, bei der Schwester 54% der Norm. Im Urin des Vaters findet sich eine deutliche Sulfatidausscheidung. Die Schwester scheidet weniger Sulfatid, aber doch in signifikanter Menge aus (Tabelle 1). Bei beiden Personen konnte das PD-Allel nachgewiesen werden, so daß beim Vater der Compound-Genotyp ASA^-/ASA^p gesichert ist, bei der Schwester sehr wahrscheinlich.

In den T2-gewichteten Bildern des MRI lassen sich bei dem Vater in der weißen Substanz in Höhe des Marklagers miliare Signale nachweisen, die am ehesten Demyelinisierungsherden entsprechen. Dieser Befund ist angedeutet auch bei der Tochter vorhanden. Die periventrikulären Regionen sowie das weitere MRI sind unauffällig (Abb. 3 und 4).

Tabelle 1. Biochemische und genetische Untersuchungsergebnisse

		Fibroblasten-ASA[1]	Fibroblasten-loading[1]	Urin-ASA[1]	Urin-sulfatid[2]	PD-Allel	Genotyp	MRI
Patient	16 J.	1,9	14,4	4,0	123,1	–	ASA–/ASA–	++
Mutter	49 J.	32,2	78,0	28,5	0,8	–	ASA–/ASA+	n
Vater	53 J.	4,8	29,0	9,5	22,7	+	$ASA-/ASA^p$	+
Schwester	18 J.	6,5	53,5	2,1	4,2	+	$ASA-/ASA^p$	(+)

[1] In % der Norm; [2] in mcg/24 h; Sulfatid bei Kontrollen nicht meßbar; *ASA* Arylsulfatase A
n normal; + pathologisch

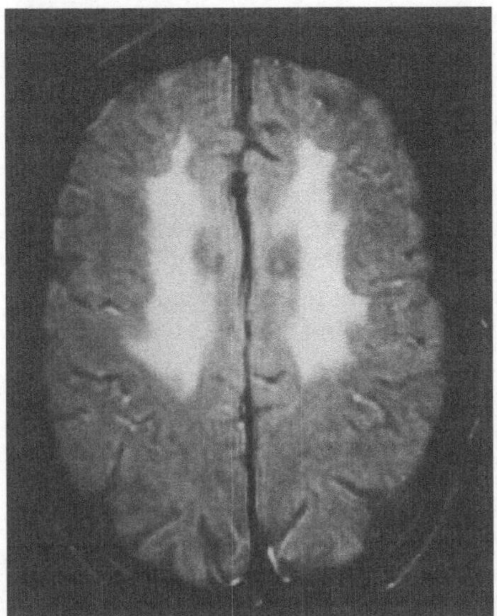

Abb. 1. Patient. Protonengewichtetes Bild (TR 2000 TE 30) in Höhe des Centrum semi-ovale: ausgedehnte, relativ homogene, konfluierende Signalerhöhung im fronto-parietalen Marklager

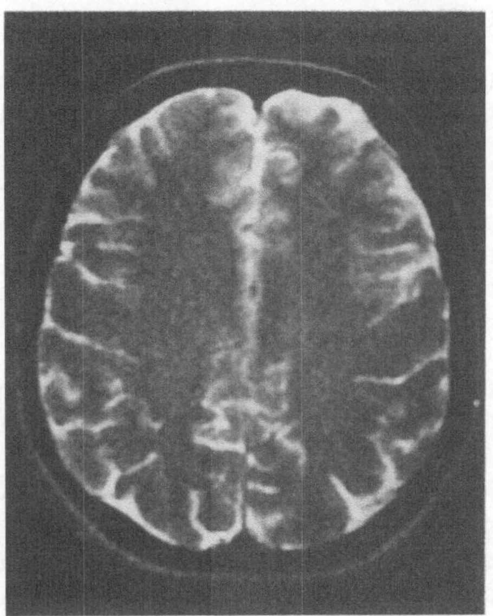

Abb. 2. Mutter. TG2-gewichtetes Bild (TR 2000 TE80) in Höhe des Centrum semi-ovale: unauffälliges Signalverhalten der Kortexstrukturen

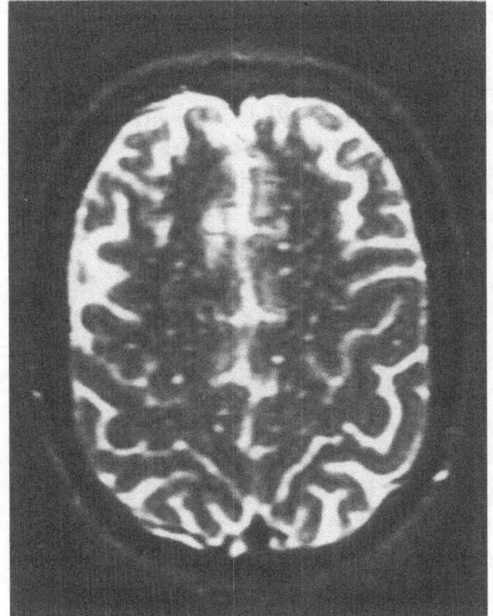

Abb. 3. Vater. T2-gewichtetes Bild (TR 2000 TE 80) im oberen Marklager mit Übergang zur Mark-Rinden-Grenze: multiple punktförmige Signalerhöhungen in Projektion auf die Marklagerstrukturen

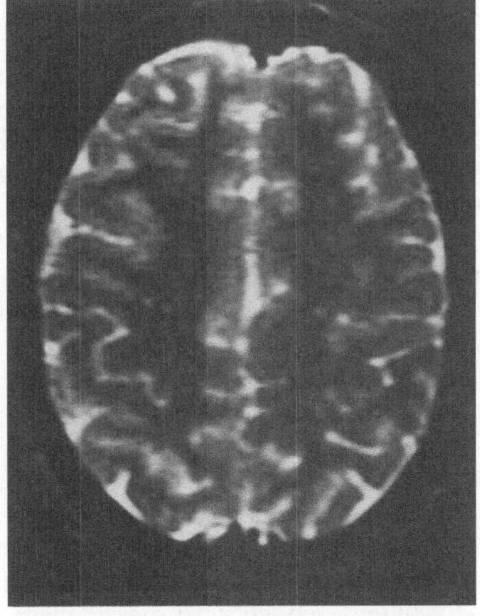

Abb. 4. Schwester. T2-gewichtetes Bild (TR 2000 TE80) im Bereich des oberen Marklagers: einzelne punktförmige Signalerhöhungen in Projektion auf die frontale und parietale weiße Substanz

Diskussion

Während Gesunde und MLD-Heterozygote (ASA^-/ASA^+) Sulfatid höchstens in Spuren im Harn ausscheiden, liegt bei unseren Compound-Heterozygoten (ASA^-/ASA^p) eindeutig eine abnorme Sulfatidurie vor. Die herabgesetzten Werte der Loading-Experimente sprechen ebenfalls für eine Störung des Sulfatidmetabolismus. Gleichzeitig beobachteten wir bei beiden Compound-Heterozygoten eine Demyelinisierung im Marklager, die wir als Folge der Sulfatidspeicherung ansehen. Die klinische Relevanz dieser Veränderung bleibt jedoch unklar, zumal wir auf eine körperliche und psychologische Untersuchung dieser gesunden (?) Personen verzichtet haben.

In einer kürzlich erschienenen Veröffentlichung wird über eine adulte für MLD Compound-Heterozygote berichtet, die gleichzeitig an einer Encephalomyelitis disseminata leidet (Hohenschutz et al. 1988). Der Fibroblasten-„loading-test" ist mit 60% abnorm. Die im CT beobachteten Hypodensitäten im Gehirn erscheinen uns eher auf die Enzephalomyelitis und nicht notwendigerweise auf die Compound-Heterozygotie zurückführbar. In zahlreichen anderen Fallbeschreibungen über gesunde und erkrankte Pseudodefiziente werden CT-Veränderungen der weißen Substanz nicht beschrieben – bei einer Ausnahme, wo es sich um eine zerebrale Dysgenesie handelte (Tonnesen 1983, 1984; Farrell et al. 1985; Nordenbo u. Tonnesen 1985; Propping et al. 1986). Dies mag zum Teil seinen Grund in der niedrigeren Sensitivität des CT gegenüber dem MRI bei „white matter disease" haben (Brant-Zawadzki et al. 1983). Sulfatidurie wurde bei PD nur selten beschrieben (Tonnesen et al. 1983, 1984; Nordenbo u. Tonnesen 1985), wenn vorhanden, dann aber meist begleitet von einem abnormen „loading-test". Ob es sich hier um Compound-Heterozygote handelt, ist unklar. Andererseits gibt es wahrscheinliche und gesicherte Compound-Heterozygote, die kein Sulfatid ausscheiden (Kihara et al. 1980, 1983, 1984; Hreidarsson et al. 1983). Die Loading-Ergebnisse ergaben widersprüchliche Resultate, z.T. abhängig vom Medium (Kihara et al. 1980, 1983, 1984; Hreidarsson et al. 1983; Bach et al. 1987).

Die hier innerhalb einer Familie erhobenen Befunde sprechen für eine unterschiedliche Relevanz bei Einfach- und Compound-Heterozygoten. Die einfachheterozygote Mutter (ASA^-/ASA^+) zeigt keine Zeichen einer Störung des Sulfatidmetabolismus, und ihr MRI ist normal. Bei den Compound-Heterozygoten (ASA^-/ASA^p) ist der Sulfatidabbau gestört und das MRI abnorm. Wir folgern hieraus, daß bei der einfachen Heterozygotie das MLD-Gen durch das normale Gen soweit kompensiert wird, daß ein ausreichender Sulfatidmetabolismus gewährleistet ist und keine Demyelinisierung erfolgt. Bei der Compound-Heterozygotie unserer Familie kann die In-vivo-Aktivität der ASA unter einen kritischen Wert sinken, und wir finden eine Störung des Sulfatidmetabolismus verbunden mit einer Demyelinisierung. Dies bedeutet ein latentes Morbiditätsrisiko des ASA^p-Gens, jedoch wird dieses allenfalls in Kombination mit dem ASA^--Gen manifest. Diese Deutung steht im Einklang mit zahlreichen klinischen und theoretischen Publikationen (Propping et al. 1986; Conzelmann et al. 1987; Hohenschutz 1988, 1989). Die Häufigkeit des Compound-Genotyps für MLD liegt bei 1:1400, so daß bei der Untersuchung von Patienten mit nicht zuordenbaren neurologischen oder psychiatrischen Symptomen sowie unklaren Demyelinisierungen im MRI an die Möglichkeit dieses Genotyps gedacht werden sollte (Hohenschutz et al. 1989).

Danksagung: Herrn Dr. Gieselmann (Zentrum Biochemie, Universität Göttingen) sei gedankt für die molekularbiologischen Untersuchungen des PD-Allels sowie Herrn Dr. Leinekugel und Dr. Conzelmann (Biochemisches Institut, Universität Bonn) für die Loading-Experimente an Fibroblasten.

Literatur

Bach G, Dagan A, Herz B, Gatt S (1987) Diagnosis of arylsulfatase A deficiency in intact cultured cells using a fluorescent derivative of cerebroside sulfate. Clin Genet 31:211–217

Baldinger S, Pierpont ME, Wenger DA (1987) Pseudodeficiency of arylsulfatase A: Counseling dilemma. Clin Genet 31:70–76

Brant-Zawadzki M, Davis PL, Crooks LE et al. (1983) NMR demonstrations of cerebral abnormalities – comparison with CT. Am J Radiol 140:847–854

Chang PL, Davidson RG (1983) Pseudo arylsulfatase A deficiency in healthy individuals: Genetic and biochemical relationship to metachromatic leukodystrophy. Proc Natl Acad Sci USA 80:7323–7327

Christomanou H, Martinus J, Jaffe S, Betke K, Förster C (1980) Biochemical, psychometric, and neuropsychological studies in heterozygotes for various lipidoses. Hum Genet 55:103–110

Conzelmann E, Neumann C, Sandhoff K (1987) Correlation between sulfatide degradation in cultured skin fibroblasts and residual arylsulfatase A activity. In: Salvayre R, Douste-Blazy L, Gatt S (eds) Lipid storage disorders: Biological and medical aspects. Plenum Press, New York, pp 267–271

Farrell K, Applegarth DA, Toone JR, McLeod PM, Savage AV (1985) Pseudoarylsulfatase A deficiency in the neurological impaired patient. Can J Neurol Sci 12:274–277

Fluharty AL, Meek WE, Kihara H (1983) Pseudo arylsulfatase A deficiency: Evidence for a structurally altered enzyme. Biochem Biophys Res Commun 112:191–197

Herska M, Moscovich DG, Kalian M, Gottlieb D, Bach G (1987) Aryl sulfatase A deficiency in psychiatric and neurologic patients. Am J Med Genet 26:629–635

Hohenschutz C, Eich P, Friedl W, Waheed A, Conzelmann E, Propping P (1989) Pseudodeficiency of arylsulfatase A: A common genetic polymorphism with possible disease implications. Hum Genet 82:45–48

Hohenschutz C, Friedl W, Schlör KH, Waheed A, Conzelmann E, Sandhoff K, Propping P (1988) Probable metachromatic leukodystrophy/pseudodeficiency compound heterozygote at the arylsulfatase A locus with neurological and psychiatric symptomatology. Am J Med Genet 31:169–175

Hreidarsson SJ, Thomas GH, Kihara H, Fluarty AL, Kolodny EH, Moser HW, Reynolds LW (1983) Impaired cerebroside sulfate hydrolysis in fibroblasts with "pseudo" arylsulfatase A deficiency without metachromatic leukodystrophy. Pediatr Res 17:701–704

Kihara H, Fluharty AL, Tsay KK, Hartlage PL (1980) Prenatal diagnosis of metachromatic leukodystrophy in a family with pseudo arylsulfatase A deficiency by the cerebroside sulfate loading test. Pediatr Res 14:224–227

Kihara H, Fluharty AL, Tsay KK, Bachmann RP, Stephens JD, Ng WG (1983) Prenatal diagnosis of pseudo arylsulfatase A deficiency. Prenat Diagn 3:29–34

Kihara H, Meek WE, Fluharty AL (1984) Genotype assignment in a family with the pseudo arylsulfatase A deficiency trait without metachromatic leukodystrophy. Pediatr Res 18:1021–1022

Kihara H, Meek WE, Fluharty AL (1986) Attenuated activities and structural alterations of arylsulfatase A in tissues from subjects with pseudo arylsulfatase A deficiency. Hum Genet 74:59–62

Kohn H, Manowitz P, Miller M, Kling A (1988) Neuropsychological deficits in obligatory heterozygotes for metachromatic leukodystrophy. Hum Genet 79:8–12

Kolodny EH, Moser HW (1983) Sulfatide lipidosis: Metachromatic leukodystrophy. In: Stanbury JB (ed) The metabolic bases of inherited disease, 5th edn. McGraw-Hill Book, New York, pp 881–905

Leinekugel P, Michel F, Conzelmann E, Sandhoff K: zur Veröffentlichung eingereicht

Nordenbo AM, Tonnesen T (1985) A variant form of metachromatic leukodystrophy in a patient suffering from another congenital neurological disease. Acta Neurol Scand 71:31–36

Propping P, Friedl W, Huschka M et al. (1986) The influence of low arylsulfatase activity on neuropsychiatric morbidity: A large scale screening in patients. Hum Genet 74:244–248

Rossi LN, Vassella F, Bischoff A, Wiesmann UN, Herschkowitz N (1975) Late infantile metachromatic leukodystrophy. J Neurol 210:201–208

Tonnesen T, Schultz M, Burkart T, Christomanou H, Brondum Nielsen K, Wiesmann UN (1983) An unusual form of arylsulfatase A deficiency combined with sulfatide-excretion and a normal sulfatide loading. Acta Paediatr Scand 72:837–841

Tonnesen T, Vrang C, Wiesmann UN, Christomanou H, Lou HO (1984) Atypical metachromatic leukodystrophy. Hum Genet 67:170–173

Wiesmann UN, Rossi E, Herschkowitz N (1972) Correction of the defective sulfatide degradation in cultured fibroblasts from patients with metachromatic leukodystrophy. Acta Paediatr Scand 61:296–302

GM1-Gangliosidose Typ II (juvenile Form)

J. Issakainen, R. Gitzelmann, A. Giedion, E. Boltshauser

Einleitung

Für praktische Zwecke hat sich eine Klassifikation der GM1-Gangliosidosen nach klinischem Verlauf bewährt. Dabei können 3 Typen unterschieden werden: Typ I – infantile („generalisierte") Form, Typ II – juvenile Form, Typ III – adulte Form (Feldges et al. 1973; Fricker et al. 1976; Suzuki et al. 1977; Lowden et al. 1981; Kikuchi et al. 1982; Mutoh et al. 1986). In Tabelle 1 sind die wesentlichen klinischen Befunde der 3 Typen zusammengefaßt (Kohlschütter 1984; Watts u. Gibbs 1986).
Biochemisch läßt sich bei GM1-Gangliosidose eine Aktivitätsverminderung des Enzyms *Beta-Galaktosidase* nachweisen, welches terminale Beta-D-Galaktose von Beta-Galaktosiden hydrolysiert. Dadurch kommt es zur Akkumulation von GM1-Gangliosiden in Neuronen des zentralen und autonomen Nervensystems sowie der Retina. Wegen mehrfacher Substratspezifität kommt es aber auch zur Speicherung von Oligosacchariden und gewissen Glykosaminoglykanen. Das Enzym Beta-Galaktosidase kommt in Form von Isoenzymen A1, A2 und A3 vor.

Tabelle 1. Wesentliche klinische Befunde bei den „klassischen" Formen der GM1-Gangliosidose. (Nach Kohlschütter 1984; Watts u. Gibbs 1986)

	Typ I	Typ II	Typ III
Alter bei Beginn	Geburt	6–20 Mo.	10–20 J.
Alter bei Exitus	6–24 Mo.	3–10 J.	>20 J.
Entwicklungsverzögerung	+	+	+
Kirschroter Maculafleck	ca. 50%	–	–
Erblindung	früh	spät	–
Spastizität/Ataxie	–	+	+
Anfälle	+	+	–
Startle-Reaktion	+	+	–
Grobe Gesichtszüge	+	–	–
Makroglossie	+	–	–
Ödeme	+	–	–
Skelettveränderungen	+	(+)	(+)
Hepatomegalie	+	–	–
Splenomegalie	+	–	–
Vakuolisierte Lymphozyten	+	+	–
Knochenmarkspeicherzellen	+	+	(+)

Der Genlocus für das Polypeptid von A1 befindet sich am kurzen Arm des Chromosoms 3. Eine Serie allelischer Mutanten ist bekannt. Dies erklärt wohl die Vielfalt der klinischen Phänotypen von GM1-Gangliosidosen.
Die Krankheit wird autosomal-rezessiv vererbt (Adams u. Lyon 1982; Watts u. Gibbs 1986). Bei einem Fall konnte eine pränatale Diagnose in der 14. Schwangerschaftswoche durch chromatographische Bestimmung von Galactosyl-Oligosacchariden in der Amnionflüssigkeit gestellt werden (Warner et al. 1983).
Die diagnostisch relevanten Befunde bei GM1-Gangliosidose Typ II werden anhand eines Fallbeispiels besprochen.

Kasuistik

F.B. ♀, geb. 1974: Familienanamnese unauffällig, keine Konsanguinität. Das Mädchen lernte im Alter von 8–9 Monaten sitzen, Gehen mit 15 Monaten, Wortschatz bescheiden, ab 3 Jahren zunehmend Mühe, Wörter zu finden, Stottern. In der Sprachheilschule keine Fortschritte, besuchte zunächst eine Hilfsschule, mußte in ein Kinderheim mit heilpädagogischer Betreuung versetzt werden. Rückschritte in der motorischen Entwicklung, konnte im Alter von 6 Jahren Treppen steigen, nicht mehr mit 12 Jahren.
Befund: Spricht nur noch wenige unverständliche Worte, kann keine Sätze nachsprechen. Kennt Farben, Zahlenbegriff bis 3. Muskeltonus fraglich erhöht, keine Hyperreflexie. Zehengang gelingt, Einbeinstehen und -hüpfen nicht möglich. Keine Organomegalien, keine Veränderungen im Augenfundus, unauffälliger Habitus.
Diagnostik: Im peripheren Blut vereinzelte vakuolisierte Lymphozyten, abnorme eosinophile Leukozyten (Abb. 1 a, b). Im Knochenmark viele Speicherzellen („sea blue histiocytes") von 2 Typen (Abb. 1 c). Radiologisch leicht keilförmige, mäßige Platyspondylie zervikal, diskret thorakal. Deckplatteneinbrüche und vordere Kantendefekte der Lumbalwirbelkörper (Abb. 2a). Dysplastische Azetabulardächer mit asymmetrischer Abflachung der Femurköpfe (Abb. 2b). Spezifische Diagnose durch Nachweis einer stark verminderten Beta-Galaktosidase-Aktivität (auf ca. 5%) in Leukozyten und Fibroblastenkultur. Nachweis von Speicherzellen im Knochenmark der klinisch gesunden (heterozygoten) Eltern (Abb. 3a, b).

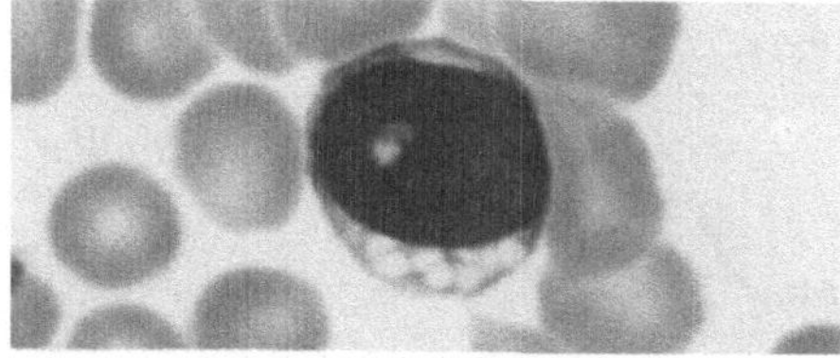

Abb. 1a. Vakuolisierter Lymphozyt im Blut, Patient

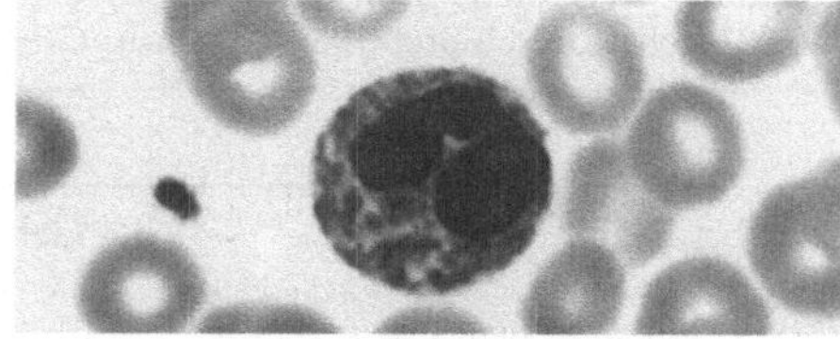

Abb. 1b. Abnormer eosinophiler Leukozyt im Blut, Patient

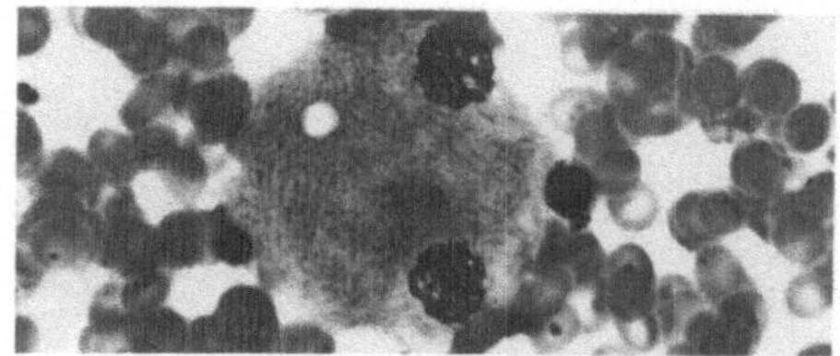

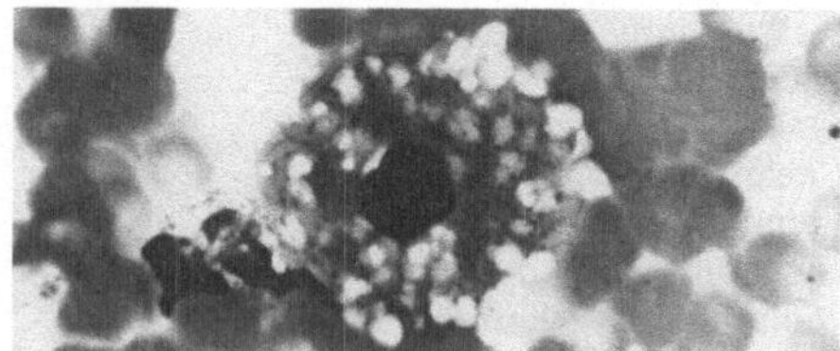

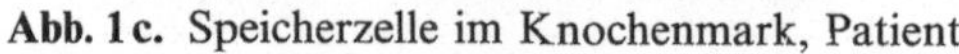

Abb. 1c. Speicherzelle im Knochenmark, Patient

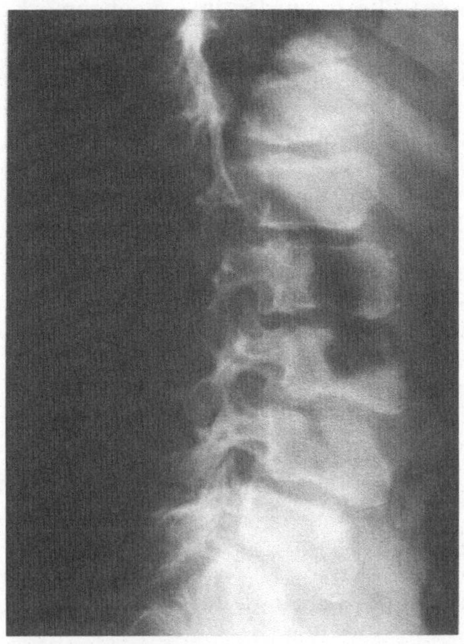

Abb. 2a. Deckplatteneinbrüche und vordere Kantendefekte der Lumbalwirbelkörper, Patient

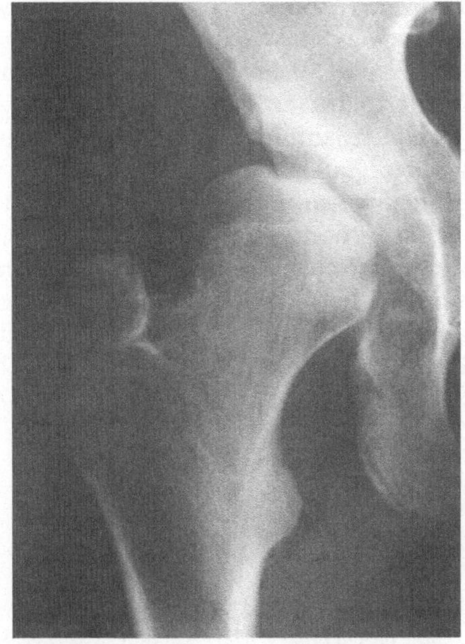

Abb. 2b. Dysplastische Azetabulardächer mit asymmetrischer Abflachung der Femurköpfe, Patient

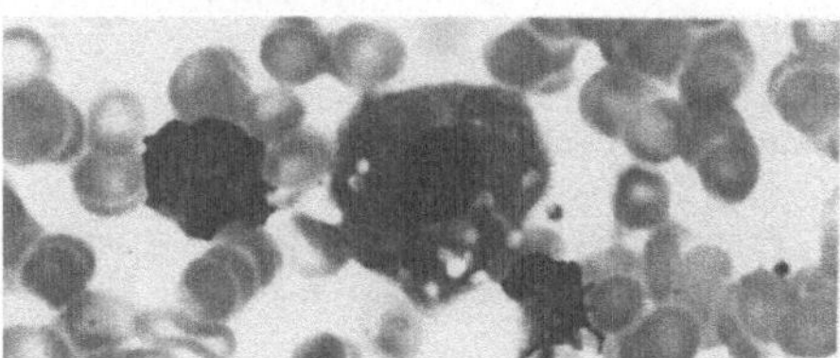

Abb. 3a. Speicherzelle im Knochenmark, Mutter

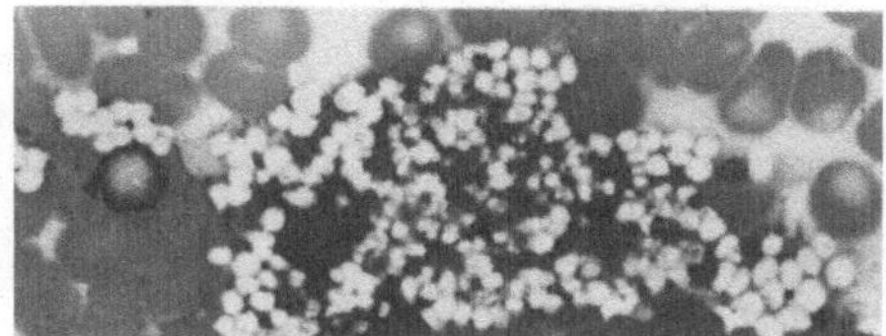

Abb. 3b. Speicherzelle im Knochenmark, Vater

Diskussion

Es handelt sich um eine sehr seltene Erkrankung. Der Langzeitverlauf vom Typ 2 ist wenig dokumentiert. Die meisten publizierten Fälle (etwa 100) waren vom infantilen Typ I, wobei auch bei dieser „generalisierten" Form atypische Verläufe beschrieben sind (Feldges et al. 1973; Fricker et al. 1976). Bei der juvenilen Form – Typ II – kann die psychomotorische Entwicklung im ersten Lebensjahr, wie bei unserer Patientin, normal sein. Meist sind die ersten Symptome ein ataktischer Gang, Verschlechterung der Koordination von Handmotorik und Verlust der

Bei beiden, klinisch gesunden (heterozygoten) Eltern wurden im Knochenmark Histiozyten mit Vakuolen nachgewiesen. Bei der Mutter fand man lediglich wenig vakuolisierte, beim Vater reichlich vakuolisierte Speicherzellen. Die homozygote Tochter hatte im Knochenmark beide Zelltypen.
Unsere Patientin zeichnet sich durch einen auffällig milden Verlauf aus, obwohl die Beta-Galaktosidase-Aktivität stark vermindert war. Kikuchi et al. (1982) berichten von einem Patienten mit juveniler Form, welcher im Alter von 11 Jahren verstarb. Sie fanden trotz deutlich verminderter Beta-Galaktosidase-Aktivität nur eine leichte Zunahme der GM1-Ganglioside im Hirngewebe. Ähnliche Befunde hatten Lowden et al. (1981) bei einem Patienten, welcher das 17. Lebensjahr erreicht hatte. Es kann sein, daß diese Diskrepanz durch variable Residualaktivität des defizienten Enzyms für Substrate innerhalb und außerhalb des ZNS erklärt werden kann (O'Brien et al. 1976).

Literatur

Adams RD, Lyon G (1982) Neurology of hereditary metabolic diseases of children. McGraw-Hill, New York

Feldges A, Müller HJ, Bühler E, Stalder G (1973) GM1-Gangliosidosis, Part I: Clinical aspects and biochemistry. Helv Paediat Acta 28:511–519

Fricker H, O'Brien JS, Vassella F et al. (1976) Generalized gangliosidosis: Acid beta-galactosidase deficiency with early onset, rapid mental deterioration and minimal bone dysplasia. J Neurol 213:273–281

Kikuchi K, Minami R, Kudoh T, Nakao T, Tsugawa S (1982) A case of type 2 GM1-gangliosidosis with long survival. Brain Dev 4:153–156

Kohlschütter A (1984) Clinical course of GM1-gangliosidoses. Neuropediatrics 15 (Suppl): 71–73

Lowden JA, Callahan JW, Gravel RA, Skomorowski MA, Becker L, Groves J (1981) Type 2 GM1-gangliosidosis with long survival and neuronal ceroid lipofuscinosis. Neurology 31:719–724

Lowden JA, Callahan JW, Norman MG, Thain M, Prichard JS (1974) Juvenile GM1 gangliosidosis. Occurrence with absence of 2 beta-galactosidase components. Arch Neurol 31:200–203

Mutoh T, Naoi M, Takahashi A, Hoshino M, Nagai Y, Nagatsu T (1986) Atypical adult GM1 gangliosidosis: Biochemical comparison with other forms of primary beta-galactosidase deficiency. Neurology 36:1237–1241

O'Brien JS, Gugler E, Giedion A, Wiesmann U, Herschkowitz N, Meier C, Leroy J (1976) Spondyloepiphyseal dysplasia, corneal clouding, normal intelligence and acid beta-galactosidase deficiency. Clin Genet 9:495–504

Suzuki Y, Nakamura N, Fukuoka K, Shimada Y, Uono M (1977) Beta-galactosidase deficiency in juvenile and adult patients. Report of six japanese cases and review of literature. Hum Genet 36:219–229

Warner TG, Robertson AD, Mock AK, Johnson WG, O'Brien JS (1983) Prenatal diagnosis of GM1 gangliosidosis by detection of galactosyl-oligosaccharides in amniotic fluid with high-performance liquid chromatography. Am J Hum Genet 35:1034–1041

Watts RWE, Gibbs DA (1986) Lysosomal storage diseases: biochemical and clinical aspects. Taylor & Francis, London

Morbus Niemann-Pick Typ C – Auf Umwegen zur Diagnose

H. Siemes, M. T. Vanier, K. Harzer

Einleitung

Niemann beschrieb 1914 ein unbekanntes Krankheitsbild bei einem 18 Monate alten Mädchen mit Hepatosplenomegalie, das nach zunehmender motorischer und mentaler Regression verstarb. Pick (1927) grenzte dieses Krankheitsbild von anderen ab. Schließlich wurde als charakteristischer Befund die Sphingomyelinspeicherung im retikuloendothelialen System einschließlich Milz, Leber, Knochenmark, Lunge und Lymphknoten nachgewiesen.

Der Krankheitsbegriff Niemann-Pick (NP) umfaßt mindestens 4 verschiedene Typen (A, B, C, D) mit unterschiedlichem Ausmaß der Speicherung von Sphingomyelin, aber auch anderen Lipiden (Typ C) im Gehirn und/oder inneren Organen (Crocker 1961; Vanier 1985). *Typ A* (klassischer Typ, rasch progrediente frühinfantile neuronopathische Form) sowie *Typ B* (chronische extensiv-viszerale Form) zeichnen sich durch eine fehlende Sphingomyelinaseaktivität aus, während beim *Typ C* (klassische juvenile neuronopathische Form) offenbar keine primäre Defizienz dieses lysosomalen Enzyms vorliegt. Der eigentliche metabolische Defekt beim Typ C ist unbekannt, aber neuere Untersuchungen haben gezeigt, daß in kultivierten Hautfibroblasten der Patienten mit NPC bestimmte Störungen der zellulären Metabolisierung von Low-density-Lipoprotein-entstammendem Cholesterin vorliegen, insbesondere eine schwere Beeinträchtigung der Cholesterinesterbildung und eine intrazelluläre Anhäufung von nichtverestertem Cholesterin (Pentchev et al. 1985; Pentchev et al. 1987). *Typ D* (Nova Scotian) zeigt ähnliche Symptome wie Typ C, es scheint sich um eine geographisch-genetische Sonderform des Typs C zu handeln (Elleder u. Jirásek 1983).

Das klinische Bild des M. Niemann-Pick Typ C (NPC) ist sehr variabel, es umfaßt neurologische Ausfälle (Zeichen eines progredienten diffusen Abbauprozesses) und – nicht immer starke – viszerale Symptome (Hepatosplenomegalie, evtl. mit Transaminasen-Erhöhung; Übersichtsarbeiten: Brady 1983; Vanier et al. 1988 a). Alle Patienten weisen Schaumzellen oder *„sea blue histiocytes"* im Knochenmark auf. In der Leber kann eine Speicherung von Phospholipiden einschließlich Sphingomyelin, eine erhebliche Zunahme von Glukozerebrosid und Bis(monoacylglycero)phosphat sowie eine Vermehrung von freiem Cholesterin nachgewiesen werden (Vanier et al. 1988 b). Das Krankheitsbild wird autosomal-rezessiv vererbt, die pränatale Diagnostik ist bei der früh bzw. eher akut verlaufenden Form beschrieben worden (Vanier et al. 1989).

Kasuistik

Anamnese

Wir beobachteten einen 17 Jahre alten männlichen Patienten ohne familiäre Belastung mit neurologischen oder psychiatrischen Krankheiten. Schwangerschaft, Geburt und frühkindliche Entwicklung waren unauffällig verlaufen (er erlernte Radfahren und Schlittschuhlaufen). Seit 1975 traten periodisch Bauchschmerzen, Übelkeit und Erbrechen auf. Als Ursache fand sich ein nephrogener Hochdruck bei linksseitiger Hydronephrose, hervorgerufen durch eine Ureterabgangsstenose. 1977 wurde eine Nierenbeckenplastik durchgeführt, postoperativ kam es zu einem protrahierten Schock durch eine schwere Nachblutung, eine Nephrektomie war erforderlich. 2–3 Monate nach der Operation fielen leichte Koordinationsstörungen im Bereich der Arme auf (Verschlechterung des Schriftbildes), eine leicht verwaschene Sprache und Wesensveränderungen. Diese Auffälligkeiten führten zur 1. Diagnose (Alter 7 Jahre): Enzephalopathie infolge protrahierten Schocks. In den folgenden Jahren zeigte sich nur eine geringe Progredienz der Störungen, der Junge besuchte eine Regelschule. Im Alter von 12 Jahren wurde als 2. Diagnose „minimale Zerebralparese" gestellt. Im weiteren Verlauf nahmen die Störungen von Koordination und Gleichgewicht zu sowie die mentale Leistungsfähigkeit weiter ab. Ab 1983 besuchte der Patient eine Körperbehindertenschule, ab 1984 eine Lernbehindertenschule. 1986 kam es zu einem Verkehrsunfall mit Milzruptur durch stumpfes Bauchtrauma, die Milz wurde entfernt, leider histologisch nicht untersucht. Im Alter von 16 Jahren bestand eindeutig der Verdacht auf einen neurodegenerativen Prozeß: Als 3. Diagnose wurde eine olivo-ponto-zerebelläre Atrophie angenommen, dagegen sprachen jedoch der normale Befund von zerebralem CT und NMR (s. unten). Eine über Jahre persistierende leichte Aktivitätserhöhung der Transaminasen ohne Lebervergrößerung bei negativer Hepatitis-B-Serologie gab zu einer Knochenmarkbiopsie Anlaß. Der Knochenmarkbefund (s. unten) und die Messung der intrazellulären Cholesterinveresterung in kultivierten Fibroblasten (s. unten) führten zur 4. und endgültigen Diagnose: Niemann-Pick Typ C (Variante).

Neurologischer Befund

17 Jahre, Länge 178 cm (75. Perc.) Gewicht 66 kg (75. Perc.), Kopfumfang 58 cm (90. Perc), spastisch-ataktischer Gang (Strichgang nicht möglich), choreatiforme und athetoide Bewegungen, Intentionstremor, spastischer Muskeltonus, grobe Kraft normal, MER gesteigert, Babinski-Zeichen negativ, Sensibilität intakt, verlangsamte Blickfolgebewegungen, vertikale supranukleäre Ophthalmoplegie, skandierende dysarthrische Sprache, kognitive Funktionsstörungen; Skelett: Hohlfuß bds., keine Skoliose; Herz, Lunge, Leber, Genitale normal; Funduskopie unauffällig.

Laborbefunde

Routine unauffällig, Virustiter (u.a. Masern, Röteln, Herpes) nicht erhöht; pathologisch: SGOT 31 U/l, SGPT 41 U/l.

Metabolische Befunde: Laktat, Pyruvat, Kupfer, Coeruloplasmin, Aminosäuren, überlangkettige Fettsäuren, Lipidstatus normal. Urin: Screening auf Stoffwechselkrankheiten unauffällig. Leukozyten: lysosomale Enzyme (Arylsulfatase A, β-Galaktosidase, Hexosaminidase A + B, Cerebrosid-β-Galaktosidase, Cerebrosid-β-Glukosidase, Sphingomyelinase) normale Aktivitäten.

Ergebnisse funktioneller Untersuchungen:
Normalbefunde: EKG, EEG, NLG, EMG
pathologisch: SEP: zentrale Störung zwischen Kortex und Halsmark.

Ergebnis struktureller Untersuchungen:
normale Befunde: Röntgenschädel; zerebrales CT und NMR

Ergebnis histologischer Untersuchungen:
Konjunktivalbiopsie o. B., Knochenmark: Speicherzellen vom Typ Niemann-Pick (vakuoläre Schaumzellen)

Biochemische Untersuchungen kultivierter Fibroblasten:
Die Rate der Veresterung von exogen zugefügtem Lipoprotein-entstammendem Cholesterin betrug in Kurzzeitexperimenten (4½ h Inkubation) ca. 10% des Normalwertes (Tabelle 1). Obwohl zweifellos pathologisch, ist dieser Restwert der Veresterung doch eindeutig höher als beim klassischen Niemann-Pick Typ C (Vanier et al. 1988a; Vanier et al. 1988b). Weiterhin ergab die spezifische histochemische Anfärbung nichtveresterten Cholesterins mit Filipin in Zellen, die einem lipoproteinreichen Medium ausgesetzt waren, die Anwesenheit zahlreicher perinukleärer fluoreszierender Granula. Wiederum war das Ausmaß der Anfärbung weniger ausgeprägt als bei klassischen NPC-Patienten (Kruth et al. 1986; Vanier et al. 1989). Schließlich führte die in vitro und in situ gemessene Sphingomyelinaseaktivität zu dem Ergebnis eines offensichtlich normalen Sphingomyelinkatabolismus. Diese Ergebnisse bestätigen insgesamt die Diagnose des Niemann-Pick Typ C mit einer besonderen Variante des biochemischen Phänotyps (Vanier et al. 1988b; Vanier et al. in Vorbereitung).

Tabelle 1. Biochemische Untersuchungsergebnisse (Dr. Marie T. Vanier)

	Patient	Kontrollen
1. Intrazelluläre Veresterung von exogenem lipoprotein-entstammendem Cholesterin [pmol/mg Protein nach 4½ h]	250	3520 ± 1530
2. Abbau in situ von exogen zugefügtem ^{14}C-Sphingomyelin nach 18 h	74%	77 ± 5%
3. Sphingomyelinaseaktivität in vitro [µkat/kg Protein]	24	30 ± 10

Diskussion

Von Vanier et al. (1988b) wurden Symptome und Befunde einschließlich der Ergebnisse der biochemischen Untersuchungen (Sphingomyelinaseaktivität, intrazelluläre Cholesterinveresterung) von 70 Patienten mit NPC zusammengestellt. Die meisten Patienten ließen sich dem Haupttyp, der juvenilen neuronopathischen Form (Norman et al. 1967) zuordnen. Aufgrund des Defektes der intrazellulären Cholesterinveresterung bei fast nie tiefgreifend verminderter Sphingomyelinase-Aktivität kann der Typ C von den Typen A und B (ungestörte Cholesterinveresterung) abgegrenzt werden. Durch entsprechende biochemische Befunde können die „neuroviszerale Speicherkrankheit mit vertikaler Ophthalmoplegie" (Neville et al. 1973) und die „juvenile dystone Lipidose" (De Leon et al. 1968) als Varianten des klinischen Phänotyps C eingeordnet werden. Die Progredienz des NPC ist sehr variabel, der Tod tritt jedoch meistens in der 2. Lebensdekade ein. Daneben existieren noch ein infantiler sowie ein spätinfantiler Typ, der nicht unbedingt seltener vorkommt: er ist durch prolongierten Neugeborenenikterus, Entwicklungsverzögerung, Muskelhypotonie, zunehmende Spastik, mentalen Abbau und Tod im Alter von etwa 3–5 Jahren charakterisiert. Bisweilen kann sich dieser Typ im Neugeborenenalter mit einer schweren cholestati-

Tabelle 2. Vergleich der Befunde des Patienten mit Literaturangaben zum M. Niemann-Pick Typ C (juvenile Verlaufsform)

Literatur	Eigener Patient
Manifestationsalter 3–12 Jahre	7 Jahre
Mentale Regression	+
Zerebelläre Ataxie	+
Koordinationsstörung	+
Intentionstremor	+
Dysarthrie	+
Dystonie	+
Zunehmende Spastik	+
Vertikale supranukleäre Ophthalmoplegie	+
Epilepsie	–
Leichte bis mäßige Milz- und/oder Lebervergrößerung (90%)	– (Milz exstirpiert)

schen Hepatopathie und Leberversagen schon im 1. Lebensjahr manifestieren. Außerdem wurde ein seltener adulter Typ mit vorwiegend psychiatrischen Störungen angegeben.

Der hier beschriebene Patient weist die Symptome des juvenilen Verlaufstyps auf, jedoch mit sehr geringer Progredienz (Tabelle 2).

Die Diagnosefindung bei dem vorgestellten Patienten war erschwert durch das Fehlen einer Hepatomegalie bei Zustand nach Milzexstirpation. Dieses erklärt die verschiedenen unzutreffenden Zwischendiagnosen. Wegweisend zur Diagnose war letztlich die Persistenz der leicht erhöhten Aktivitäten der Transaminasen, die zur Untersuchung des Knochenmarks führten. Der vorgestellte Patient ist ein Beispiel für die große Variabilität des Krankheitsbildes NPC.

Literatur

Brady RO (1983) Sphingomyelin lipidoses. Niemann-Pick disease. In: Stanbury JB, Wyngaarden JB, Fredrickson DS, Goldstein JL, Brown MS (eds) The metabolic basis of inherited disease, 5th edn. Mc Graw-Hill, New York, pp 831–841

Crocker A (1961) The cerebral defect in Tay-Sachs and Niemann-Pick disease. J Neurochem 7:68–80

DeLeon GA, Kaback MM, Elfenbein JB, Percy AK, Brady RO (1968) Juvenile dystonic lipidosis. Johns Hopkins Med J 123:205–211

Elleder M, Jiřasek A (1983) International symposium on Niemann-Pick disease. Eur J Pediat 140:90–91

Kruth HS, Comly ME, Butler JD et al. (1986) Type C Niemann-Pick disease. J Biol Chem 261:16769–16774

Neville BG, Lake BD, Stephens R, Sanders MD (1973) A neurovisceral storage disease with vertical nuclear ophthalmoplegia and its relationship to Niemann-Pick disease. A report of nine patients. Brain 96:97–120

Niemann A (1914) Ein unbekanntes Krankheitsbild. Jahrb Kinderheilk 79:1

Norman RM, Forrester RM, Tingey AH (1967) The juvenile form of Niemann-Pick disease. Arch Dis Child 42:91–97

Pentchev PG, Comly ME, Kruth HS, Vanier MT, Wenger DA, Patel S, Brady RO (1985) A defect in cholesterol esterification in Niemann-Pick disease (type C) patients. Proc Natl Acad Sci USA 82:8247–8251

Pentchev PG, Comly ME, Kruth HS et al. (1987) Group C Niemann-Pick disease: faulty regulation of low-density lipoprotein uptake and cholesterol storage in cultured fibroblasts. Faseb J 1:40–47

Pick L (1927) Über die lipidzellige Splenohepatomegalie Typus Niemann-Pick als Stoffwechselerkrankung. Med Klin 23:1483

Vanier MT, Rousson R, Garcia J, Bailloud G, Juge MC, Revol A, Louisot P (1985) Biochemical studies in Niemann-Pick disease. Clin Genet 27:20–32

Vanier MT, Wenger DA, Comly E, Rousson R, Brady R, Pentchev PG (1988b) Niemann-Pick disease group C: Clinical variability and diagnosis based on defective cholesterol esterification. Clin Genet 33:331–348

Vanier MT, Pentchev PG, Rousson R (1988a) Pathophysiological approach of Niemann-Pick disease type C: Definition of a biochemical heterogeneity and reevaluation of the lipid storage process. In: Salvayre R, Douste-Blazy L, Gatt S (eds) Lipid storage disorders: Biological and medical aspects. Life Sciences Series a, Vol 150. Plenum Press, New York, pp 168–174

Vanier MT, Rousson RM, Mandon G, Choiset A, Lake BD, Pentchev PG (1989) Diagnosis of Niemann-Pick disease Type C on chorionic villus cells. Lancet I:1014–1015

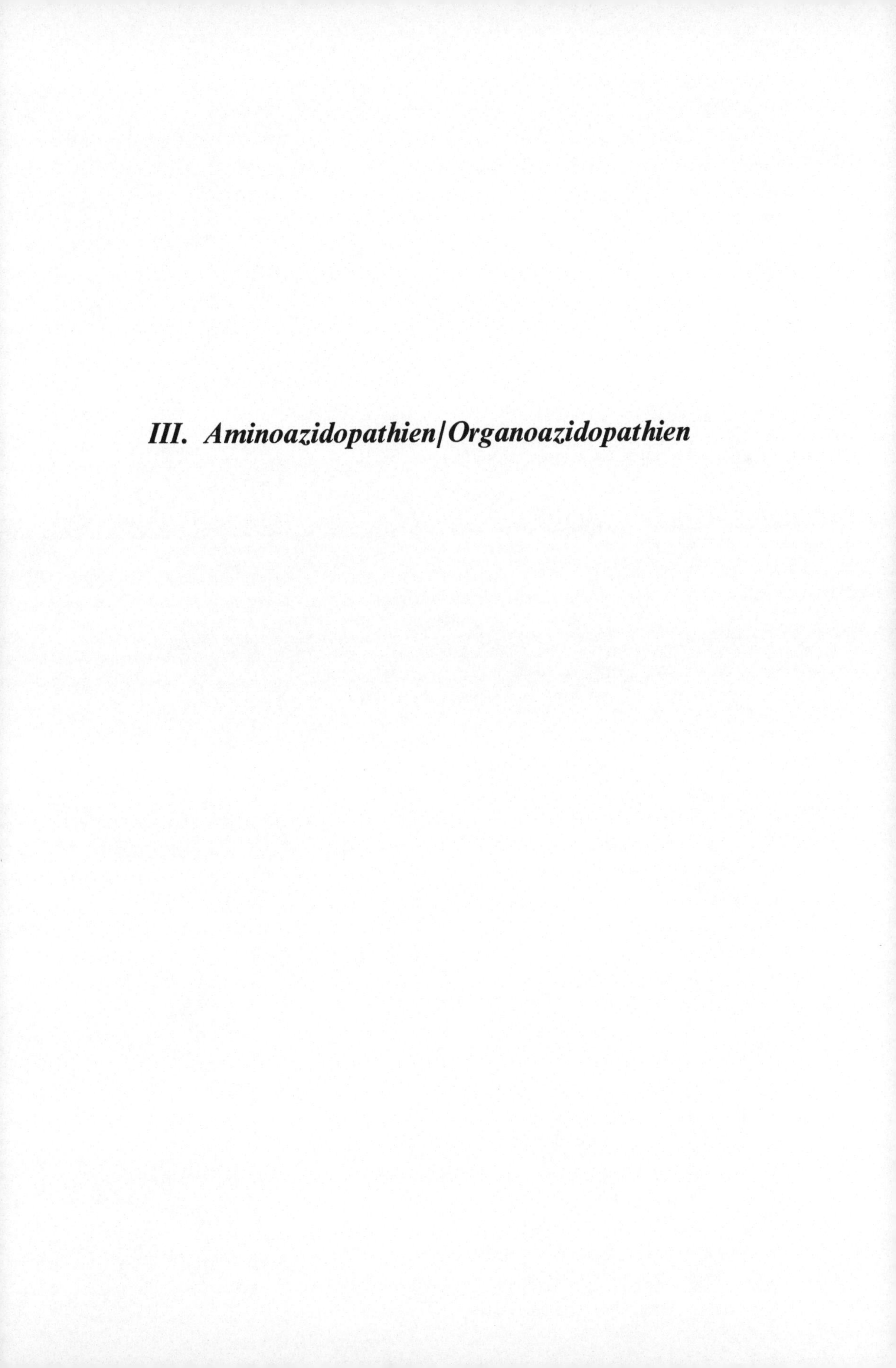

III. Aminoazidopathien/Organoazidopathien

Aminoazidopathien und Organoazidopathien

W. L. Nyhan, M. Rice

Einleitung

Genetische Defekte im Stoffwechsel der Aminosäuren und organischen Säuren haben unser Verständnis über die pathobiochemischen Mechanismen und Auswirkungen von Stoffwechselstörungen auf ein sich entwickelndes Zentralnervensystem wesentlich erweitert. Viele Beobachtungen blieben bis heute allerdings noch ungeklärt. Im folgenden möchten wir einige Krankheitsbilder von Patienten mit Amino- und Organoazidopathien exemplarisch darstellen, ein Diagnoseschema unter Zuhilfenahme überall verfügbarer laborchemischer Parameter aufzeigen und Grundlagen und neue Entwicklungen in der Therapie dieser Erkrankungen vorstellen.

Ahornsirupkrankheit

Von Ahornsirupkrankheit betroffene Säuglinge präsentieren sich typischerweise wenige Tage nach Geburt mit einem schweren neurologischen Krankheitsbild (Nyhan u. Sakati 1987a). Das klinische Bild einer schweren generalisierten Muskelhypertonie mit steifen Extremitäten, überkreuzten Beinen und opisthotoner Rumpfhaltung bei einem wenige Tage alten Neugeborenen ist verdächtiger auf das Vorliegen dieser Aminosäurestoffwechselstörung als der ungewöhnliche Geruch, welcher der Erkrankung ihren Namen gab.

Der von uns 1987 (Nyhan u. Sakati 1987a) beschriebene Patient war initial im Guthrie-Screening aufgefallen. Die Dynamik der Erkrankung kann retrospektiv durch den Verlauf der Leucinkonzentration im Blut nachverfolgt werden. Am 9. Lebenstag war eine Kontrolle des Guthrie-Screenings durchgeführt worden, welche eine Leucinkonzentration oberhalb von 20 mg% anzeigte. Zu diesem Zeitpunkt war der Säugling bereits irritabel und verweigerte jegliche Nahrung. Zwei Tage später, bei der stationären Aufnahme, betrug der Plasma-Leucin-Spiegel bereits 43 mg%. Die Therapie des Jungen verlief zunächst sehr befriedigend und ohne größere Komplikationen. Im Alter von 2 Jahren zeigte er eine normale neurologische und intellektuelle Entwicklung. Leider kann die Ahornsirupkrankheit aber auch jenseits der Neugeborenen- und Säuglingszeit zu lebensbedrohlichen Stoffwechselentgleisungen führen. Unser Patient erkrankte im Alter von 9 Jahren in einem weitentfernten Bundesstaat der Vereinigten Staaten, trübte zunehmend ein und starb.
Ein weiteres Baby mit Ahornsirupkrankheit (Nyhan u. Sakati 1987a) wurde initial mit einer für diese Erkrankung eher ungewöhnlichen neurologischen Symptomatik auffällig. Es zeigte eine schwere generalisierte Muskelhypotonie. Der Saugreflex war nicht auslösbar. Selbst nach Einleitung der Therapie blieb die Muskelhypotonie noch einige Tage bestehen. Obwohl eher untypisch

für die Ahornsirupkrankheit, ist eine schwere Muskelhypotonie beim Neugeborenen ein wichtiger Hinweis auf eine angeborene Stoffwechselerkrankung. Viele Organoazidopathien werden in dieser Form in den ersten Lebenstagen symptomatisch.

Ihren Namen hat die Ahornsirupkrankheit von dem charakteristischen Geruch, der den Schweiß und Urin betroffener Kinder kennzeichnet. Es ist jedoch mehr als unwahrscheinlich, daß die Erkrankung aufgrund des typischen Geruchs diagnostiziert oder auch nur wahrscheinlich gemacht wird. Betroffene, nichtbehandelte Neugeborene verfallen innerhalb weniger Tage in ein Koma. Im Krankenhaus werden dann sofort intensivmedizinische Maßnahmen, insbesondere eine intravenöse Zufuhr von Wasser und Elektrolyten, durchgeführt. Meistens erhalten die Kinder in den darauffolgenden Tagen keinerlei Nahrung, und wenn sie schließlich in ein überregionales Krankenhaus verlegt werden, ist an ihnen kein auffälliger Geruch mehr festzustellen. Mit Hilfe eines einfachen Tests ist es dennoch möglich, die Verdachtsdiagnose einer Ahornsirupkrankheit aufgrund des Nachweises bzw. Fehlens des typischen Geruchs umgehend zu stellen. Dazu muß eine Urinprobe des Kindes eingefroren werden. Beim Frieren konzentrieren sich die Duftstoffe auf dem Urin als feine Ölschicht und erlauben durch diese Konzentrierung die Erkennung des Geruchs.
Tabelle 1 enthält eine Liste von angeborenen Stoffwechselerkrankungen, welche durch einen *charakteristischen Geruch* der Patienten gekennzeichnet sind. Am auffälligsten riechen Patienten mit Organoazidopathien, bei denen es zu einer Akkumulation von kurzkettigen, flüchtigen Fettsäuren kommt. Wenn der Inkubator eines Babys mit einer *Isovalerianazidämie* geöffnet wird, wird der säuerliche, beißende Geruch der Isovaleriansäure die gesamte Neugeborenen-Intensivstation durchfluten. Der Geruch der Isovaleriansäure erinnert allerdings nicht an Schweißfüße, wie häufig beschrieben. Isovaleriansäure ist eine kurzkettige flüchtige Fettsäure und riecht auch danach. Auch viele Patienten mit *Phenylketonurie* haben einen sehr charakteristischen Geruch. Dieser wird durch die Ausscheidung von Phenylazetat verursacht, der an Haustiere oder eine Bauernscheune erinnert. Bei einzelnen älteren Patienten mit Phenylketonurie, welche vor der Einführung der Guthrie-Screening-Programme geboren worden waren, konnte die Diagnose aufgrund des charakteristischen Geruchs gestellt werden. Einen sehr charakteristischen Geruch zeichnet auch die *Glutarazidurie Typ II* aus. Bei dieser Erkrankung akkumulieren aufgrund des kombinierten Enzymdefektes sämtlicher Acyl-CoA-Dehydrogenasen eine Reihe von flüchtigen kurzkettigen Fettsäuren, die zu

Tabelle 1. Charakteristische Gerüche von Amino- und Organoazidopathien

Erkrankung	Beschreibung des Geruches
Ahornsirupkrankheit	Ahornsirup (Maggie)
Isovalerianazidämie	beißend, säuerlich
Phenylketonurie	Stallgeruch
Glutarazidurie Typ II	beißend, säuerlich
Homozystinurie (Methionin)	Fäulnis
Trimethylaminurie	alter Fisch

einem noch intensiveren beißenden säuerlichen Geruch führen, als er für die Isovalerianazidurie typisch ist.

In der Literatur sind noch eine ganze Reihe weiterer Erkrankungen erwähnt, bei denen ein angeblich typischer Geruch der Patienten beschrieben wurde. So soll der Geruch von Patienten mit Hawkinsinuria an eine Badeanstalt erinnern. Von dem ersten Patienten, bei dem ein multipler Carboxylasemangel beschrieben wurde, wurde ein Geruch berichtet, der an den Urin eines geschlechtsreifen Katers erinnern sollte. Nach unserer Erfahrung riechen jedoch die Körperausscheidungen von Patienten mit den beiden letztgenannten Erkrankungen in keiner Weise anders als die gesunder Kinder. Diese Erkrankungen wurden deshalb in Tabelle 1 nicht aufgeführt.

Die endgültige biochemische Diagnose einer Ahornsirupkrankheit erfordert die quantitative Bestimmung der Aminosäuren im Plasma. Die Erkrankung ist durch exzessive Konzentrationen der drei verzweigtkettigen Aminosäuren Valin, Isoleucin und Leucin charakterisiert. Darüber hinaus bildet sich aus Isoleucin das bei Stoffwechselgesunden nicht nachweisbare Allo-Isoleucin, welches in der Analytik vieler Aminosäurenanalysatoren leicht mit Methionin verwechselt werden kann. Der Ahornsirupkrankheit liegt ein Enzymdefekt der allen drei verzweigtkettigen Aminosäuren gemeinsamen Ketosäure-Decarboxylase zugrunde. Der Enzymdefekt kann in Fibroblasten, Leukozyten oder Amnionzellen durch den Nachweis einer stark verminderten Produktion von $^{14}CO_2$ aus ^{14}C-Leucin nachgewiesen werden. Patienten mit klassischer Ahornsirupkrankheit weisen einen nahezu vollständigen Defekt des Enzyms auf.

Neuroradiologische Untersuchungen haben unser Verständnis der Pathophysiologie und Pathobiochemie angeborener Stoffwechselerkrankungen wesentlich erweitert. Computertomographische Untersuchungen komatöser Neugeborener mit Ahornsirupkrankheit zeigten ein schweres generalisiertes zerebrales Ödem mit einer deutlichen Reduktion des Subarachnoidalraumes sowie sehr engen aufgebrauchten Seitenventrikeln. Einige Kinder boten das Bild eines Pseudotumor cerebri mit erweiterten Schädelnähten und vorgewölbter Fontanelle. Kernspintomographische Untersuchungen bei dem oben besprochenen Patienten mit Ahornsirupkrankheit, welcher initial mit der schweren generalisierten Muskelhypotonie auffiel, zeigten im Alter von 4 Wochen (1 Woche nach Diagnosestellung) eine erhebliche Dichteminderung der weißen Substanz. Bei Patienten mit Ahornsirupkrankheit, die im frühen Säuglingsalter verstorben waren, wurde autoptisch mehrfach eine stark verzögerte Myelinisierung nachgewiesen. Kernspintomographische Kontrolluntersuchungen unseres Patienten im Alter von 11 Monaten zeigten eine weitgehende Normalisierung des Befundes. In der Langzeitbeobachtung unserer Kinder mit angeborenen Stoffwechselerkrankungen führen wir regelmäßig entwicklungs- und testpsychologische Untersuchungen durch. Bei dem ausführlicher dargestellten Jungen zeigte sich dabei eine leicht verlangsamte Sprachentwicklung und eine völlig altersentsprechende motorische Entwicklung.

Die Behandlung von angeborenen Stoffwechselerkrankungen hat unsere Vorstellungen von der Dynamik und dem „turn-over" des körpereigenen Stoffwechsels wesentlich erweitert. Es wurde erkannt, daß der körpereigene Anabolismus die wesentliche Grundvoraussetzung für die erfolgreiche Behandlung einer Stoffwechselentgleisung bei Amino- und Organoazidopathien ist (Saudubray et al.

1984). Dieses soll wiederum anhand der Ahornsirupkrankheit verdeutlicht werden. Kann eine anabole Stoffwechselsituation erreicht werden, führt schon eine Gewichtszunahme von nur insgesamt 50 g zu einer Reduktion der Plasmaleucinkonzentration um 40 mg%. Das Therapiekonzept der Ahornsirupkrankheit besteht daher in der Verabreichung einer leucin-, isoleucin- und valinfreien Aminosäurenmischung. Es wird davon ausgegangen, daß die damit angebotenen Aminosäuren zusammen mit dem akkumulierten Leucin, Isoleucin und Valin in körpereigenes Protein eingebaut werden und damit zu der entscheidenden Verbesserung der Stoffwechselsituation führen. Der Erfolg dieses Therapiekonzeptes konnte an vielen Patienten bewiesen werden. Initial waren alle diese Patienten jedoch zusätzlich mit einer Peritonealdialyse behandelt worden, um die akkumulierten Stoffwechselzwischenprodukte beschleunigt zu entfernen. Eine genaue Abschätzung des quantitativen Nutzens der beiden unterschiedlichen Therapieprinzipien war kaum möglich. Durch eine quantitative Bestimmung der Menge des im Peritonealdialysat entfernten Leucins wurde jedoch geschlossen, daß der körpereigene Anabolismus den weitaus größten Anteil an der Reduktion der pathologisch erhöhten Stoffwechselmetaboliten hatte.

Der zweite, in diesem Beitrag schon mehrfach vorgestellte Patient mit Ahornsirupkrankheit wurde von uns ohne Peritonealdialyse oder Austauschtransfusionen behandelt. Er erschien für ein derartiges Protokoll besonders geeignet, da er sich trotz der schweren Muskelhypotonie nicht in einem tiefen Koma befand. Wie in Abb. 1 dargestellt, wurden Aminosäuren sowie Kalorien über eine Magensonde verabreicht, womit eine schnelle und zufriedenstellende Normalisierung der Stoffwechselparameter erreicht werden konnte. Parallel zu der Verbesserung der biochemischen Parameter beobachteten wir eine schnelle und dramatische Verbesserung des klinischen Zustandes. Das Kind wirkte schon nach 5 Tagen so wenig beeinträchtigt, daß begonnen wurde, eine normale Flaschennahrung der Spezialaminosäurenmischung beizumengen. Zu diesem Zeitpunkt war das Leucin aber erst auf einen Wert von 20 mg% abgefallen. Deshalb wurde die Zufuhr normaler Säuglingsnahrung zunächst wieder eingestellt, bis die Plasmaspiegel der verzweigtkettigen Aminosäuren in den physiologischen Bereich abgefallen waren.

Ein derartiges Therapiekonzept wurde von uns seither bei drei weiteren Kindern ebenfalls erfolgreich durchgeführt. Die dargestellte Vorgehensweise hat einen wesentlichen Nachteil. Einige akut entgleiste Patienten mit angeborenen Stoffwechselerkrankungen, insbesondere diejenigen mit ausgeprägtem zerebralem Ödem, erbrechen heftigst trotz langsam infundierter Nahrung über eine Magensonde. Bei diesen komatösen Patienten besteht eine erhebliche Gefahr der Aspiration. Zusätzlich leiden sämtliche Patienten mit Ahornsirupkrankheit sowie viele andere Patienten mit Amino- und Organoazidopathien an einer schweren Anorexie. So mußten wir einen kleinen Patienten mit Ahornsirupkrankheit nach erfolgreicher Durchbrechung der Stoffwechselkrise mittels Verabreichung von Kalorien und der Spezialaminosäurenmischung über weitere 3 Wochen stationär versorgen, bevor er ausreichende Nahrungsmengen oral zu sich nahm. Aus diesen Gründen erhoffen wir uns eine wesentliche Verbesserung des Therapiekonzepts durch die Einführung einer Spezialaminosäurenmischung zur intravenösen Therapie. Zur Zeit arbeiten wir noch an der Optimierung der genauen Zusammensetzung der Lösung.

Die prinzipielle Anwendbarkeit dieses Therapiekonzepts konnte kürzlich bei einem Patienten mit Ahornsirupkrankheit in einer akuten Stoffwechselentgleisung nachgewiesen werden

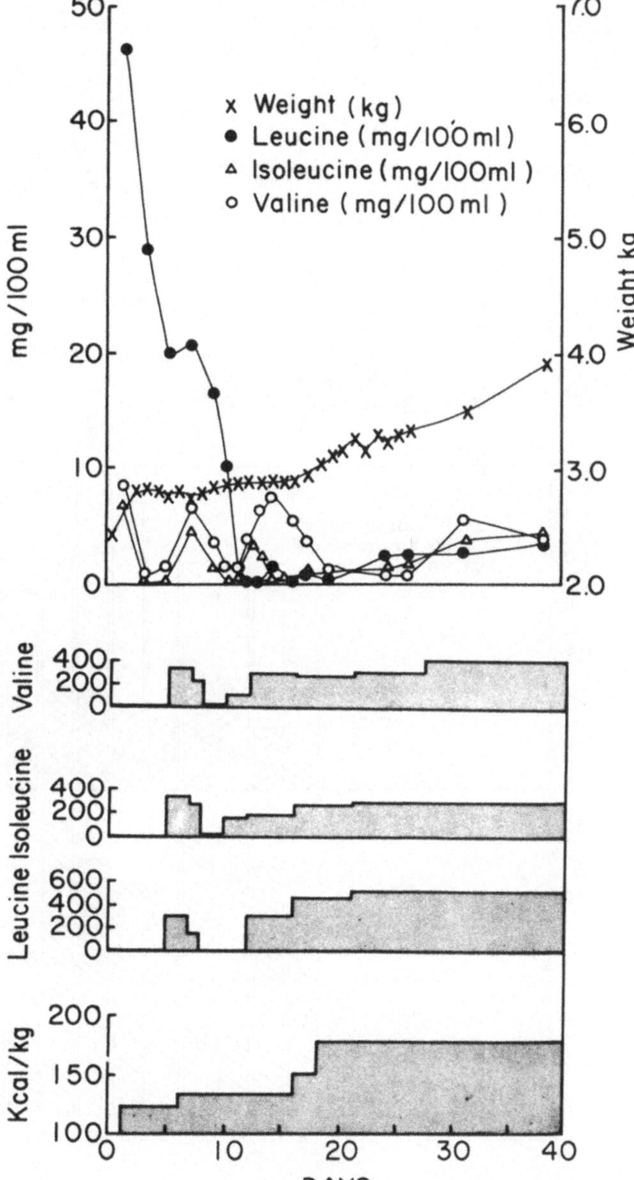

Abb. 1. Bedeutung einer anabolen Stoffwechselsituation für die Akuttherapie der Ahornsirupkrankheit bei Erstmanifestation. Kohlenhydrate und eine leucin-, isoleucin- und valinfreie Aminosäurenmischung wurden über eine Magensonde verabreicht

(Abb. 2). Während eines fieberhaften Infektes war der Patient von einem so heftigen Brechreiz geplagt, daß jegliche orale Zufuhr unmöglich wurde. Zunächst wurden dem Kind große Mengen Wasser und Glukose intravenös zugeführt, worunter der Plasma-Leucin-Spiegel aber weiter von ca. 400 µmol/l bis auf schließlich 1200 µmol/l anstieg. Durch Veränderungen der Infusionsmengen von Wasser, Glukose und Elektrolyten konnte keine Besserung des klinischen oder biochemischen Befundes erreicht werden. Schließlich erhielten wir eine speziell für diesen Patienten hergestellte Aminosäurenmischung zur parenteralen Applikation. Es handelte sich im wesentlichen um eine Standardaminosäurenmischung zur parenteralen Ernährung, der die drei ver-

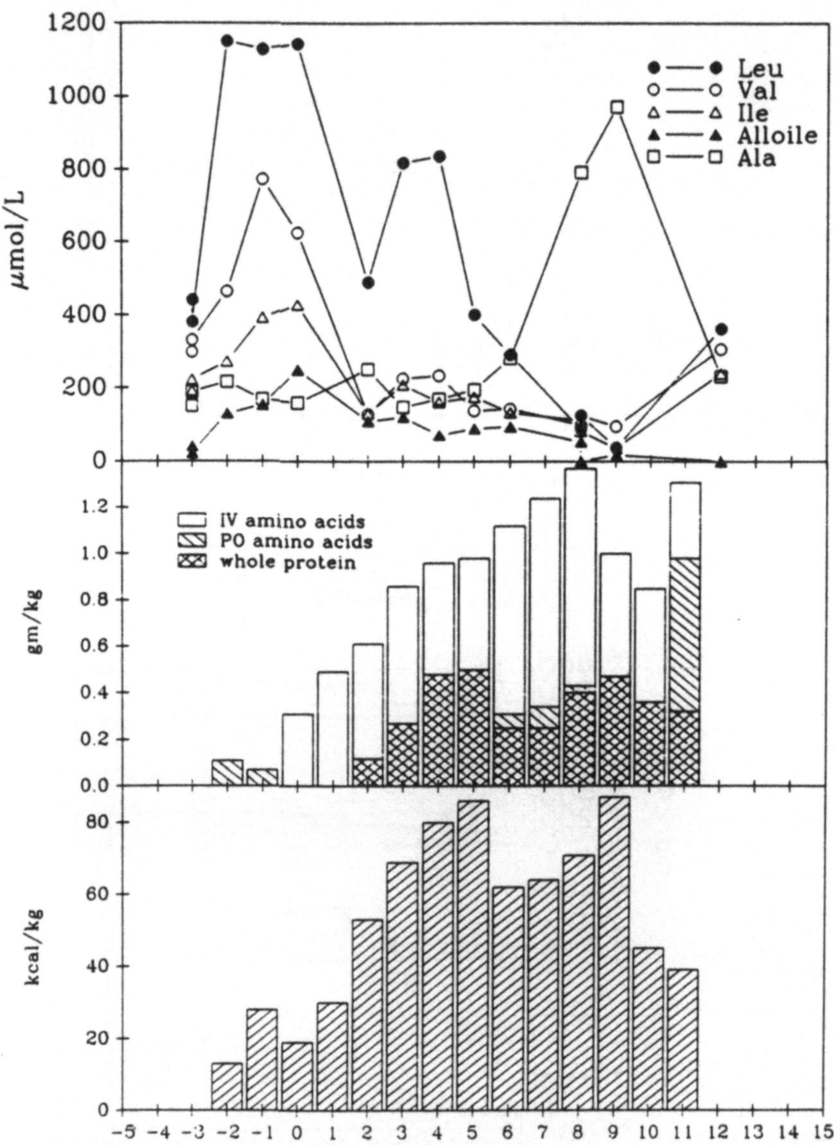

Abb. 2. Wirksamkeit des Anabolismus bei einer Stoffwechselentgleisung eines Kindes mit Ahornsirupkrankheit. In diesem Falle wurde eine leucin-, isoleucin- und valinfreie Aminosäurenmischung intravenös (=IV amino acids) verabreicht. (PO amino acids = orale Zufuhr der Aminosäurenmischung)

Tabelle 2. Parenterale Aminosäurenmischung zur Akuttherapie der Ahornsirupkrankheit

Aminosäurenmischung	mg/100 ml
Alanin	1060
Arginin	365
Asparaginsäure	95
Zystin	10
Glutaminsäure	0
Glutamin	150
Glycin	110
Histidin	145
Isoleucin	0
Leucin	0
Lysin	245
Methionin	100
Phenylalanin	145
Prolin	205
Serin	115
Taurin	7,5
Threonin	125
Tryptophan	60
Tyrosin	70
Valin	0
Gesamt	3007,5

Die Lösung wurde hergestellt durch Pharma Thera, 1785 Hanconnah Blvd., Memphis, Tennessee, USA

zweigtkettigen Aminosäuren Isoleucin, Leucin und Valin komplett entzogen und durch eine äquimolare Menge an Alanin ersetzt worden waren. Die genaue Zusammensetzung der Lösung ist in Tabelle 2 aufgeführt. Bei Beginn dieser Therapie war der Patient weiterhin in einer katabolen Stoffwechselsituation und zeigte eine deutliche Ketonurie. Nach intravenöser Zufuhr der Aminosäurenlösung am Tage 0 (Abb. 2) zeichnete sich schnell eine deutliche Besserung der klinischen und biochemischen Parameter mit einem dramatischen Abfall der Plasmakonzentrationen von Leucin, Isoleucin und Valin ab. Schon 34 h nach Beginn dieses Therapieregimes war die Ketonurie verschwunden. Aufgrund der sehr guten klinischen Besserung wurde schon am Tage 2 mit der langsamen Zufuhr normaler Nahrung begonnen. Retrospektiv geschah dieses etwas verfrüht, wie der erneute Anstieg der Plasma-Aminosäurekonzentration belegt. Die Menge an normaler Nahrung mußte nochmals für 3 Tage von 0,5 g/kg KG/Tag, welches der üblichen Proteintoleranz des Patienten unter einer ausgeglichenen Stoffwechselsituation entsprach, auf 0,25 g/kg KG/Tag zurückgenommen werden. Am 8. Tage hatte sich die Stoffwechselsituation schließlich völlig normalisiert, und die Konzentration der verzweigtkettigen Aminosäuren im Plasma befand sich im Normbereich. Retrospektiv wird aus Abb. 2 aber auch deutlich, daß der zweite, endgültige Abfall der Plasma-Leucin-Konzentration schon vor der vorübergehenden Reduktion des natürlichen Eiweißes auf 0,25 g/kg KG/Tag am Tag 6, wohl als Folge der insgesamt weiter verbesserten Stoffwechselsituation, eingesetzt hatte. Ferner zeigt Abb. 2, daß die Kalorienzufuhr des Patienten vor Beginn der intravenösen Aminosäurensubstitution unzureichend war. Mit Beginn dieser Substitution am Tag 0 erfolgte zunächst keine Steigerung der Kalorienzufuhr. Dennoch führte die Verabreichung der Aminosäurenmischung von Beginn an zu einer prompten und deutlichen Reduktion der Plasmaspiegel der verzweigtkettigen Aminosäuren. Von besonderer Bedeutung erscheint uns in diesem Zusammenhang die Beobachtung, daß wir mit Hilfe der verabreichten Aminosäurenmischung, welche über 1 g Alanin/100 ml enthielt, in der Lage waren, die Plasma-Alanin-Konzentration auch während einer inadäquaten

Kalorienzufuhr im Normbereich zu halten. Es erscheint wahrscheinlich, daß Alanin als Substrat für die Glukoneogenese wesentlich an der Herstellung einer anabolen Stoffwechselsituation beteiligt war. Erst ab Tag 6, nachdem sich die Stoffwechselsituation weitgehend normalisiert hatte und ausreichende Kalorienmengen zugeführt wurden, wurde ein Anstieg der Plasma-Alanin-Konzentration beobachtet. Dieses könnte jedoch auch an einer vermehrten Zufuhr der Aminosäurenmischung liegen, die mit diesem Tage verdoppelt worden war.

4-Hydroxy-Butyrazidurie

Das Krankheitsbild der 4-Hydroxy-Butyrazidurie ist für Neuropädiater von besonderem Interesse. Diese Stoffwechselerkrankung kann als In-vivo-Modell der neuropharmakologischen Wirkung hoher Konzentrationen einer Substanz betrachtet werden, deren Auswirkungen auf die Funktionen des zentralen Nervensystems schon seit längerem studiert wurden. 1981 wurde der erste Patient mit dieser Erkrankung aus Berlin beschrieben (Jakobs et al. 1981).

Wir untersuchten eine weitere Patientin im Alter von 8 Jahren (Gibson et al. 1988). Bei diesem Mädchen war die Diagnose mit Hilfe der Urinanalytik auf organische Säuren im Alter von 6 Jahren gestellt worden. Sie litt an einer psychomotorischen Retardierung. Das auffälligste Symptom dieser Patientin war ein extremes hyperkinetisches Syndrom. Sie bewegte sich mit einer derartigen Geschwindigkeit und Unstetigkeit, daß die Krankenschwestern vom bloßen Zusehen ermüdeten. Initial befürchteten wir, daß sich das Mädchen aus Unachtsamkeit selber verletzen könnte, was jedoch nicht eintrat. Die Verabreichung von Psychopharmaka, um die Hyperaktivität zu mildern, mußte wegen des Auftretens einer dyskinetischen Bewegungsstörung eingestellt werden. Als Kleinkind war bei der Patientin ferner ein Mikrozephalus aufgefallen. Im Alter von 8 Jahren lag ihr Kopfumfang nicht mehr unterhalb der dritten Percentile. Elektroenzephalographische und kernspintomographische Untersuchungen, die erstmals im Alter von 8 Jahren durchgeführt wurden, waren unauffällig. Zusätzlich zu der psychomotorischen Retardierung fanden sich bei der klinischen Untersuchung eine generalisierte Muskelhypotonie sowie Zeichen einer Pyramidenbahnläsion (gesteigerte Muskeleigenreflexe und unerschöpfliche Fußkloni beidseits). Der optokinetische Nystagmus des linken Auges war gestört, und dementsprechend fielen die visuell evozierten Potentiale auf dieser Seite pathologisch aus. Rechtsseitig bestanden keine Auffälligkeiten.

Die frühkindliche Entwicklung des Patienten, dessen Eltern Cousin und Cousine ersten Grades waren, verlief verzögert. Im Alter von 20 Monaten konnte er weder stehen noch gehen oder sprechen. Zwischen dem 6. und dem 8. Lebensmonat waren zerebrale Krampfanfälle mit generalisierten EEG-Veränderungen sowie eine deutliche Ataxie und eine okuläre Dyspraxie aufgetreten. Die computertomographische Untersuchung des Gehirns zeigte eine mäßige Atrophie. Der Neurotransmitter *Gamma-Aminobuttersäure (GABA)* wird normalerweise zu Sukzinatsemialdehyd transaminiert (Nyhan u. Sakati 1987 b). Sukzinatsemialdehyd wird durch das Enzym Sukzinatsemialdehyd-Dehydrogenase abgebaut und in den Zitronensäurezyklus eingeschleust. Bei der 4-Hydroxy-Butyrazidurie ist die Sukzinatsemialdehyd-Dehydrogenase defekt. Als Folge muß ein Anstau des Sukzinatsemialdehyds angenommen werden, welches, wie alle Aldehyde, umgehend weiter verstoffwechselt wird. Es erfolgt eine Hydrierung zu 4-Hydroxybuttersäure, die in den Körperflüssigkeiten akkumuliert. 4-Hydroxybuttersäure wird über die Beta-Oxidation weiter verstoffwechselt, und schon in der Erstbeschreibung wurde von einer pathologischen Erhöhung des Produktes 3,4-Dihydroxybuttersäure berichtet.

Die neuropharmakologischen Eigenschaften der 4-Hydroxybuttersäure waren schon lange vor der Entdeckung der 4-Hydroxy-Butyrazidurie studiert worden. Ausgangspunkt dieser Untersuchungen waren die Bemühungen, ein GABA-Analogon zu synthetisieren, welches im Gegensatz zu GABA die Blut-Hirn-Schranke passieren könnte. 4-Hydroxybuttersäure wurde daher als Sedativum, Anästhetikum sowie als Antiepileptikum getestet. Es zeigte sich jedoch im Tierexperiment, daß die Substanz statt dessen als Epileptikum wirkte. Pharmakologisch wurde die 4-Hydroxybuttersäure nicht genutzt. Sie ist jedoch von großem Interesse für die Neuropharmakologie und die Neurotransmission. Inzwischen besteht weitgehende Übereinstimmung, daß 4-Hydroxybuttersäure nicht ein inhibitorischer, sondern ein exzitatorischer Neurotransmitter ist, welcher wahrscheinlich an den NMDA-Rezeptor bindet. Der gleiche Rezeptor wird für die neuropharmakologische Wirkung der illegalen Droge PCP verantwortlich gemacht. Dieses Gebiet ist z. Zt. von großem wissenschaftlichem Interesse, und wir hoffen, daß die zahlreichen wissenschaftlichen Arbeiten auch zu einem Therapieansatz für die 4-Hydroxybuttersäure führen.
Seit 1981 wurden ca. 15 Patienten mit einer 4-Hydroxy-Butyrazidurie diagnostiziert, so daß wir eine bessere Vorstellung von dem Phänotyp der Erkrankung entwickeln konnten. Nahezu obligat sind eine psychomotorische Retardierung, eine Sprachentwicklungsstörung und eine muskuläre Hypotonie vorhanden. Eine Reihe von Patienten zeigte eine okuläre Apraxie und einige eine Ataxie. Die Häufigkeit von zerebralen Krampfanfällen war in Anbetracht der bekannten pharmakologischen Wirkungen der Substanz eher gering. Jedoch ist die Fallzahl immer noch sehr klein, und es ist vorstellbar, daß wir eine Reihe weiterer Erkrankungen durch ein Screening bei Patienten mit Epilepsie diagnostizieren würden. Bei einigen Patienten wurde eine Glyzinurie gefunden. Die Häufigkeit dieser, höchstwahrscheinlich sekundären, Stoffwechselstörung ist nicht bekannt. Da in den selektiven Screeningverfahren eine Glyzinurie wesentlich einfacher und auch sicherer festgestellt werden kann als eine vermehrte Ausscheidung von 4-Hydroxybuttersäure, sollte bei einem entsprechenden Befund der sichere Ausschluß einer 4-Hydroxy-Butyrazidurie erfolgen.
Bei der enzymatischen Untersuchung findet sich für Kontrollpersonen ein sehr hoher Mittelwert der Enzymaktivität der Sukzinatsemialdehyd-Dehydrogenase mit annähernd 700 pmol/mg/min (Gibson et al. 1988). Die Enzymaktivität bei unserer Patientin war mit 61 pmol/mg/min auf ca. 9% der Kontrollaktivität reduziert. Der Nachweis der Enzymaktivität der Sukzinatsemialdehyd-Dehydrogenase und damit die Möglichkeit der enzymatischen Diagnostik der Erkrankung war zunächst nicht gelungen. Kultivierte Fibroblasten, in denen die meisten monogenen Erbkrankheiten nachgewiesen werden können, zeigten auch bei Kontrollpersonen keinerlei Enzymaktivität. Erst durch die Zusammenarbeit von Jakobs und Gibson konnte dieses Problem gelöst werden. Gibson vermochte das Enzym schließlich in Lymphozyten und ebenfalls in Lymphoblasten nachzuweisen, woraufhin er einen Enzymassay entwickeln und den Defekt bei Patienten mit 4-Hydroxy-Butyrazidurie nachweisen konnte. Mit Hilfe dieses Assays wurde der Defekt inzwischen bei über 12 Patienten nachgewiesen. Bei heterozygoten Trägern der Erkrankung findet sich in der Regel eine um 50% erniedrigte Enzymaktivität.

Organoazidopathien

Organoazidopathien sind in der Regel von einem schweren fulminanten Krankheitsverlauf gekennzeichnet. Betroffene Kinder müssen zumeist auf neonatologischen Intensivstationen betreut werden. Sie erscheinen nach unauffälliger Schwangerschaft und Geburt zunächst unbeeinträchtigt und werden im Verlaufe der ersten Tage zunehmend apathisch. Die Blutgasanalyse deckt eine schwere metabolische Azidose auf. Zu diesem Zeitpunkt liegt häufig auch eine deutliche Erhöhung des Serumammoniakspiegels vor. Der skizzierte Verlauf ist vor allem für Patienten mit einer Propionazidämie typisch, und viele dieser Kinder versterben in der akuten Phase. Ein Überleben ist nur durch eine Vielzahl medizinischer Maßnahmen möglich. Koma und Apnoezustände erfordern die Intubation sowie Beatmung der Patienten. Die Kinder sind extrem hypoton (Froschhaltung). Blutdruckabfall und Kreislaufschock können durch eine Tubulusnekrose zu einem akuten Nierenversagen führen. Häufig entwickeln Kinder mit Organoazidopathien zusätzlich eine Sepsis und/oder eine Verbrauchskoagulopathie. Wird die ursächliche Grunderkrankung nicht frühzeitig diagnostiziert, versterben die Kinder in wenigen Tagen an nicht mehr beherrschbaren Komplikationen. Andererseits kann nach schneller, rechtzeitiger Diagnosestellung eine wirksame ursächliche Therapie eingeleitet werden.

Die diagnostische Abklärung des Verdachts auf eine angeborene Stoffwechselerkrankung bei einem Neugeborenen oder jungen Säugling sollte nach einem möglichst standardisierten Schema erfolgen (Tabelle 3). Meist können initial zur Klä-

Tabelle 3. Diagnoseschema für angeborene Stoffwechselerkrankungen bei komatösen Neugeborenen

Die Patienten erscheinen bei der Geburt in der Regel unauffällig und nehmen initial normal Nahrung zu sich. Nach einigen Tagen entwickelt sich dann zunehmend ein tiefes Koma, so daß häufig eine künstliche Beatmung erforderlich wird.

Wichtige Laborwerte: Ammoniak, Elektrolyte und pH

1. NH_3 erhöht	Harnstoffzyklusdefekte Organoazidopathien transiente Hyperammonämie des Neugeborenen
2. NH_3 normal/metabolische Azidose/ erhöhtes Anionendefizit mit oder ohne Ketose	Propionsäureabbaudefekte Propionazidämie Methylmalonazidämie multipler Carboxylasemangel Isovalerianazidämie Glutarazidurie Typ II Pyroglutaminazidämie Laktatazidosen Defekte in der Pyruvatoxidation Defekte der Glukoneogenese
3. NH_3 normal/keine metabolische Azidose	nichtketotische Hyperglyzinämie Vitamin-B_{12}-Stoffwechseldefekte mit Homozystinurie und Methylmalonazidurie Homozystinurie infolge eines Defektes der 5-10-Methylentetrahydrofolsäurereduktase

rung bereits vorhandene laborchemische Parameter herangezogen werden, wie Blutammoniakkonzentration, Elektrolyte und Säure-Basen-Status. Eine pathologisch erhöhte *Ammoniakkonzentration* liefert einen Hinweis auf einen Harnstoffzyklusdefekt, eine Organoazidopathie oder das Vorliegen einer transienten Hyperammoniämie des Neugeborenen. Die meisten Kinder mit einer Organoazidopathie haben jedoch eine metabolische Azidose und ein erhöhtes *Anionendefizit* [=(Kalium + Natrium) − (Chlorid + Bikarbonat)] bei normalem Ammoniakspiegel. Bei derartigen Patienten muß ein selektives Screening auf Organoazidopathien im Urin durchgeführt werden. Parallel sollte die *Plasmalaktatkonzentration* bestimmt werden. Bei der dritten Patientengruppe liegt weder eine Ammoniakerhöhung noch eine metabolische Azidose vor. In seltenen Fällen kann sich dahinter eine Sonderform der Homozystinurie verbergen. Am häufigsten wird bei derartigen Patienten eine nichtketotische Hyperglyzinämie als verursachende metabolische Grunderkrankung diagnostiziert.
Patienten, bei denen sowohl stark erhöhte Ammoniakkonzentrationen als auch eine metabolische Azidose nachgewiesen werden, müssen umgehend auf das Vorliegen einer Organoazidopathie untersucht werden. Das selektive Screening erfolgt zumeist in spezialisierten Stoffwechsellaboratorien, in denen mit Hilfe einer Reihe relativ einfacher Gruppentests die Urinausscheidung von Zuckern, Ketonkörpern und schwefelhaltigen Aminosäuren untersucht wird. Die Aminosäureausscheidung kann orientierend mit Hilfe einer Hochspannungselektrophorese untersucht werden. Im letzteren System kann auch die Methylmalonsäure ohne weitere Modifikation mit Hilfe einer einfachen Farbreaktion nachgewiesen werden. Die Einfachheit und weite Verbreitung dieser Methode hat dazu geführt, daß Methylmalonazidämien in vielen Zentren wesentlich häufiger diagnostiziert werden als einige der anderen Organoazidopathien. Diese Häufigkeitsverteilung beruht aber höchstwahrscheinlich auf methodischen Schwierigkeiten bei der Diagnose von Organoazidopathien und nicht auf Unterschieden in der Erkrankungshäufigkeit.

Multipler Carboxylasemangel

Als weitere Erkrankung aus dem Formenkreis der Organoazidopathien sollen Patienten mit einem multiplen Carboxylasemangel besprochen werden. Zeitlicher Ablauf der Erkrankung sowie das nahezu unverwechselbare Bild einer schwersten Dermatose der Säuglinge haben unser Verständnis der vier biotinabhängigen körpereigenen Carboxylasen und ihrer physiologischen Bedeutung wesentlich erweitert.
Die Kinder präsentieren sich mit einer generalisierten Rötung und Schuppung der Haut. Die intertriginösen Bereiche sind oft nässend. Das klinische Bild wird manchmal zunächst mit einem Morbus Leiner oder einer ichthyosiformen Erythrodermie verwechselt. Differentialdiagnostisch käme auch eine schwere Candidiasis in Frage, und häufig haben Säuglinge mit einem multiplen Carboxylasemangel vorübergehend eine Soorbesiedlung. Auffällig ist ferner eine Alopecia totalis. Die Erkrankung ist durch ein pathologisches Muster in der Urinausscheidung der organischen Säuren charakterisiert. In einer Familie stellten wir die

Diagnose nach der Geburt eines betroffenen Mädchens (Sweetman et al. 1982). Diese Patientin wurde innerhalb der ersten 24 Lebensstunden mit rezidivierendem Erbrechen symptomatisch, entwickelte eine Hypothermie und einen Atemstillstand, wurde komatös und starb. Wir konnten die Diagnose anhand des Metabolitenmusters in der Urinanalytik der organischen Säuren post mortem stellen. Am auffälligsten sind die stark erhöhten Konzentrationen der 3-Hydroxy-Isovaleriansäure sowie von 3-Methylkrotonylglyzin. Ein identisches Muster der Urinausscheidung der organischen Säuren hatten wir im Urin des ersten und wohl am besten studierten Patienten mit dieser Erkrankung aus London (Gompertz et al. 1971) gesehen. In der Erstbeschreibung war diese Erkrankung, als neuer Defekt im Leucinabbau, *β-Methylkrotonylglyzinurie* genannt worden. In unserer späteren Urinanalytik der organischen Säuren fanden wir als zusätzlichen pathologischen Metaboliten Methylzitrat (Sweetman et al. 1977). Die Ausscheidung dieses Metaboliten war zwar nicht im gleichen Ausmaß erhöht wie die der 3-Hydroxy-Isovaleriansäure oder des 3-Methylkrotonylglycins, aber dennoch eindeutig erhöht. Methylzitrat war von uns ursprünglich bei Patienten mit Propionazidämie erhöht gefunden worden, und wir richteten ein besonderes Augenmerk auf diesen Metaboliten für die Diagnose der Propionazidämie. Im Gegensatz zur Propionsäure ist Methylzitrat sehr stabil und ist auch in Urinproben nach einem längeren Transport nachweisbar. Selbst Bakterien können es nicht weiter metabolisieren; augenscheinlich ist es ein Stoffwechselendprodukt. Nun hatten die zunächst nachgewiesenen Stoffwechselmetabolite der „β-Methylkrotonylglyzinurie", 3-Hydroxy-Isovaleriansäure und 3-Methylkrotonylglyzin, einen Defekt im Leucinabbau wahrscheinlich gemacht, wohingegen Methylzitrat eine Störung im Isoleucinabbau anzeigte. Beiden Abbauwegen gemeinsam ist das Vorkommen von Carboxylasen. In Fibroblasten des ersten Patienten, J. R., sowie einer nun beträchtlichen Reihe weiterer Patienten wurde sowohl ein Defekt der 3-Methylkrotonyl-CoA-Carboxylase als auch der Propionyl-CoA-Carboxylase nachgewiesen (Sweetman et al. 1977). Daraufhin wurde die Enzymaktivität der Pyruvatcarboxylase untersucht, und ebenfalls defizient gefunden. Diese Ergebnisse veranlaßten uns, diese Erkrankung als multiplen Carboxylasemangel neu zu benennen.

Bei den drei erwähnten Carboxylasen handelt es sich um eigenständige Enzyme. Es lag daher auf der Hand zu postulieren, daß der zugrunde liegende Defekt des multiplen Carboxylasemangels in einem allen Carboxylasen gemeinsamen Faktor liegen muß. Alle körpereigenen Carboxylasen benötigen Biotin als Co-Faktor. Wir untersuchten daraufhin die enzymatische Reaktion der *Holocarboxylase-Synthetase,* die in zwei aufeinanderfolgenden Schritten Biotin an die jeweiligen Carboxylasen anheftet und letztere somit aktiviert. Es zeigte sich, daß Patienten mit der infantilen Verlaufsform des multiplen Carboxylasemangels einen Defekt in der Enzymaktivität der Holocarboxylase-Synthetase haben (Burri et al. 1981). Wenig später, nachdem der Enzymdefekt des multiplen Carboxylasemangels aufgedeckt worden war, wurden Patienten mit einem multiplen Carboxylasemangel beschrieben, die über eine völlig normale Holocarboxylase-Synthetaseaktivität verfügten. Diese Kinder haben im Gegensatz zu den Patienten mit einem Holocarboxylase-Synthetasemangel i. allg. einen späteren Krankheitsbeginn und teilweise auch milderen Krankheitsverlauf. Wolf et al. (1983) wiesen bei diesen Kindern als zugrunde liegenden Enzymdefekt einen Mangel der körpereigenen *Bio-*

tinidase nach, die in den Körperkompartimenten den Biotin-Lysin-Komplex (Biozytin) spaltet und damit Biotin freisetzt. Wahrscheinlich ist das Enzym auch bei der Absorption von Biotin aus biotinhaltiger Nahrung beteiligt, so daß Patienten mit einem Biotinidasemangel langsam an Biotin verarmen. Klinisch ähneln die Hautveränderungen von Patienten mit einem Biotinidasemangel mehr einer Acrodermatitis enteropathica als einem generalisierten Ekzem. Einige dieser Kinder haben eine partielle Alopezie bzw. eine Alopecia totalis. Viele Patienten entwickeln eine Ataxie, die so schwer sein kann, daß der Patient bettlägerig wird. Im Gegensatz zu Patienten mit einem Holocarboxylase-Synthetasemangel entwickeln Patienten mit einem Biotinidasemangel neurosensorische Störungen des N. opticus und des N. vestibulocochlearis. Leider ist die Optikusatrophie sowie der neurosensorische Hörverlust, wenn sie eingetreten sind, auch durch Behandlung nicht mehr reversibel. Patienten mit beiden Formen eines multiplen Carboxylasemangels können zufriedenstellend mit Biotinsubstituierung behandelt werden. Schon wenige Tage nach Beginn der Behandlung mit nur 10 mg Biotin/Tag zeigt sich eine dramatische Besserung des Krankheitsbildes mit anschließender Restitutio ad integrum.

Der multiple Carboxylasemangel ist eine Stoffwechselerkrankung, welche ohne rechtzeitige Diagnose in jedem Falle tödlich verläuft bzw. bei verspäteter Diagnose zu einem erheblichen neurologischen Defektzustand führt. Andererseits zeigt die Erfahrung mit der Behandlung früh diagnostizierter Patienten in den letzten Jahren, daß eine orale Substitution mit geringen Mengen von Biotin eine völlig unbeeinträchtigte psychomotorische Entwicklung der Kinder garantiert.

Danksagung. Die vorgestellten Arbeiten wurden durch die großzügige Unterstützung der USPHS Sachbeihilfe Nr. 04608 des „National Institute of Child Health und Human Development" Nr. RR00827 des „General Clinical Research Centers Program" sowie einer Beihilfe von „Allen Foundation" ermöglicht.

Literatur

Burri BJ, Sweetman L, Nyhan WL (1981) Mutant holocarboxylase synthetase. Evidence for the enzyme defect in early infantile biotin-responsive multiple carboxylase deficiency. J Clin Invest 68:1491–1495

Gibson KM et al. (1988) 4-Hydroxybutyric aciduria in a patient without ataxia or convulsions. Eur J Pediatr 147:529–531

Gompertz D et al. (1971) Biotin-responsive 3-methylcrotonylglycinuria. Lancet II:22–24

Jakobs C et al. (1981) Urinary excretion of gamma-hydroxybutyric acid in a patient with neurological abnormalities. The probability of a new inborn error of metabolism. Clin Chim Acta 111:169–178

Nyhan WL, Sakati NO (1987a) Diagnostic recognition of genetic disease. Lea & Febiger, Philadelphia, pp 31–36

Nyhan WL, Sakati NO (1987b) Diagnostic recognition of genetic disease. Lea & Febiger, Philadelphia, pp 95–99

Saudubray JM et al. (1984) Neonatal management of organic acidurias. Clinical update. J Inherit Metab Dis 7 [Suppl 1]:2–9

Sweetman L et al. (1977) Propionyl-CoA carboxylase deficiency in a patient with biotin-responsive 3-methylcrotonylglycinuria. Pediatr Res 11:1144–1147

Sweetman L et al. (1982) Organic aciduria in neonatal multiple carboxylase deficiency. J Inherit Metab Dis 5:49–55

Wolf B et al. (1983) Deficient biotinidase activity in late-onset multiple carboxylase deficiency. N Engl J Med 308:161

Glutarazidurie Typ I als Ursache akuter und subakuter Enzephalopathien des Säuglings- und Kleinkindesalters

G. F. Hoffmann, H. J. Böhles, B. Biggemann, H. J. Bremer, E. Christensen, M. Frosch, F. Hanefeld, D. H. Hunneman, H. Jacobi, B. Lawrenz-Wolf, W. Lehnert, F. K. Trefz, K. Ullrich, U. Wendel

Einleitung

Die Glutarazidurie Typ I (GA I) ist eine autosomal-rezessiv vererbte Organoazidopathie (Amir et al. 1989; Bergman et al. 1989; Goodman et al. 1975; Hellström 1982; Hoffmann et al. 1990; Kyllerman u. Steen 1980; Nyhan 1984; Seccombe 1986; Stutchfield et al. 1985), verursacht durch einen Defekt der Glutaryl-CoA-Dehydrogenase im Abbauweg der Aminosäuren Hydroxylysin, Lysin und Tryptophan. Bislang wurden weltweit ca. 30 Patienten beschrieben. Leitsymptom ist ein progredientes, zumeist akut beginnendes und sich dann anfallsartig verschlechterndes Enzephalopathie-Syndrom. Im Säuglings- und Kleinkindesalter imponieren neben einer Muskelhypotonie extrapyramidale Symptome. Unbehandelt kann die Erkrankung tödlich verlaufen. Stoffwechselentgleisungen, ein Leitsymptom vieler Organoazidopathien (Nyhan 1984), fehlen zumeist. In der neueren Literatur häufen sich Berichte, nach denen an einigen Zentren auf Grund sehr ähnlicher Symptomatik, Krankheitsverläufe und neuroradiologischer Befunde in einem kürzeren Zeitraum mehrere Patienten diagnostiziert werden konnten (Bergman et al. 1989; Hoffmann et al. 1990; Kyllerman u. Steen 1980), in Einzelfällen selbst bei initial negativer Urinanalytik der organischen Säuren (Bergman et al. 1989). Bislang waren aus der Bundesrepublik Deutschland keine Patienten mit einer GA I berichtet worden. Wir haben für die vorliegende Arbeit Krankheits- und Therapieverläufe aller 7 Patienten zusammengestellt, die zwischen 1983 bis 1988 in der BRD diagnostiziert und behandelt worden sind.

Ergebnisse und Diskussion

Alle Patienten hatten sich nach komplikationsloser Schwangerschaft und Geburt über einen Zeitraum von 3–18 Monaten zunächst unauffällig entwickelt. Bei 5 Patienten manifestierte sich die Erkrankung akut mit einem enzephalitisähnlichen Krankheitsbild. Während eines fieberhaften Infektes trübten die Kinder zunehmend ein. Dystone Bewegungen traten auf, der Muskeltonus erschien herabgesetzt. Gleichzeitig entwickelten sich Pyramidenbahnzeichen. Bei 3 Patienten traten zerebrale Anfälle auf. Laborchemische Untersuchungen, einschließlich Liquorbefunde, Säure-Basen-Status und Blutzuckerbestimmungen, waren sämtlichst unauffällig. Die Kinder erholten sich langsam. Ein erheblicher Entwicklungsrückschritt und eine dystone-dyskinetische Bewegungsstörung blieben bestehen. Bei den beiden übrigen Patienten führte eine progrediente Retardierung mit zunehmenden Dystonien zunächst zu der Diagnose einer „dystonen Zerebralparese".

Im weiteren Verlauf zeigten alle Patienten eine sehr ähnliche Symptomatik, wobei die motorische Entwicklung durch die dystone Bewegungsstörung viel stärker beeinträchtigt erschien als die mentalen Fähigkeiten. Eine geistige Behinderung lag bei allen Patienten vor. Das Ausmaß wurde in Einzelfällen auf Grund der Schwere der Bewegungsstörung nicht näher klassifiziert. Zwei Patienten entwickelten Zeichen einer Pyramidenbahnschädigung im Sinne einer Tetraspastik. Auffällig waren die Entwicklung eines Makrozephalus bei fünf Patienten, sowie in unterschiedlichem Ausmaß stark vermehrtes Schwitzen, subfebrile Temperaturen, Schlaflosigkeit, Gereiztheit und Appetitmangel. Diese Symptome können mit einer verminderten GABA-Synthese bei GA I in Zusammenhang gebracht werden (Stokke et al. 1976).

Neuroradiologische Verlaufsbeobachtungen dokumentierten die fast gesetzmäßig verlaufende Schädigung des ZNS. Ein Kind wurde von Geburt an mit regelmäßigen sonographischen Kontrolluntersuchungen dokumentiert. Die ersten Veränderungen entwickelten sich postnatal innerhalb von 3 Monaten bei noch unauffälligem klinischen Befund. Zuerst fiel eine verminderte Gewebedichte der weißen Substanz und der Nuclei caudati auf, gefolgt von der Entwicklung eines Hydrozephalus. Während der einer akuten Enzephalitis ähnelnden Erstmanifestation im Alter von 4 Monaten bestand bereits eine bilaterale fronto-temporale Atrophie. Abb. 1 A zeigt das Computertomogramm dieser Patientin 10 Monate nach Krankheitsbeginn. Zusätzlich zu der weitgehend unveränderten frontotemporalen Atrophie bestanden zu diesem Zeitpunkt eine verminderte Signalintensität der weißen Substanz sowie eine fehlende Taillierung der Seitenventrikel als Zeichen einer Atrophie der Nuclei caudati. Eine ausgeprägte bilaterale fronto-temporale Atrophie fand sich bei 6 der 7 Patienten (Abb. 1 A u. B). Bei einer Patientin bestand trotz eines schweren klinischen Verlaufes bis zum Alter von 3 Jahren nur eine leichte generalisierte Atrophie (Abb. 1 C).

Die Diagnose wurde bei 5 Kindern vor dem Alter von 2,5 Jahren durch den Nachweis einer massiven Glutarazidurie mittels Gaschromatographie/Massenspektrometrie gestellt, bei den beiden übrigen Patienten im Alter von 5,5 und 8,5 Jahren. In vitro wurde bei allen untersuchten Patienten eine totale Defizienz der Glutaryl-CoA-Dehydrogenase nachgewiesen. Alle Patienten hatten bei Diagnosestellung einen schweren sekundären Carnitinmangel im Plasma (Amir et al. 1989; Bergman et al. 1989; Hoffmann et al. 1990; Seccombe et al. 1986). In der Urinanalytik der organischen Säuren war als Folge des Carnitinmangels eine Beeinträchtigung der Beta-Oxidation mit einer vermehrten Adipinsäureausscheidung bei normalen β-Hydroxybutyratkonzentrationen nachweisbar. Ein Junge erlitt nach Diagnosestellung, aber noch vor Therapiebeginn, eine nichtketotische hypoglykämische Krise, die rechtzeitig durch eine sofortige intravenöse Therapie mit Bikarbonat, Glukose und Carnitin unterbrochen werden konnte. Aus der Literatur ist bekannt, daß derartige Krisen, die Folge des Carnitinmangels sein dürften, oft zu schweren neurologischen Defektzuständen bzw. zum Tode führen (Amir et al. 1989; Kyllerman u. Steen 1980; Nyhan 1984).

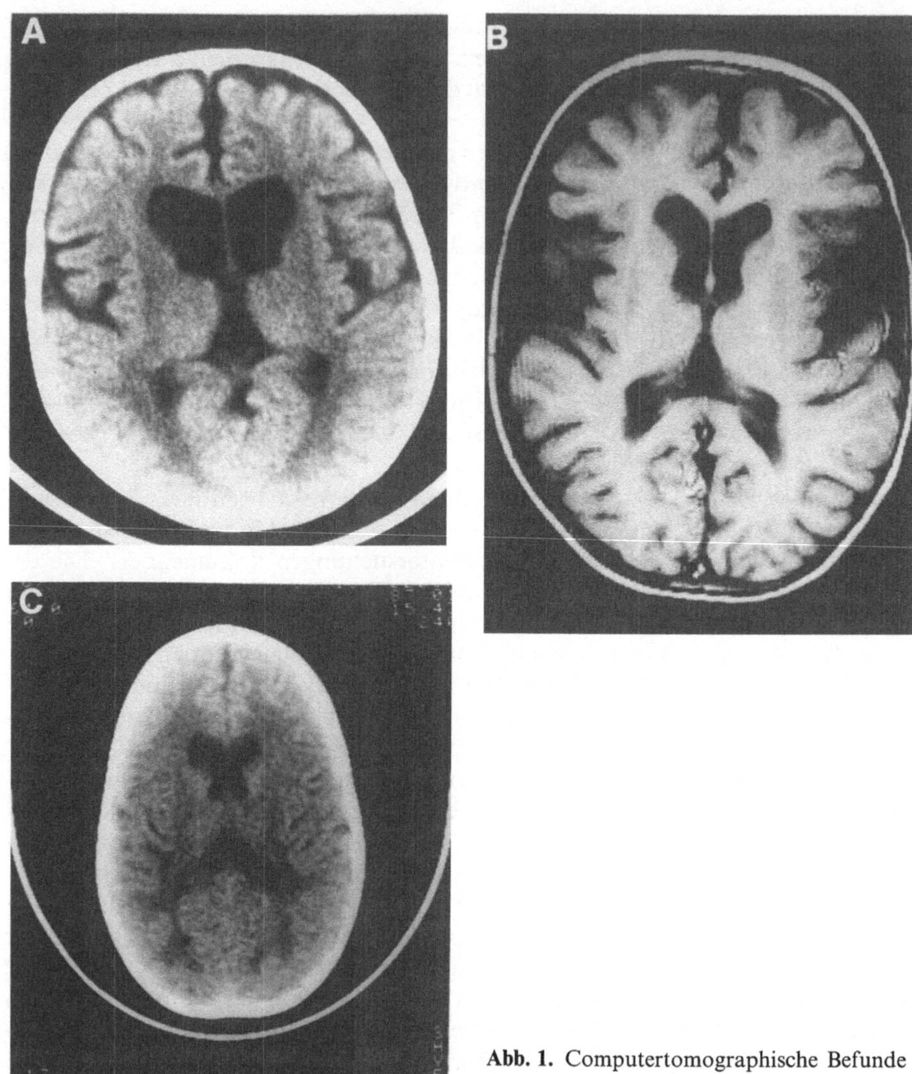

Abb. 1. Computertomographische Befunde dreier Patienten mit Glutarazidurie Typ I

Nach Diagnosestellung wurden die 5 jüngeren Patienten mit einer lysin- und tryptophanarmen Diät (40–50 mg Lysin/kg/Tag), Riboflavin (100–200 mg/Tag) und L-Carnitin (30–200 mg/kg/Tag) behandelt. Die beiden älteren Kinder erhielten nur L-Carnitin. Die motorischen Störungen konnten durch das GABA-Analogon Baclofen (Lioresal, 1–2 mg/kg/Tag) gemildert werden. Weitere Therapieversuche mit Valproinsäure, Glutamin, Trihexyphenidyl und Vigabatrin waren sämtlich erfolglos. Bei allen behandelten Patienten wurde eine wesentliche Verbesserung der Stoffwechselparameter erzielt, jedoch nur bei einem eine leichte klinische Besserung. Die bei unbehandelten Patienten im Kleinkindesalter häufig zu beobachtende Progredienz der Erkrankung konnte aufgehalten werden. Inzwischen wurde die Diättherapie bei einer weiteren Patientin im Alter von 2 Jahren und 6 Monaten beendet, ohne daß negative Auswirkungen beobachtet wurden. Die Carnitinsubstitution wird bei allen Patienten fortgeführt.

Schlußfolgerungen

Die GA I ist eine wichtige Differentialdiagnose von Enzephalopathien des Säuglings- und Kleinkindesalters, vor allem, wenn eine progrediente extrapyramidale Symptomatik oder eine akute dystone Bewegungsstörung im Vordergrund stehen (Amir et al. 1989; Bergman et al. 1989; Goodman et al. 1975; Hellström 1982; Hoffmann et al. 1990; Kyllerman u. Steen 1980; Nyhan 1984; Seccombe et al. 1986; Stutchfield et al. 1985). Bei akutem Krankheitsbeginn, der klinisch einer Enzephalitis oder Intoxikation ähnelt, besteht in der Regel bereits eine ausgeprägte bilaterale fronto-temporale Atrophie, die im weiteren Verlauf zunehmen kann, sowie eine verminderte Signalintensität der weißen Substanz und manchmal eine Beteiligung der Basalganglien (Amir et al. 1989; Bergman et al. 1989; Hoffmann et al. 1990). Es ist zu vermuten, daß wegen der bei den meisten Patienten fehlenden Stoffwechselentgleisungen bislang nur ein kleinerer Teil diagnostiziert werden konnte (Amir et al. 1989; Bergman et al. 1989; Hellström 1982; Hoffmann et al. 1990; Kyllerman u. Steen 1980; Stutchfield et al. 1985). 1980 vermuteten Kyllerman u. Steen, daß die GA I in der schwedischen Bevölkerung mit der gleichen Inzidenz wie die Phenylketonurie vorkommt, d. h. 1 auf 30000 Neugeborene. Es ist wahrscheinlich, daß auch in der Bundesrepublik Deutschland bislang nur ein kleinerer Teil der Patienten mit GA I diagnostiziert wurde.
Die Diagnose kann mittels der gaschromatographisch-massenspektrometrischen Urinanalytik der organischen Säuren, die allerdings falsch negativ ausfallen kann (Bergman et al. 1989; Hellström 1982), und der Bestimmung des Gesamt- sowie Acylcarnitins im Plasma und Urin gestellt oder zumindest wahrscheinlich gemacht werden. In Einzelfällen erfordert die endgültige Diagnosestellung den Nachweis einer vermehrten Ausscheidung von Glutarylcarnitin im Urin und/oder des Enzymdefektes in der Gewebekultur (Bergman et al. 1989; Hellström 1982). Nur bei früher Diagnosestellung können der progrediente Krankheitsverlauf aufgehalten bzw. abgemildert, metabolische Krisen mit schweren neurologischen Residualsyndromen durch eine Carnitinsubstitution vermieden und den betroffenen Familien eine pränatale Diagnostik angeboten werden. Die diätetische Behandlung hat nur vor dem Auftreten der ersten neurologischen Symptome und evtl. in den ersten Monaten danach Aussicht auf Erfolg. Die Carnitinsubstitution sollte lebenslang bei allen Patienten durchgeführt werden.

Literatur

Amir N, Elpeleg ON, Shalev RS, Christensen E (1989) Glutaric aciduria type I: enzymatic and neuroradiologic investigations of two kindreds. J Pediatr 114:983–989

Bergman I, Finegold D, Gartner JC et al. (1989) Acute profound dystonia in infants with glutaric acidemia. Pediatrics 83:228–234

Goodman SI, Markey SP, Moe PG, Miles BS, Teng CC (1975) Glutaric aciduria; a "new" disorder of amino acid metabolism. Biochem Med 12:12–21

Hellström B (1982) Progressive dystonia and dyskinesia in childhood. Acta Paediatr Scand 71:177–181

Hoffmann GF, Trefz FK, Barth PG et al. (1990) Glutaryl-CoA dehydrogenase deficiency: A distinct encephalopathy. Pediatrics (Im Druck)

Kyllerman M, Steen G (1980) Glutaric aciduria. A "common" metabolic disorder? Arch Franc Pediat 37:279

Nyhan WL (1984) Abnormalities in amino acid metabolism in clinical medicine. Appleton-Century-Crofts, Norwalk

Seccombe DW, James J, Booth F (1986) L-carnitine treatment in glutaric aciduria type I. Neurology 36:264–267

Stokke O, Goodman SI, Moe PG (1976) Inhibition of brain glutamate decarboxylase by glutarate, glutaconate, and beta-hydroxyglutarate: explanation of the symptoms in glutaric aciduria? Clin Chim Acta 66:411–415

Stutchfield P, Edwards MA, Gray RGF, Crawley P, Green A (1985) Glutaric aciduria type I misdiagnosed as Leigh's encephalopathy and cerebral palsy. Dev Med Child Neurol 27:514–521

Hyperargininämie – Kurzzeiteffekte einer diätetischen Behandlung

L. M. E. Smit, M. Brockstedt, A. J. C. de Grauw, J. v. d. Klei-van Moorsel, C. Jakobs

Einleitung

Der Hyperargininämie (McKusick 20780), einer autosomal-rezessiv vererbten Erkrankung, liegt eine Arginasedefizienz zugrunde. Die Arginase metabolisiert Arginin zu Ornithin und Harnstoff und hat daher eine zentrale Bedeutung im Harnstoffzyklus. Bis heute wurden 18 Patienten in der Literatur beschrieben (Lambert et al. 1988). Wir möchten über einen Patienten berichten, bei dem eine diätetische Behandlung zu einer raschen und eindrücklichen Verbesserung des klinischen Bildes führte, die von einer teilweisen Normalisierung der neurophysiologischen Parameter begleitet war.

Kasuistik

Anamnese

Der Patient ist der zweite von drei Söhnen konsanguiner Eltern. Schwangerschaft, Geburt und frühkindliche Entwicklung verliefen ungestört. Anhand einer Videoaufnahme konnte zweifelsfrei festgestellt werden, daß der Junge im Alter von 18 Monaten frei und sicher lief. Im Alter von 2 6/12 Jahren erlitt er in Pakistan, seinem Heimatland, eine akute fieberhafte Erkrankung mit Dehydratation, aus der er mit einem deutlichen neurologischen Defekt mit Sprachverlust, Verlust des sozialen Blickkontaktes und einem spastischen Syndrom hervorging. Im weiteren Verlauf kam es nur zu einer partiellen Erholung. Der Junge konnte aufgrund der hochgradigen Spastizität nicht mehr stehen und wies unsichere Gleichgewichtsreaktionen auf. Sein Verhalten zeigte autistische Merkmale, und es bestanden erhebliche Fütterungsschwierigkeiten, die zu einer Dystrophie führten. Im Alter von 3 10/12 Jahren wurde der Patient erstmals in unserer Klinik vorgestellt.

Befund

Wir sahen einen mutistischen, mental retardierten Jungen. Er war mikrozephal (Kopfumfang 46 cm) und dystroph (Gewicht 12,1 kg). Es fiel ein alternierender Strabismus convergens bei intakter Gesichtsmuskulatur auf. Der Junge wies eine schwere spastische Tetraplegie mit einem Beugemuster im Bereich der oberen Extremität und einem Extensionsmuster im Bereich der unteren Extremität auf. Während der Untersuchungssituation wurden mehrere kurzdauernde atonische Anfälle beobachtet.

Laborbefunde

Die biochemischen Untersuchungen ergaben eine Hyperammonämie (104 µmol/l) und eine Hyperargininämie (907 µmol/l). Zusammen mit einem niedrigen Harnstoff im Serum (1,9 mmol/l) deutete die Konstellation auf eine Arginasedefizienz. Im Liquor cerebrospinalis waren die Konzentrationen für Arginin erhöht und für Lysin deutlich erniedrigt. Eine genauere Analyse des Purin- und Pyrimidin-Metabolismus erfolgte erst nach Beginn einer diätetischen Behandlung, als die Plasmakonzentration von Arginin nur noch 400 µmol/l und von Ammoniak nur noch 30 µmol/l betrug. Dennoch konnte eine deutlich erhöhte Exkretion von Urazil (1276 µmol/g Kreatinin) bei normaler Orotsäureausscheidung im Urin gemessen werden. Die Verdachtsdiagnose einer Arginasedefizienz wurde durch den Nachweis erniedrigter Enzymaktivitäten in Erythrozyten verifiziert.

Therapie

Zur Verbesserung der metabolischen Situation wurde die Zufuhr von Eiweiß in der Nahrung auf 0,6 g/kg KG/Tag reduziert bei gleichzeitiger Zugabe eines argininfreien Gemisches von essentiellen und semiessentiellen Aminosäuren (Arginone, Nutricia N.V., Niederlande). Dies bedeutete eine Gesamteiweißzufuhr von 1,25 g/kg KG/Tag.

Verlauf

Unter der Diät zeigte der Junge ein rapides Aufholwachstum. Die Körperlänge lag ursprünglich unterhalb der 3. Altersperzentile und später oberhalb der 10. Altersperzentile. Innerhalb der ersten drei Therapiemonate wurde der Junge zunehmend wacher. Er nahm sozialen Kontakt auf und interessierte sich für seine Umgebung und Spielzeug. Der erhöhte Muskeltonus erniedrigte sich vor allem im Bereich der oberen Extremität, wodurch Greiffunktionen möglich wurden. Der Junge konnte stabiler sitzen, die schwere spastische Diplegie persistierte jedoch. Nach 6 Monaten begann der Junge, Silben aneinanderzureihen, im weiteren Verlauf vermochte er einige Worte zu sprechen. Klinisch wurden auch nach Beendigung der antiepileptischen Therapie keine epileptischen Anfälle mehr beobachtet.

Neurophysiologische Untersuchungsbefunde

Das EEG vor Beginn der Behandlung zeigte neben einer multifokalen hypersynchronen Aktivität eine verlangsamte und irreguläre Hintergrundaktivität, die auf eine Verzögerung der neuronalen Entwicklung hinwies. Neun Monate nach Beginn der diätetischen Behandlung war die Hintergrundaktivität nahezu normalisiert. Links zentral war jedoch weiterhin, wenn auch in abgeschwächter Form, hypersynchrone Aktivität nachweisbar (Abb. 1).

Die visuell evozierten Potentiale (flash stimulation) waren vor und während der Therapie mit beidseitig verlängerten Latenzen und einer Reduktion der Amplitude pathologisch verändert. Bei Untersuchung der akustisch evozierten Potentiale konnte vor der Behandlung keine reproduzierbare Antwort nachgewiesen werden. Nach Beginn der diätetischen Therapie war eine allmähliche Verbesserung der Antwort festzustellen. Ein halbes Jahr später war die Kurzzeitantwort rechts normal und links nur noch leicht verlangsamt, wobei jedoch linksseitig die Amplituden weiterhin stärker reduziert waren als rechts. Diese auch meßtechnisch nachweisbare Verbesserung der zentralen Verarbeitung blieb im weiteren Verlauf unverändert bestehen.

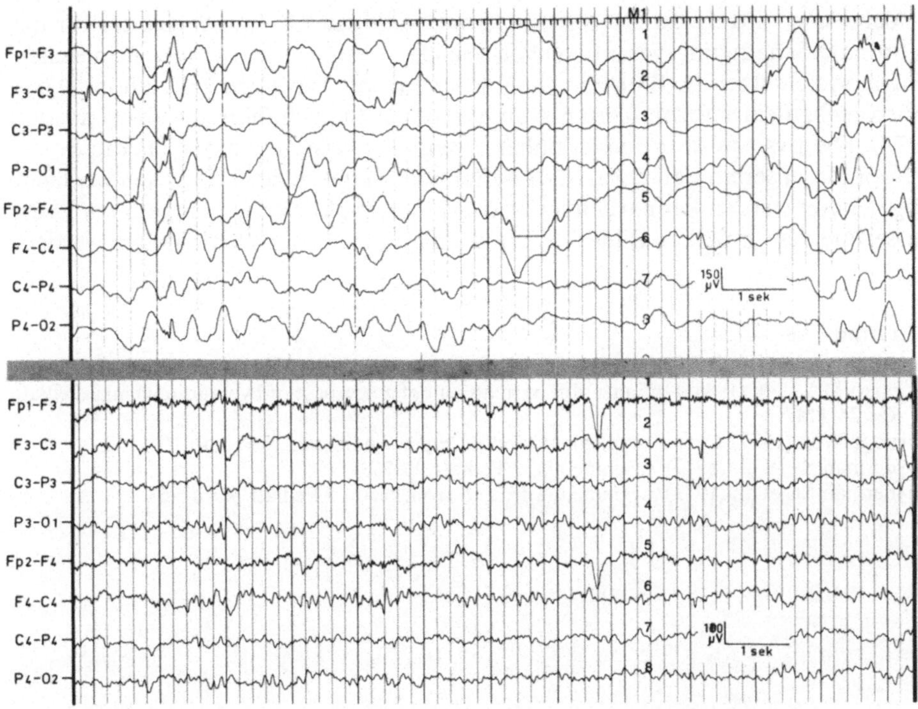

Abb. 1. EEG-Befund vor (*oben*) und 9 Monate nach Beginn (*unten*) der diätetischen Therapie bei einem 3jährigen Kind mit Hyperargininämie

Diskussion

Zur Behandlung der Arginasedefizienz muß mit Geburt die Eiweißzufuhr drastisch reduziert und ein argininfreies essentielles Aminosäurengemisch verabreicht werden. Durch diese Therapie können alle neurologischen Defekte verhindert und eine normale somatische und psychomotorische Entwicklung garantiert werden (Snydermann et al. 1979). Beginnt eine solche diätetische Behandlung verspätet, zu einem Zeitpunkt, wenn sich bereits Symptome eingestellt haben, so kann sie dennoch eine Verbesserung der neurologischen und somatischen Auffälligkeiten bewirken. Ein weiterer Abbau und die Entwicklung einer schweren Spastizität und eines Autismus können aufgehalten werden (Lambert et al. 1988; Snyderman et al. 1977).

Die eigenen Erfahrungen bestätigen den klinischen Effekt einer solchen diätetischen Therapie. Die Verbesserung des EEG-Befundes und der akustisch evozierten Potentiale nach Ausgleich der Hyperargininämie weisen darauf hin, daß die zentralen neuronalen Störungen zumindest partiell reversibel sind. Diese Beobachtung unterstützt die Vermutung, daß eine hohe Argininkonzentration im Plasma und Liquor selbst die Dysfunktion und Schädigung des ZNS hervorruft.

Andererseits wird diskutiert, daß die Erniedrigung des Lysins im Liquor für die neuronale Schädigung verantwortlich sei, da Arginin und Lysin vom gleichen Carriersystem über die Blut-Hirn-Schranke transportiert werden und hohe Argininspiegel zu einer verminderten Aufnahme von Lysin führen können (Patridge 1977). Die Lysinsubstitution ist daher essentieller Bestandteil der Therapie. Obwohl in unserem Fall der Langzeiteffekt der diätetischen Therapie noch nicht abgeschätzt werden kann, schien uns die deutliche, kurzfristig eingetretene Verbesserung des klinischen Bildes bei unserem Patienten wert, berichtet zu werden.

Literatur

Lambert MA et al. (1988) Optimization of treatment of a new case of hyperargininemia. Pediatr Res 24:1147

Patridge WM (1977) Lysine supplementation in hyperargininemia. J Pediatr 91:1032

Snyderman SE et al. (1977) Argininemia. J Pediatr 90:563

Snyderman SE et al. (1979) Argininemia treated from birth. J Pediatr 95:61–63

L-2-Hydroxyglutarazidurie: Eine neue Enzephalopathie mit leukodystrophen Veränderungen

G. F. Hoffmann, W. Voss, D. H. Hunneman, J. Hamann, W. Lehnert, C. Jakobs, F. Hanefeld

Einleitung

1980 wurde ein 5jähriger marokkanischer Junge mit einer L-2-Hydroxyglutarazidurie beschrieben (Duran et al. 1980). Er litt an einer psychomotorischen Retardierung und einem Minderwuchs. 1988 wurde kurz über zwei 12 bzw. 17 Jahre alte türkische Geschwister mit derselben Organoazidopathie berichtet (Jaeken et al. 1988). Sie zeigten einen progredienten psychomotorischen Abbau und eine Ataxie. Im CCT fielen leukodystrophe Veränderungen auf. Wir betreuen seit dem 3. Lebensjahr eine jetzt 15jährige türkische Patientin mit einer progredienten spastisch-ataktischen Bewegungsstörung, psychomotorischen Retardierung, Epilepsie, Minderwuchs und einer L-2-Hydroxyglutarazidurie. Im CCT wurden progrediente leukodystrophe Veränderungen dokumentiert.

Kasuistik

Unsere Patientin ist das erste Kind nichtverwandter gesunder türkischer Eltern. Ein jetzt 5jähriger Bruder ist ebenfalls gesund. Schwangerschaft und Geburt verliefen komplikationslos (Geburtslänge 51 cm). Die frühkindliche Entwicklung war retrospektiv leicht verzögert. Laufen an Gegenständen entlang war mit 11 Monaten, freies Laufen mit 18 Monaten möglich, wobei ein „wackeliger" Gang (Ataxie?) auffiel. Die geistige Entwicklung des Kleinkindes erschien zunächst altersgemäß. Bis zum 3. Lebensjahr ist eine unauffällige Längenentwicklung dokumentiert. Im 9. Lebensjahr wurde ein Minderwuchs deutlich. Mit 15,5 Jahren betrug die Körpergröße 145 cm (3 cm unterhalb der 3. Perzentile für türkische Mädchen).
Im Alter von 2 Jahren ereigneten sich zwei Fieberkrämpfe. Der EEG-Befund war zu diesem Zeitpunkt ohne Besonderheiten. In der Folge entwickelte sich eine progrediente ataktische Bewegungsstörung und eine Grand-mal-Epilepsie mit ein bis zwei Anfällen/Jahr. Die Bewegungsstörung war deutlich progredient mit einer rumpfbetonten Ataxie. Das Kind blieb in der geistigen Entwicklung zurück. Vom 11. Lebensjahr an wurden neben einer Verstärkung der ataktischen Bewegungsstörung ein beidseits auslösbares Babinski-Phänomen, gesteigerte Muskeleigenreflexe und verbreiterte Reflexzonen als Zeichen einer Beteiligung der Pyramidenbahnen sichtbar. Die Hirnnerven waren nicht beteiligt und am Augenhintergrund fanden sich keine pathologischen Veränderungen. Seit dem 9. Lebensjahr wurde eine Medikation mit Barbexaclon (Maliasin) durchgeführt. Seit dem 12. Lebensjahr sind keine weiteren Anfälle aufgetreten. Das EEG blieb zunächst bis auf eine leichte Allgemeinveränderung unauffällig. Nach dem 13. Lebensjahr fanden sich über weiten Strecken des EEGs generalisierte Gruppen von Delta-Wellen, verbunden mit multifokalen Spitzenpotentialen.
Bereits im Alter von 5 Jahren, bei der ersten Abklärung der ataktischen Bewegungsstörung, wurden in der kranialen Computertomographie leukodystrophe Veränderungen festgestellt (Abb. 1 a). Im weiteren Verlauf entwickelte sich eine ausgeprägte Degeneration der weißen

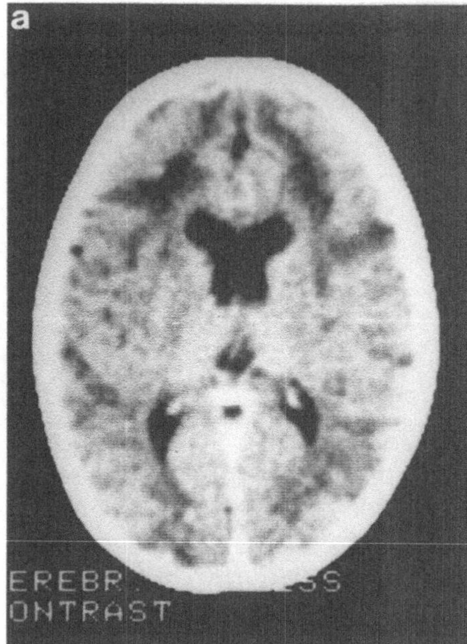

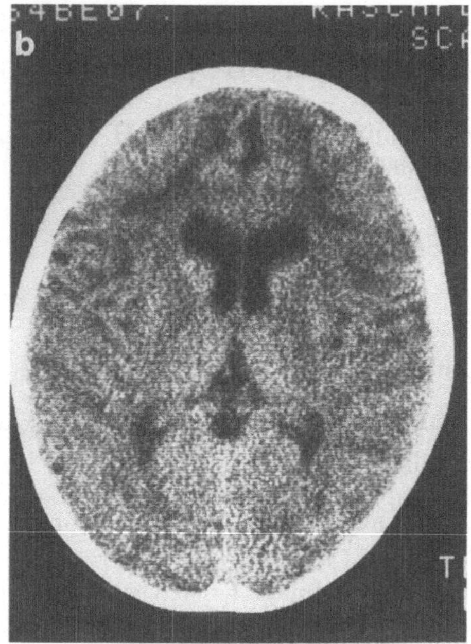

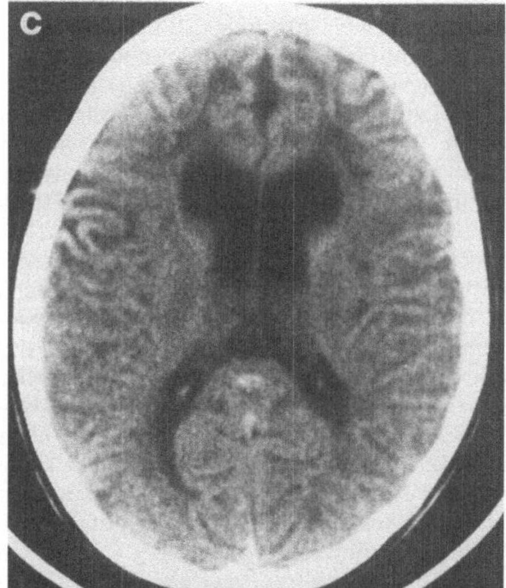

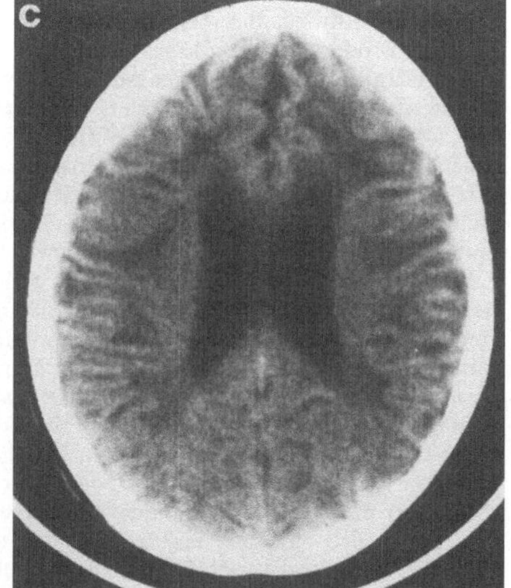

Abb. 1a–c. Verlauf der computertomographischen Befunde der Patientin mit L-2-Hydroxyglutarazidurie im Alter von 6 (**a**), 9 (**b**) und 14 (**c**) Jahren: Auffällig peripher verteilte Entmarkungsherde sowie zunehmende Erweiterung der inneren und äußeren Liquorräume

Hirnsubstanz mit mäßiger Erweiterung der inneren und äußeren Liquorräume (Abb. 1 b und c). Die Latenzen der visuell evozierten Potentiale waren mit 15 Jahren stark verzögert und entsprachen zu diesem Zeitpunkt denen eines knapp 2jährigen Kindes.

Laborbefunde

Nachdem alle beschriebenen neurometabolischen (Amino- und Organoazidopathien, lysosomale, mitochondriale und peroxisomale Störungen) und entzündlichen Erkrankungen ausgeschlossen werden konnten, gelang es mittels Gaschromatographie/Massenspektrometrie, eine massive und konstante L-2-Hydroxyglutarazidurie nachzuweisen. Die Ausscheidung betrug zwischen 193 und 832 mmol/mol Kreatinin. Von Kontrollpersonen ist nur die Gesamtausscheidung der D- und L-2-Hydroxyglutarsäure bekannt, die im Mittel 2,2 mmol/mol Kreatinin beträgt (Hoffmann et al. 1989). Die Urinausscheidungen anderer organischer Säuren, insbesondere der 2-Oxoglutarsäure, waren bei der Patientin sämtlich unauffällig. Unter 24stündigem Fasten stieg die Ausscheidung der L-2-Hydroxyglutarsäure auf das 4,3fache des Ausgangswertes an. Folgende Parameter des Kohlenhydrat- und Energiestoffwechsels zeigten vor und unter Nahrungskarenz unauffällige Konzentrationen im Blut: Blutgasanalysen, Anionendefizit, Blutzucker, Laktat, Pyruvat, Ketonkörper, Zitronensäure und 2-Oxoglutarsäure. An weiteren auffälligen biochemischen Befunden wurden bei der Patientin über Jahre eine Hyperlysinämie zwischen 310 und 380 µmol/l (normal <250 µmol/l), eine mäßige Hyperlysinurie und eine Eiweißerhöhung im Liquor mit Konzentrationen zwischen 600 und 700 mg/l, die als Schrankenstörung interpretiert wurde, festgestellt. Im Alter von zwei Jahren war der Liquoreiweißgehalt noch normal gewesen. Immer im Normalbereich befanden sich neben klinisch-chemischen Routinebestimmungen Lipidstatus, Immunglobuline, Ammoniak, sehr langkettige Fettsäuren, Phytansäure, Plasmaaminosäuren (außer Lysin), Pipecolinsäure im Plasma, Laktat im Liquor sowie Plasma-, Urin- und Muskelkarnitin. Die Aktivitäten folgender Enzyme lagen im Normbereich: Arylsulfatase A, β-Galaktosidase, β-Hexosamidase A und B, Cerebrosid-β-Galaktosidase und Biotinidase. Die licht- und elektronenmikroskopischen Untersuchungen von Muskel- und Konjunktivalbiopsat deckten keine spezifischen Veränderungen auf.

Da die pathologische Urinausscheidung der L-2-Hydroxyglutarsäure bei der Patientin im Hungertest angestiegen war, empfahlen wir möglichst häufige kohlenhydratreiche und fettarme Mahlzeiten. Der Krankheitsverlauf zeigte in den letzten 2 Jahren keine weitere Progredienz, von den Eltern wurde eine leichte Verbesserung der mentalen Fähigkeiten angegeben.

Diskussion

Die hier vorgestellte Patientin fiel nach leicht verzögerter motorischer Entwicklung im Vorschulalter durch zerebrale Krampfanfälle und ein progredientes ataktisches Syndrom auf, welches jetzt neben der Ataxie Symptome einer Pyramidenbahnläsion, eine leichte mentale Retardierung und einen Minderwuchs aufweist. Es handelt sich um den 4. berichteten Fall einer L-2-Hydroxyglutarazidurie. Eine weitere, jetzt 18jährige griechische Patientin mit gleichem klinischen Verlauf und Symptomatik wurde in Freiburg diagnostiziert (Dr. W. Lehnert, persönl. Mitteilung). Da sich die Krankheitsbilder klinisch, laborchemisch und neuroradiologisch sehr ähneln, muß von einem ursächlichen Zusammenhang zwischen der metabolischen Störung und der neurodegenerativen Erkrankung ausgegangen werden.

Vorkommen und Bedeutung der L-2-Hydroxyglutarsäure im Intermediärstoffwechsel des Menschen sind bislang ungeklärt. In vitro fanden wir keinerlei Unterschiede bei der Bildung von L-2-Hydroxyglutarsäure aus radioaktiv markierter

δ-Aminolävulinsäure, Essigsäure oder 2-Oxoglutarsäure zwischen Fibroblastenzellen von Patienten und Kontrollen.
Die Pathogenese der beschriebenen Veränderungen im Marklager, die einer Leukodystrophie ähneln, ist z. Zt. völlig ungeklärt. Eine Vielzahl von Amino- und Organoazidopathien führen möglicherweise über eine toxische Schädigung der Markreifung im kindlichen Gehirn zu progredienten leukodystrophen Veränderungen (Shuman et al. 1978). In dieses pathobiochemische Konzept möchten wir unseren Fall zum jetzigen Zeitpunkt einordnen.

Literatur

Duran M, Kamerling JP, Bakker HD, van Gennip AH, Wadman SK (1980) L-2-Hydroxyglutaric aciduria: An inborn error of metabolism. J Inher Metab Dis 3:109–112
Jaeken J, Willekens H, Corbeel L (1988) Leukodystrophy associated with hyperlysinorhachia and 2-hydroxyglutaric aciduria. Ped Res 24:266
Hoffmann G, Aramaki S, Blum-Hoffmann E, Nyhan WL, Sweetman L (1989) Quantitative analysis for organic acids in biological samples: Batch isolation followed by gas chromatographic-mass spectrometric analysis. Clin Chem 35:587–595
Shuman RM, Leech RW, Scott CR (1978) The neuropathology of the nonketotic and ketotic hyperglycinemias: Three cases. Neurology 28:139–146

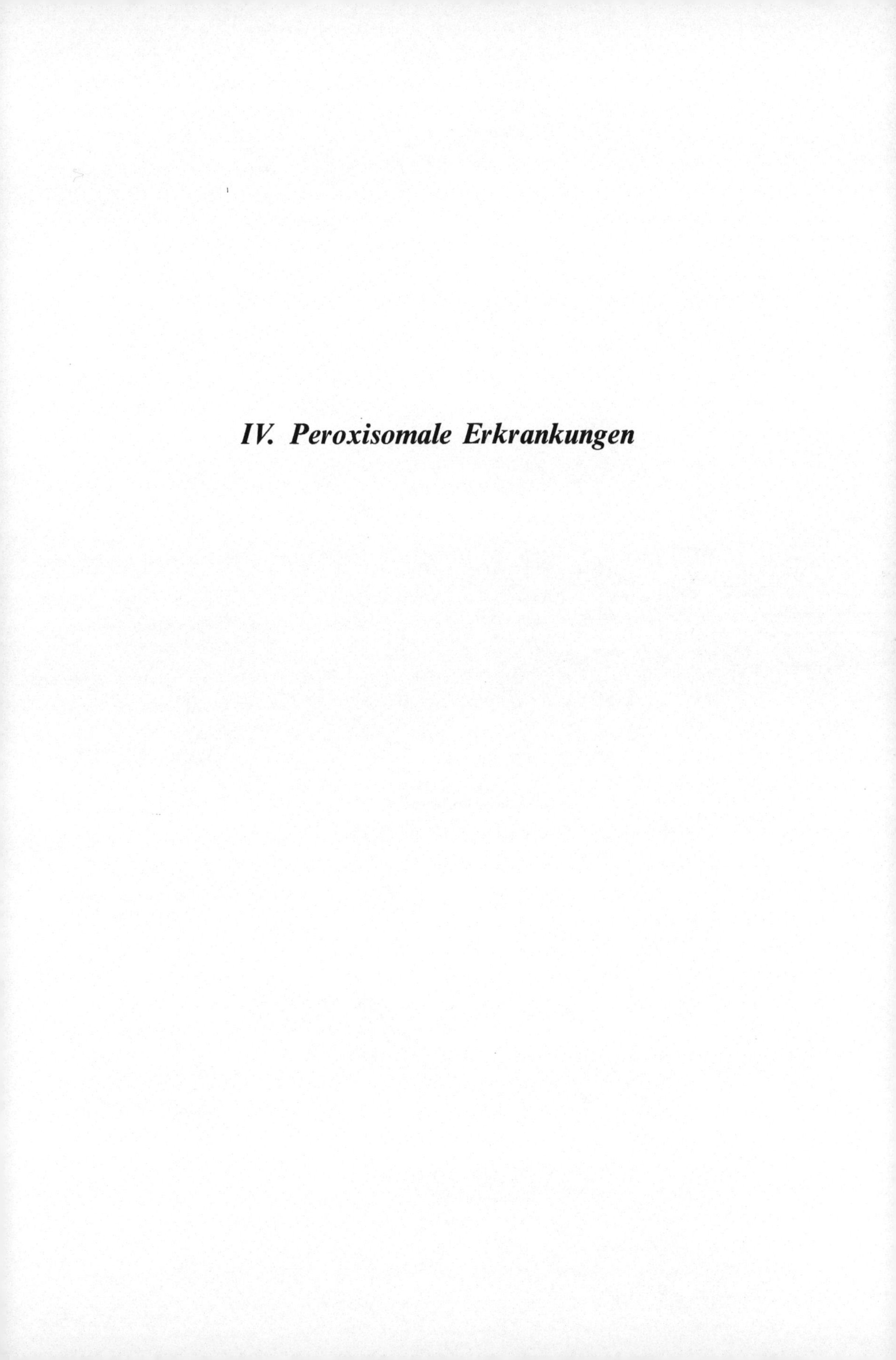

IV. Peroxisomale Erkrankungen

Peroxisomale Störungen – Biochemische Aspekte

R.B.H. Schutgens, R.J.A. Wanders

Einleitung

In den letzten Jahren sind aufgrund biochemischer Forschung zunehmend mehr hereditäre, metabolische Störungen von Peroxisomen entdeckt worden. Neben Erkrankungen, die durch genetisch bedingte Dysfunktion subzellulärer Organellen wie Mitochondrien und Lysosomen verursacht werden, sind auch Erkrankungen beschrieben worden, bei denen Funktionsstörungen in anderen Zellorganellen, den Peroxisomen vorliegen. Diese Erkrankungen werden peroxisomale Störungen genannt. In den folgenden Kapiteln werden die biochemischen Charakteristika unterschiedlicher peroxisomaler Erkrankungen zusammengefaßt, um dem Arzt eine Hilfe bei der Diagnostik dieser Störungen zu geben. Außerdem sollen die therapeutischen Möglichkeiten bei verschiedenen peroxisomalen Erkrankungen und einige besondere biochemische Aspekte diskutiert werden.

Verbreitung und Synthese von Peroxisomen

Peroxisomen („Microbodies") sind in jeder eukaryotischen Zelle mit Ausnahme reifer Erythrozyten enthalten. Besonders reichlich kommen sie in Leber- und Nierengewebe vor. In diesen Zellen kann man Peroxisomen leicht mit histochemischen, zytochemischen oder immunelektronenmikroskopischen Methoden nachweisen (Hruban u. Rechcigl 1969; Yokota et al. 1987). Dies ist schwieriger in anderen Zelltypen, wie kultivierten Fibroblasten oder Amnionzellen, wo die Peroxisomen nicht nur in geringerer Zahl, sondern auch in geringerer Größe (Mikroperoxisomen) vorkommen. Es gibt jedoch spezifische immunfluorimetrische Methoden, die ihren Nachweis gestatten (Wiemer et al. 1989). Zwischen diesen Extremen der Peroxisomendichte liegen andere Gewebe, wie z.B. Zellen der Talgdrüse, der Nebennierenrinde, myelinbildende Zellen und viele Zellen aus dem Verdauungstrakt. Wachsende Neurone enthalten mehr Peroxisomen als reife.
In Oligodendrozyten sind Peroxisomen sehr häufig nahe dem Ort der Markscheidenbildung (Holzmann 1982) lokalisiert. Diese Beobachtung paßt gut zu dem Nachweis, daß Peroxisomen essentiell für die Synthese mindestens einer Markscheidenkomponente, der Plasmalogene sind.
Die Zahl der Peroxisomen variiert nicht nur zwischen verschiedenen Zelltypen, sie kann auch innerhalb des gleichen Zelltyps durch physiologische und pharmakologische Einflüsse wesentlich verändert werden. Es ist gut bekannt, daß lipidsen-

kende Medikamente, wie Clofibrate, eine Proliferation von Peroxisomen in der Ratte und Maus, aber nicht beim Menschen verursachen können (Übersicht s. Lazarow u. Moser 1989).
Peroxisomen enthalten keine DNA, d. h. alle peroxisomalen Proteine (Matrixproteine und Membranproteine) sind in der nukleären DNA kodiert und werden in freien Polyribosomen im Zytosol synthetisiert. Anschließend diffundieren die neu synthetisierten peroxisomalen Proteine durch das Zytosol, werden durch Peroxisomen erkannt und, wahrscheinlich nach Bindung an spezifische Rezeptoren, in präexistierende Peroxisomen aufgenommen. Neuere Befunde sprechen dafür, daß die verantwortliche Information, die das peroxisomale Protein zu den Peroxisomen leitet, in den endständigen Aminosäuren des C-terminalen Endes dieser Proteine enthalten ist (Gould et al. 1987). Bei diesem Prozeß spielen andere Proteine eine Rolle, z. B. Proteine, die die vielen Untereinheiten zum Enzymkomplex zusammenbauen. In der Folge kommt es zu einer zunehmenden Vergrößerung der Peroxisomen, die sich dann teilen und Tochterperoxisomen bilden. Eine De-novo-Synthese der Peroxisomen ist nicht bekannt. Mit einer Ausnahme sind alle bisher untersuchten peroxisomalen Enzyme im Zytoplasma in ihrer endgültigen Größe synthetisiert. Dies bedeutet, daß während des Transports durch das Zytosol, der Bindung an und dem Transfer in das Peroxisom kein Verlust von Aminosäuresequenzen auftritt. Die einzige Ausnahme bildet das peroxisomale Thiolase-Protein, welches als 44 kDa-Vorstufe gebildet wird und zu einem 41 kDa-Protein reift.

Funktionen der Peroxisomen

Peroxisomen enthalten über 40 unterschiedliche Enzyme, die innerhalb der Zelltypen und Spezies variieren (Tolbert 1981). Außerdem kann es während der Proliferation der Peroxisomen – durch physiologische Stimuli oder pharmakologische Substanzen hervorgerufen – zu einer Veränderung dieser Proteinzusammensetzung kommen.
Die Erkenntnis, daß Peroxisomen eine essentielle Funktion im Gewebe der Säugetiere haben, ist erst durch jüngste biochemische Untersuchungen gewonnen worden. Tabelle 1 faßt die Stoffwechselfunktionen in menschlichen Zellen zusammen, an denen peroxisomale Enzyme wesentlich beteiligt sind. Ohne Zweifel ist diese Liste noch nicht vollständig. Man kann katabole von anabolen Funktionen unterscheiden.

Anabole Funktionen

Peroxisomen spielen eine essentielle Rolle bei der Biosynthese der Äther-Phospholipide: Die ersten Reaktionen bei der Synthese der verschiedenen Bestandteile dieser typischen Phospholipidklasse, einschließlich der Plasmalogene (1-0-Alk-1′-Enyl-2-Azylphosphoglyzeride), werden durch zwei peroxisomale Enzyme katalysiert, die Dihydroxiazetonphosphat-Azyltransferase (DHAP-AT) und Alkyldihydroxiazetonsynthase (Alkyl-DHAPAT-Synthase) (Hajra et al. 1979). Bis zu 5%

Tabelle 1. Bekannte metabolische Funktionen von Peroxisomen in humanen Zellen

I. Anabole Prozesse
- Biosynthese von Äther-Phospholipiden (Plasmalogenen)
- Biosynthese von Cholesterin und Dolicholen
- Biosynthese von Gallensäure
- Deaminierung von Aminosäuren
- Glyoxylat-Transaminierung

II. Katabole Prozesse
- Umsatz von Wasserstoffperoxid
- Äthanol-Abbau
- Pipecolinsäure-Abbau
- Polyamin-Abbau
- Beta-Oxidation der (sehr) langkettigen Fettsäuren, der vielfach ungesättigten Fettsäuren, der Dicarbonsäuren, der Prostaglandine, der Xenobiotika
- Phytansäure-Abbau

der Gesamtphospholipide der Zellmembran von Säugetieren bestehen aus Plasmalogenen; sie sind besonders konzentriert in der Phosphatidyläthanolaminfraktion elektrisch erregbarer Gewebe (z. B. des Gehirns). Vor kurzem wurde berichtet, daß Plasmalogene die Zellmembran vor Schäden durch reaktive Sauerstoffmoleküle schützen (Zoeller et al. 1988). Dabei wirkt die Vinyl-Äther-Bindung der Plasmalogene direkt als Fänger von Sauerstoffmolekülen, wodurch es zu einem selektiven Zerfall der Plasmalogene kommt.

Ohne Zweifel sind noch weitere physiologische Funktionen der Plasmalogene zu entdecken. Ein anderer metabolischer Prozeß, bei dem die Peroxisomen eine Rolle spielen, ist die Biosynthese des Cholesterins. Es konnte gezeigt werden, daß 3-Hydroxy-3-Methylglutaryl-Coenzyme A (HMG-CoA)-Reduktase nicht nur im endoplasmatischen Retikulum von Säugetierzellen, sondern auch in den Peroxisomen vorhanden ist (Thompson et al. 1987). Diese induzierbare peroxisomale Aktivität spielt eine Rolle in der De-novo-Cholesterinsynthese in den Peroxisomen. Die Bedeutung dieses „second pathway“ für die Cholesterinbiosynthese in Säugetierzellen und die Beziehung zwischen mikrosomalen und peroxisomalen Stoffwechselwegen ist noch nicht geklärt. Appelkvist u. Dallner (1987) konnten zeigen, daß Peroxisomen in der Lage sind, Dolichole zu synthetisieren.

Gallensäuren werden aus Cholesterin über mehrere enzymatisch gesteuerte Stoffwechselschritte synthetisiert. Man nimmt an, daß die oxidative Kürzung der Seitenketten der Trihydroxycholestansäure (THCA) und der Dihydroxycholestansäure (DHCA) – dies sind Intermediärprodukte bei der Synthese von Cholsäure und Chenodeoxycholsäure – zum einen Teil durch spezifische peroxisomale Enzyme katalysiert wird, wie T(D)HCA-Synthetase und T(D)HCA-CoA-Oxidase (Wanders et al. 1990), zum anderen Teil durch Enzyme katalysiert wird, die auch eine Rolle beim peroxisomalen Katabolismus der Fettsäuren (Pedersen et al. 1987) spielen.

Die Glukoneogenese, d. h. die Synthese von Glukose aus Substraten wie Laktat und Aminosäuren, findet in Leber und Niere bei Hunger und bei Eiweißbelastung

statt. Die Deaminierung der Aminosäuren durch peroxisomale Enzyme ist essentiell bei diesem Vorgang.
Peroxisomen sind der Hauptort für den Glyoxylat-Abbau, da das Enzym Alanin-Glyoxylat-Aminotransferase beim Menschen ausschließlich in den hepatischen Peroxisomen vorhanden ist (Noguchi u. Tanaka 1979). Ein Mangel dieses Enzyms verursacht die primäre Hyperoxalurie Typ I.

Katabole Funktionen

Eine Reihe von Oxidasen, wie die D-Aminosäure-Oxidase, L-Alpha-Hydroxysäure-Oxidase, L-Pipecolsäure-Oxidase, Polyamin-Oxidase und viele andere sind beim Menschen in den Peroxisomen enthalten. Diese Enzyme katalysieren Reaktionen, bei denen Sauerstoff als Substrat benutzt wird und Wasserstoffperoxid (H_2O_2) als Produkt entsteht. Anschließend wird das toxische H_2O_2 in den Peroxisomen mit Hilfe von Katalase metabolisiert, und zwar entweder peroxidatisch, d. h. mit Substraten wie Äthanol, Methanol, Nitriten, Chininen und Formiat oder katalatisch, d. h. zwei H_2O_2-Moleküle reagieren zusammen und bilden Wasser und Sauerstoff. Es ist bemerkenswert, daß die peroxisomale Respiration für etwa 20% des Sauerstoffverbrauches in der Leber verantwortlich ist.
Das peroxisomale Beta-Oxidationssystem, welches in Säugetierzellen neben dem mitochondrialen Beta-Oxidationssystem existiert, stellt nicht nur ein auxiliäres metabolisches System dar, welches die Oxidation der Fettsäuren unter Bedingungen eines erhöhten Fettsäureangebotes unterstützt, sondern seine Hauptfunktion besteht im Abbau spezifischer Substrate, wie der sehr langkettigen Fettsäuren, wozu die Mitochondrien nicht in der Lage sind.
Peroxisomen enthalten alles, was notwendig ist, um langkettige (C 16–22) Fettsäuren (Lazarow u. de Duve 1976), sehr langkettige Fettsäuren (C 22–26) (Singh et al. 1984), überlangkettige Fettsäuren (mehr als C 26) (Poulos et al. 1987), Dicarboxylsäuren, einfach und mehrfach ungesättigte Fettsäuren, Prostaglandine und verschiedene „Xenobiotics" über Beta-Oxidationsschritte (Übersichten bei Schutgens et al. 1986; Lazarow u. Moser 1989; Wanders et al. 1990) abzubauen. Als ersten Schritt sind die Peroxisomen in der Lage, Fettsäuren mit einer Kettenlänge von mehr als 12 Kohlenstoffatomen zum korrespondierenden Acyl-CoA-Ester zu aktivieren, und zwar mittels einer für die Kettenlänge spezifischen membrangebundenen Acyl-CoA-Synthetase (Lazo et al. 1988; Wanders et al. 1988a). Anschließend werden diese Ester schrittweise durch Beta-Oxidation oxidiert. Die einzelnen Reaktionen werden durch spezifische peroxisomale Beta-Oxidationsenzyme katalysiert: Acyl-CoA-Oxidase, das bifunktionelle Protein mit Enoyl-CoA-Hydratase- und L-3-Hydroxyacyl-CoA-Dehydrogenase-Aktivitäten, peroxisomale Thiolase und verschiedene zusätzliche Enzyme.
Ungesättigte langkettige Fettsäuren werden in Peroxisomen besser als gesättigte oxidiert. Die Peroxisomen sind nicht in der Lage, die Fettsäuren vollständig zu oxidieren, die C6- und C4-Endprodukte verlassen die Peroxisomen als Carnitinester und werden weiter in den Mitochondrien metabolisiert.
Phytansäure reichert sich in Körperflüssigkeiten von Patienten mit generalisierten peroxisomalen Dysfunktionen an. Folgerichtig hat man daraus geschlossen,

daß beim Menschen die Peroxisomen der Ort des Phytansäureabbaues sind. Untersuchungen über die subzelluläre Lokalisation der Alpha-Oxidation dieses Substrats in menschlicher Leber sind noch im Gang.

Biochemische Charakteristika peroxisomaler Erkrankungen

Zwei grundsätzliche Beobachtungen haben die Forschung über peroxisomale Erkrankungen initiiert: 1. Goldfischer et al. (1973) beschrieben, daß Peroxisomen in Leber- und Nierenzellen von Patienten mit Zellweger-Syndrom fehlen. 2. Hajra et al. (1979) wiesen nach, daß in Leber und Gehirn von Nagetieren zwei Enzyme überwiegend, wenn nicht ausschließlich, in Peroxisomen lokalisiert sind, die für die Einführung der Ätherbindung bei der Biosynthese von Äther-Phospholipiden (DHAP-AT und Alkyl-DHAP-Synthase) benötigt werden. Von diesen Befunden ausgehend untersuchten wir den Plasmalogengehalt in Geweben von Patienten mit Zellweger-Syndrom und wiesen einen fast vollständigen Mangel dieser Klasse von Phospholipiden nach (Heymans et al. 1983).

In den letzten Jahren wurde klar, daß das Zellweger-Syndrom nur eine Störung aus einer Gruppe genetischer Erkrankungen darstellt, die durch die Störung einer oder mehrerer Funktionen der Peroxisomen hervorgerufen wird. Die Identifizierung der unterschiedlichen peroxisomalen Erkrankungen basierte einerseits auf den Ergebnissen biochemischer Studien, die nach Erkennung gewisser klinischer Ähnlichkeiten zwischen den jeweiligen Störungen und dem Zellweger-Syndrom begann, andererseits resultierte sie aus detaillierten biochemischen Analysen von Patientenmaterial.

Die heute bekannten peroxisomalen Erkrankungen können vorläufig in drei Gruppen eingeteilt werden (Tabelle 2). Diese Klassifizierung wird wahrscheinlich

Tabelle 2. Klassifikation der peroxisomalen Erkrankungen

1. Störungen der Biogenese der Peroxisomen mit Verlust fast aller peroxisomalen Funktionen
   - Zerebro-hepato-renales (Zellweger-) Syndrom
   - Neonatale Adrenoleukodystrophie
   - Infantile Refsum-Erkrankung
   - Hyperpipecolat-Azidämie

2. Störungen mit Verlust multipler peroxisomaler Funktionen
   - Rhizomele Form der Chondrodysplasia punctata
   - „Zellweger-like“-Syndrom

3. Störungen mit Verlust einzelner peroxisomaler Funktionen
   a) X-chromosomal vererbte Adrenoleukodystrophie und Varianten
      - Acyl-Coenzym-A-Oxidasemangel
      - Bifunktioneller Enzymmangel
      - Thiolasemangel
      - Adulte Refsum-Erkrankung
      - Tri(di)hydroxycholestansäure-Oxidasemangel
      - Tri(di)hydroxycholestansäure-Synthasemangel
   b) Hyperoxalurie Typ 1
      - Akatalasämie

bald geändert werden müssen, abhängig von den Ergebnissen der Analysen des primären biochemischen Defektes der Biogenese der Peroxisomen in Gruppe 1 und Störungen der Gruppe 2.
Eine interessante Entwicklung stellt die Einführung von Komplementanalysen dar, die zum Studium der genetischen Heterogenität peroxisomaler Erkrankungen durchgeführt wird (Brul et al. 1988). Im folgenden werden wir uns an die angegebene Klassifikation halten:

Störungen der Biogenese der Peroxisomen mit Verlust fast aller peroxisomalen Funktionen (Zellweger-Syndrom, neonatale Adrenoleukodystrophie, infantile Refsum-Erkrankung, Hyperpipecolinazidämie)

Die Erkrankungen, die zu dieser ersten Gruppe gehören, sind das zerebro-hepatorenale (Zellweger)-Syndrom (ZS), die neonatale Form der Adrenoleukodystrophie (NALD), die Hyperpipecolinazidämie (HPA) und die infantile Form der Refsum-Erkrankung (IRD).
Diese Erkrankungen sind biochemisch charakterisiert durch das Fehlen morphologisch unterscheidbarer Peroxisomen in allen bisher untersuchten Geweben. Allerdings haben neueste immunfluorimetrische Untersuchungen an Fibroblasten von ZS-Patienten überraschenderweise gezeigt, daß in diesen peroxisomendefizienten mutanten Zell-Linien Peroxisomen „ghosts" vorkommen, deren Membran das spezifische 69 kDa-große integrale Peroxisomenmembranprotein enthält (Santos et al. 1988; Wiemer et al. 1989). Es liegt eine allgemeine Störung der meisten peroxisomalen Funktionen bei den Erkrankungen dieser Gruppe vor. Die biochemische Diagnose wird durch die Messung spezifischer Parameter in Blut, Urin oder Fibroblasten von Patienten ermöglicht (Tabelle 3). Wenn eine der genannten Diagnosen vermutet wird, beginnen wir in unserem Laboratorium mit einer gaschromatographischen Fraktionierung der sehr langkettigen Fettsäuren (VLCFA), der Gallensäure im Plasma und des Plasmalogens in Membranen der Erythrozyten der Patienten.
Lassen sich Anomalien wie eine Vermehrung der gesättigten VLCFA oder der Intermediärprodukte der Gallensäurebiosynthese nachweisen, analysieren wir in einem weiteren Schritt spezifische peroxisomale Funktionen in Fibroblastenkulturen der Patienten: die De-novo-Plasmalogenbiosynthese, die Aktivität von DHAP-AT, die Aktivität von Phytansäureoxidase, das Profil der VLCFA, die verschiedenen Enzymproteine der peroxisomalen Beta-Oxidation (Immunoblotting mit spezifischen Antiseren) und die intrazelluläre Lokalisation der Katalaseaktivität. Diese Untersuchungen an Fibroblasten des Patienten sind besonders im Hinblick auf eine mögliche pränatale Diagnostik in der Familie notwendig.
Verschiedene Techniken stehen für die pränatale Diagnose der Erkrankungen dieser Gruppe zur Verfügung (Schutgens et al. 1989; Lazarow u. Moser 1989). Dazu gehören z. B. der Nachweis einer defizienten DHAP-AT Aktivität und/oder eines defizienten Plasmalogenspiegels direkt in einer Chorionzottenbiopsie; der Nachweis einer verminderten De-novo-Plasmalogenbiosynthese, eine abnormen intrazellulären Lokalisation der Katalaseaktivität und/oder einer Vermehrung der VLCFA entweder in kultivierten Chorionzottenzellen oder in Amnionzellen

Tabelle 3. Biochemische Charakteristika der peroxisomalen Erkrankungen

	ZS/ NALD/ IRD	RCDP	Aox	Bif	Thio	Hox
Blut						
Plasma						
VLCFA *	↑↑	n	↑	↑	↑	n
T(D)HCA	↑↑	n	n	↑	↑	n
Pipecolinsäure	↑	n	n	n	n	n
Phytansäure	↑	↑↑	n	n	n	n
Erythrozyten						
VLCFA	↑	n	↑	↑	↑	n
Plasmalogene	↓	↓↓	n	n	n	n
Urin						
T(D)HCA	↑	n	n	↑	↑	n
Glycolat/Oxalat	n	n	n	n	n	↑↑
Fibroblasten/Amnionzellen						
VLCFA	↑	n	↑	↑	↑	n
Plasmalogene	↓	↓↓	n	n	n	n
DHAP-AT-Aktivität	↓↓	↓	n	n	n	n
% Peroxisomale Katalase-Aktivität	↓↓	n	n	n	n	n

* *VLCFA* sehr langkettige Fettsäuren; *T(D)HCA* Tri(Di)hydroxycholestansäure; *ZS* Zellweger-Syndrom; *NALD* neonatale Form der Adrenoleukodystrophie; *IRD* infantile Form der Refsum-Erkrankung; *RCDP* rhizomle Form der Chondrodysplasia punctata; *Aox* Acyl-CoA-Oxidasemangel; *Bif* bifunktioneller Enzymmangel; *Thio* Thiolasemangel; *Hox* Hyperoxalurie Typ 1; *n* normal; ↑↑ stark erhöht; ↑ erhöht; ↓↓ stark erniedrigt; ↓ erniedrigt

oder der direkte zytochemische oder immunfluorimetrische Nachweis, daß Peroxisomen in diesen Zellen fehlen oder defizient sind. In der Praxis hat sich die Durchführung von zwei verschiedenen Untersuchungen, z. B. die Messung der Plasmalogenbiosynthese und der VLCFA-Fraktionen, als nützliche Suchmethode erwiesen.

Benutzt man Proben von kultivierten Chorionzotten, so besteht das Risiko falsch negativer Ergebnisse, wenn überwiegend maternale Zellen gewachsen sind. Derzeit gibt es noch keine biochemische Methode zur Erfassung heterozygoter peroxisomaler Störungen dieser Untergruppen.

Störungen mit Verlust multipler peroxisomaler Funktionen (rhizomele Form der Chondrodysplasia punctata [RCDP], Zellweger-like-Syndrom)

Rhizomele Form der Chondrodysplasia punctata (RCDP)

Die RCDP ist biochemisch durch eine Verminderung der Plasmalogenbiosynthese und des Phytansäurekatabolismus charakterisiert. Eine biochemische Dia-

gnose aus Blutproben ist durch den Nachweis eines stark verminderten Plasmalogengehaltes in der Erythrozytenmembran und häufig durch sehr hohe Plasmaphytansäurespiegel möglich. In Fibroblastenkulturen finden wir immer eine ausgeprägte Verminderung der De-novo-Plasmalogenbiosynthese und eine verminderte Aktivität der Phytansäureoxidase (Schutgens et al. 1988). Bei einigen Patienten fanden wir eine relativ hohe Restaktivität der DHAP-AT (bis zu 65% der Kontrollen). Zumindest in kultivierten Fibroblasten scheint die Morphologie der Peroxisomen bei der RCDP normal zu sein. Die Konzentration der VLCFA und Gallensäuren im Plasma und der VLCFA in kultivierten Fibroblasten von Patienten mit RCDP sind normal. Dies spricht dafür, daß in vivo die Kapazität der Peroxisomen, VLCFA zu oxidieren, ausreicht, um eine exzessive Anreicherung dieser Substanzen zu verhindern (Heikoop et al. 1990). Es wurde jedoch festgestellt, daß die Reifung des peroxisomalen 3-Oxoacyl-CoA-Thiolase-Proteins in Fibroblasten von Patienten mit RCDP vermindert ist (Hoefler et al. 1989) und daß nur eine kleine Menge dieser Enzymaktivität in den Peroxisomen dieser Zellinien lokalisiert ist (Heikoop et al. 1990).
Die pränatale Diagnose von RCDP-Patienten ist möglich durch den Befund einer defizienten DHAP-AT-Aktivität und einer verminderten De-novo-Plasmalogenbiosynthese in kultivierten Chorionzotten-Zellen (Schutgens et al., unveröffentlichte Beobachtung) oder in Amnionzellen (Hoefler et al. 1988a; Gray et al. 1989). Theoretisch könnte die Bestimmung der Phytansäure-Oxidaseaktivität ebenfalls zur pränatalen Diagnose des RCDP beitragen. Derzeit gibt es keine biochemische Methode zum Heterozygotennachweis. Lazarow u. Moser (1989) und unsere Arbeitsgruppe (Schutgens et al. 1988) fanden keine peroxisomale Dysfunktion in anderen Typen der Chondrodysplasia punctata wie dem Conradi-Hünermann-Typ oder dem X-gebundenen dominanten Typ.

Zellweger-like-Syndrom

Diese Erkrankung ist nur bei zwei Patienten beschrieben worden, die klinisch vom Zellweger-Syndrom nicht zu unterscheiden waren, aber zahlreiche Peroxisomen in ihren Leberzellen enthielten. Bei beiden Patienten ist der Plasmalogenmetabolismus gestört, und die drei Enzymproteine der peroxisomalen Beta-Oxidation waren durch Immunoblotting nicht nachweisbar (Paturneau-Jouas et al. 1987; Suzuki et al. 1988). Die übrigen peroxisomalen Enzyme zeigten bei diesen Patienten normale Aktivitäten. Theoretisch müßte auch hier eine pränatale Diagnose durch Fraktionierung der langkettigen Fettsäuren in kultivierten Chorionzotten, Fibroblasten oder Amnionzellen möglich sein.

Peroxisomale Funktionsstörungen ohne morphologische Veränderungen (Verlust einzelner peroxisomaler Funktionen)

Die Erkrankungen der dritten Gruppe können unterteilt werden in Erkrankungen mit überwiegend neurologischen Störungen – X-gebundene Form der Adrenoleukodystrophie/Adrenomyeloneuropathie, Acyl-CoA-Oxidasemangel, bifunktionaler Enzym-(Protein)-Mangel, peroxisomaler Thiolasemangel (Pseudo-

ZS), adulter Morbus Refsum und andere (Tabelle 2) – und eine zweite Untergruppe ohne neurologische Beteiligung: primäre Hyperoxalurie Typ I und Akatalasämie. Die Morphologie der Peroxisomen war bei all diesen Erkrankungen normal.

Geschlechtsgebundene Adrenoleukodystrophie und Varianten

Die biochemischen Analysen, welche zur Diagnose der X-gebundenen Form der Adrenoleukodystrophie (X-ALD) und ihrer Varianten benutzt werden, basieren auf dem Nachweis abnorm hoher Spiegel der gesättigten VLCFA in verfügbaren Geweben oder Körperflüssigkeiten (kultivierten Hautfibroblasten, Muskelzellen, Blutzellen und Plasma) mittels kapillärer Gaschromatographie, die mit Massenspektrometrie kombiniert werden kann. Die Identität der unterschiedlichen „Peaks“ muß mit großer Sorgfalt validiert werden, damit eine Standardisierung erreicht und Verunreinigungen vermieden werden. Bei der X-ALD ist die Vermehrung der VLCFA weniger ausgeprägt als bei den Erkrankungen der ersten Gruppe, wie dem ZS, was nach unserer Meinung bedeutet, daß diese Untersuchungen nur in Laboratorien durchgeführt werden sollten, die über ausreichende Erfahrung verfügen, und daß bei einzelnen Patienten Blut und Fibroblasten analysiert werden müssen, bevor eine definitive Diagnose gestellt werden kann. Wir betrachten die Diagnose als gesichert, wenn Plasma und Fibroblasten signifikant erhöhte C26:0-Konzentrationen, wie auch ein abnormes C26:0/C22:0- und C24:0/C22:0-Verhältnis zeigen.

Die Plasmaspiegel der VLCFA betroffener Knaben zeigen bereits im Nabelschnurblut die charakteristischen Abnormitäten, die in der Neonatalzeit fortbestehen, bevor klinische Symptome beobachtet werden. Altersabhängige Veränderungen wurden nicht beobachtet. Gelegentlich findet man erhöhte C26:0-Plasmaspiegel bei nicht-X-ALD-männlichen Patienten, besonders wenn diese nicht nüchtern waren. Der Nachweis einer normalen C26:0/C22:0- und C24:0/C22:0-Ratio und die normalen Befunde in der anschließenden Analyse der VLCFA-Fraktion in Fibroblasten gestattet die Vermeidung einer Fehldiagnose. Eine ketogene Diät kann ebenfalls das Plasmaprofil der VLCFA verändern.

Für die pränatale Diagnose der X-ALD muß man sich auf das Studium der VLCFA verlassen, da die Plasmalogensynthese, Alpha-Oxidation der Phytansäure, Peroxisomenmorphologie und intrazelluläre Lokalisation der Katalase nicht betroffen sind.

Lazarow u. Moser (1989) berichteten, daß ca. 92% der obligaten Heterozygoten für X-ALD durch eine kombinierte Analyse der VLCFA in Plasma und Fibroblasten erkannt werden können. Nach unseren Erfahrungen haben die Heterozygoten Plasma-C26:0-Spiegel von mehr als 1,0 µg/ml Plasma, aber eine normale C26:0/C22:0- und C24:0/C22:0-Ratio. Aubourg (1987) berichteten über eine genetische Kopplung des X-ALD-Genlocus und der hochgradig polymorphen DNA-Sonde DXSS2. Diese Kopplung bestätigte sich bei mehr als 90% der Familien, bei denen Material von betroffenen und nichtbetroffenen Männern verfügbar war. Eine Kombination der DNA-Analyse mit der Fraktionierung der VLCFA gestattet eine weitere Verminderung der Zahl falsch negativer Ergebnisse bei Überträgerstudien.

Störungen der peroxisomalen Beta-Oxidation

Die Zahl der Patienten mit einem biochemischen Defekt eines der Enzyme der peroxisomalen Beta-Oxidation nimmt stetig zu. Bei diesen Patienten liegt der Defekt entweder auf der Stufe der *Acyl-CoA-Oxidase* (Poll-The et al. 1988), des *bifunktionalen Enzyms* (Watkins et al. 1989) oder der *peroxisomalen Thiolase* (Schram et al. 1987). Bei allen Patienten ist die Gesamtaktivität der Beta-Oxidation in den Peroxisomen vermindert, was zu einer Vermehrung der langkettigen Fettsäuren im Plasma und Fibroblasten führt.

Immunoblot-Experimente an Leberzellen und/oder Fibroblasten führen zu inkonstanten Befunden, einzelne Patienten zeigten normale, andere abnorme Befunde. Die Messung der in-vitro-Aktivität, besonders des bifunktionalen Proteins und der Thiolase, ist immer noch problematisch, da die betreffenden Enzymsubstrate kommerziell nicht verfügbar sind. Ihre Synthese mit enzymatischen Methoden ist kürzlich beschrieben worden (Wanders et al. 1990). Die Diagnose eines Mangels von Acyl-CoA-Oxidase, des bifunktionalen Enzyms oder der peroxisomalen Thiolase kann durch den Nachweis vermehrter langkettiger Fettsäuren im Plasma bei normalen Plasmalogenspiegeln in den Erythrozyten gesichert werden. Außerdem akkumulieren VLCFA in Fibroblasten dieser Patienten, während die De-novo-Plasmalogenbiosynthese und die intrazelluläre Verteilung der Katalase normal sind. Zusätzliche Immunoblot-Experimente mit Leberzellen oder Fibroblasten gestatten eine Differentialdiagnose bei einzelnen Patienten. In dieser Hinsicht ist es wichtig, die Plasmagallensäuren zu fraktionieren, da das Profil der Gallensäuren bei Acyl-CoA-Oxidasemangel normal ist, aber abnorm wohl bei bifunktionalem Enzymmangel und peroxisomalem Thiolasemangel (Tabelle 3).

Ein pränataler Nachweis ist durch Untersuchung der VLCFA möglich, da der Plasmalogenmetabolismus, die Alpha-Oxidation der Phytansäure, die Peroxisomenmorphologie und die intrazelluläre Lokalisation der Katalase normal sind (Wanders et al. 1989).

Theoretisch müßte ein Heterozygotennachweis für diese Erkrankung durch In-vitro-Messung der einzelnen Enzymaktivitäten möglich sein, in praxi ist das aber bisher nicht beschrieben.

Trihydroxycholestanoyl-CoA-Synthetasemangel, Trihydroxycholestanoyl-CoA-Oxidasemangel

Bisher sind zwei Patienten in der Weltliteratur beschrieben worden, deren Peroxisomen normal funktionierten, mit Ausnahme einer Vermehrung von typischen Intermediärprodukten der Gallensäuresynthese wie THCA, DHCA und C29-Dicarboxyl-Gallensäure im Plasma (Tabelle 3) (Christensen et al. 1989; Przyrembel et al. 1989). Wir nehmen an, daß diese Patienten an einem Mangel von THCA-CoA-Oxidase leiden oder, was weniger wahrscheinlich ist, an einem Mangel der THCA-CoA-Synthetase. Zukünftige Enzymanalysen sind notwendig, um diesen Defekt zu identifizieren.

Refsum-Erkrankung (Erwachsenentyp)

Diese seltene Störung des Lipidstoffwechsels ist vergesellschaftet mit einer hochgradigen Vermehrung von Phytansäure in Blut und Gewebe als Folge eines genetischen Defektes der Alpha-Oxidation für den Abbau dieses Metaboliten. Man nimmt derzeit an, daß es sich bei dem defekten Enzym, wahrscheinlich der Phytansäure-Alpha-Hydroxylase, um ein peroxisomales Enzym beim Menschen handelt. Die In-vitro-Aktivität der Phytansäure-Oxidase in Leberzellen und kultivierten Fibroblasten der Patienten ist vermindert (Übersicht s. Steinberg 1989). Phytansäure ist ausschließlich exogenen Ursprungs. In unserer Diät stammt es hauptsächlich aus Milchprodukten und Rinderfetten. Eine pränatale Diagnose ist nicht notwendig, da eine effektive diätetische Behandlung verfügbar ist. Heterozygote zeigen keine Vermehrung der Phytansäure und sind asymptomatisch.

Primäre Hyperoxalurie Typ I

Diese Erkrankung wird durch einen partiellen oder kompletten Mangel des Enzyms Alanin-Glyoxylat-Aminotransferase (Danpure et al. 1987) hervorgerufen. Dieses Enzym kommt nur in der Leber vor, beim Menschen ist es ausschließlich in Peroxisomen lokalisiert (Noguchi u. Takada 1979). Die Krankheit kann biochemisch durch den Nachweis stark erhöhter Konzentration von Glykolsäure und Oxalat im Urin der Patienten und am Mangel der genannten Enzymaktivität im Leberbiopsat nachgewiesen werden. Eine pränatale Diagnose wurde durch Messung der Enzymaktivität in fetalen Leberproben durchgeführt (Danpure et al. 1989).

Behandlung

Therapeutische Versuche sind nur bei einer kleinen Zahl von Patienten mit peroxisomalen Erkrankungen durchgeführt worden. Holmes et al. (1987) erreichten eine partielle Normalisierung der Plasmalogenkonzentration in den Erythrozyten eines Patienten mit mildem Zellweger-Syndrom. Eine Diät, bestehend aus einer verminderten Zufuhr von VLFCA und Phytansäure, kombiniert mit einer Supplementation von Alkylglycerol, ist bei Patienten mit leichtem Zellweger-Syndrom versucht worden (Greenberg et al. 1987). Schließlich ist ein positiver Effekt bei 2 Patienten mit IRD beschrieben worden, die über 2 Jahre eine Diät mit niedriger Phytansäurekonzentration erhielten (Robertson et al. 1988). Diese Berichte müssen mit Vorsicht beurteilt werden, da zahlreiche Abnormitäten, wie Störungen der neuronalen Migration, bereits „in utero" entstehen und es sehr unwahrscheinlich ist, daß diese Störungen postnatal beeinflußt werden können. Der neueste Bericht über die diätetische Behandlung der geschlechtsgebundenen Adrenoleukodystrophie und Adrenomyeloneuropathie stammt von Rizzo et al. (1989). Diese Behandlung basiert auf dem Befund, daß die Plasma-C26:0-Konzentrationen in X-ALD-Patienten durch eine Restriktion der Einnahme von Fett und VLCFA bei gleichzeitiger Supplementation mit Ölsäure (C18:1) und Erukasäure (C22:1) reduziert werden können. Ob diese Behandlung schließlich von Nutzen sein wird, ist noch unklar. Es ist gesichert, daß die diätetische Restriktion der Phytansäure bei Patienten mit adulter Refsum-Erkrankung von Nutzen ist (Steinberg 1989). Viele Patienten mit primärer Hyperoxalurie reagieren gut auf hohe Dosen von Vitamin B_6.

Zusammenfassung

Eine eindrucksvolle Vielfalt von biochemischen Techniken steht uns jetzt zur Verfügung, damit pränatal und postnatal die unterschiedlichen peroxisomalen Erkrankungen diagnostiziert werden können. Vermutlich werden in Folge der zunehmenden Kenntnisse über die metabolische Funktion der Peroxisomen in menschlichen Zellen weitere peroxisomale Störungen erkannt.
Große Anstrengungen werden z. Z. unternommen, um die Biogenese der Peroxisomen im Detail zu studieren. Mit einem besseren Verständnis für diesen Vorgang wird es möglich sein, den primären Defekt der verschiedenen peroxisomalen Erkrankungen der Gruppe 1 zu etablieren, was auch einen Überträgernachweis und möglicherweise eine effektivere Behandlung gestatten wird. Weitere Untersuchungen sind notwendig, um mehr Informationen über die Beziehung zwischen dem biochemischen Defekt und der Pathogenese der verschiedenen Erkrankungen zu erhalten.
Das Zellweger-Syndrom ist mit profunden Fehlbildungen in vielen Organen verbunden, z. B. einer schweren Störung der neuronalen Migration im Gehirn, die bereits früh im fetalen Leben entsteht. Dieses Phänomen weist darauf hin, daß die Peroxisomen eine wichtige Rolle bei der Organentwicklung spielen. Die Untersuchungen bei der X-ALD sind z. Z. auf den Nachweis toxischer Substanzen bei dieser Erkrankung gerichtet. Man nimmt derzeit an, daß es eine Beziehung zwischen Akkumulation gesättigter VLCFA in den Geweben dieser Patienten und der fortschreitenden klinischen Verschlechterung gibt, aber diese Beziehung ist bisher noch nicht bewiesen. Es ist klar, daß noch viel Arbeit notwendig ist.

Literatur

Appelkvist EL, Dallner G (1987) Dolichol metabolism and peroxisomes. In: Fahimi HD, Sies H (eds) Peroxisomes in biology and medicine. Springer, Berlin Heidelberg New York Tokyo, pp 53–66

Aubourg PR, Sack GH jr, Meyers DA, Lease JJ, Moser HW (1987) Linkage of adrenoleukodystrophy to a polymorphic DNA probe. Ann Neurol 21:349–352

Brul S, Wiemer EAC, Westerveld A et al. (1988) Kinetics of assembly of peroxisomes after fusion of complementary cell lines from patients with the cerebro-hepato-renal (Zellweger) syndrome and related disorders. Biochem Biophys Res Commun 152:1083–1089

Christensen E, Brandt NJ, Schutgens RBH, Wanders RJA, van Eldere J (1989) A peroxisomal disorder with the primary defect localised to the bile acid metabolism. In: Proceedings of the 27th Annual Symposium Soc. Study Inborn Errors Metab. Munich, p 141 (Abstract)

Danpure CH, Cooper PJ, Jennings PR, Wise PJ, Penketh RJ, Rodeck CH (1989) Enzymatic prenatal diagnosis of primary hyperoxaluria type 1: Potential and limitations. J Inher Met Dis 12 [Suppl 2]:286–288

Danpure CJ, Jennings PR, Watts RW (1987) Enzymological diagnosis of primary hyperoxaluria type 1 by measurement of hepatic alanine: glyoxylate aminotransferase activity. Lancet I:289–291

Goldfischer S, Moore CL, Johnson AB et al. (1973) Peroxisomal and mitochondrial defects in the cerebro-hepato-renal syndrome. Science 182:62–64

Gould SJ, Keller GA, Subramani S (1987) Identification of a peroxisomal targetting signal at the carboxy terminus of firefly luciferase. J Cell Biol 105:2923–2931

Gray AGF, Green A, Schutgens RBH, Wanders RJA, Farndon P, Kennedy A (1989) Antenatal diagnosis of rhizomelic chondrodysplasia punctata in the second trimester. In: Proceedings 22th Symp Soc. Study Inborn Errors Metab. Munich, p 144 (Abstr)

Greenberg CR, Hajra AK, Moser AB (1987) Triple therapy of a patient with a peroxisomal disorder. Am J Hum Genet 41 [Suppl. 64] (Abstr)

Hajra AK, Burke CL, Jones CL (1979) Subcellular localisation of acylcoenzyme A: Dihydroxyacetone phosphate acyltransferase in rat liver peroxisomes (microbodies). J Biol Chem 254:10896–10900

Heikoop JC, van Roermund CWT, Just WW et al. (1990) Rhizomelic chondrodysplasia punctata: Deficiency of 3-oxoacylCoA thiolase in peroxisomes and impaired processing of the enzyme. J Clin Invest (in press)

Heymans HSA, Schutgens RBH, Tan R, van den Bosch H, Borst P (1983) Severe plasmalogen deficiency in tissues of infants without peroxisomes (Zellweger syndrome). Nature 306:69–70

Holmes RD, Wilson GN, Hajra AK (1987) Oral therapy in patients with peroxisomal disorders. J Inher Met Dis 10 [Suppl 2]:239–241

Hoefler S, Hoefler G, Moser AB, Watkins PA, Chen WW, Moser HW (1988a) Prenatal diagnosis of rhizomelic chondrodysplasia punctata. Prenatal Diagn 8:571–576

Hoefler G, Hoefler S, Watkins PA et al. (1988b) Biochemical abnormalities in rhizomelic chondrodysplasia punctata. J Pediatr 112:726–733

Holzmann E (1982) Peroxisomes in nervous tissue. Ann NY Acad Sci 386:523–525

Hruban Z, Rechcigl M (1969) Microbodies and related particles. Academic Press, New York

Lazarow PB, de Duve C (1976) A fatty acyl-CoA oxidizing system in rat liver peroxisomes: Enhancement by clofibrate, a hypolipidemic drug. Proc Natl Acad Sci USA 73:2043–2046

Lazarow PB, Moser HW (1989) Disorders of peroxisome biogenesis. In: Scriver CR, Beaudet AL, Sly WS, Valle D (eds) The metabolic basis of inherited disease, 6th edn. McGraw-Hill, New York, pp 1479–1509

Lazo O, Contreras M, Hashmi M, Stanley W, Irazu C, Singh T (1988) Peroxisomal lignoceroyl-CoA ligase deficiency in childhood adrenoleukodystrophy and adrenomyeloneuropathy. Proc Natl Acad Sci USA 86:7647–7651

Moser HW, Moser AB (1989) Adrenoleukodystrophy (X-linked). In: Scriver CR, Beaudet AL, Sly WS, Valle D (eds) The metabolic basis of inherited disease, 6th edn. McGraw-Hill, New York, pp 1511–1532

Noguchi T, Takada Y (1979) Peroxisomal localisation of alanine: glyoxylate aminotransferase in human liver. Arch Biochem Biophys 196:645–647

Paturneau-Jouas F, Taillard F, Gansmuller A, Mikol J, Aigrot MS, Sereni C (1987) Clinical, biochemical and pathological aspects of a "Zellweger-like" peroxisomal disorder. In: Salvayre R (ed) Lipid storage disorders. Nato-Inserm, Toulouse, pp 133–134 (Abstract)

Pedersen JJ, Kase BF, Prydz K, Bjorkhem I (1987) Liver peroxisomes and bile acid formation. In: Fahimi HD, Sies H (eds) Peroxisomes in biology and medicine. Springer, Berlin Heidelberg New York Tokyo, pp 67–77

Poll-The BT, Roels F, Ogier H et al. (1988) A new peroxisomal disorder with enlarged peroxisomes and a specific acyl-CoA oxidase deficiency (pseudo neonatal adrenoleukodystrophy). Am J Hum Genet 42:422–434

Poulos A, Derwas N, Fellenberg AJ et al. (1987) Inherited peroxisomal disorders: Defects in the oxidation of very long chain fatty acids and phytanic acid. In: Vogel F, Sperling K (eds) Proceedings of the 7th Int Congr Human Genetics, Springer, Berlin Heidelberg New York Tokyo, pp 352–359

Przyrembel H, Wanders RJA, Schutgens RBH, van Roermund CWT (1989) Di- and trihydroxycholestanoic acidaemia with hepatic failure. In: Proceedings 27th Annual Symposium Soc Study Inborn Errors Met., Munich, p 153 (Abstr)

Rizzo WB, Leshner RT, Odone A et al. (1989) Dietary erucic acid therapy for X-linked adrenoleukodystrophy. Neurology 39:1415–1422

Robertson EF, Poulos A, Sharp P, Wise G, Jauzems A, Carter R (1988) Treatment of infantile phytanic acid storage disease: Clinical, biochemical and ultrastructural findings in two children treated for 2 years. Eur J Pediatr 147:133–142

Santos MJ, Imanaka T, Shio H, Small GM, Lazarow PB (1988) Peroxisomal membrane ghosts in Zellweger syndrome: Aberrant organelle assembly. Science 239:1536–1538

Schram AW, Goldfischer S, van Roermund CWT et al. (1987) Human peroxisomal 3-oxoacyl-coenzyme A thiolase deficiency. Proc Natl Acad Sci USA 84:2494–2496

Schutgens RBH, Heymans HSA, Wanders RJA, van den Bosch H, Tager JM (1986) Peroxisomal disorders: A newly recognised group of genetic diseases. Eur J Pediatr 144:430–440

Schutgens RBH, Heymans HSA, Wanders RJA et al. (1988) Multiple peroxisomal enzyme deficiencies in rhizomelic chondrodysplasia punctata. Comparison with Zellweger syndrome, Conradi-Hunermann syndrome and the X-linked dominant type of chondrodysplasia punctata. In: Goldberg DM, Moss DW, Schmidt E et al. (eds) Enzymes – tools and targets, Vol 6. Karger, Basel, pp 57–65

Schutgens RBH, Schrakamp G, Wanders RJA et al. (1989) Pre- and perinatal diagnosis of peroxisomal disorders. J Inher Met Dis 12 (Suppl 1):118–134

Singh I, Moser AB, Goldfischer S, Moser HW (1984) Lignoreric acid is oxidised in the peroxisome: Implications for the Zellweger cerebro-hepato-renal syndrome and adrenoleukodystrophy. Proc Natl Acad Sci USA 81:4203–4207

Small GM, Szabo LJ, Lazarow PB (1988) Acyl-CoA oxidase contains two targeting sequences each of which can mediate protein import into peroxisomes. EMBO J:7 1167–1173

Steinberg D (1989) Refsum disease. In: Scriver CR, Beaudet AL, Sly WS, Valle D (eds) The metabolic basis of inherited disease, 6th edn. McGraw-Hill, New York, pp 1533–1550

Suzuki Y, Shimazawa N, Orii T et al. (1988) Molecular analysis of peroxisomal beta-oxidation enzymes in infants with Zellweger syndrome and Zellweger-like syndrome: Further heterogeneity of the peroxisomal disorders. Clin Chim Acta 172:65–76

Thompson SL, Burrow R, Laub RJ, Krisans SK (1987) Cholesterol synthesis in rat liver peroxisomes. J Biol Chem 262:17420–17425

Tolbert NE (1981) Metabolic pathways in peroxisomes and glycosomes. Ann Rev Biochem 50:133–157

Wanders RJA, Heymans HSA, Schutgens RBH, Barth PG, van den Bosch H, Tager JM (1988 a) Peroxisomal disorders in neurology. J Neurol Sci 88:1–39

Wanders RJA, van Roermund CWT, van Wijland MJA et al. (1986 b) Direct demonstration that the deficient oxidation of very long chain fatty acids in X-linked adrenoleukodystrophy is due to an impaired ability of peroxisomes to activate very long chain fatty acids. Biochem Biophys Res Commun 153:618–624

Wanders RJA, Schutgens RBH, Nijenhuis A et al. (1989) First prenatal diagnosis of peroxisomal acyl-CoA oxidase deficiency: Comparison with other defects of peroxisomal beta-oxidation. In: Proceedings 27th Annual Symposium Soc Study Inborn Errors Metabolism, Munich, p 155 (Abstr)

Wanders RJA, van Roermund CWT, Schutgens RBH (1990) The inborn errors of peroxisomal beta-oxidation (Review). J Inher Met Dis 13:4–37

Watkins PA, Chen WW, Harris CJ et al. (1989) Peroxisomal bifunctional enzyme deficiency. J Clin Invest 83:771–777

Wiemer EAC, Brul S, Just WW et al. (1989) Presence of peroxisomal membrane proteins in liver and fibroblasts from patients with the Zellweger syndrome and related disorders: Evidence for the existence of peroxisomal ghosts. Eur J Biochem 50:407–417

Yokota SA, Volkl A, Hashimoto T, Fahimi HD (1987) Immunoelectron microscopy of peroxisomal enzymes: Their substructural association and compartmentalization in rat kidney peroxisomes. In: Fahimi HD, Sies H (eds) Peroxisomes in biology and medicine. Springer, Berlin Heidelberg New York Tokyo, pp 115–127

Zoeller RA, Morand OH, Raetz CRH (1988) A possible role for plasmalogens against photosensitized killing. J Biol Chem 263:11 590–11 596

Peroxisomale Erkrankungen – Klinische Aspekte

P. G. Barth

Einleitung

Die Beobachtung von Goldfischer et al. (1973), daß Leberzellen von Patienten mit Zellweger-Syndrom keine Peroxisomen enthielten, war der erste Schritt in der Entdeckung einer großen Zahl angeborener peroxisomaler Krankheiten. Da diese Peroxisomen eine Vielzahl von Enzymen für verschiedene Stoffwechselprozesse enthalten, gibt es keinen typischen Phänotyp angeborener peroxisomaler Erkrankungen. Leukodystrophische Prozesse, eine Retinopathie und Hörstörungen können jedoch als charakteristische klinische Symptome genannt werden, die bei gut definierten Untergruppen peroxisomaler Erkrankungen auftreten. Screening-Untersuchungen zur Aufdeckung diesbezüglicher Stoffwechselstörungen erlauben keine Diagnostik, sondern können allenfalls unspezifische Hinweise geben, wie z. B. die erniedrigte Plasmacholesterol-Konzentration bei der infantilen Refsum-Krankheit oder die gaschromatographisch nachweisbare Dicarbonazidurie beim Zellweger-Syndrom. Die Mehrzahl peroxisomaler Störungen manifestiert sich in funktionellen und strukturellen Veränderungen des zentralen Nervensystems, einige in dysmorphen Stigmata und Organfehlbildungen, insbesondere Hirnfehlbildungen. Aus diesem Grunde sind bildgebende Verfahren wie die Computertomographie des Gehirns und insbesondere die Kernspintomographie von großer diagnostischer Bedeutung. Die *klinische* Wertung der Symptome und Befunde ist von entscheidender Bedeutung für die Auswahl weitergehender biochemischer Untersuchungen, mit denen angeborene peroxisomale Erkrankungen letztlich diagnostiziert werden.

Die folgende Darstellung orientiert sich an der biochemischen Klassifikation peroxisomaler Störungen in folgende 3 Gruppen:

1. Störung der Biogenese der Peroxisomen mit Ausfall aller peroxisomaler Funktionen,
2. multiple Defizienz peroxisomaler Funktionen,
3. isolierte Defizienz einer einzelnen peroxisomalen Funktion.

Gestörte Biogenese der Peroxisomen mit Verlust aller peroxisomalen Funktionen

Diese Gruppe umfaßt das klassische Zellweger-Syndrom (zerebro-hepato-renales Syndrom), die infantile Refsum-Krankheit und die neonatale Adrenoleukodystrophie.

Zellweger-Syndrom (zerebro-hepato-renales Syndrom)

Die ersten Berichte über dieses Syndrom (Bowen et al. 1964; Smith et al. 1965; Passarge u. McAdams 1967) beschrieben eine autosomal-rezessiv vererbte Multisystemerkrankung mit Beteiligung des Gehirns, der Nieren und der Leber. In Würdigung Zellwegers, dessen Patienten in der Erstbeschreibung vorgestellt wurden, schlugen Opitz et al. (1969) den Begriff „zerebro-hepato-renales Syndrom nach Zellweger" vor.
Bereits vor Entdeckung der ultrastrukturellen und biochemischen Besonderheiten des Zellweger-Syndroms erlangte diese Erkrankung besondere Beachtung, da sie neben den Symptomen eines multiplen Fehlbildungssyndroms die Charakteristiken einer degenerativen Erkrankung aufweist (Tabelle 1).

Tabelle 1. Klinik und Pathologie des Zellweger-Syndroms

Lokalisation	Degeneration	Malformation
Gehirn	Leukoenzephalopathie Fettspeicherung in Astrozyten Myelinierungsrückstand Globoidzellen, Granulome neuroaxonale Dystrophie im Hirnstamm und Rückenmark germinolytische Zysten	Großhirnrinde: Polymikrogyrie Pachygyrie subkortikale und intrakortikale neuronale Heterotopie abnorme parietale vertikale Furche, Olivendysplasie zerebelläre Rindendysplasie
Augen	Katarakt Retinopathie	
Leber	Zirrhose, Fibrose	
Niere		Mikrozysten
Skelett	Chondrodysplasia calcificans punctata	erweiterte Fontanelle supraorbitale Hypoplasie
Haut		dysmorphe Stigmata

Die pathologisch-anatomischen und neuropathologischen Befunde beim Zellweger-Syndrom sind in der Literatur gut dokumentiert (Agamanolis et al. 1976, 1979; Aubourg et al. 1985; Brun et al. 1978; Evrard et al. 1978; Gilchrist et al. 1976; de Léon et al. 1977; Della Giustina et al. 1981, Mei Liu et al. 1976; Pfeifer u. Sandhage 1979; Powers et al. 1985a; Powers et al. 1987; Volpe u. Adams 1972). Besondere Beachtung fand schon früh die schwere Muskelhypotonie, die charakteristischerweise bei der Mehrzahl der Patienten vorhanden ist. Diese Muskelhypotonie geht mit einer ausgeprägten Muskelschwäche und Areflexie einher und ist deshalb einer Störung im peripheren neuromuskulären System zuzuordnen. Die dysmorphen Stigmata des Zellweger-Syndroms beim Neugeborenen lassen in Verbindung mit der ausgeprägten Muskelhypotonie auch an ein Down-Syndrom denken. Bei eingehender Untersuchung sind jedoch immer die Leitsymptome des

Zellweger-Syndroms, wie die Leberbeteiligung, die periartikulären Kalzifikationen, insbesondere im Bereich der Knie, und die ophthalmologischen Symptome nachweisbar. Wegweisend ist ferner die bildgebende Diagnostik mit Nachweis einer Hirnfehlbildung in Form einer Pachymikrogyrie oder der charakteristischen vertikalen Furchung im Bereich des Parietalhirns – Befunde, die eine klare differentialdiagnostische Abgrenzung zum Down-Syndrom erlauben. Bei Frühgeborenen mit Zellweger-Syndrom, die neben diesen charakteristischen Furchungen im Bereich des Parietalhirns eine ontogenetisch erklärbare Mindergyrierung aufweisen, ist eine Verwechslung mit einer Lissenzephalie (Agyrie) möglich.

Das Fehlen tonischer Haltereflexe ist typisch für das Zellweger-Syndrom und erklärt sich aus der Störung des neuromuskulären Systems. Es findet sich gewöhnlich eine ausgeprägte Muskelschwäche, die auch zu Ernährungsstörungen mit der Notwendigkeit der Nahrungssondierung führt. Skelettdeformitäten, wie Klumpfüße oder ein hoher Gaumen, können durch die bereits intrauterin vorhandene Bewegungsstörung erklärt werden. Ähnliche Deformitäten können auch bei einer Reihe ganz anderer kongenitaler neuromuskulärer Krankheiten, wie der Nemaline Myopathie, der kongenitalen Muskeldystrophie oder der neonatalen myotonen Dystrophie beobachtet werden.

Die Muskelschwäche bei Säuglingen mit Zellweger-Syndrom korrespondiert mit lichtmikroskopischen, elektronenmikroskopischen und biochemischen Veränderungen im Muskel (Sarnat et al. 1983; Müller-Höcker et al. 1984; Wanders et al. 1987). Während die enzymhistochemischen und elektronenmikroskopischen Befunde am Skelettmuskel bei Zellweger-Syndrom an eine mitochondriale Myopathie denken lassen, wird dies durch entsprechende klinische Untersuchungen nicht bestätigt. Eine Laktazidose fehlt beim Zellweger-Syndrom. Wenngleich das Fehlen der Peroxisomen in der Muskulatur bei Patienten mit Zellweger-Syndrom gut dokumentiert ist (Wanders et al. 1987), so ist die Bedeutung dieses Befundes in bezug auf die klinischen Symptome der neuromuskulären Störung noch nicht geklärt.

Die ophthalmologischen Befunde beim Zellweger-Syndrom umfassen ein Glaukom, Linsentrübungen und insbesondere Retinaveränderungen, nach denen bei dieser Verdachtsdiagnose immer aufmerksam gesucht werden sollte. Die Papille ist hypoplastisch, und in der Peripherie der Retina sind Pigmentverklumpungen nachweisbar. Das Elektroretinogramm ist in seiner Amplitude gemindert oder erloschen (Haddad et al. 1976; Toussaint et al. 1981; Hittner et al. 1981; Garner et al. 1982; Cohen et al. 1983).

Neurophysiologisch sind beim Zellweger-Syndrom EEG-Veränderungen, verzögerte oder fehlende Hirnstammpotentiale und Veränderungen der somato-sensorisch evozierten Potentiale beschrieben (Govaerts et al. 1985).

Die pathologisch-anatomisch verifizierte Beteiligung verschiedener Organsysteme muß sich nicht unbedingt klinisch manifestieren. Veränderungen am Skelettsystem äußern sich in punktförmigen Verkalkungen im Bereich der großen Gelenke, insbesondere der Knie, ohne daß Form und Länge der langen Röhrenknochen auffällig sind; Kontrakturen sind mit Ausnahme von Klumpfüßen nicht vorhanden. Diese Besonderheit unterscheidet das Zellweger-Syndrom eindeutig von der rhizomelen Chondrodysplasia calcificans punctata, bei der ähnliche Kalkablagerungen beobachtet werden. Eine Osteoporose ist immer nachweisbar. Die weit

offenen Fontanellen, charakteristisch bei jedem Zellweger-Syndrom, deuten auf eine gestörte desmale Ossifikation und sind nicht Ausdruck eines gesteigerten intrakraniellen Drucks.
Eine subklinische Beteiligung der Nebennieren wurde beschrieben (Govaerts et al. 1984). Obwohl eine klinisch manifeste Nebennierenatrophie, wie bei der X-chromosomalen Adrenoleukodystrophie, nicht nachweisbar ist, ergaben pathologisch-anatomische Untersuchungen jedoch Zellveränderungen ähnlich wie bei der X-chromosomalen Adrenoleukodystrophie (Goldfischer et al. 1983).
Die meisten Säuglinge mit einem typischen Zellweger-Syndrom versterben innerhalb der ersten 6 Lebensmonate. Ein Überleben des 1. Lebensjahres ist in den typischen Fällen selten. Es wurden jedoch Fälle mit einer Variante des Zellweger-Syndroms beschrieben, die eine längere Überlebenszeit aufwiesen (Barth et al. 1985, 1987; Bleeker-Wagemaker et al. 1986; Ek et al. 1986). Diese Kinder wiesen mildere Dysmorphiezeichen auf und zeigten auch eine gewisse statomotorische Entwicklung ähnlich wie bei Kindern mit infantiler Refsum-Krankheit. Hier können Screening-Untersuchungen mit gaschromatographischem Nachweis einer Dikarbonazidurie und Hinweisen auf eine gestörte Leberfunktion hilfreich sein. Diese Befunde sind zwar nicht spezifisch, können jedoch den Verdacht auf ein Zellweger-Syndrom stützen (Rocchiccioli et al. 1986).

Infantile Refsum-Krankheit

Bei der Refsum-Krankheit des Erwachsenenalters ist als einziger biochemischer Befund eine Erhöhung der Phytansäure im Plasma bei normal vorhandenen Peroxisomen nachweisbar. Ataxie, Polyneuropathie, Schwerhörigkeit und Retinopathie sind die wegweisenden klinischen Symptome. Die mentale Entwicklung und die Leberfunktionen sind dagegen ungestört.
Die infantile Refsum-Krankheit geht ebenfalls mit einer Erhöhung der Phytansäure im Plasma einher. Darüber hinaus sind aber – ähnlich wie beim Zellweger-Syndrom – Peroxisomen elektronenmikroskopisch nicht nachweisbar. Mentale Retardierung, Retinopathie, sensoneurale Hörstörung und Leberfunktionsstörungen prägen die klinische Symptomatik. Es besteht eine multiple Defizienz peroxisomengebundener Stoffwechselprozesse. Die Erstbeschreibung eines Falles mit infantiler Refsum-Krankheit erfolgte durch Kahlke et al. (1974). Nach den Berichten von Scotto et al. (1982) und Boltshauser et al. (1982), die die Speicherung von Phytansäure hervorhoben, wurden multiple Defizienzen im peroxisomengebundenen Stoffwechsel beschrieben, die die Plasmalogen-Biosynthese, die peroxisomengebundene β-Oxidation überlangkettiger Fettsäuren, die Gallensäurensynthese und die Oxidation von Pipecolinsäure betreffen (Poll-Thé et al. 1986a, b, 1987; Poulos et al. 1984a, b, c). Bei elektronenmikroskopischen Untersuchungen waren Peroxisomen nicht nachweisbar (Ogier et al. 1985; Roels et al. 1986).
Klinisch bereitet die Diagnose der infantilen Refsum-Krankheit keine Schwierigkeiten, wenn der typische Symptomenkomplex aus Retinopathie, sensoneuraler Schwerhörigkeit, Leberfunktionsstörung und psychomotorischer Retardierung vorliegt. Fundoskopisch sind progrediente Pigmentablagerungen, Degeneration,

eine verkleinerte gräuliche oder blasse Papille sowie rarifizierte Gefäße auffällig. Das Elektroretinogramm zeigt verminderte Amplituden und erlischt im Laufe der Zeit. Es bestehen Verwechslungsmöglichkeiten zur Leberschen Optikusatrophie (Weleber et al. 1984). Es ist jedoch zu bedenken, daß die kongenitale Lebersche Amaurose ein ophthalmologisches Syndrom unterschiedlicher Ätiologie darstellt, das auch angeborene peroxisomale Störungen umfaßt und keine eigene Entität bildet. Ein weiteres wichtiges Symptom stellt die sensoneurale Schwerhörigkeit dar (Poll-Thé et al. 1987; Budden et al. 1986; Robertson et al. 1988). Hepatomegalie und Leberfunktionsstörungen, oft verbunden mit einem vorübergehenden cholestatischen Ikterus, prägen ebenfalls die klinische Symptomatik und sind auf eine Leberfibrose oder klein-noduläre Zirrhose zurückzuführen, die jedoch im Krankheitsverlauf nicht von vitaler Bedeutung ist.

Neben einer Vitamin-E-Erniedrigung wird auch eine Erniedrigung der Vitamin-K-abhängigen Faktoren berichtet, die für eine intrakranielle Blutung verantwortlich sein kann (Budden et al. 1986; Poulos et al. 1984a; Weleber et al. 1984). Die erniedrigten Konzentrationen fettlöslicher Vitamine können so zu sekundären Krankheitskomplikationen führen. Eine Mikrozephalie ist in einigen, aber nicht in allen Krankheitsfällen vorhanden. Zu den computertomographischen Befunden des Gehirns werden ein erweitertes Ventrikelsystem oder eine Atrophie berichtet (Boltshauer et al. 1982; Budden et al. 1986). In 2 Fällen ergab die Computertomographie Normalbefunde. Die für das Zellweger-Syndrom typische vertikale Rindenfurchung im Bereich des Parietalhirns wurde bei infantiler Refsum-Krankheit nicht beschrieben.

Der erste neuropathologische Bericht über einen Erkrankungsfall, bei dem klinisch die Diagnose „infantile Refsum-Krankheit" gestellt worden war, ergab ein normales Hirngewicht, in Abgrenzung zum Zellweger-Syndrom das Fehlen einer Dysplasie des Neokortex, eine Hypomyelinisation, aber keine Demyelinisierung wie bei der neonatalen Adrenoleukodystrophie, und eine ausgeprägte Hypoplasie der zerebellären Körnerschicht und den Nachweis ektoper Purkinje-Zellen in der zerebellären Molekularschicht (Torvik et al. 1988).

Die psychomotorische Entwicklung bei Kindern mit infantiler Refsum-Krankheit ist in der Regel stark verzögert. Im Unterschied zum Zellweger-Syndrom ist die Überlebenszeit jedoch länger, die ältesten beschriebenen Patienten sind mehr als 10 Jahre alt. Freihändiges Laufen wurde in einigen Fällen während der Kindheit erreicht (Budden et al. 1986; Poll-Thé et al. 1987; Robertson et al. 1988). Die Entwicklung der Sprache und der kognitiven Funktionen ist ebenfalls erheblich beeinträchtigt, Ergebnisse formaler Tests wurden jedoch bislang nicht veröffentlicht. Die Muskelhypotonie ist bei der infantilen Refsum-Krankheit nicht so ausgeprägt wie beim typischen Zellweger-Syndrom. Als weitere neurologische Symptome werden eine Areflexie berichtet (Budden et al. 1986; Robertson et al. 1988, case 2) und in einem Fall eine Spastizität (Torvik et al. 1988). Ataxie oder Areflexie mögen in einigen Fällen auf den Vitamin-E-Mangel oder die Phytansäure-Speicherung zurückzuführen sein. Von Robertson et al. (1988) werden 2 Fälle mit einer Polyneuropathie berichtet, bei denen die periphere Nervenleitgeschwindigkeit sich im Laufe der Zeit verschlechterte. Als weiteres Symptom ist eine Osteoporose beschrieben (Scotto et al. 1982). Obwohl diese Patienten weniger dysmorphe Stigmata als Patienten mit typischem Zellweger-Syndrom aufweisen,

sind als ähnliche Befunde eine hohe Stirn, Ohranomalien und eine Vierfingerfurche zu nennen.
Der Begriff „mildes Zellweger-Syndrom" wurde auf Patienten angewandt, die eine Retinopathie, eine sensoneurale Schwerhörigkeit, eine Leberzirrhose/-fibrose, gering ausgeprägte, Zellweger-ähnliche kraniofaziale Dysmorphien, eine verlängerte Überlebenszeit über das Säuglingsalter hinaus und eine statomotorische Entwicklung mit Erreichen des freien Sitzens und sogar Laufens aufweisen (Barth et al. 1985, 1987). In diesen Fällen findet sich ein vollständiges Fehlen der Peroxisomen und ein vollständiger Ausfall der peroxisomalen Funktionen. Sie sind weder klinisch noch biochemisch von Erkrankungsfällen mit infantiler Refsum-Krankheit zu unterscheiden.
Eine *Hyperpipecolinämie* (Gatfield et al. 1968; Thomas et al. 1975; Burton et al. 1981; Challa et al. 1983) wurde bei einigen Patienten beschrieben, die sowohl der infantilen Refsum-Krankheit als auch der neonatalen Adrenoleukodystrophie sehr ähnlich waren. In allen Fällen waren als Hauptsymptome eine Leberaffektion, eine schwere mentale Retardierung sowie eine Retinopathie oder Optikusdysplasie vorhanden. Eine Erhöhung der Pipecolinsäure in Körperflüssigkeiten wurde beim Zellweger-Syndrom (Danks et al. 1975; Trijbels et al. 1979), bei der neonatalen Adrenoleukodystrophie (Kelley u. Moser 1984) und bei der infantilen Refsum-Krankheit (Budden et al. 1986) berichtet. Deshalb kann anhand der Pipecolinsäure nicht zwischen diesen Erkrankungen unterschieden werden. Darüber hinaus ist erwähnenswert, daß in einem Erkrankungsfall, der zuvor als Hyperpipecolinämie zugeordnet worden war, eine generalisierte Störung peroxisomaler Funktionen festgestellt wurde (Wanders et al. 1988). In der Erstbeschreibung der Hyperpipecolinämie von Gatfield et al. (1968) werden trilaminäre Einschlußkörperchen beschrieben, die heute als charakteristisches Speicherphänomen überlangkettiger Fettsäuren angesehen werden. Aufgrund neuerer Untersuchungen wurde der von Thomas et al. (1975) berichtete Erkrankungsfall jener Gruppe zugeordnet, die auch das Zellweger-Syndrom und die infantile Refsum-Krankheit umfaßt (Wanders et al. 1987; Brul et al. 1988). In neuerer Zeit wurden keine weiteren Erkrankungsfälle einer Hyperpipecolinämie berichtet. Aufgrund der großen klinischen Ähnlichkeit jener Erkrankungsfälle, die früher als Hyperpipecolinämie klassifiziert wurden, und der infantilen Refsum-Krankheit oder der neonatalen Adrenoleukodystrophie und aufgrund des Nachweises eines vollständigen Ausfalls peroxisomaler Funktionen ist anzunehmen, daß die Hyperpipecolinämie keine nosologische Entität darstellt, sondern nur noch historische Bedeutung hat. (Als logische Konsequenz wäre zu fordern, auch die infantile Refsum-Krankheit nicht länger als eigenständiges Krankheitsbild zu betrachten, da hier eine komplexe peroxisomale Dysfunktion und nicht allein eine Störung in der Oxidation der Phytansäure vorliegt.)

Neonatale Adrenoleukodystrophie

Die Erstbeschreibung dieser Krankheit, einschließlich einer detaillierten autoptischen Untersuchung, erfolgte durch Ulrich et al. (1978). Weitere autoptisch belegte Fälle wurden berichtet von Aubourg et al. (1986), Benke et al. (1981), Haas et al. (1982), Jaffe et al. (1982), Manz et al. (1980), Mobley et al. (1982), Palmucci et al. (1982), Kelley et al. (1986). Eine Demyelinisierung des Zerebrums, des Zerebellums und des Hirnstammes prägen die neuropathologischen Befunde. Demyelinisierte Bezirke können sich als Höhlen darstellen. Ähnlich wie bei der X-chromosomalen Adrenoleukodystrophie sind PAS-positive, lipidspeichernde Makrophagen entlang der Blutgefäße und perivaskuläre lymphozytäre Infiltrate nachweisbar. Elektronenmikroskopisch finden sich in den betroffenen Regionen trilaminäre Einschlußkörperchen entweder einzeln oder in Gruppen gelagert, die für die Ablagerung überlangkettiger Fettsäuren charakteristisch sind. Während ausgeprägte Migrationsstörungen wie beim Zellweger-Syndrom fehlen, wurden in einigen Fällen mäßige kortikale Dysplasien in Form einer Mikrogyrie und zerebelläre Dysplasien in Form von Purkinje-Zell-Ektopien beschrieben.

Im Unterschied zum Zellweger-Syndrom und zur infantilen Refsum-Krankheit gibt es keine charakteristischen Dysmorphiezeichen. Als Frühsymptome werden eine Rumpfhypotonie, eine deutliche statomotorische Entwicklungsverzögerung sowie zerebrale Anfälle mit Manifestation in der Neugeborenenperiode in der Hälfte der Fälle beobachtet. Sehstörungen sind auf eine Retinopathie und in manchen Fällen auf eine Katarakt zurückzuführen. Eine Leberbeteiligung mäßigen Grades äußert sich in einer Fibrose oder Zirrhose. Eine ausgeprägte Gedeihstörung ist ungefähr in der Hälfte der Fälle vorhanden. Nahezu die Hälfte der Kinder sterben vor dem Alter von 3 Jahren. Eine Polyneuropathie ist gewöhnlich nicht nachweisbar. Strukturelle mitochondriale Anomalien im Skelettmuskel wurden beschrieben (Wolff et al. 1986). Ähnlich wie bei der X-chromosomalen Adrenoleukodystrophie kann sich im Computertomogramm eine Kontrastmittelanreicherung in den Randzonen demyelinisierter Bezirke darstellen.

Drei klinische Verlaufsformen der neonatalen Adrenoleukodystrophie wurden von Aubourg et al. (1986) differenziert: 1. Keinerlei mentale oder statomotorische Entwicklung und früher Tod, 2. geringe mentale und statomotorische Entwicklungsfortschritte im Säuglingsalter mit nachfolgender Regression in der frühen Kindheit, 3. Sitzen oder Laufen bis zu 5 Jahren und Überleben bis zum Alter von 10 Jahren. Kelley et al. (1986) heben als Unterscheidungsmerkmale für die neonatale Adrenoleukodystrophie zum Zellweger-Syndrom eine Nebennierenatro-

Tabelle 2. Generalisierte Peroxisomen-Krankheiten

	tZS	IRK/vZS	NALD
Kraniofaziale Dysmorphie	++	+	+/−
Retinopathie	+	+	+
Katarakt	+/−	+/−	+/−
Leberfibrose/Zirrhose	+	+	+
Renale Mikrozysten	+	?	−
Chondrodysplasia calcificans	+	−	−
Muskuläre Hypotonie	++	+/−	+
Entwicklungsrückgang	−	?	++
Wachstumsbehinderung	++	+	+/++
Tod vor Ende des 1. Lebensjahres	+	−	+/−

tZS typisches Zellweger-Syndrom; *vZS* Variant-Zellweger-Syndrom; *IRK* infantile Refsum-Krankheit; *NALD* neonatale Adrenoleukodystrophie

phie, eine systemische Infiltration lipidspeichernder Makrophagen und eine Erhöhung der gesättigten überlangkettigen Fettsäuren hervor. Umgekehrt finden sich bei Patienten mit Zellweger-Syndrom eine Chondrodysplasie, glomerulozystische Nierenveränderungen, eine Dysmyelinisierung des zentralen Nervensystems und eine Erhöhung sowohl der ungesättigten als auch der gesättigten überlangkettigen Fettsäuren, während eine Nebennierenatrophie fehlt. Gemeinsame Befunde bei Zellweger-Syndrom, infantiler Refsum-Krankheit und neonataler Adrenoleukodystrophie sind in Tabelle 2 zusammengefaßt.

Therapie generalisierter peroxisomaler Störungen

Behandlungsversuche mit einer Phytansäure-reduzierten Diät werden beschrieben (Robertson et al. 1988). Diese Maßnahme beeinflußt nicht die Speicherung der überlangkettigen Fettsäuren. Die Erfahrungen im Zusammenhang mit isolierten peroxisomalen β-Oxidationsdefekten ergeben, daß die Speicherung überlangkettiger Fettsäuren alleine auch zur Retinopathie und Schwerhörigkeit führen kann. Ein Vitamin-E-Mangel kann sich in schweren Störungen der neuromuskulären Funktionen und Pyramidenbahnsymptomen äußern. Wir führen deshalb regelmäßige Kontrollen des Vitamin E und der anderen fettlöslichen Vitamine durch und behandeln entsprechende Mangelzustände. Die Zusammensetzung einer Diät zur Senkung der überlangkettigen Fettsäuren und der Phytansäure ähnelt sehr jener Diät, die jetzt auf ihren Effekt bei der Adrenoleukodystrophie untersucht wird (s. unten).

Multiple peroxisomale Dysfunktion bei intakten Peroxisomen

Rhizomele Chondrodysplasia punctata

Die Chondrodysplasie kann autosomal-dominant, autosomal-rezessiv und auch X-chromosomal gebunden vererbt werden. Bislang konnte allein der rhizomele Typ als peroxisomale Störung zugeordnet werden. Diese autosomal-rezessive Erkrankung äußert sich in schweren Skelettdysplasien mit Verkürzung der langen Röhrenknochen, Wirbelkörperanomalien und periartikulären Verkalkungen. Die betroffenen Patienten weisen eine deutliche Retardierung und Spastizität auf. Die Lebenserwartung wird durch schwere Kontrakturen, eine Thoraxdeformität und eine Epilepsie limitiert. Die Patienten versterben in der Mehrzahl, aber nicht in allen Fällen, in der Kindheit.

Das Spektrum der neurologischen Symptome und die neuropathologischen Befunde sind bislang nur spärlich beschrieben. Katarakte sind häufig, eine Retinopathie scheint dagegen zu fehlen (Kretzer et al. 1981). Die Ähnlichkeit der periartikulären Verkalkungen bei dieser Form der Chondrodysplasie zu vergleichbaren Veränderungen beim Zellweger-Syndrom führte zur Untersuchung der peroxisomalen Funktionen (Heymans et al. 1986). Die Peroxisomen bei der Chondrodysplasia punctata sind zwar nachweisbar, aber wahrscheinlich in ihrer Zahl und Form in der Leber abnorm.

Zellweger-ähnliches Syndrom

Diese Krankheit kann nicht vom typischen Zellweger-Syndrom auf der Basis klinischer Befunde unterschieden werden. Es existieren in der Literatur nur 2 Berichte über dieses Krankheitsbild (Paturneau-Jouas et al. 1987; Suzuki et al. 1988).

Krankheiten mit isolierter Defizienz einzelner peroxisomaler Funktionen

Störungen der peroxisomalen β-Oxidation

X-chromosomale Adrenoleukodystrophie/Adrenomyeloneuropathie

Diese Krankheit stellt einen X-chromosomalen Gendefekt mit variabler Expression dar. Die Hauptunterscheidung betrifft die juvenile Erkrankungsform, auch Adrenoleukodystrophie genannt, die gewöhnlich im Alter von 4–8 Jahren, aber nicht vor dem 3. Lebensjahr (Moser et al. 1984) beginnt, und der Erkrankung bei Erwachsenen, auch Adrenomyeloneuropathie genannt, die sich im 2. oder 3. Lebensjahr manifestiert und der häufig Symptome einer längerdauernden Nebennierenrindeninsuffizienz vorausgehen.
Die Geschichte der Adrenoleukodystrophie geht auf die Erstbeschreibung durch Schilder (1913) zurück. Ihre Beziehung zur Nebennierenrindeninsuffizienz wurde erstmals von Siemerling u. Creutzfeldt (1923) beschrieben. Der heute gebräuchliche Name Adrenoleukodystrophie wurde erstmals von Blaw (1970) vorgeschlagen. Die X-chromosomale Adrenoleukodystrophie scheint häufiger als die X-chromosomale Adrenomyeloneuropathie vorzukommen (Moser et al. 1984). Die Erstsymptome können unterschiedlich ausfallen. Sehstörungen, Persönlichkeitsveränderungen, Aufmerksamkeitsstörungen, eine Demenz, Gangstörungen, eine Ataxie oder ein Hemisyndrom, entweder isoliert oder in Kombination miteinander, bilden die Frühsymptome (Schaumburg et al. 1975; Aubourg et al. 1982). Gelegentlich manifestiert sich die Erkrankung mit prolongierten fokalen Anfällen. Ein erhöhter intrakranieller Druck kann den Verlauf komplizieren (Chaves-Carballo et al. 1984). Der Verlauf ist gewöhnlich rasch progredient und führt innerhalb weniger Jahre nach der klinischen Manifestation zum Tod.
Die X-chromosomale Adrenomyeloneuropathie wurde erstaunlich spät als Variante der X-chromosomalen Adrenoleukodystrophie erkannt (Griffin et al. 1977; Schaumburg et al. 1977). Beide Erkrankungen können innerhalb einer Familie auftreten (z. B. Davis et al. 1979), was eher für eine variable Expression als für das Vorhandensein unterschiedlicher Allele spricht. Bei der Adrenomyeloneuropathie sind das Spinalmark und die peripheren Nerven betroffen. Sie äußert sich typischerweise in einer progredienten Paraparese, einer mäßigen Polyneuropathie und in Sphinkterstörungen bei normalen intellektuellen Funktionen. Der Krankheitsverlauf ist langsamer als bei der Adrenoleukodystrophie und erstreckt sich über mehrere Jahrzehnte. Im Verlauf der Erkrankung können Zeichen der zerebralen Dysfunktion in den Vordergrund treten. Die Kernspintomographie kann Bezirke der Demyelinisierung im Gehirn darstellen, die klinisch nicht erfaßbar sind.

Sowohl bei der Adrenoleukodystrophie als auch bei der Adrenomyeloneuropathie können Symptome der Nebennierenrindeninsuffizienz den neurologischen Störungen vorangehen, mit ihnen zeitgleich auftreten oder erst im späteren Krankheitsverlauf folgen. Die Nebennierenrindeninsuffizienz äußert sich in Müdigkeit, wiederholtem Erbrechen und einer Hyperpigmentation der Haut. Eine anderweitig unerklärliche Nebennierenrindeninsuffizienz bei einem Jungen ohne neurologische Symptome sollte immer die Untersuchung der überlangkettigen Fettsäuren veranlassen (Moser et al. 1984; Sadeghi-Nejab u. Senior 1990).
Pathologisch-anatomische Veränderungen bei der Adrenoleukodystrophie bestehen im Verlust der Markscheiden mit Prädilektion in den hinteren Abschnitten der Hemisphären. Während hier sowohl ein Verlust der Markscheiden als auch ein Untergang der Axone zu verzeichnen ist, bleiben in weniger betroffenen Regionen die Axone erhalten. Ebenso bleibt charakteristischerweise eine subkortikale Zone der weißen Substanz von den Veränderungen ausgespart. In der vorzugsweise betroffenen weißen Substanz können sich Höhlen ausbilden. Betroffene Regionen weisen eine Speicherung PAS-positiver Lipide in diffus verteilten und perivaskulär angeordneten Makrophagen auf. Meist dichte, lymphozytäre Infiltrate finden sich entlang kleiner Blutgefäße. Dieser Befund wurde früher neuropathologisch als Hinweis auf eine Enzephalitis fehlinterpretiert.
Bei der Adrenomyeloneuropathie sind sowohl ein Markscheidenverlust als auch ein Untergang der Axone im Bereich der langen Bahnen des Rückenmarkes nachweisbar (Schaumburg et al. 1977). Elektronenmikroskopisch sind lineare oder trilaminäre Einschlußkörperchen einzeln oder in gruppierter Anordnung zu erkennen, häufig verbunden mit Lipidspeicherungen. In den Makrophagen des Gehirns finden sich diese Einschlüsse an die lysosomale Membran gebunden (Schaumburg et al. 1974; Powers 1985b).
Die Diagnose einer Adrenoleukodystrophie wird durch die Computertomographie und Kernspintomographie erheblich erleichtert. Ausgeprägte Veränderungen sind bereits in wenig fortgeschrittenem Stadium nachweisbar. In den Randzonen der Veränderungen stellen sich charakteristische Kontrastmittelanreicherungen dar (Lane et al. 1978). In der Regel sind die hinteren Abschnitte der weißen Substanz zuerst betroffen. In manchen Fällen stellt sich jedoch ein umgekehrtes Muster dar (Marler et al. 1983). Die Kernspintomographie in Spinechosequenz illustriert Demyelinisierungen in jenen Regionen, die sich computertomographisch als hypodense Areale darstellen. Für den Nachweis demyelinisierter Bezirke hat sich die Kernspintomographie im Vergleich zur Computertomographie als sensitivere Methode erwiesen (Huckman et al. 1986). Mit Hilfe der „inversion recovery" und in der Spinechosequenz können demyelinisierte Bezirke auch im Bereich der langen Bahnen, z.B. in Höhe der Pons, dargestellt werden. Eine im Randzonenbereich sichtbare Gadolinium-Anreicherung erlaubt im Kernspintomogramm die Differenzierung von Regionen nach der Schwere der Veränderungen. Es wird angenommen, daß die durch Gadolinium hervorgehobenen Zonen Regionen erhöhter entzündlicher Aktivität darstellen (Valk u. van der Knaap 1989). Neben der Adrenoleukodystrophie und Adrenomyeloneuropathie sind verschiedene atypische Verläufe bekannt, die Ähnlichkeiten mit anderen degenerativen Erkrankungen, wie der hereditären spastischen Paraplegie, der spinozerebellären Degeneration (Marsden et al. 1982; Kobayashi

et al. 1986) oder der olivo-ponto-zerebellären Atrophie (Takada et al. 1987) aufweisen.
Heterozygote weibliche Patienten können ebenfalls erkranken. Dies äußert sich meist in Symptomen, die der Adrenomyeloneuropathie ähneln, und tritt im Erwachsenenalter auf. Die Identifizierung von heterozygoten Überträgerinnen ist für eine zuverlässige genetische Beratung wichtig. Der Heterozygotenstatus kann durch die Bestimmung der überlangkettigen Fettsäuren in Plasma und Fibroblasten nachgewiesen werden (Moser et al. 1981, 1984). Dies ist in 93% der Überträgerinnen möglich (Moser et al. 1983). Bei normalen oder zweifelhaften Befunden können zusätzliche DNA-Analysen hilfreich sein. Auf diese Weise können Polymorphismen am distalen Ende des langen Arms des X-Chromosoms (Xq 27–28) nachgewiesen werden, wo der ALD-Lokus identifiziert wurde (Aubourg et al. 1987).

Behandlung. Seitdem die pathogenetische Bedeutung der überlangkettigen Fettsäuren (> C22) bei der X-chromosomalen Adrenoleukodystrophie/Adrenomyeloneuropathie bekannt ist, wurden Versuche unternommen, die Erkrankung durch eine Senkung der überlangkettigen Fettsäuren in der Nahrung zu behandeln. Die Speicherung der überlangkettigen Fettsäuren erklärt sich aus der Aufnahme mit der Nahrung und aus der Verlängerung der Fettsäuren. Allein durch die Reduktion der überlangkettigen Fettsäuren in der Nahrung ist kein Behandlungseffekt zu erreichen. Ein neuer Behandlungsansatz ergab sich aus der Beobachtung, daß die endogene Synthese der gesättigten überlangkettigen Fettsäuren in vitro durch die einfach ungesättigte Oleinsäure (C18:1) gehemmt werden kann (Rizzo et al. 1986). Dementsprechend wurde ein Behandlungsversuch mit der Kombination einer fettreduzierten Diät und Glyceroltriolat unternommen (Moser et al. 1987; Rizzo et al. 1987). Auf diese Weise war eine nachweisbare, aber begrenzte Reduktion der überlangkettigen Fettsäuren im Plasma zu erreichen, die sich jedoch bei den meisten Patienten nicht auf den Krankheitsverlauf auswirkte.
Bessere Behandlungsergebnisse wurden mit einer anderen einfach-ungesättigten überlangkettigen Fettsäure, der Erukasäure (C22:1) erreicht. Nach dem gegenwärtigen Kenntnisstand werden die besten Ergebnisse mit einer fettreduzierten Diät erzielt, die Glyceroltrierukat und Glyceroltrioleat enthält und 20% der Gesamtkalorienaufnahme ausmacht. Unter Inkaufnahme einer sehr hohen Plasmakonzentration an C22:1 kann eine vollständige Normalisierung der Plasmakonzentration der überlangkettigen Fettsäuren innerhalb von 2 Monaten erreicht werden. Eine nachweisbare Erhöhung von C22:1 im Gehirn eines behandelten verstorbenen Patienten deutet auf den Übertritt dieser Fettsäuren ins Gehirn. Ein toxischer Effekt wurde bislang nicht berichtet. Aufgrund bisheriger Behandlungsergebnisse ist mit den besten Behandlungsaussichten bei Patienten mit Adrenomyeloneuropathie, bei symptomatischen heterozygoten Patienten und bei Patienten mit Adrenoleukodystrophie im frühen Krankheitsstadium zu rechnen. Im fortgeschrittenen Stadium einer Adrenoleukodystrophie scheint dagegen die Behandlung unwirksam zu sein. Endgültige Rückschlüsse müssen jedoch umfangreicheren Erfahrungen mit dieser Behandlung vorbehalten bleiben. Andere therapeutische Ansätze, wie die heterologe Knochenmarktransplantation, befinden sich noch in der Frühphase.

Acyl-CoA-Oxidase-Defekt

Poll-Thé et al. (1988) beschrieben die ersten Patienten mit dieser Erkrankung. Aufgrund der Ähnlichkeit mit der neonatalen Adrenoleukodystrophie erhielt sie den Beinamen „pseudo-neonatale Adrenoleukodystrophie". Zwei Geschwister (ein Junge und ein Mädchen) erkrankten frühzeitig mit zerebralen Anfällen, einer muskulären Hypotonie, einem progredienten Hörverlust und Sehstörungen infolge einer Retinopathie. In einem Fall war ein Verlust statomotorischer Fähigkeiten im Alter von 2½ Jahren zu verzeichnen. Die Kinder wiesen keine dysmorphen Stigmata wie bei einem Zellweger-Syndrom und keine Hepatomegalie auf. Bei beiden war eine erhöhte ACTH-Plasma-Konzentration nachweisbar. Computertomographisch war bei einem der Kinder im Alter von 4 Jahren eine kontrastmittelanreichernde hypodense Läsion nachweisbar. Bei beiden Patienten fanden sich erhöhte Konzentrationen der überlangkettigen Fettsäuren im Plasma und in Fibroblasten. Andere Parameter peroxisomaler Funktionen, einschließlich der Gallensäuren, waren normal. Neben dem Nachweis vergrößerter, abnormer Peroxisomen im Leberbiopsat konnte mittels Immunoblot eine fehlende peroxisomale Acyl-CoA-Oxidase-Aktivität im Lebergewebe nachgewiesen werden.

Peroxisomale bifunktionale Proteindefizienz

Dieses Krankheitsbild wurde erstmals von Watkins et al. (1989) beschrieben. Der männliche Patient wies seit Geburt einen Makrozephalus und eine Hypotonie sowie Neugeborenenkrämpfe auf. Er zeigte keine Entwicklungsfortschritte und verstarb im Alter von 5 Monaten. Eine Retinopathie oder eine Hepatosplenomegalie waren nicht nachzuweisen. Bei der Autopsie wurden eine Mikrogyrie, eine fokale kortikale Heterotopie und Demyelinisierungen nachgewiesen. Lipidspeichernde Makrophagen fanden sich in Gehirn und Thymus. Die Leber wies eine leichte Fibrose auf. Überlangkettige Fettsäuren waren sowohl im Plasma als auch in Fibroblasten deutlich erhöht. Ebenso fand sich eine deutliche Erhöhung der Trihydroxycholesterolsäure, einem Intermediärprodukt des Gallensäurestoffwechsels. Peroxisomen waren in Fibroblasten nachweisbar. Die Immunoblot-Analyse des Lebergewebes ergab ein Fehlen des peroxisomalen bifunktionalen Proteins.

Peroxisomale 3-Oxoacyl-CoA-Thiolase-Defizienz

Bei dem ersten beschriebenen Patienten mit dieser Erkrankung handelte es sich um ein Mädchen konsanguiner Eltern, deren Symptome an ein Zellweger-Syndrom denken ließen. Veränderungen im Sinne einer Chondrodysplasie waren nicht vorhanden. Das Mädchen verstarb im Alter von 11 Monaten. Autoptisch waren zystische Veränderungen der Nieren, eine leichte Leberfibrose sowie eine Demyelinisierung der weißen Substanz des Zerebellums und fokale neuronale Heterotopien nachweisbar. Die Nebennieren waren atrophisch und wiesen „striated cells" auf. Im Leberbiopsat fielen vergrößerte Peroxisomen auf. Neben einer Erhöhung der überlangkettigen Fettsäuren in Serum und Fibroblasten war eine Erhöhung der Trihydroxycholestansäure im Duodenalaspirat nachweisbar.

Sonstige peroxisomale Parameter waren normal (Goldfischer et al. 1986). Eine isolierte Defizienz der 3-Oxoacyl-CoA-Thiolase konnte durch die Immunoblot-Analyse des Lebergewebes verifiziert werden (Schram et al. 1987).

Nichtklassifizierbare isolierte Defizienzen der peroxisomalen β-Oxidation

Es finden sich Berichte über einige Erkrankungsfälle mit einer klinischen Symptomatik, die an eine neonatale Adrenoleukodystrophie oder ein Zellweger-Syndrom denken läßt (Naidu et al. 1988; Clayton et al. 1988; Barth et al. 1990). Peroxisomale Funktionsstörungen beschränkten sich jedoch allein auf die peroxisomale β-Oxidation. In 2 Fällen (Clayton et al. 1988; Barth et al. 1990) war zusätzlich eine Erhöhung der Intermediärprodukte des Gallensäurestoffwechsels nachweisbar, die auf eine der Acyl-CoA-Oxidase nachgeschaltete Defizienz hindeutet. Die Tatsache, daß die für die peroxisomale β-Oxidation verantwortlichen Enzyme mittels Immunoblot nachweisbar waren, läßt den Schluß zu, daß einzelne Enzyme funktionell defizient sind, ohne daß gleichzeitig ihre Stabilität betroffen ist. Mittlerweile wurden Methoden entwickelt, mit denen sich die einzelnen β-Oxidationsenzyme durch ihre enzymatische Aktivität und nicht allein durch ihre immunologischen Eigenschaften nachweisen lassen. So konnte nun bei dem von Clayton et al. (1988) beschriebenen Patienten eine Defizienz des peroxisomalen bifunktionalen Proteins nachgewiesen werden (Wanders et al., 1990).

Isolierte Defizienz im Tri-(Di-)hydroxycholestansäure-Katabolismus

Eine isolierte Defizienz im peroxisomalen Gallensäurestoffwechsel wurde bislang nur bei 2 Patienten beschrieben. Christensen et al. (1990) berichteten von einem Mädchen mit progredienter Ataxie ab dem Alter von 18 Monaten und Dysarthrie ab dem 3. Lebensjahr, bei der sich die Ataxie nach diätetischer Phytansäurereduktion besserte. Bei dieser Patientin fand sich neben einer abnormen Gallensäurenspeicherung, ähnlich wie beim Zellweger-Syndrom, eine Akkumulation von Phytansäure bei normaler Phytansäureoxidation in Fibroblasten.
Eine Defizienz der Trihydroxycholestansäure-Oxidase wurde bei einem Säugling im Alter von 3 Monaten vermutet, der eine progrediente Leberinsuffizienz, dysmorphe Stigmata, einen Nystagmus und eine generalisierte Muskelhypertonie aufwies. Veränderungen im Gallensäurenmetabolismus waren ähnlich wie beim Zellweger-Syndrom nachweisbar, das C26:0/C22:0-Verhältnis fiel jedoch normal aus (Przyrembel et al. 1990).

Phytansäure-Oxidase-Defizienz (Refsum-Krankheit)

Diese lang bekannte Krankheit, bei der erstmals eine Phytansäureerhöhung beschrieben wurde, fand wieder zunehmendes Interesse aufgrund der Beobachtung, daß verschiedene peroxisomale Erkrankungen (Zellweger-Syndrom, infantile Refsum-Krankheit, neonatale Adrenoleukodystrophie und rhizomele Chondrodysplasia punctata) mit einer Phytansäureerhöhung einhergehen. Bei dieser auto-

Hyperoxalurie Typ I (Alanin: Glyoxylat-Aminotransferase-Defizienz)

Bei dieser autosomal-rezessiven Erkrankung führt die Enzymdefizienz zu einer erhöhten Ausscheidung von Oxalat und Glycolat. Als Verlaufsformen werden ein letal verlaufender, neonataler Typ und ein juveniler Typ unterschieden. Berichte über neurologische Störungen liegen nicht vor.

Akatalasämie

Mit Ausnahme oraler Infektionen geht diese Enzymstörung nicht mit Krankheitssymptomen einher.

Literatur

Agamanolis DP, Subashini P (1979) Glycogen accumulation in the central nervous system in the cerebro-hepato-renal syndrome. Report of a case with ultrastructural studies. J Neurol Sci 41:325–342

Agamanolis DP, Robinson HB, Timmons GD (1976) Cerebro-hepato-renal syndrome. Report of a case with histochemical and ultrastructural observations. J Neuropathol Exp Neurol 35:220–246

Aubourg P, Chaussain JL, Dulac O, Arthuis M (1982) Adrénoleucodystrophie chez l'enfant (1982). A propos de 20 observations. Arch Fr Pédiatr 39:663–669

Aubourg P, Robain O, Rocchiccioli F, Dancea S, Scotto J (1985) The cerebro-hepato-renal (Zellweger) syndrome: lamellar lipid profiles in adrenocortical, hepatic mesenchymal, astrocyte cells and increased levels of very long chain fatty acids and phytanic acid in the plasma. J Neurol Sci 69:9–25

Aubourg PR, Sack GH, Meyers DA, Lease JJ, Moser HW (1987) Linkage of adrenoleukodystrophy to a polymorphic DNA probe. Ann Neurol 21:349–352

Aubourg P, Scotto J, Rocchiccioli F, Feldmann-Pautrat D, Robain O (1986) Neonatal adrenoleukodystrophy. J Neurol Neurosurg Psychiat 49:77–86

Barth PG, Schutgens RBH, Bakkeren JAJM, Dingemans KP, Heymans HSA, Douwes AC, van der Klei-van Moorsel JM (1985) A milder variant of Zellweger syndrome. Eur J Pediatr 144:338–342

Barth PG, Schutgens RBH, Wanders RJA (1987) A sibship with a mild variant of Zellweger syndrome. J Inher Metab Dis 10:253–259

Barth PG, Schutgens RBH, Wanders RJ, Heymans HSA (1988) The spectrum of peroxisomal disorders. In: French JH et al. (ed) Child neurology and developmental disabilities. Selected Proceedings of the Fourth International Child Neurology Congress. Paul H. Brookes, pp 67–82

Barth PG, Wanders RJA, Schutgens RBH, Bleeker-Wagemakers EM, van Heemstra D (1990) Peroxisomal β-oxidation defect with detectable peroxisomes. A case with neonatal onset and progressive course in a girl. Eur J Pediatr 149:722–726

Benke PJ, Reyes PF, Parker JC jr (1981) New form of adrenoleukodystrophy. Hum Genet 58:204–804

Blaw ME (1970) Melanodermic type leukodystrophy. In: Vinken PJ, Bruyn GW (eds) Handbook of clinical neurology, Vol 10. North Holland Publ., Amsterdam, pp 128–133

Bleeker-Wagemaker EM, Oorthuys JWE, Wanders RJA, Schutgens RBH (1986) Long term survival of a patient with the cerebro-hepato-renal (Zellweger) syndrome. Clin Genet 29:160–164

Boltshauser E, Spycher MA, Steinmann B et al. (1982) Infantile phytanic acid storage disease: a variant of Refsum's disease? Eur J Pediatr 139:317 (Abstract)

Bowen P, Lee CSN, Zellweger H, Lindenberg R (1964) A familial syndrome of multiple congenital defects. Bull Johns Hopk Hosp 114:402–414

Brul S, Westerveld A, Strijland A et al. (1988) Genetic heterogeneity in the cerebro-hepato-renal (Zellweger) syndrome and other inherited disorders with a generalized impairment of peroxisomal functions; a study using complementation analysis. J Clin Invest 81:1710–1715

Brun A, Gilboa M, Meeuwisse GW, Nordgren H (1978) The Zellweger syndrome: subcellular pathology, neuropathology, and the demonstration of Pneumocystis carinii pneumonitis in two siblings. Eur J Pediatr 127:229–245

Budden SS, Kennaway NG, Buist NRM, Poulos A, Weleber RG (1986) Dysmorphic syndrome with phytanic acid oxidase deficiency, abnormal very long chain fatty acids, and pipecolic acidemia: studies in four children. J Pediatr 108:133–139

Burton BK, Reed SP, Remy WT (1981) Hyperpipecolic acidemia: clinical and biochemical observations in two male siblings. J Pediatr 99:729–734

Challa VR, Geisinger KR, Burton BK (1983) Pathologic alterations in the brain and liver in hyperpipecolic acidemia. J Neuropathol Exp Neurol 42:627–638

Chaves-Carballo E, Frank M, Chrenka BA (1984) Increased intracranial pressure in adrenoleukodystrophy. Arch Dis Neurol 41:339–340

Christensen E, van Eldere J, Brandt NJ, Schutgens RBH, Wanders RJA (1990) A new peroxisomal disorder: di- and trihydroxycholestanaemia due to a presumed trihydroxycholestanoyl-CoA oxidase deficiency. J Inher Metab Dis 13:363–366

Clayton PT, Lake BD, Hjelm M et al. (1988) Bile acid analyses in "Pseudo-Zellweger" syndrome; clues to the defect in peroxisomal β-oxidation. J Inher Metab Dis 11 (Suppl 2):165–168

Cohen SMZ, Brown III FR, Martijn L et al. (1983) Ocular histopathologic and biochemical studies of the cerebro-hepato-renal syndrome (Zellweger's syndrome) and its relationship to neonatal adrenoleukodystrophy. Am J Ophthalmol 96:488–501

Danks DM, Tippett P, Adams C, Campbell P (1975) Cerebro-hepato-renal syndrome of Zellweger. A report of eight cases with comments upon the incidence, the liver lesion, and a fault in pipecolic acid metabolism. J Pediatr 86:382–387

Davis LE, Orth DN, Nicholson BS, Kornfeld M, Seelinger DF (1979) Adrenoleukodystrophy and adrenomyeloneuropathy associated with partial adrenal insufficiency in three generations of a kindred. Am J Med 66:342–347

De León GA, Grover WD, Huff DS, Morinigo-Mestre G, Punnett H, Kistenmacher ML (1977) Globoid cells, glial nodules, and peculiar fibrillary changes in the cerebro-hepato-renal syndrome of Zellweger. Ann Neurol 2:473–484

Della Giustina E, Goffinet AM, Landrieu P, Lyon G (1981) A Golgi study of the brain malformation in Zellweger's cerebro-hepato-renal disease. Acta Neuropathol (Berl) 55:23–28

Ek J, Kase BF, Reith A, Björkhem I, Pedersen JI (1986) Peroxisomal dysfunction in a boy with neurologic symptoms and amaurosis (Leber disease): clinical and biochemical findings similar to those observed in Zellweger syndrome. J Pediatr 108:19–24

Evrard P, Caviness VS jr, Pratts-Vinas J, Lyon G (1978) The mechanism of arrest of neuronal migration in the Zellweger malformation: An hypothesis based upon cytoarchitectonic analysis. Acta Neuropathol (Berl) 41:109–117

Garner A, Fielder AR, Primavesi R, Stevens A (1982) Tapetoretinal degeneration in the cerebro-hepato-renal (Zellweger's) syndrome. Br J Ophthalmol 66:422–431

Gatfield PD, Taller E, Hinton GG, Wallace AC, Abdelnour GM, Haust MD (1968) Hyperpipecolatemia: a new metabolic disorder associated with neuropathy and hepatomegaly. Can Med Assoc J 99:1215–1233

Gilchrist KW, Gilbert EF, Goldfarb S, Goll U, Spranger JW, Opitz JM (1976) Studies of malformation syndromes in man. XIb: The cerebro-hepato-renal syndrome of Zellweger: comparative pathology. Eur J Pediatr 121:99–118

Goldfischer F, Moore C, Johnson A et al. (1973) Peroxisomal and mitochondrial defects in the cerebro-hepato-renal syndrome. Science 182:62–64

Goldfischer S, Collins J, Rapin I et al. (1986) Pseudo-Zellweger syndrome: deficiencies in several peroxisomal oxidative activities. J Pediatr 108:25–32

Goldfischer S, Powers JM, Johnson AB, Axe S, Brown FR, Moser HW (1983) Striated adrenocortical cells in cerebro-hepato-renal (Zellweger) syndrome. Virch Arch (Pathol Anat) 401:355–361

Govaerts L, Monnens L, Melis T, Trijbels F (1984) Disturbed adrenocortical function in cerebro-hepato-renal syndrome of Zellweger. Eur J Pediatr 143:10–12

Govaerts L, Colon E, Rotteveel J, Monnens L (1985) A neurophysiological study of children with the cerebro-hepato-renal syndrome of Zellweger. Neuropediatrics 16: 185–190

Govaerts L, Sippell WG, Monnens L (1989) Further analysis of the disturbed adrenocortical function in the cerebro-hepato-renal syndrome of Zellweger. J Inher Metab Dis 12:423–428

Griffin JW, Goren E, Schaumburg H, Engel WK, Loriaux L (1977) Adrenomyeloneuropathy: A probable variant of adrenoleukodystrophy. Neurology 27:1107–1113

Haas JE, Stidworthy J, Farrell DL (1982) Neonatal-onset adrenoleukodystrophy in a girl. Ann Neurol 12:449–457

Haddad R, Font RL, Griendly DS (1976) Cerebro-hepato-renal syndrome of Zellweger. Ocular histopathologic findings. Arch Ophthalmol 94:1927–1930

Heymans HSA, Oorthuys JWE, Nelck G, Wanders RJA, Dingemans KP, Schutgens RBH (1986) Peroxisomal abnormalities in rhizomelic chondrodysplasia punctata. J Inher Metab Dis 9:329–331

Hittner HM, Kretzner FL, Metha RS (1981) Zellweger syndrome, lenticular opacities indicating carrier status and lens abnormalities characteristic of homozygotes. Arch Ophthalmol 99:1977–1982

Huckman MS, Wong PWK, Sullivan T, Zeller P, Geremia GK (1986) Magnetic resonance imaging compared with computed tomography in adrenoleukodystrophy. Am J Dis Child 140:1001–1003

Jaffe R, Crumrine P, Hashida Y, Moser HW (1982) Neonatal adrenoleukodystrophy. Clinical, pathologic, and biochemical delineation of a syndrome affecting both males and females. Am J Pathol 108:100–111

Kahlke W, Goerlich R, Feist D (1974) Erhöhte Phytansäurespiegel in Plasma und Leber bei einem Kleinkind mit unklarem Hirnschaden. Klin Wochenschr 52:651–653

Kelley RI, Moser HW (1984) Hyperpipecolic acidemia in neonatal adrenoleukodystrophy. Am J Med Genet 19:791–795

Kelley RI, Datta NS, Dobyns WB et al. (1986) Neonatal adrenoleukodystrophy: new cases, biochemical studies, and differentiation from Zellweger and related peroxisomal polydystrophy syndromes. Am J Med Genet 23:869–901

Kerckaert I, Dingemans KP, Heymans HSA, Vamecq J, Roels F (1988) Polarizing inclusions in some organs of children with congenital peroxisomal diseases (Zellweger's, Refsum's, chondrodysplasia punctata (rhizomelic form), x-linked adrenoleukodystrophy). J Inher Metab Dis 11:372–386

Kobayashi T, Noda S, Umezaki H, Goto I, Suzuki S, Kitaguchi T, Kuroiwa Y (1986) Familial spinocerebellar degeneration as an expression of adrenoleukodystrophy. J Neurol Neurosurg Psychiatry 49:1438–1440

Kretzer FL, Hittner HM, Mehta RS (1981) Ocular manifestations of Conradi and Zellweger syndromes. Metab Pediatr Ophthalmol 5:1–11

Lane B, Carroll BA, Pedley TA (1978) Computerized cranial tomography in cerebral diseases of white matter. Neurology 28:534–544

Manz HJ, Schuelein M, McCullough DC, Kishimoto Y, Eiben RM (1980) New phenotypic variant of adrenoleukodystrophy. Pathologic ultrastructural and biochemical study in two brothers. J Neurol Sci 45:245–260

Marler JR, O'Neill B, Forbes GS, Moser HW (1983) Adrenoleukodystrophy (ALD): Clinical and CT features of a childhood variant. Neurology 33:1203–1205

Marsden CD, Obeso JA, Lang AE (1982) Adrenoleukomyeloneuropathy presenting as spinocerebellar degeneration. Neurology 32:1031–1032

Mei Liu H, Bangaru BS, Kidd J, Boggs J (1976) Neuropathological considerations in cerebro-hepato-renal syndrome (Zellweger's syndrome). Acta Neuropathol (Berl) 34:115–123

Mobley WC, White CL, Tennekoon G, Clark AW, Cohen SR, Green WR, Moser HW (1982) Neonatal adrenoleukodystrophy. Ann Neurol 12:204–205

Moser AE, Borel J, Odone A, Naidu S, Cornblath D, Sanders DB, Moser HW (1987) A new dietary therapy for adrenoleukodystrophy: biochemical and preliminary clinical results in 36 patients. Ann Neurol 21:240–249

Moser HW, Moser AB, Frayer KK, Chen W, Schulman JD, O'Neill BP, Kishimoto Y (1981) Adrenoleukodystrophy: Increased plasma content of saturated very long chain fatty acids. Neurology 31:1241–1291

Moser HW, Moser AE, Trojak JE et al. (1983) Identification of female carriers for adrenoleukodystrophy. J Pediatr 103:54–59

Moser HW, Moser AE, Sing I, O'Neill BP (1984) Adrenoleukodystrophy: Survey of 303 cases: biochemistry, diagnosis and therapy. Ann Neurol 16:628–641

Müller-Höcker J, Walther JU, Bise K, Pongratz D, Huebner G (1984) Mitochondrial myopathy with loosely coupled oxidative phosphorylation in a case of Zellweger syndrome. Virchows Arch (Cell Pathol) 45:125–138

Naidu S, Hoefler G, Watkins PA et al. (1988) Neonatal seizures and retardation in a girl with biochemical features of X-linked adrenoleukodystrophy: A possible new peroxisomal disease entity. Neurology 38:1100–1107

Ogier H, Roels F, Cornelis A, Poll-Thé BT, Scotto JM, Odièvre M, Saudubray JM (1985) Absence of hepatic peroxisomes in a case of infantile Refsum's disease. Scand J Clin Lab Invest 45:767–768

Opitz JM, ZuRhein GM, Vitale L et al. (1969) The Zellweger syndrome (cerebro-hepato-renal syndrome). Birth Defects 5(2):144–158

Palmucci L, Anzil AP, Schiffer D (1982) A case of adrenoleukodystrophy in a girl. Genetic considerations. J Neurol Sci 53:233–240

Passarge E, McAdams AJ (1967) Cerebro-hepato-renal syndrome. A newly recognized hereditary disorder of multiple congenital defects, including sudanophilic leukodystrophy, cirrhosis of the liver, and polycystic kidneys. J Pediatr 71:691–702

Paturneau-Jouas F, Taillard F, Gansmuller A, Mikol J, Aigrot MS, Sereni C (1987) Clinical, biochemical and pathological aspects of a "Zellweger-like" peroxisomal disorder. In: Salvayre R (ed) Lipid storage disorders. Toulouse, Nato-Inserm, pp 133–134 (abstr)

Pfeifer U, Sandhage K (1979) Licht- und elektronenmikroskopische Leberbefunde beim cerebro-hepato-renalen Syndrom nach Zellweger (Peroxisomen-Defizienz). Virchows Arch [A] 384:269–284

Poll-Thé BT, Ogier H, Saudubray JM, Schutgens RBH, Wanders RJA, van den Bosch H, Schrakamp G (1986a) Impaired plasmalogen metabolism in infantile Refsum's disease. Eur J Pediatr 144:513–514

Poll-Thé BT, Roels F, Ogier H et al. (1988) A new peroxisomal disorder with enlarged peroxisomes and a specific deficiency of acyl-CoA oxidase (pseudo-neonatal adrenoleukodystrophy). Am J Hum Genet 42:422–434

Poll-Thé BT, Saudubray JM, Ogier H (1986b) Infantile Refsum's disease: biochemical findings suggesting multiple peroxisomal dysfunction. J Inher Metab Dis 9:169–174

Poll-Thé BT, Saudubray JM, Ogier HAM et al. (1987) Infantile Refsum disease: an inherited peroxisomal disorder. Comparison with Zellweger syndrome and neonatal adrenoleukodystrophy. Eur J Pediatr 146:477–483

Poulos A, Pollard AC, Mitchell JD, Wise G, Mortimer G (1984a) Patterns of Refsum's disease. Arch Dis Child 59:222–229

Poulos A, Sharp P, Whiting M (1984b) Infantile Refsum's disease (phytanic acid storage disease). A variant of Zellweger syndrome? Clin Genet 26:579–586

Poulos A, Sharp P (1984c) Plasma and skin fibroblast C26 fatty acids in infantile Refsum's disease. Neurology 34:1606–1608

Powers JM (1985b) Adreno-leukodystrophy (adreno-testiculo-leuko-myelo-neuropathic complex). Review article. Clin Neuropathol 4:181–199

Powers JM, Schaumburg HH (1974) Adrenoleukodystrophy: similar ultrastructural changes in adrenal cortical and Schwann cells. Arch Neurol 30:406–408

Powers JM, Moser HW, Moser AB et al. (1985a) Fetal cerebro-hepato-renal (Zellweger) syndrome: dysmorphic, radiologic, biochemical, and pathologic findings in four affected fetuses. Hum Pathol 1985; 16:610–620

Powers JM, Tummons RC, Moser AB, Moser HW, Huff DS, Kelley RI (1987) Neuronal lipidosis and neuoraxonal dystrophy in cerebro-hepato-renal (Zellweger) syndrome. Acta Neuropathol (Berl) 73:333–343

Przyrembel H, Wanders RJA, van Roermund CWT, Schutgens RBH, Mannaerts GP, Casteels M (1990) Di- and trihydroxycholestanoic acidaemia with hepatic failure. J. Inher. Metab. Dis 13:367–370

Refsum S (1975) Heredopathia atactica polyneuritiformis (Refsum disease). In: Vinken PJ, Bruyn GW (eds) Handbook of clinical neurology, Vol 21. North-Holland Publ., Amsterdam

Refsum S, Stokke O, Eldjarn L, Fardeau M (1984) Heredopathia atactica polyneuritiformis (Refsum disease). In: Dyck PJ, Thomas PK, Lambert EH, Bunge R (eds) Peripheral neuropathy, vol II. Saunders, Philadelphia, pp 1680–1703

Rizzo WB, Watkins PA, Phillips MW, Cranin D, Campbell B, Avigan J (1986) Adrenoleukodystrophy: oleic acid lowers fibroblast saturated C22–C26 fatty acids. Neurology 26: 357–361

Rizzo WB, Phillips MW, Dammann AL, Leshner RT, Jennings SS, Avigan J, Proud VK (1987) Adrenoleukodystrophy: dietary oleic acid lowers hexacosanoate levels. Ann Neurol 21:232–239

Rizzo WB, Leshner RT, Odone A et al. (1989) Dietary erucic acid therapy for X-linked adrenoleukodystrophy. Neurology 39:1415–1422

Robertson EF, Poulos A, Sharp P, Wise G, Jauzems A, Carter R (1988) Treatment of infantile phytanic acid storage disease: clinical, biochemical and ultrastructural findings in two children treated for 2 years. Eur J Pediatr 147:133–142

Rocchiccioli F, Aubourg P, Bougneres PF (1986) Medium- and long chain dicarboxylic aciduria in patients with Zellweger syndrome and neonatal adrenoleukodystrophy. Pediatr Res 20:62–66

Roels F, Cornelis A, Poll-Thé BT, Aubourg P, Ogier H, Scotto J, Saudubray J-M (1986) Hepatic peroxisomes are deficient in infantile Refsum disease: A cytochemical study of 4 cases. Am J Med Genet 25:257–271

Sadeghi-Nejab A, Senior B (1990) Adrenomyeloneuropathy presenting as Addison's disease in childhood. NEJM 322:13–16

Sarnat HB, Machin G, Darwish HZ, Rubin SZ (1983) Mitochondrial myopathy of cerebro-hepato-renal (Zellweger) syndrome. Can J Neurol Sci 10:170–177

Schaumburg HH, Powers JM, Suzuki K, Raine CS (1974) Adrenoleukodystrophy (sex-linked Schilder's disease): Ultrastructural demonstration of specific cytoplasmic inclusions in the central nervous system. Arch Neurol 31:210–213

Schaumburg HH, Powers JM, Raine CS, Suzuki K, Richardson EP jr (1975) Adrenoleukodystrophy. A clinical and pathological study of 17 cases. Arch Neurol 32:577–591

Schaumburg HH, Powers JM, Raine CS (1977) Adrenomyeloneuropathy: a probable variant of adrenoleukodystrophy. II. General pathologic, neuropathological and biochemical aspects. Neurology 27:1114–1119

Schilder P (1913) Zur Frage der Encephalitis periaxialis diffusa. Z Ges Neurol Psychiatrie 15:359–376

Schram AW, Goldfischer S, van Roermond CWT et al. (1987) Human peroxisomal 3-oxoacyl-coenzyme A thiolase deficiency. Proc Natl Acad Sci USA 84:2494–2496

Scotto JM, Hadchouel M, Odievre M et al. (1982) Infantile phytanic acid storage disease, a possible variant of Refsum's disease: three cases, including ultrastructural studies of the liver. J Inher Metab Dis 5:83–90

Siemerling E, Creutzfeldt HG (1923) Bronzekrankheit und sklerosierende Encephalomyelitis. Arch Psychiatr Nervenkr 68:217–244

Skieldahl OH, Stokke O, Refsum S, Norseth J, Petit H (1987) Clinical and biochemical heterogeneity in conditions with phytanic acid acculumation. J Neurol Sci 77:87–96

Smith DW, Opitz JM, Inhorn SL (1965) A syndrome of multiple developmental defects including polycystic kidneys and intrahepatic biliary dysgenesis in 2 siblings. J Pediatr 67:616–624

Suzuki Y, Shimozawa N, Igarashi N et al. (1988) Zellweger-like syndrome with detectable hepatic peroxisomes: A variant form of peroxisomal disorder. J Pediatr 113:841–845

Tager JM, Westerveld A, Strijland A, Schram A, Schutgens RBH, van den Bosch H, Wanders RJA (1986) Complementation analysis of peroxisomal diseases by somatic cell fusion. In: Fahimi H, Sies H (eds) Peroxisomes in human pathology. Springer, Berlin Heidelberg New York Tokyo, pp 353–357

Takada K, Onoda K, Takahashi K, Nakamura H, Taketomi T (1987) An adult case of adrenoleukodystrophy with features of olivo-ponto-cerebellar atrophy: 1. Clinical and pathological studies. Jap J Exp Med 57:53–58

Thomas GH, Haslam RHA, Batshaw ML, Capute AJ, Neidengard L, Ransom JL (1975) Hyperpipecolic acidemia associated with hepatomegaly, mental retardation, optic nerve dysplasia and progressive neurological disease. Clin Genet 8:376–382

Torvik A, Torp S, Kase BF, Ek J, Skjeldahl O, Stokke O (1988) Infantile Refsum's disease – A generalized peroxisomal disorder. Report of a case with postmortem examination. J Neurol Sci 85:39–53

Toussaint D, Libert J, Noel P, Flament-Durand (1981) Etude histologique et ultrastructurale des altérations rétiniennes chez un enfant présentant un syndrome de Zellweger. Bull Soc Belge Ophthalmol 192:37–51

Trijbels JMF, Monnens LAH, Bakkeren JAJM, van Raay-Selten AHJ, Corstiaensen JMB (1979) Biochemical studies in the cerebro-hepato-renal syndrome of Zellweger: A disturbance in the metabolism of pipecolic acid. J Inher Metab Dis 2:39–42

Ulrich J, Herschkowitz N, Heitz P, Sigrist T, Baerlocher P (1978) Adrenoleukodystrophy. Preliminary report of a connatal case. Light- and electron microscopical, immunohistochemical and biochemical findings. Acta Neuropathol (Berl) 43:77–83

Valk J, van der Knaap MS (1989) Magnetic resonance of myelin, myelination and myelin disorders. Springer, Berlin Heidelberg New York Tokyo, pp 104–112

Volpe JJ, Adams RD (1972) Cerebro-hepato-renal syndrome of Zellweger: An inherited disorder of neuronal migration. Acta Neuropathol (Berl) 20:175–198

Wanders RJA, Barth PG, van Roermund CWT et al. (1987) Peroxisomes and peroxisomal functions in muscle. Studies with muscle cells from controls in a patient with the cerebro-hepato-renal (Zellweger) syndrome. Exp Cell Res 170:147–152

Wanders RJA, van Roermund CWT, van Wijland MJA, Schutgens RBH, Tager JM, van den Bosch H, Thomas GH (1988) Peroxisomes and peroxisomal functions in hyperpipecolic acidaemia. J Inher Metab Dis 11 (Suppl. 2): 161–164

Wanders RJA, van Roermund CWT, Schelen A, Schutgens RBH, Tager JM, Stephenson JBP, Clayton PT (1990) A bifunctional protein with deficient enzymic activity: identification of a new peroxisomal disorder using novel methods to measure the peroxisomal β-oxidation enzyme activities. J Inher Metab Dis 13: 375–379

Watkins PA, Chen WW, Harris CJ et al. (1989) Peroxisomal bifunctional enzyme deficiency. J Clin Invest 83:771–777

Weleber RG, Tongue AC, Kennaway NG, Budden SS, Buist NRM (1984) Ophthalmic manifestations in infantile phytanic acid storage disease. Arch Ophthalmol 102:1317–1321

Wolff J, Nyhan WL, Powell H et al. (1986) Myopathy in an infant with a fatal peroxisomal disorder. Pediatr Neurol 2:141–146

Multimodal evozierte Potentiale (SSEPs, AEPs und MEPs [motorisch evozierte Potentiale]) bei Patienten mit Adrenomyeloneuropathie oder Adrenoleukodystrophie sowie bei ihren Angehörigen

H. Masur, D. G. Palm, G. Kurlemann, A. C. Ludolph

Einleitung

Die Adrenoleukodystrophie (ALD) und ihre klinische Variante, die Adrenomyeloneuropathie (AMN), sind durch eine orthochromatische (sudanophile) Leukodystrophie mit einer primären Nebennierenrinden-Insuffizienz gekennzeichnet und folgen einem X-chromosomal rezessiven Erbgang (Griffin et al. 1977; Schaumburg et al. 1977). Die phänotypische Ausprägung der Erkrankung weist starke Variationen auf (Moser et al. 1984). Bei beiden Formen findet sich im Plasma, im ZNS und in den Nebennieren ein erhöhter Gehalt an sehr langkettigen gesättigten Fettsäuren (VLFA) (C26) (Moser et al. 1981; Moser et al. 1984). Auch Heterozygote (Konduktorinnen) haben einen erhöhten Gehalt an Fettsäuren in Plasma und in Fibroblasten (O'Neill et al. 1984). 10% der Konduktorinnen sind auch klinisch betroffen, typischerweise in Form einer progredienten Paraspastik. Akustisch evozierte Potentiale (AEPs) sind häufig bei Patienten und Heterozygoten pathologisch (Moloney u. Masterson 1982). Durch eine mit Trioleat-Glycerin angereicherte Diät, die weitgehend frei von VLFA ist, können die Plasmaspiegel der VLFA gesenkt werden (Moser et al. 1987; Rizzo et al. 1987). Ob auch der Verlauf der Erkrankung beeinflußt wird, ist noch unklar.
Ziel der folgenden Untersuchung war es, die diagnostische Wertigkeit verschiedener evozierter Potentiale bei Patienten und Angehörigen zu prüfen.

Patienten und Methodik

Die Untersuchung erstreckte sich auf zwei Familien mit AMN und einen Jungen mit ALD (Tabelle 1). In *Familie A* litt der Patient an einer beinbetonten spastischen Tetraparese und einem Hinterstrangsyndrom, die Mutter und zwei Schwestern waren gesund. In *Familie B* waren Sohn und Mutter klinisch betroffen (spastische Paraparese, Hinterstrangsyndrom); eine Schwester war symptomfrei. Der *11jährige Junge mit ALD* zeigte eine fortgeschrittene Demenz und eine rechtsseitig betonte Tetraspastik mit unerschöpflichen Fußkloni und positiven Babinski-Zeichen beidseits.
Untersucht wurden die somatosensorisch evozierten Potentiale (SSEPs) nach Stimulation des N. tibialis am Innenknöchel, die AEPs und die motorisch evozierten Potentiale (MEPs) nach nichtinvasiver Kortexstimulation (Ableitung vom M. abductor pollicis und vom M. tibialis anterior). In einzelnen Fällen wurden zusätzlich die visuell evozierten Potentiale (VEP) bestimmt. Die gewonnenen Resultate wurden mit den Normalwerten unseres Labors verglichen.

Tabelle 1. Patientendaten und elektrophysiologische Befunde

	Alter	Klinische Sympto-matik	Neben-nieren-insuffi-zienz	MEP (ms) zentrale Latenzen				SSEP (ms) P 39		AEP	VEP (ms)	
				obere Extremität		untere Extremität		N. tibialis				
				li.	re.	li.	re.	li.	re.		li.	re.
Familie A												
1 Patient	26	AMN	+	18,9[a]	13,0[b]	/	/	/	/	p	118[a]	115[a]
2 Mutter	46	–	–	8,9[a]	7,6[b]	27,4[a]	26,0[a]	64,4[a]	65,6[a]	p	/	/
3 Schwester	24	–	–	5,8	5,9	/	/	/	/	n	/	/
4 Schwester	15	–	–	4,9	5,4	/	/	/	/	n	/	/
Familie B												
5 Patient	24	AMN	+	15,0[a]	14,2[a]	44,2[a]	45,6[a]	61,0[a]	69,1[a]	p	130[a]	–
6 Mutter	46	AMN	–	8,5	11,5[a]	18,3[a]	29,6[a]	75,2[a]	65,0[a]	p	102	104
7 Schwester	20	–	–	7,7	7,6	/	/	/	/	/		
Familie C												
8 Patient	11	ALD	+	/	/	48,7[a]	50,5[a]	56,8[a]	52,8[a]	n	/	/
		Normwerte										
		MW		6,6		12,4		38,6			96,4	
		SA		±1,4		±1,9		±1,9			±4,6	
		+2,5SA		10,1		17,15		43,35			107,9	
		* elektrische Stimulation										
		MW		4,5								
		SA		±0,6								
		+2,5SA		6,0								

AMN Adrenomyeloneuropathie; *ALD* Adrenoleukodystrophie; *p* pathologisch, *n* normal, / nicht durchgeführt, [a] verzögerte Latenz, [b] verzögerte Latenz (nach elektr. Stimulation *), – kein Potential

Ergebnisse

Die elektrophysiologischen Befunde sind in Tabelle 1 wiedergegeben. Die SSEPs, die AEPs und auch die MEPs waren bei den Patienten und den Müttern beider Familien mit AMN pathologisch, nicht aber bei den Schwestern. Somit deckten die genannten Untersuchungen neben klinischen auch subklinische Defizite auf. Bezüglich der MEPs sind die Verzögerungen bei heterozygoten Konduktorinnen deutlich geringer ausgeprägt als bei den Patienten. Der Vergleich der Tibialis-SSEPs mit den MEPs, abgeleitet vom M. tibialis anterior, deutet an, daß die Verzögerungen in Relation zu den Normwerten bei den MEPs stärker ausgeprägt sind. Die VEPs waren bei allen klinisch auffälligen Personen untersucht worden. Bei dem 11jährigen Jungen vereitelte die mangelnde Kooperation einen verwertbaren Befund. Verlängerte Latenzen fanden sich bei den homozygoten Kranken, nicht aber bei der heterozygoten Symptomträgerin.

Diskussion

Die Verteilung der pathologischen Befunde auf die somatosensorisch und sensorisch evozierten Potentiale entspricht weitgehend der von Tobimatsu gefundenen (Tobimatsu et al. 1985). In der Untersuchung von Tobimatsu et al. waren die AEPs und die SSEPs sensible Instrumente zum Nachweis zentraler Defizite; die VEPs waren dagegen nur bei einem der 5 Untersuchten pathologisch verlängert. Unsere Untersuchungen zeigen darüber hinaus, daß die kortikomotoneuronale Latenz bei klinisch Erkrankten stark verlängert ist (Ausmaß wie bei demyelinisierenden Erkrankungen, z. B. multipler Sklerose). Die Latenzverzögerungen zu den klinisch nichtbetroffenen oberen Extremitäten und bei der klinisch gesunden Mutter der Familie A deuten darauf hin, daß besonders auch diese Methode bei der AMN neben klinischen auch subklinische Defizite erfaßt. Neben den AEPs und SSEPs kann sie zur Erfassung von Konduktorinnen beitragen. Da die relative Latenzverzögerung bei den MEPs größer erscheint als bei den SSEPs, sind die MEPs vielleicht geeigneter für die Verlaufskontrolle therapeutischer Maßnahmen.

Zusammenfassung

Neben den akustisch evozierten Potentialen und den somatosensorisch evozierten Potentialen sind wohl auch die motorisch evozierten Potentiale geeignete Parameter zur Erfassung klinischer und subklinischer Defizite bei der Adrenomyeloneuropathie und der Adrenoleukodystrophie. Dies kann für die Erfassung von Konduktorinnen und für die Verlaufskontrolle therapeutischer Maßnahmen von Bedeutung sein.

Literatur

Griffin JW, Goren E, Schaumburg H, Engel WK, Loriaux L (1977) Adrenomyelopathy: A probable variant of adrenoleukodystrophy. Neurology (Minneap) 27:1107–1113

Moloney JBM, Masterson JG (1982) Detection of adrenoleukodystrophy carriers by means of evoked potentials. Lancet II:852–853

Moser HW, Moser AB, Frayer KK, Chen W, Schulman JD, O'Neill BP, Kishimoto Y (1981) Adrenoleukodystrophy: Increased plasma content of saturated very long chain fatty acids. Neurology 31:1241–1249

Moser HW, Moser AB, Singh I, O'Neill BP (1984) Adrenoleukodystrophy: survey of 303 cases: biochemistry, diagnosis and therapy. Ann Neurol 16:628–641

Moser AB, Borel J, Odone A, Naidu S, Cornblath D, Sanders DB, Moser HW (1987) A new dietary therapy for adrenoleukodystrophy: Biochemical and preliminary clinical results in 36 patients. Ann Neurol 21:240–249

O'Neill BP, Moser HW, Saxena KM, Marmion LC (1984) Adrenoleukodystrophy: Clinical and biochemical manifestations in carriers. Neurology 34:798–801

Rizzo WB, Phillips MW, Dammann AL, Leshner RT, Jennings SS, Avigan J, Proud VK (1987) Adrenoleukodystrophy: Dietary oleic acid lowers hexacosanoate levels. Ann Neurol 21:232–239

Schaumburg HH, Powers JM, Raine CS, Spencer PS, Griffin JW, Prineas JW, Boehme DM (1977) Adrenomyeloneuropathy: A probable variant of the adrenoleukodystrophy. General pathologic, neuropathologic, and biochemical aspects. Neurology 27:1114–1119

Tobimatsu S, Fukui R, Kato M, Kobayashi T, Kuroiwa Y (1985) Multimodally evoked potentials in patients and in carriers with adrenoleukodystrophy and adrenomyelopathy. Electroencephalogr Clin Neurophysiol 62:18–24

X-chromosomale Adrenoleukodystrophie und Adrenomyeloneuropathie – Klinische und kernspintomographische Befunde bei zwei Patienten

J. Sperner, W. Köhler, H. Henkes, D. Scheffner, D.H. Hunneman

Einleitung

Die X-chromosomal vererbte Adrenoleukodystrophie des Kindesalters (X-ALD) und die Adrenomyeloneuropathie (AMN) des Erwachsenenalters sind zwei genotypisch identische und phänotypisch verschiedene Krankheiten mit einem Gen-Defekt auf dem terminalen Segment des X-Chromosoms im Bereich des Gen-Locus Xq28 (Moser u. Moser 1989). Hohe Konzentrationen sehr langkettiger Fettsäuren (VLCFA) im Serum sind ein konstantes Diagnosekriterium dieser peroxisomalen Störung, ein Enzymdefekt des peroxisomalen Abbaus von VLCFA gilt als sicher (Moser u. Moser 1989). Ungeklärt ist, warum die X-ALD bei Kindern rasch progredient verläuft und nach wenigen Jahren mit zerebralen Symptomen zum Tode führt, die AMN im Erwachsenenalter bevorzugt spinale Symptome hat und nur langsam progredient verläuft. Für die Pathogenese müssen weitere Faktoren bedeutsam sein, da auch klinisch gesunde Überträger der ALD erhöhte VLCFA-Werte aufweisen. Autoimmunologische Prozesse gegen VLCFA-angereichertes Myelin werden vermutet, histologisch findet man im Randbereich der Marklagerläsionen mononukleäre Infiltrate. NMR-Untersuchungen sind bei beiden Verlaufsformen wichtiger Bestandteil der Diagnostik, da Lokalisation und Ausmaß sowie der Verlauf der Erkrankung hiermit beschrieben werden können.

Kasuistik

Pat. U. P. mit X-ALD: Im Alter von 8 Jahren wurden bei dem bisher gesunden und altersgemäß entwickelten Jungen zunehmende psychische Veränderungen wie Affektlabilität, Konzentrationsstörungen und Vergeßlichkeit beobachtet. Ein halbes Jahr später fiel eine progrediente spastische Diparese auf, nach 6 Monaten bestanden Gangunfähigkeit, Dysarthrie und Schluckstörungen. Hör- und Sehvermögen verschlechterten sich, Krampfanfälle traten jedoch nicht auf. Das EEG war zu Beginn der Erkrankung normal, ein Jahr später bestand eine schwere Allgemeinveränderung mit amplitudenhohen, langsamen Delta-Wellen. Aufgrund zunehmend pathologischer ACTH-Werte wurde eine Kortisolsubstitution (15 mg/Tag) begonnen. Das NMR zeigte symmetrische, periventrikuläre Läsionen im Bereich beider Hinterhörner, die sich flächenhaft ins Marklager ausdehnten. Mit Gadolinium reicherte sich eine Randzone der Läsionen an (Abb. 1a). Nach 8 Monaten zeigte sich eine deutliche Progredienz der symmetrischen parietookzipitalen Läsionen mit Ausbreitung in die Capsula interna, die Crura cerebri (Abb. 1b) sowie zusätzliche Läsionen im Bereich der Pons und der Kleinhirnhemisphären.

Pat. M. Z. mit AMN: Bei diesem 32jährigen Mann entwickelte sich seit 4 Jahren eine langsam progrediente Gangunsicherheit und Schwäche der Beine, vor 3 Jahren wurde eine spastische

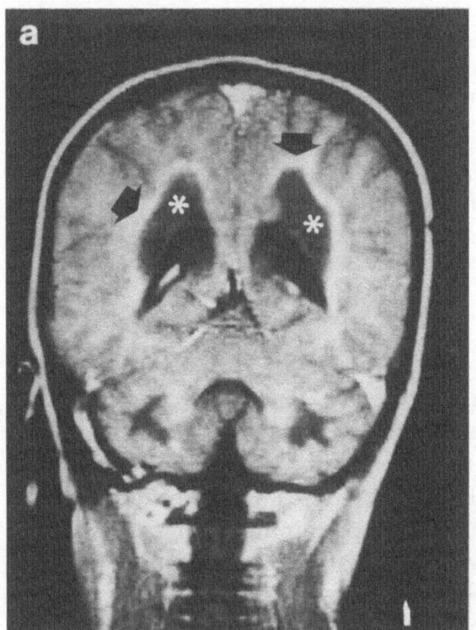

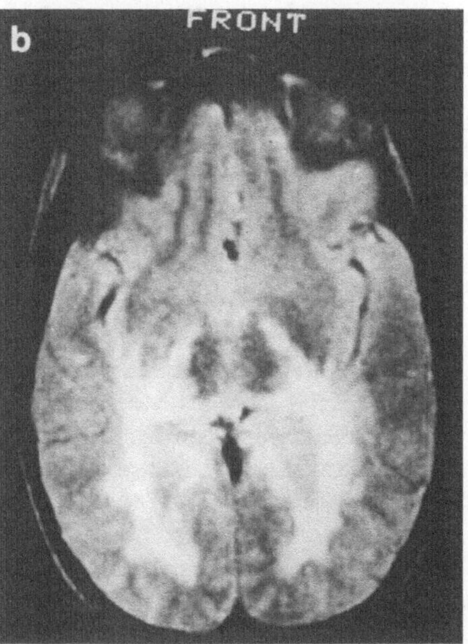

Abb. 1 a, b. *Pat. U.P. mit X-ALD.* **a** T1-betontes NMR-Bild, koronare Schnittebene nach Gd-DTPA-Infusion: Kappenförmig den Seitenventrikeln aufsitzende signalarme Marklagerläsionen (*Sternchen*) mit bandförmiger Anreicherung im Außenbereich (*Pfeil*), symmetrische Kleinhirnmarklagerläsionen. **b** Axiales T2-NMR-Bild mit signalreichen Läsionen im okzipitalen Marklager, mit Ausbreitung in das Mesenzephalon

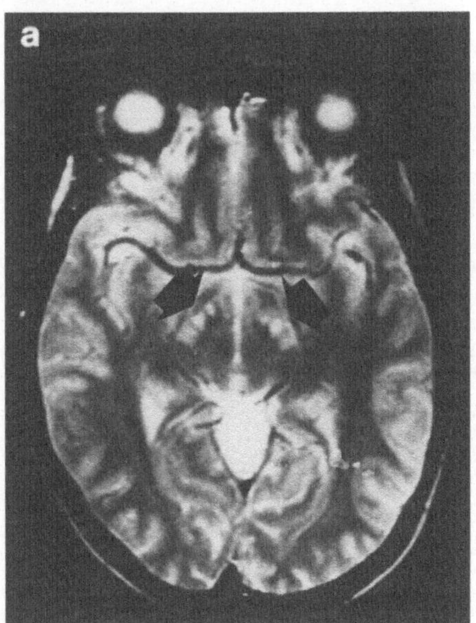

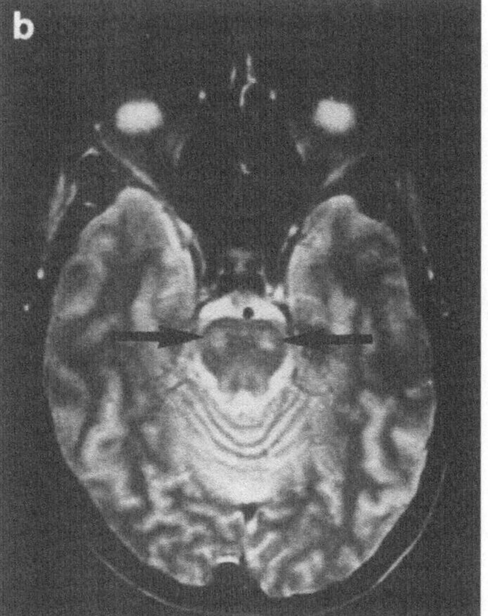

Abb. 2 a, b. *Pat. M.Z. mit AMN.* **a** Axiales T2-NMR-Bild mit symmetrischen, signalreichen Läsionen im Bereich mesenzephaler langer Bahnen (*Pfeile*). **b** Symmetrische Läsionen mit erhöhter Signalintensität im oberen Brückenbereich (*Pfeile*)

Diparese mit Pallästhesie diagnostiziert. Ein Jahr später ergab die neurologische Untersuchung eine deutliche Progredienz der spastischen Parese mit linksbetonter Ataxie. Sensibilitäts-, Blasen- und Erektionsstörungen sowie Stuhlinkontinenz nahmen zu. Zuletzt zeigten sich leichte Symptome eines hirnorganischen Psychosyndroms. Nebennierenfunktion (ACTH-Test), visuell evozierte Potentiale und EEG waren normal, Nervenleitgeschwindigkeit und akustisch evozierte Potentiale verschlechterten sich. Das NMR zeigte symmetrische Signalanhebungen in den T2-betonten Bildern im Bereich der langen Bahnen des ventro-medialen Mesenzephalons und im Bereich zwischen Substantia nigra und Nucleus ruber (Abb. 2a und b).

Diskussion

Zur Darstellung zentralnervöser Läsionen bei der ALD wurde die Kernspintomographie bereits 1985 als Methode der Wahl erwähnt (O'Neill et al. 1985). Während Marklagerläsionen bei der ALD des Kindesalters bereits im CT als hypodense Läsionen erkennbar sind, wurden die Läsionen der langen Bahnen bis zum Stammhirnbereich bei der AMN erst durch die Kernspintomographie darstellbar. Demyelinisierungen der Pyramidenbahnen in Hirnstammbereich und Medulla oblongata können durch Signalanhebungen in T2-betonten Bildern nachgewiesen werden. Bei der X-ALD sind demyelinisierte Areale meist symmetrisch im periventrikulären Marklager, sowohl in T1- als auch T2-betonten Bildern gut erkennbar. Mit Kontrastmittel läßt sich in CT und NMR eine angereicherte Randzone darstellen, histologisch einer Zone mononukleärer Infiltration entsprechend, die den Bereich mit Untergang von Myelin, Axonen und Oligodendroglia bei reaktiver fibrillärer Gliose umrandet (Valk u. van der Knaap 1989). Bei unserem Patienten mit AMN konnten wir Zonen einer Kontrastmittelanreicherung nicht nachweisen, auch histologisch sind Entzündungszeichen nicht beschrieben.

Literatur

Moser HW, Moser AB (1989) Adrenoleukodystrophy (x-linked). In: Scriver CR, Beaudet AL, Sly WS, Valle D (eds) The metabolic basis of inherited disease, 6th edn. McGraw Hill, New York, pp 1511–1532

O'Neill BP, Forbes GS, Gomez MR, Zimmerman D, Barrier HL, Moser HW (1985) A comparison of Magnetic Resonance Imaging (MRI) and computed tomography in adrenoleukodystrophy. Neurology 35:83

Valk J, van der Knaap MS (1989) Magnetic resonance of myelin, myelination, and myelin disorders. Springer, Berlin Heidelberg New York Tokyo

Selektives Screening zur Erfassung peroxisomaler Erkrankungen

S. Stöckler, O. S. Ipsiroğlu, B. Molzer, E. Paschke

Einleitung

Screeningprogramme werden zur Erfassung angeborener Stoffwechselerkrankungen eingesetzt: Ein unselektives Screening ist nur bei häufigen und therapierbaren Erkrankungen gerechtfertigt (z. B. Phenylketonurie, Hypothyreose, Galaktosämie). Ein selektives Screening kann hingegen auch zur Erfassung seltenerer, nichttherapierbarer Erkrankungen eingesetzt werden. Ziel ist die Erkennung von Risikofamilien und die Möglichkeit einer pränatalen Diagnose bei weiteren Risikoschwangerschaften (z. B. Amino- und Organoazidopathien [AS/OS], lysosomalen Speichererkrankungen). Durch Screeningprogramme kann auch eine Aussage über die Inzidenz seltener, klinisch oft nicht erkannter Erkrankungen gemacht werden.

Nachdem Goldfischer 1973 entdeckt hatte, daß Patienten mit Zellweger-Syndrom keine hepatischen Peroxisomen haben (Goldfischer et al. 1979), wurde eine Reihe von peroxisomalen Erkrankungen beschrieben, die derzeit nach Art und Ausmaß des biochemischen Defektes eingeteilt werden (Tabelle 1). Screeningprogramme können zur besseren Erfassung dieser noch relativ unbekannten Krankheitsgruppen beitragen.

Patienten und Methoden

Wir führen seit Januar 1985 ein selektives Screening nach peroxisomalen Erkrankungen der Gruppen A und B sowie nach X-Adrenoleukodystrophie (X-ALD) und Mb Refsum (Gruppe C) (Tabelle 1) durch Bestimmung der überlangkettigen Fettsäuren (VLCFA) und/oder Phytansäure (PA) in Serum bei folgenden Risikopatienten durch:

1. mindestens 2 Symptome aus Gruppe A oder B (Goldfischer et al. 1973);
2. mindestens 2 Symptome charakteristisch für X-ALD;
3. Knaben mit „idiopathischer“ Nebenniereninsuffizienz;
4. Patienten mit qualitativ nachweisbarer Pipecolinausscheidung (Pip) im selektiven AS/OS-Screening;
5. Bei ausgewählten klinischen Syndromen, deren Symptomenkombination mit peroxisomalen Erkrankungen verwandt ist (Usher-Syndrom, asphyxierende Thoraxdysplasie, juvenile Nephronophthise).

VLCFA und PA wurden wie beschrieben bestimmt (Molzer et al. 1989). Als pathologisch wurde befundet: VLCFA Ratio C26:0/C22:0 > 0,1 (Serum), > 0,4 (Fibroblasten), sowie PA > 40 µmol/l (Serum) (Molzer et al. 1989). Zur Erfassung von Gruppe A führten wir zusätzlich ein qualitatives Pipecolinsäurescreening mittels Aminosäure-Hochspannungselektrophorese durch (Thomas

. Einteilung und Hauptsymptome peroxisomaler Erkrankungen

	Gruppe A	Gruppe B	Gruppe C				
	Zellweger-Syndrom Neonatale Adrenoleukodystrophie Infantiler Morbus Refsum Hyperpipecolinämie	Rhizomele Chondrodysplasie	Adrenoleukodystrophie Adrenomyeloneuropathie Isolierter Morbus Addison (Heterozygote Genträgerinnen)	Morbus Refsum	Pseudo-Zellweger-Syndrom Pseudo-neonatale Adrenoleukodystrophie	Hyperoxalurie Typ I	Akatalasämie
	Störung der Peroxisomen-Biogenese Globale peroxisomale Dysfunktion	Mehr als 1 peroxisomale Dysfunktion Intakte Peroxisomen	Isolierte peroxisomale Dysfunktion Intakte Peroxisomen		Isolierte β-Oxidationsstörung		
ne/	Dysmorphie Entwicklungsretardierung Hypotonie Epileptische Anfälle Hepatopathie Katarakt, Retinitis pigmentosa Innenohrschwerhörigkeit Nierenzysten Zerebrale Dysmorphie Chondrodysplasia punctata calcificans	Gesichtsdysmorphie Entwicklungsretardierung Proximale Extremitätenverkürzung Katarakt Ichthyose Chondrodysplasia punctata calcificans	Beginn im Schulalter Männliches Geschlecht Leistungs-, Seh-, Hörstörungen Spastische Tetraplegie Myeloneuropathische Form Nebenniereninsuffizienz Rasche Progredienz (Heterozygotenstatus)	Beginn im Jugend-/Erwachsenenalter Zerebelläre Ataxie Periphere Neuropathie Retinitis pigmentosa Ichthyose Liquorprotein ↑	wie Gruppe A	Nephrokalzinose	Schleimhautulzerationen
ıe	Überlangkettige Fettsäuren (VLCFA) ↑ Phytansäure ↑ Pipecolinsäure ↑ Gallensäuren abnorm Plasmalogenbiosynthese ↓ Katalase nicht partikelgebunden	Phytansäure ↑ Plasmalogenbiosynthese ↓	Überlangkettige Fettsäuren ↑	Phytansäure ↑	Pseudo-Zellweger-Syndrom: Überlangkettige Fettsäuren ↑ Gallensäuren abnorm Pseudo-neonatale Adrenoleukodystrophie: Überlangkettige Fettsäuren ↑	Oxalsäure ↑ Glyoxylsäure ↑ Gykolsäure ↑	Katalasemangel

et al. 1975). Als pathologisch wurde der positive Nachweis von Pip befundet. Die Plasmalogenbiosynthese (n:3H/14C < 1) und die Katalaselatenz (n > 80% partikel-gebunden) wurden wie beschrieben in Fibroblasten bestimmt (Roscher et al. 1985; Wanders et al. 1984).

Ergebnisse

Unter 66 Risikopatienten wurden 7 definitive Diagnosen gestellt (Tabelle 2). *Gruppe A:* Als Zellweger-Syndrom (ZS) wurde die schwerste Verlaufsform mit typischen Symptomen (Tabelle 1) und Tod in der Neugeborenenperiode bezeichnet. Für leichtere Verlaufsformen wählten wir die Bezeichnung neonatale Adrenoleukodystrophie (NALD).
Beide Kinder mit ZS zeigten bereits in der ersten Lebenswoche typische klinische Symptome: Patient *ZS1* wurde primär klinisch erkannt. Bei Patient *ZS2* wurde wegen neonataler Krämpfe und Dysmorphie primär ein AS/OS-Screening durchgeführt. Die spezifische Verdachtsdiagnose wurde wegen einer positiven Pip-Ausscheidung gestellt. VLCFA waren in Serum bzw. Fibroblasten erhöht (C26:0/C22:0 = 0,29/1,08), die Plasmalogenbiosynthese war erniedrigt (Molzer et al. 1989). Bei einer weiteren Risikoschwangerschaft wurde in der 17. Schwangerschaftswoche eine pränatale Diagnose in Amnionzellen durchgeführt: VLCFA (C26:0/C22:0 = 0,18, normal < 0,24) und Plasmalogenbiosynthese (3H/14C = 0,7, normal < 1) waren unauffällig. Die negative Diagnose wurde postpartal bestätigt.

Tabelle 2. Klinische und biochemische Diagnose bei 7 Patienten mit peroxisomalen Erkrankungen*

Patienten	1. Verdachtsdiagnose	Erkannte Leitsymptome	Spezifischer Verdacht	VLCFA	PA	Pip (qual)
ZS1	Zellweger S.	Dysmorphie, Krämpfe, Hypotonie, Chondrodysplasia punct. calc.	Klinisch	↑	–	↑
ZS2	Stoffwechselerkrankung	Dysmorphie, Krämpfe, Hornhauttrübung	Pipecolinsäure	↑	↑	↑
NALD1	Stoffwechselerkrankung	EW-Rückstand, Amaurose, Hepatomegalie	Pipecolinsäure	↑	↑	↑
NALD2	Gallengangsatresie	Cholestase, Dystrophie	sek. klinisch	↑	↑	↑
X-ALD1 klassisch	Epilepsie	Verhaltens-, Hörstörung	sek. klinisch	↑	–	–
X-ALD2 M. Addison	M. Addison	dunkle Pigmentierung	Screening-Protokoll	↑	–	–
X-ALD heterozygot (Mutter von X-ALD1)	obl. Heterozygot	primär asymptomatisch später Sehstörungen	Vererbungsmodus	↑	–	–

VLCFA Überlangkettige Fettsäuren, *PA* Phytansäure; *Pip* Pipecolinsäure

Bei Patient *NALD1* wurde im 7. Lebensmonat wegen Dystrophie, Hepatopathie, Amaurose und Entwicklungsretardierung ein AS/OS-Screening durchgeführt. Die positive Pip-Ausscheidung war auch hier Anlaß für die Bestimmung der VLCFA in Serum- bzw. Fibroblasten (C26:0/C22:0 = 0,8 bzw. 0,98). Die PA betrug 499 µmol/l. Die Plasmalogenbiosynthese lag mit 3H/14C = 3 im charakteristischen Bereich für NALD (Roscher et al. 1986). Der Patient verstarb im 3. Lebensjahr. Genauere Angaben über zusätzliche klinische Symptome oder ein Obduktionsbefund liegen nicht vor.

Bei Patient *NALD2* wurde im 2. Lebensmonat eine bioptisch gesicherte Gallengangshypoplasie diagnostiziert. Bei einem nochmaligen Abklärungsversuch im 10. Lebensmonat fielen zusätzlich ein Entwicklungsrückstand, eine ausgeprägte Muskelhypotonie sowie faziale Dysmorphiezeichen auf. Erhöhte VLCFA in Serum bzw. Fibroblasten (C26:0/C22:0 = 0,8 bzw. 1,2) und PA (75 µmol/l) bestätigten das Vorliegen einer peroxisomalen Erkrankung. Weiterführende Untersuchungen: Pip in Harn, Serum und Liquor qualitativ und quantitativ erhöht; abnorme Gallensäuremetabolite. Trotz elektronenmikroskopisch nicht nachweisbarer hepatischer Peroxisomen und fehlender partikelgebundener Katalase (< 10%) war die Plasmalogenbiosynthese nur minimal außerhalb unserer Normwerte (3H/14C = 1,2); im 2. Lebensjahr sehr schlechter Allgemeinzustand und manifeste Nebennierenrindenunterfunktion. Eine weitere Risikoschwangerschaft wurde in der 9. Schwangerschaftswoche per interruptionem beendet. Die Indikation war aus sozialen Gründen ohne die Durchführung einer pränatalen Diagnose gestellt worden. Eine biochemische Untersuchung des Embryos wurde nicht durchgeführt.

Gruppe B: Keine Diagnose.

Gruppe C: Bei Patient *X-ALD1* wurden die im 7. Lebensjahr auftretenden Verhaltensstörungen (Unaufmerksamkeit, Abwesenheitszustände) als Epilepsie interpretiert. Die Hyperpigmentierung der Gingiva war nicht aufgefallen. Wegen zunehmender Hörstörung wurde anläßlich einer HNO-Abklärung ein kranielles CT durchgeführt: Symmetrische ausgedehnte Demyelinisierung im okzipitalen Marklager, sowie ein Hydrocephalus internus veranlaßten die Überweisung an die Kinderklinik. Der Verdacht auf X-ALD wurde durch erhöhte VLCFA in Serum bzw. Fibroblasten (C26:0/C22:0 = 0,49 bzw. 0,64) bestätigt. Ein Jahr nach Diagnosestellung hat der Patient eine schwerste spastische Tetraplegie. Bei der *Mutter des Patienten X-ALD1* konnte der *obligate Heterozygotenstatus* durch erhöhte VLCFA in Serum bzw. Fibroblasten nachgewiesen werden (C26:0/C22:0 = 0,20 bzw. 0,55) (Moser et al. 1983). Unscharfes Sehen rechts, im NMR vereinzelte Millimeter-große Läsionen im parieto-okzipitalen Marklager sind im Zusammenhang mit den biochemischen Befunden zu interpretieren (Dooley u. Wright 1985). Bei den *Geschwistern des Patienten* (Schwester 10 J., Bruder 12 J.) waren die VLCFA in Serum (Bruder, Schwester) bzw. Fibroblasten (Schwester) unauffällig (C26:0/C22:0 = 0,05 [Serum, Brüder], 0,05 [Serum, Schwester], 0,3 [Fibroblasten Schwester]).

Bei einem Patienten mit primärer Nebenniereninsuffizienz (*X-ALD2*) waren die VLCFA in Serum bzw. Fibroblasten (C26:0/C22:0 = 0,25 bzw. 0,5) wie bei X-ALD erhöht. Wiederholte Schädel-NMR-Kontrollen, SSEP, AEP, VEP, EMG,

NLG sowie eine einmalig durchgeführte Muskel- und Nervenbiopsie sind unauffällig (O'Neill et al. 1982). Bei der asymptomatischen *Mutter des Patienten X-ALD2* konnte aufgrund normaler VLCFA in Serum bzw. Fibroblasten (C26:0/C22:0 = 0,06 bzw. 0,22) der Heterozygotenstatus nicht bewiesen werden (Moser et al. 1983).
Patienten mit bekannten Syndromen, deren Symptomenkombination mit peroxisomalen Erkrankungen verwandt ist (2mal Usher-Syndrom, 1mal asphyxierende Thoraxdysplasie, 1mal juvenile Nephronophthise), hatten normale VLCFA und PA im Serum.
Bei *7 Risikopatienten* aus *Gruppe A* war initial die absolute C26:0-Konzentration bei normaler C26:0/C22:0-Ratio erhöht (C26:0 > 0,115 µmol/l). Bei der Wiederholung waren die Befunde normal. Bei *5 dieser Patienten,* bei denen klinisch trotz normaler VLCFA und PA der Verdacht auf eine Erkrankung aus Gruppe A bestand, wurde auch eine normale Plasmalogenbiosynthese in Fibroblasten gemessen.

Zusammenfassung

Unsere Fälle zeigen, daß peroxisomale Erkrankungen im klinischen Alltag differentialdiagnostisch noch wenig berücksichtigt werden. Sie sind klinisch erkennbar, allerdings wird die diagnostische Ausbeute durch ein selektives Screening erhöht. In unserem Patientengut konnten alle Befunde mit erhöhter C26:0/C22:0-Ratio und mit erhöhter PA durch weiterführende biochemische Untersuchungen erhärtet werden.
Da bei klinisch unklaren Krankheitsbildern oft auch ohne spezifisches Risiko ein AS/OS-Screening durchgeführt wird, stellt auch die qualitative Beurteilung der Pip im Harn ein Hilfsmittel zur Erfassung peroxisomaler Erkrankungen (Gruppe A) dar.

Literatur

Dooley JM, Wright BA (1985) Adrenoleukodystrophy mimicking multiple sclerosis. Can J Neurol Sci 12:73–74

Goldfischer S, Moore CL, Johnson AB et al. (1973) Peroxisomal and mitochondrial defects in the cerebro-hepato-renal syndrome. Science 182:62–64

Molzer B, Kainz-Korschinsky M, Sundt-Heller R, Bernheimer H (1989) Phytanic acid and very long chain fatty acids in genetic peroxisomal disorders. J Clin Chem Clin Biochem 27:309–314

Moser HW, Moser AE, Trojak JE, Supplee SW (1983) Identification of female carriers of adrenoleukodystrophy. J Pediatr 103:54

O'Neill BP, Moser HW, Saxena KM (1982) Familial X-linked Addison disease as an expression of adrenoleukodystrophy (ALD): Elevated C26 fatty acid in cultured skin fibroblasts. Neurology 32:543–547

Roscher A, Molzer B, Bernheimer H, Stöckler S, Mutz I, Paltauf F (1985) The cerebro-hepato-renal (Zellweger) syndrome: An improved method for the biochemical diagnosis and its potential value for prenatal diagnosis. Pediatr Res 19:930–933

Roscher A, Moser A, Paltauf F, Moser H (1986) Neonatal-onset adrenoleukodystrophy: Biochemical differentiation from Zellweger and other peroxisomal polydystrophy syndromes. Eur J Pediatr 144:528

Schutgens RBH, Heymans HSH, Wanders RJA, Bosch H van den, Tager JM (1986) Peroxisomal disorders: A newly recognised group of genetic diseases. Eur J Pediatr 144:430–440

Thomas GH, Haslam RHA, Batshaw ML, Capute AJ, Neidengard C, Ransom JL (1975) Hyperpipecolic acidemia associated with hepatomegaly, mental retardation, optic nerve dysplasia and progressive neurological disease. Clin Genet 8:376–382

Wanders RJA, Kos M, Roest B et al. (1984) Activity of peroxisomal enzymes and intracellular distribution of catalase in Zellweger syndrome. Biochem Biophys Res Comm 123:1054–1106

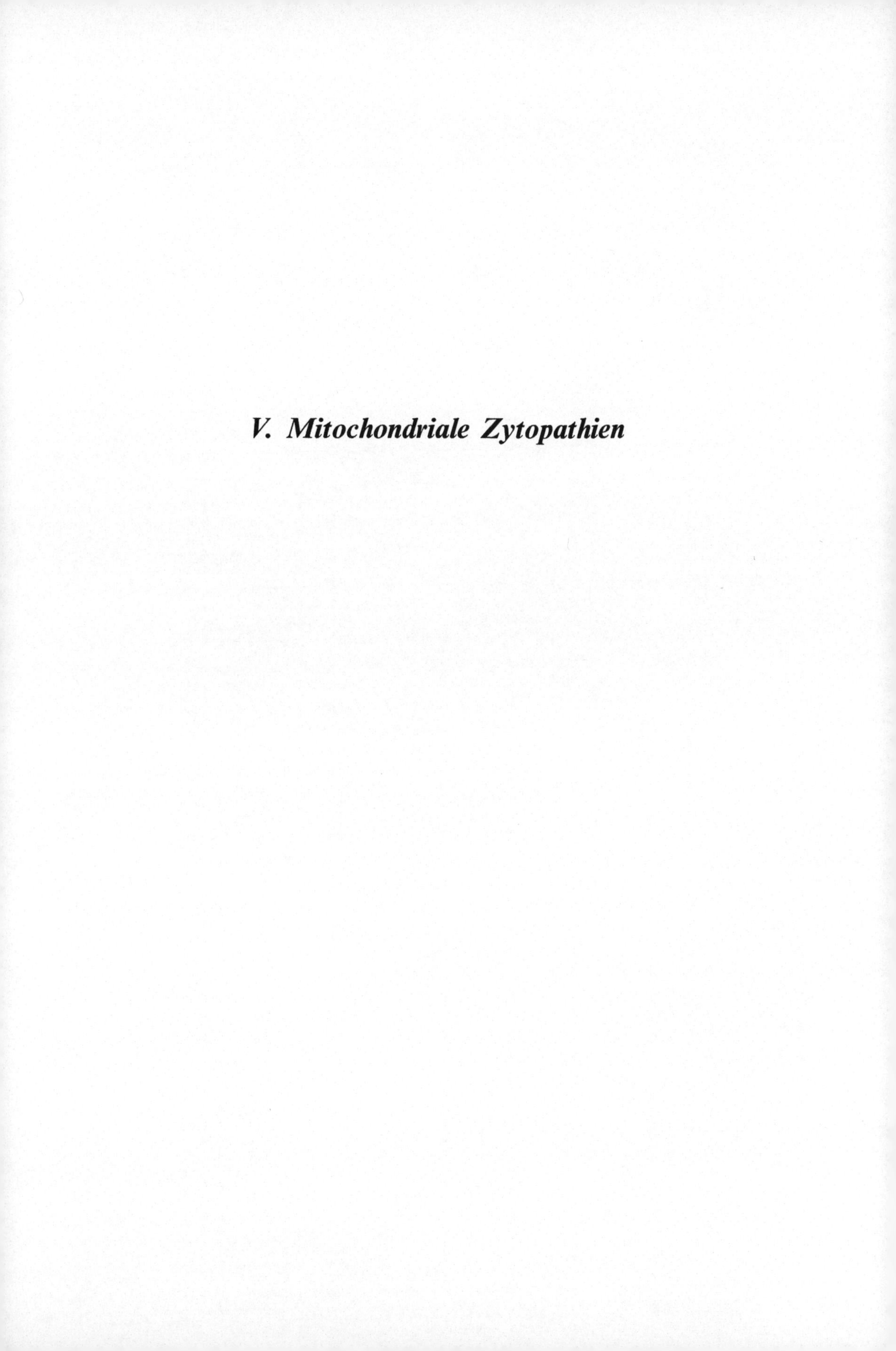

V. Mitochondriale Zytopathien

Molekulargenetische Analyse der mitochondrialen DNA bei Mitochondriozytopathien

E. Wilichowski, C. Lock, D. Rating, F. Hanefeld

Einleitung

Das Konzept der Mitochondriozytopathien

Die Mitochondriozytopathien stellen eine klinisch und biochemisch heterogene Gruppe von Multisystemerkrankungen dar. Neben der früher als führend betrachteten mitochondrialen Myopathie findet sich in wechselnder Ausprägung auch ein Befall des ZNS (mit Ataxie, dementiellem Abbau, Pyramidenbahnschädigung und Epilepsie) sowie des peripheren Nervensystems (mit Polyneuropathien). Mitbeteiligungen anderer Organe wie Auge, Innenohr und der endokrinen Organe sowie Dysfunktionen von Herz, Niere, Leber und des hämatopoetischen Systems sind nicht selten.

Klinisch können die Mitochondriozytopathien in *mitochondriale Myopathien* (mit der chronisch-progressiven externen Ophthalmoplegie [CPEO] als der häufigsten Manifestationsform im Erwachsenenalter), in die *kongenitalen Laktazidosen* und *progredienten mitochondrialen Enzephalomyopathien* eingeteilt werden. Besondere Syndrome wie M. Leigh, M. Alpers, Kearns-Sayre-Syndrom (KSS), MELAS und MERRF zeigen zunehmend unschärfere Randdefinitionen mit zahlreichen Übergängen.

Biochemisch wurden bei den einzelnen Krankheitsbildern die verschiedensten Defekte der in den Mitochondrien lokalisierten Atmungsketten-Enzymkomplexe (I bis V) beschrieben (Rating u. Hanefeld 1990). Da einige Untereinheiten der Atmungsketten-Enzymkomplexe ausschließlich von der mitochondrialen DNA kodiert werden und in einigen Familien ein streng maternaler Erbmodus beobachtet wurde, wurden schon seit längerer Zeit mutative Veränderungen in der mitochondrialen DNA vermutet.

Die mitochondriale DNA (mt-DNA)

Die Enzymkomplexe der Atmungskette bauen sich aus über 60 Untereinheiten auf, davon werden nur 13 Polypeptide von der mt-DNA kodiert: 7 Untereinheiten der NADH-DH (Komplex I), 1 Untereinheit des Cytochrom bc-Komplexes (Komplex III), 3 Untereinheiten der Cytochrom c-Oxidase (COX, Komplex IV) und 2 Untereinheiten der ATPase (Komplex V).

Die mt-DNA ist ein 16500 Basenpaare (16,5 kb) großes, ringförmiges, doppelsträngiges DNA-Molekül, die daneben noch für 2 rRNAs und für 22 tRNAs kodiert (Abb. 1). Die kodierenden Sequenzen für die tRNAs sind gleichmäßig über das gesamte Ringmolekül verteilt. Die mt-DNA wird streng maternal vererbt.

Patienten und Methodik

Wir untersuchten die mt-DNA von 27 Patienten mit verschiedenen Erkrankungen aus dem Formenkreis der Mitochondriozytopathien (Tabelle 1). Alle Patienten weisen in der Muskelbiopsie Zeichen einer mitochondrialen Myopathie mit „ragged red fibers" oder pathologischen Mitochondrienkonfigurationen auf, bei einigen konnten biochemisch Defekte der Atmungskette nachgewiesen werden.

Nach Extraktion der Gesamt-DNA aus Muskulatur und z.T. auch aus Thrombozyten und Fibroblasten erfolgte die Analyse der mt-DNA nach Spaltung mittels verschiedener Restriktionsenzyme mit Hilfe der „Southern-blot"-Methode (Abb. 2 und 3).

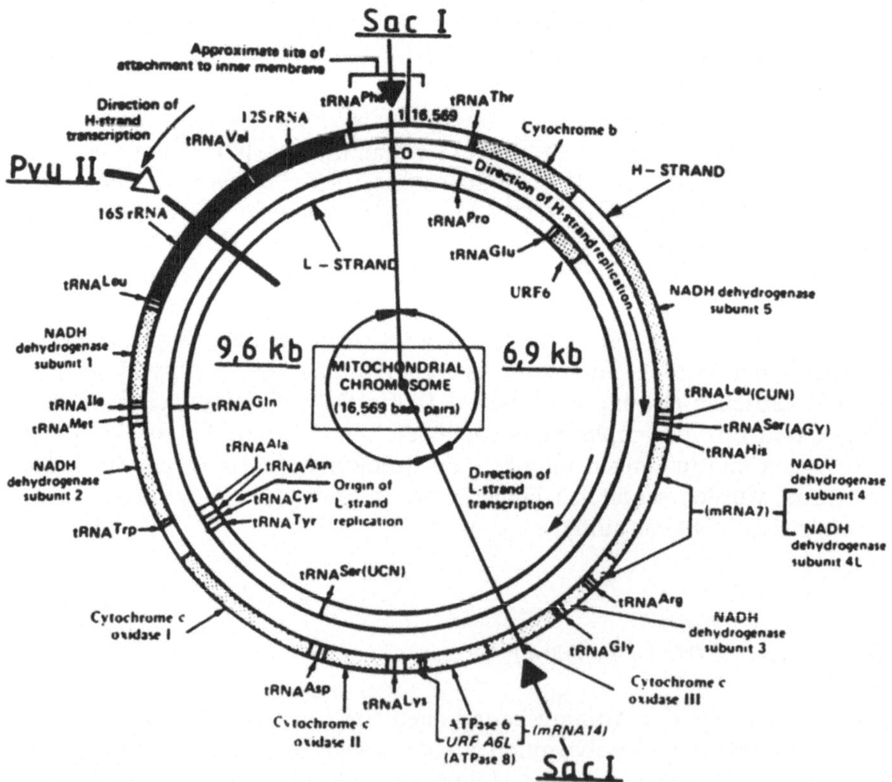

Abb. 1. Aufbau und Organisation der mitochondrialen DNA mit den Schnittstellen der Restriktionsenzyme Pvu II und Sac I

Tabelle 1. Charakterisierung der untersuchten Patienten

Pat.	Geschl.	FA	Muskel	Defizienz der Atmungsketten-enzymkomplexe	mtDNA	Diagnose
1	m	–	RRF	n.d.	del	KSS
2	w	+	RRF	n	del	KSS
3	w	–	RRF	?	del	KSS
4	m	+	RRF	I, IV	n	MERRF
5	w	+	RRF	?	n	MERRF (K)
6	m	–	RRF	n.d.	n	MERRF
7	m	–	RRF	global	n	MELAS
8	w	–	p.M.	I, IV	n	KONG. LACTAC.
9	m	+	n.d.	I, II	n	KONG. LACTAC.
10	m	–	?	IV	n	KONG. LACTAC.
11	m	+	p.M.	n.d.	n	MM
12	w	+	RRF	n.d.	n	MM
13	m	–	p.M.	I	n	MM
14	w	+	RRF	n.d.	n	MM
15	m	–	RRF	I	n	MM
16	m	–	RRF	I, II, IV	n	MM
17	m	–	RRF	n.d.	n	MM
18	m	–	p.M.	n.d.	n	MM
19	m	–	RRF	n.d.	n	MM
20	m	–	p.M.	I, II, IV	n	MM
21	m	+	RRF	II, IV	n	MM
22	w	–	p.M.	I	n	MC
23	m	–	p.M.	I, II	n	MC
24	m	–	RRF	n.d.	n	MC
25	m	–	RRF	n.d.	n	MC
26	m	+	RRF	n	n	MC
27	m	+	RRF	n	n	MC

RRF: „ragged red fibers“; KSS: Kearns-Sayre-Syndrom; p.M.: patholog. Mitochondrienkonfiguration; MM: mitoch. Myopathie; n.d.: nicht durchgeführt; MC: mitoch. Cytopathie; n: normal; KONG. LACTAC.: kongenitale Lactacidose; FA: Familienanamnese; MERRF (K): Konduktorin von MERRF; m: männlich; w: weiblich; del: Deletion

Ergebnisse

Von den 27 untersuchten Patienten weisen nur die 3 Patienten mit KSS abnorme mt-DNA-Populationen auf, die der anderen Patienten aus dem Formenkreis der Mitochondriozytopathien ist strukturell normal (Tabelle 1).
Bei den Patienten mit KSS beruht die strukturell aberrante mt-DNA in der Skelettmuskulatur auf heteroplasmatischen Deletionen:
Nach Spaltung der mt-DNA mit dem Restriktionsenzym Pvu II, das die mt-DNA lediglich einmal spaltet und somit linearisiert (Abb. 1), finden sich bei allen 3 Patienten jeweils zwei Populationen (Abb. 2 und 3):
- eine Population von normaler Größe (16,5 kb),
- eine Population von geringerer Größe (deletierter Anteil).

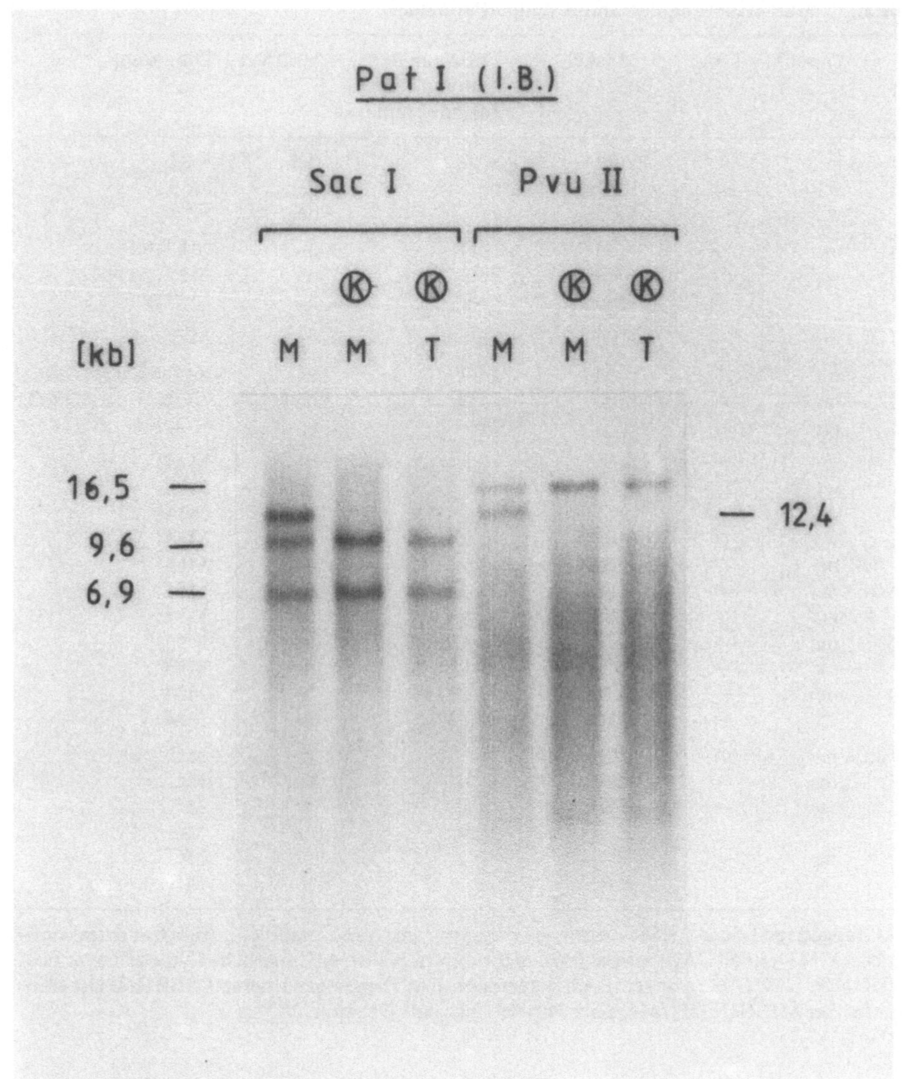

Abb. 2 u. 3. Autoradiographien der mitochondrialen DNA der Patienten 1 (I. B.) und 2 (M. G.) nach Spaltung mit den Restriktionsenzymen Sac I und Pvu II (*K* Kontrolle; *M* Muskel; *T* Thrombozyten)

Der Anteil an mt-DNA mit Deletion schwankt bei den Patienten zwischen ca. 40% und 75%. Wir konnten bisher bei zwei Patienten (Nr. 1 und 2) die Deletionen molekular näher kartieren, sie umfassen 4,1 bzw. 4,2 kb des Gesamtgenoms und sparen die Replikationsstartpunkte O(H) und O(L), die Promotorregionen P(H) und P(L) sowie die rRNA-Gene aus (Abb. 4). Bei einem Patienten (Nr. 2) analysierten wir zusätzlich die mt-DNA in den Thrombozyten und Fibroblasten, diese zeigt hier jedoch keine faßbaren Veränderungen (Abb. 3).

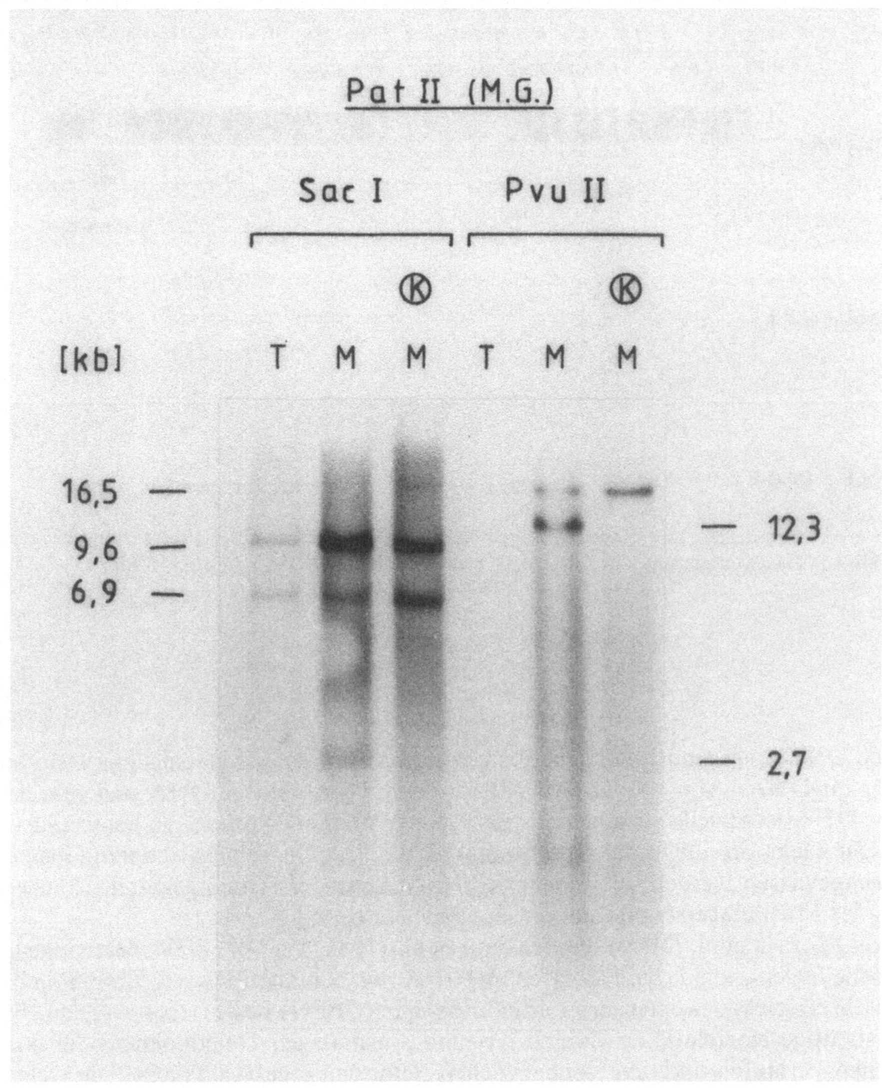

Abb. 3

Diskussion

Mit der oben beschriebenen Methode, die strukturelle Veränderungen von mehr als 0,5–1,0 kb erfaßt, konnten wir nur bei Patienten mit KSS heteroplasmatische Deletionen in der Skelettmuskulatur nachweisen. Bei den übrigen Patienten sind entweder kleinere Strukturveränderungen oder Punktmutationen in der mt-DNA oder Mutationen in der nukleären DNA anzunehmen.

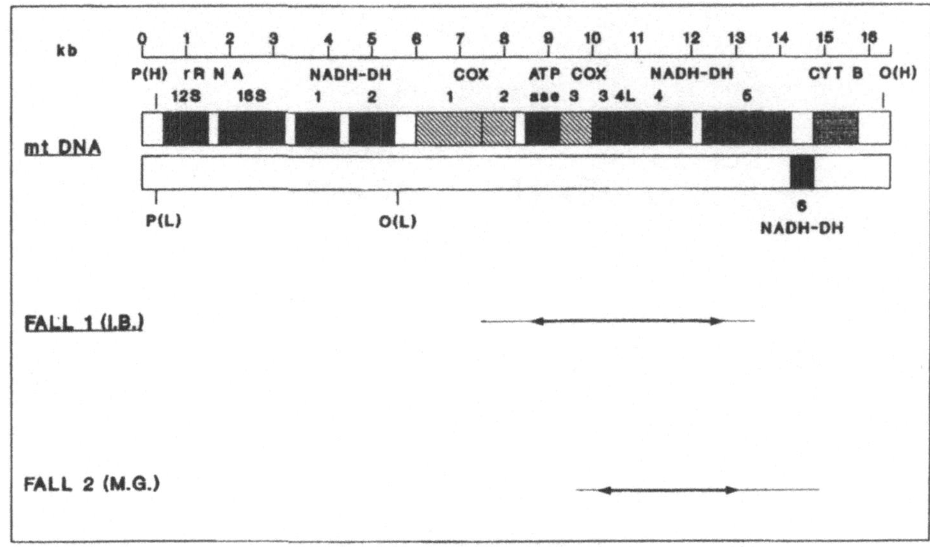

Abb. 4. Charakterisierung der mt-DNA-Deletionen bei zwei Patienten mit KSS

Die Deletionen sind unterschiedlich groß und umfassen verschiedene Regionen der mt-DNA (Abb. 4). Das Verhältnis von „Wildtyp"-mt-DNA und mutierter mt-DNA ist jeweils verschieden. Bei einem Patienten konnte die heteroplasmatische Deletion nur in der Skelettmuskulatur, jedoch nicht in anderen Geweben nachgewiesen werden, die biochemische Analyse der Atmungsketten-Komplexe in der Muskulatur ergab hier ein normales Ergebnis.

Von Moraes et al. (1989) und Zeviani et al. (1988) sind ebenfalls heteroplasmatische Deletionen der muskulären mt-DNA nur bei Patienten mit KSS und chronisch progressiver externer Ophthalmoplegie (CPEO) beschrieben worden. Eine eindeutige Korrelation zwischen Art und Ausmaß der Deletionen zu den klinischen Verläufen und den biochemischen Befunden ergab sich nicht. Die Deletionen sind dabei nicht gleichmäßig verteilt, sondern liegen – wie auch bei unseren Patienten – im letzten zweiten Drittel der mt-DNA (Abb. 5).

Rotig et al. (1989) beschrieb einen Patienten mit *Pearson-Syndrom* (kongenitale Panzytopenie, Laktazidose, exokrine Pankreasinsuffizienz, keine neurologischen Symptome), der in den Lymphozyten ebenfalls eine heteroplasmatische Deletion von ähnlicher Lokalisation und Größe wie bei Patienten mit KSS bzw. CPEO aufwies (Abb. 5).

Daß ähnliche Deletionen zu ganz unterschiedlichen klinischen Manifestationsformen führen, könnte durch eine unterschiedliche mitotische Segregation der mutierten mt-DNA während der Embryonalgenese erklärt werden (Wilichowski 1990). Nicht das Deletionsausmaß wäre das entscheidende, sondern die unterschiedliche Organspezifität hinsichtlich der mutierten mt-DNA (Abb. 6).

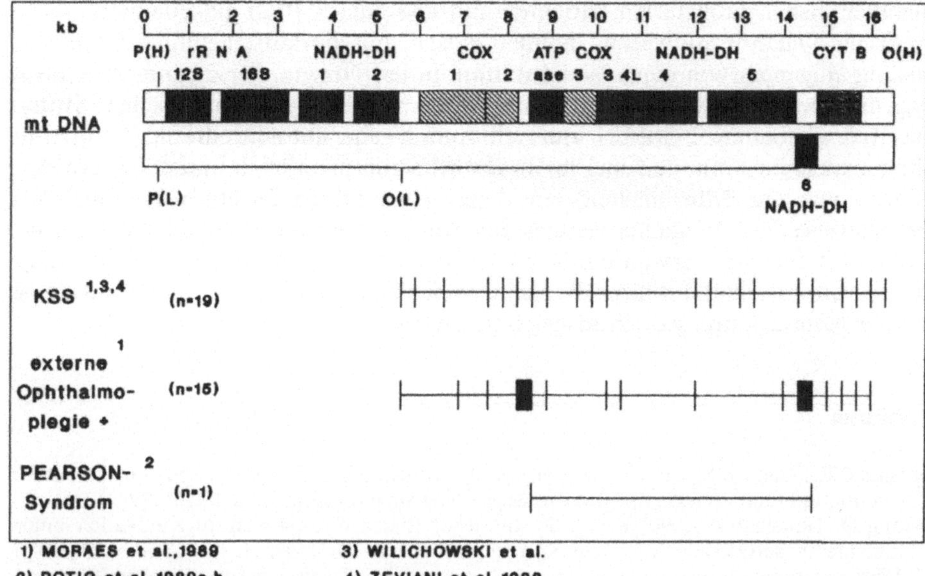

Abb. 5. Verteilung der Deletionen in der muskulären mt-DNA bei publizierten Patienten mit KSS, CPEO und Pearson-Syndrom

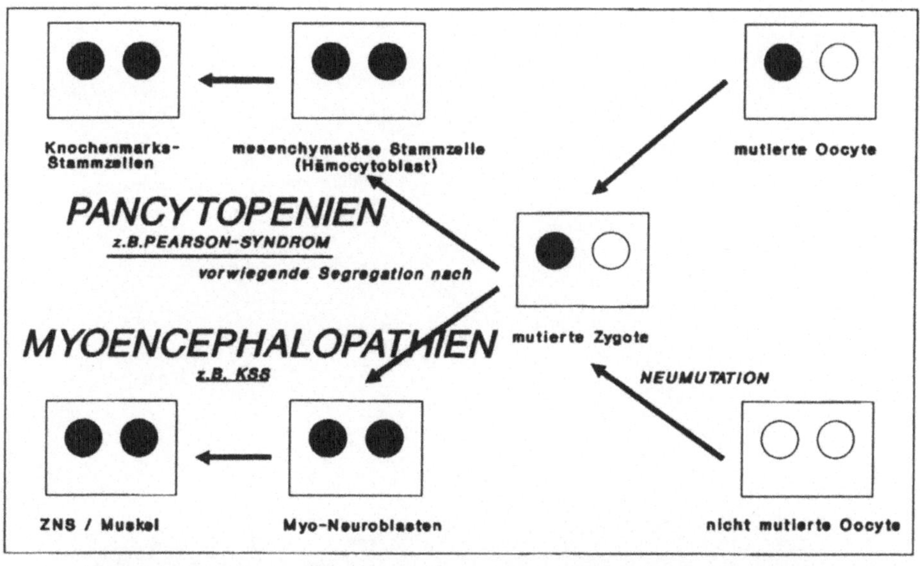

Abb. 6. Ätiologie unterschiedlicher mitochondrialer Krankheitsbilder durch mitotische Segregation heteroplasmatischer mt-DNA-Deletionen

Bei allen bisher publizierten Patienten mit KSS oder CPEO, die eine heteroplasmatische Deletion aufweisen, handelt es sich um sporadische Fälle. Daher ist bislang allgemein von einer Neumutation in der Oozyte, der Zygote oder postzygotisch ausgegangen worden. Wir konnten bei der asymptomatischen Mutter des Indexpatienten 2 (M.G.) muskelbioptisch eine mitochondriale Myopathie diagnostizieren, ohne daß bei ihr in der Muskulatur oder in anderen Geweben (Thrombozyten, Fibroblasten) eine heteroplasmatische Deletion der mt-DNA nachzuweisen ist. Möglicherweise ist der Anteil an deletierter mt-DNA so gering, daß er mit der hier verwandten Methode nicht zu erfassen ist. Dies könnte auch die Symptomfreiheit erklären. Von einer präexistenten Mutation in der mt-DNA bei der Mutter kann jedoch ausgegangen werden.

Literatur

Moraes CT, Dimauro S, Zeviani M et al. (1989) Mitochondrial DNA deletions in progressive external ophthalmoplegia and Kearns-Sayre-syndrome. N Engl J Med 320:1293–1299

Rating D, Hanefeld F (1990) Klinik der mitochondrialen Cytopathien im Kindesalter unter besonderer Berücksichtigung von Komplex I, II und III-Defekten. In: Siemes H (Hrsg) Mitochondriale Myopathien und Encephalomyopathien. Zuckschwerdt, München (Pädiatrie Aktuell, Bd 3)

Rotig A, Colonna JP, Bonnefont JP, Blanche S, Fischer A, Saudubray JM, Munnich A (1989) Mitochondrial DNA deletion in Pearsons marrow/pancreas syndrome. Lancet I:902–903

Zeviani M, Moraes CT, Dimauro S, Nakase H, Bonilla E, Schon EA, Rowland LP (1988) Deletions of mitochondrial DNA in Kearns-Sayre-syndrome. Neurology 38:1339–1346

Wilichowski E (1990) Genetik der Mitochondriocytopathien. In: Siemes H (Hrsg) Mitochondriale Myopathien und Encephalomyopathien. Zuckschwerdt, München (Pädiatrie Aktuell, Bd 3)

Deletionen im mitochondrialen Genom als genetische Marker bei chronisch-progressiver externer Ophthalmoplegie und Kearns-Sayre-Syndrom

K.-D. Gerbitz, B. Obermaier-Kusser, P. Lestienne, S. Zierz, D. Pongratz, J. Müller-Höcker, G. Kurlemann, T. Deufel

Einleitung

Die wesentliche, weil lebensnotwendige Aufgabe der Mitochondrien ist die Bereitstellung von Energie in Form von ATP, das durch Zusammenspiel von Atmungskette und oxidativer Phosphorylierung gewonnen wird. Störungen dieser mitochondrialen Funktionen führen zu Krankheiten, die als sog. mitochondriale Zytopathien in einer Vielfalt von Erscheinungsformen auftreten. Während bei den kindlichen Formen, die meist mit dem Symptom einer Laktatazidose vergesellschaftet sind, der muskuläre Apparat vordergründig betroffen ist (mitochondriale Myopathien), sind bei den Erwachsenenformen nicht selten neurologische Ausfälle erste Boten der Manifestation der Erkrankung.
13 der insgesamt über 60 Proteinuntereinheiten der Komplexe I–V der Atmungskette werden durch das mitochondriale Genom kodiert. 1988 gelang es Holt et al. erstmals, Deletionen der mitochondrialen DNA als mögliche Ursache bestimmter Formen von Enzephalomyopathien wahrscheinlich zu machen. In der vorliegenden Arbeit werden Restriktionsanalysen der mitochondrialen DNA bei 34 Patienten mit verschiedenen Myopathien beschrieben.

Patienten

Die Patienten wurden in vier Gruppen eingeteilt:
Gruppe 1: 5 Patienten mit der klassischen Trias des Kearns-Sayre-Syndroms (KSS), d. h. chronisch-progressive externe Ophthalmoplegie (CPEO), Retinitis pigmentosa und Herzblock;
Gruppe 2: 16 Patienten mit CPEO, aber ohne die anderen Symptome des KSS;
Gruppe 3: 5 Patienten mit biochemisch und histochemisch definierten kindlichen mitochondrialen Myopathien, d. h. vier Cytochrom-c-Oxidasemängel und ein Fall von muskulärem Karnitinmangel.
Alle Patienten der Gruppen 1–3 zeigten histologisch „ragged red fibers" in ihren entsprechenden Skelettmuskelbiopsien.
Gruppe 4 bestand aus 8 Patienten mit degenerativen Myopathien ohne „ragged red fibers" und ohne biochemisch nachweisbare Enzymdefekte.

Morphologische und biochemische Methoden

Muskelbiopsien (400–750 mg) wurden unter Lokalanästhesie gewonnen, das Gewebe für histologische, histochemische und biochemische Zwecke nach den üblichen Verfahren bearbeitet.

Mitochondriale DNA-Restriktionsanalyse

Gesamt-DNA aus 30–50 mg Muskel wurde nach Proteinase-K-Verdauung durch Phenol/Chloroform extrahiert; 0,5 µg DNA wurden zuerst mit Restriktionsendonukleasen geschnitten, die normalerweise nur eine Schnittstelle im mitochondrialen Genom haben, danach elektrophoretisch aufgetrennt und mit spezifischen Proben hybridisiert. Als spezifische Proben wurden mitochondriale DNA aus Plazenta sowie eine Reihe von markierten Restriktionslängenfragmenten – wie beschrieben – verwendet (Nelson et al. 1989). Ergab die Behandlung mit „Single-cutter"-Enzymen wie BamH I und Pvu II eine mitochondriale DNA-Heteroplasmie, dann wurde durch Behandlung mit weiteren Restriktionsendonukleasen (s. Legende Abb. 2) ein genaueres „mapping" des mitochondrialen Genoms durchgeführt.

Ergebnisse

Sämtliche Patienten der Gruppen 3 (kindliche mitochondriale Myopathien) und 4 (degenerative Muskelerkrankungen) zeigten im Southern blot nur die erwartete Bande, die mit ca. 16,6 kb einem intakten mitochondrialen Genom entsprach. Dies traf auch auf 8 der 16 Patienten der Gruppe 2 zu. Die restlichen 8 Patienten der Gruppe 2 sowie alle 5 Patienten mit Kearns-Sayre-Syndrom (Gruppe 1) zeigten eine mitochondriale DNA-Heteroplasmie, d.h. es lagen im Muskel dieser 13 Patienten zwei unterschiedliche mitochondriale Genompopulationen vor (Abb. 1). Bei 10 dieser 13 Patienten wurde ein genaueres „mapping" vorgenommen (Abb. 2).

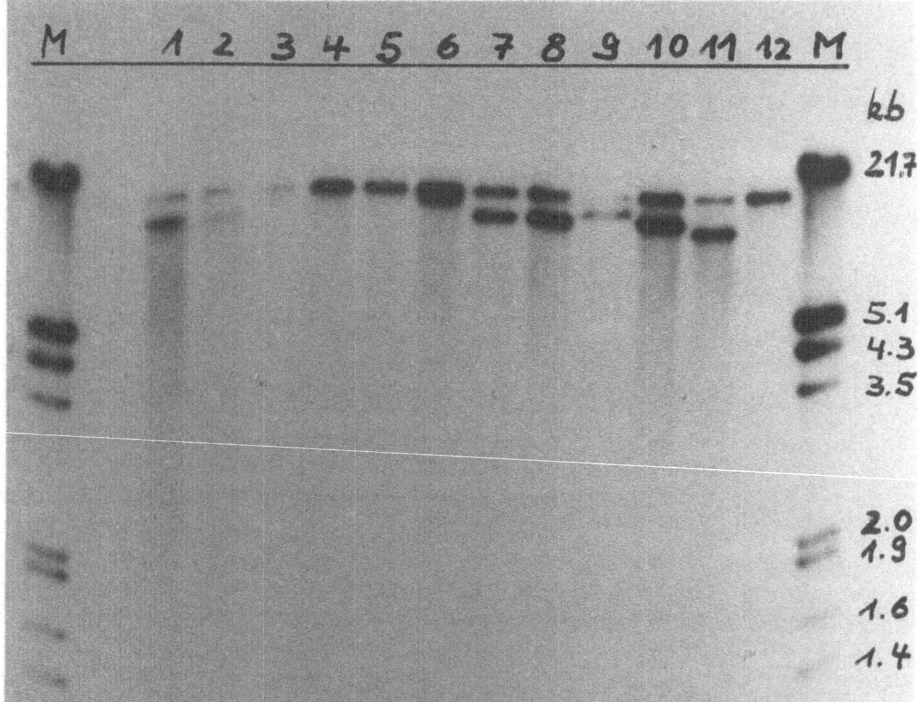

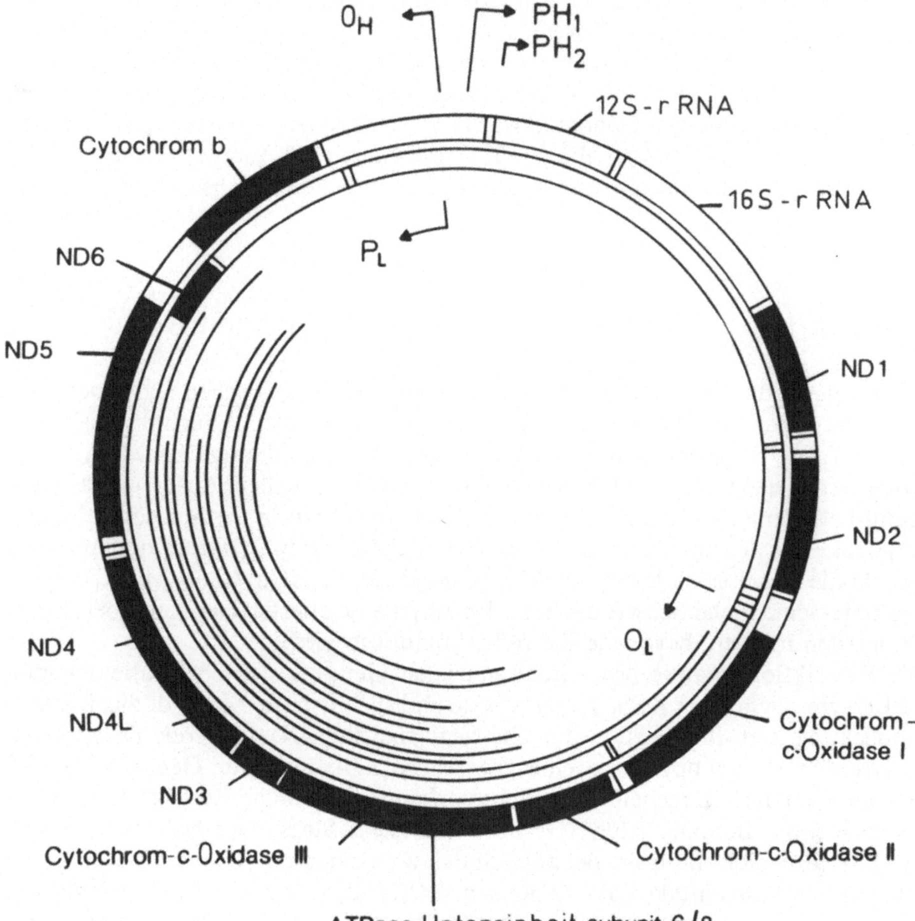

Abb. 2. Lage und Größe mitochondrialer DNA-Deletionen bei 10 Patienten mit CPEO nach „mapping" mit den Restriktionsendonukleasen BamH I, Pvu II, Pst I, Hind III, Hpa I, Xba I, Kpn I und Ava II. ND_1–ND_6 bzw. ATPase 6/8 bezeichnet mitochondrial kodierte Untereinheiten der Komplexe I bzw. V der Atmungskette. Angegeben sind außerdem die drei mitochondrial kodierten Untereinheiten der Cytochrom-c-Oxidase, die rRNAs, die Lage der insgesamt 22 tRNAs (*Querstriche*), die Replikationsursprünge (O_H, O_L) und die Promotorregionen (P_{H1}, P_{H2}, P_l) des schweren (*äußerer Ring*) und leichten (*innerer Ring*) mitochondrialen DNA-Stranges

◄

Abb. 1. Southern blotting mitochondrialer DNA. Die Gesamt-DNA wurde mit dem Restriktionsenzym BamH I geschnitten, elektrophoretisch aufgetrennt, auf Nitrozellulosefilter überführt und mit gereinigter und markierter mitochondrialer DNA hybridisiert. Angabe der DNA-Marker auf beiden Seiten in Kilobasen (kb). Die Abbildung gibt beispielhaft die Southern blots von 2 Patienten mit KSS (1, 2; Gruppe 1), 3 Patienten mit kindlichen mitochondrialen Myopathien (3, 4, 5; Gruppe 3), 5 Patienten mit CPEO (6–11; Gruppe 2) und einem Patienten mit degenerativer Muskelerkrankung (12; Gruppe 4) an

Die Deletionen waren 2–8 kb lang, sparten sämtlich die Replikationsorte und die Promotorregionen für den schweren und leichten Strang sowie die Gene für die ribosomalen RNAs aus, betrafen aber eine Vielzahl von Genen für tRNAs und für eine Reihe von Untereinheiten der Komplexe I, IV und V der Atmungskette. Der Anteil an deletierten Genomen war in verschiedenen Geweben, z. B. Skelettmuskel (60%), Herz (15%), Leber (<5%) und Niere (15%) stark unterschiedlich. Hieraus lassen sich möglicherweise die klinischen Prädilektionsorte der Erkrankung erklären.

Diskussion

Ein Vergleich der DNA-mapping-Daten mit den histochemischen und biochemischen Befunden sowohl innerhalb der vorliegenden Studie als auch der bisher in der Literatur beschriebenen Ergebnisse ergibt keine eindeutige Beziehung zwischen den deletierten Genbereichen und den funktionellen Ausfällen der Atmungskettenenzyme. Gründe hierfür dürften zum einen in methodischen Unzulänglichkeiten der histochemischen/biochemischen Analytik liegen; zum anderen besteht die bisher spekulative Erklärungsmöglichkeit, daß in verschiedenen Organen unterschiedliche Schwellenwerte des Anteils deletierter Genome überschritten werden müssen, bevor die Krankheit manifest wird.
Die Restriktionsanalyse des mitochondrialen Genoms stellt bei Patienten mit CPEO, vor allem beim KSS, die sensitivste und spezifischste Methode zur Defektaufdeckung und -lokalisation dar. Sie setzt allerdings relativ große Deletionen/Insertionen (>200 bp) sowie eine gewisse Anzahl mutierter Genome (>5%) voraus. Sind diese Gegebenheiten nicht vorhanden, kann die Restriktionsanalyse falsch negative Befunde liefern (Gerbitz et al. 1990). Sie ist nach bisherigem Stand der Literatur nicht indiziert bei allen anderen enzephalomyopathischen Erkrankungen wie kongenitale Laktatazidosen, MELAS, Leigh-Syndrom etc., da bei diesen Erkrankungen keine oder zumindest nicht durch Restriktionsanalyse und Southern blotting aufdeckbare Mutationen des mitochondrialen Genoms vorhanden zu sein scheinen.
Nahezu alle der hier wie auch in der Literatur mitgeteilten CPEO-Fälle (Holt et al. 1988; Moraes et al. 1989; Nelson et al. 1989) mit großen mitochondrialen DNA-Deletionen und Heteroplasmie sind sporadische Einzelfälle ohne familiäre Belastung. Bei ca. 20% der CPEO-Fälle ohne größere mitochondriale DNA-Deletionen scheint dagegen eine maternale Vererbung vorzuliegen. Sofern es sich hierbei um kleinere Defekte, z. B. Punktmutationen der mitochondrialen DNA handelt, dürften diese nur nach Amplifizierung des Genoms mit entsprechenden DNA-Techniken aufdeckbar sein.

Literatur

Gerbitz K-D, Obermaier-Kusser B, Lestienne P et al. (1990) Mutations of the mitochondrial DNA: The contribution of DNA techniques to the diagnosis of mitochondrial encephalomyopathies. J Clin Chem Clin Biochem 28:18–26

Holt IJ, Harding AE, Morgan-Hughes JA (1988) Deletions of the muscle mitochondrial DNA in patients with mitochondrial myopathies. Nature: 331 717–719

Moraes CT et al. (1989) Mitochondrial DNA deletions in progressive external ophthalmoplegia and Kearns-Sayre syndrome. N Engl J Med 320:1293–1299

Nelson I, Degoul F, Lestienne P et al. (1989) Mapping of heteroplasmic mitochondrial DNA deletions in Kearns-Sayre syndrome. Nucl Acid 17:8117–8124

Komplex-I-Defizienzen im Kindesalter

G.C. Korenke, W. Ruitenbeek, R.C.A. Sengers, W. Sperl, J.M.F. Trijbels

Einleitung

Bisher wurden 65 Patienten mit einer Defizienz der NADH:Q_1-Oxidoreduktase (NADH:Q_1; Komplex I) der mitochondrialen Atmungskette im Muskel beschrieben (Ichiki et al. 1988; Koga et al. 1988; Morgan-Hughes et al. 1985; Morgan-Hughes et al. 1988; Petty et al. 1986). Damit gehören Komplex-I-Defizienzen (KID) zu den häufigsten Ursachen mitochondrialer Myopathien. KID wurden überwiegend im Erwachsenenalter diagnostiziert. Jedoch erkrankten ⅔ aller erwachsenen Patienten bereits in der Kindheit. KID können zu myopathischen oder multisystemischen Krankheitsbildern führen (Morgan-Hughes et al. 1985). Wir vergleichen bei 16 Kindern mit biochemisch im Muskel nachgewiesener KID biochemische Untersuchungsergebnisse mit klinischen und morphologischen Befunden.

Patienten und Methoden

In Biopsaten des M. quadriceps von 16 Kindern aus 11 verschiedenen Kliniken wurden zwischen 1986 und 1988 Defizienzen des Komplex I gefunden. Die Muskelbiopsien wurden zwischen der 2. Lebenswoche und dem 9. Lebensjahr durchgeführt. Die Aufarbeitung des Muskelgewebes und die Enzymaktivitätsmessungen von NADH:Q_1-Oxidoreduktase, Cytochrom-C-Oxidase (COX; Komplex IV), Sukzinat:Cytochrom-C-Oxidoreduktase (SCC; Komplex II/III) und Citratsynthase (CS) wurden durchgeführt wie beschrieben (Fischer et al. 1985; Fischer et al. 1986).

Ergebnisse und Diskussion

Klinische, biochemische und morphologische Heterogenität

Die wesentlichen Daten der Patienten sind in Tabelle 1 wiedergegeben. Erste Symptome traten bei der Hälfte der Kinder in den ersten Lebenstagen und nur bei 3 Kindern nach dem 1. Lebensjahr auf. Häufigste Erstsymptome im Neugeborenenalter waren respiratorische Probleme, Trinkstörungen und Krampfanfälle. Bei Säuglingen und Kleinkindern traten muskuläre Hypotonie und motorische Retardierung in den Vordergrund. Als Leitsymptom entwickelte sich bei fast allen Kindern eine muskuläre Hypotonie. Bei 4 Kindern zeigte sich ein rein myopathisches Krankheitsbild. Bei den übrigen Kindern traten zusätzliche Symptome der

Erkrankung anderer Organe hinzu. Von diesen 10 Kindern mit Multisystem-Erkrankung hatten 7 Kinder eine Enzephalomyopathie. Bei einem Patienten [14] mit Enzephalomyopathie und Laktatazidose trat im Alter von 13 Monaten einmalig ein apoplektiformer Anfall auf. Demgegenüber wurden von japanischen Autoren bei über der Hälfte der Kinder mit KID ein MELAS-Syndrom (mitochondrial myopathy, encephalopathy, lactic acidosis, strokelike episodes) beschrieben (Ichiki et al. 1988). Demnach scheint aufgrund unserer Untersuchungen mit einem MELAS-Patienten von 14 Patienten mit KID das MELAS-Syndrom bei Kindern mit KID in Mitteleuropa sehr viel seltener zu sein als in Japan. Der klinische Verlauf der vorgestellten Patientengruppe variierte stark. Bei 6 Kindern kam es im Verlauf zu einer klinischen Besserung, teilweise bis zur Normalisierung. Weitere 6 Kinder zeigten ein progredientes, fast immer enzephalomyopathisches Krankheitsbild. 4 Kinder verstarben bereits im ersten Lebensjahr.

Alle Patienten wiesen eine NADH:Q_1-Aktivität des Muskels von weniger als einem Drittel des Mittelwertes der Kontrollgruppe auf. 7 Patienten zeigten zusätzliche Aktivitätserniedrigungen von COX, 3 Patienten von SCC. Nur bei 4 Patienten [2, 8, 10, 11] trat eine isolierte KID auf. Als häufigste laborchemische Veränderung wurde bei 12 von 15 Patienten eine Laktatazidose gefunden. Die Blut-Laktatwerte schwankten zwischen 3,3 und 44 mmol/l. Bei 11 von 14 Patienten war der Laktat/Pyruvat-Quotient im Blut erhöht. Bei 2 Patienten [2, 5] mit extrem hohen Laktat/Pyruvat-Quotienten im Blut zeigte sich eine sehr stark erniedrigte NADH:Q_1-Aktivität des Muskels. Insgesamt besteht jedoch keine Korrelation zwischen dem Ausprägungsgrad der Laktatazidose und der Komplex-I-Restaktivität des Muskels. Auch konnte keine deutliche Korrelation zwischen klinischem Erkrankungsbild und Ausmaß der biochemischen Veränderungen nachgewiesen werden.

Bei 10 von 14 untersuchten Muskelproben zeigten sich unspezifische lichtmikroskopische Veränderungen, wie stark schwankende Muskelfaser-Durchmesser, Faser-I-Hypertrophie oder Bindegewebsvermehrung. Nur bei 2 Patienten [3, 9] mit kombinierter Komplex I/IV-Defizienz, fanden sich „ragged-red fibres“ (RRF), während in der Literatur RRF bei zwei Drittel aller KID beschrieben wurden. Elektronenmikroskopische Anomalien der Mitochondrien wie Veränderungen von Größe oder Binnenstruktur wurden bei 12 von 13 Muskelproben gesehen. Bei einem Patienten [12] waren die beurteilbaren Mitochondrien morphologisch unauffällig.

Genetische Heterogenität und Gewebsheterogenität

Der Komplex I besteht aus mindestens 25 verschiedenen Untereinheiten, von denen 7 durch mitochondriale DNA kodiert werden (Morgan-Hughes et al. 1988). Defizienzen des Komplex I können sowohl durch Defekte der nukleär als auch der mitochondrial kodierten Untereinheiten verursacht werden. Elterliche Konsanguinität bei 4 Patienten [1, 2, 10, 13] spricht für einen durch nukleäre DNA kodierten autosomal rezessiven Erbgang. RRF-Myopathie und Laktatazidose der Mutter von Patient [9] weisen auf einen durch mitochondriale DNA

Tabelle 1 a, b. Klinische, biochemische und morphologische Daten

Patient	Krankheitsbeginn		Klinischer Verlauf	Therapie Cofaktor
	Alter	Symptom		
1	kong.	Ateminsuffizienz	Tod mit 3 Mo. bei Kardiomyopathie	Riboflavin
2	kong.	Ateminsuffizienz	klin. Besserung, läuft mit Hilfe (20 Mo.)	Menadion
3	kong.	schwere Hypotonie	Langzeit-Beatmung, Tod mit 2 Mo.	–
4	kong.	Krampfanfälle	progr. Enzephalomyopathie, Amaurose	Riboflavin
5	kong.	Trinkschwäche	Hypotonie, Retardierung, Tod mit 5½ Mo.	Thiamin
6	kong.	Trinkschwäche Spucken	klinisch unauffällig mit 2½ J.	Coenzym Q
7	kong.	Krampfanfälle	klinisch unauffällig mit 3 J.	Riboflavin
8	kong.	Trinkschwäche Krampfanfälle	psychomot. Retardierung läuft mit Hilfe (4 J.)	–
9	kong.	Ateminsuffizienz	Myoklonien, Ataxie mentaler Abbau	Coenzym Q
10	1 Mo.	Trinkschwäche Hypotonie	Krampfanfälle, Langzeitbeatmung, Tod mit 5 Mo.	Thiamin
11	4 Mo.	motor. Retardierung Hypotonie	klin. Besserung, läuft frei (22 Mo.)	Riboflavin
12	4 Mo.	motor. Retardierung Hypotonie	Enzephalopathie, Myoklonien, spast. Parese	Riboflavin
13	10 Mo.	Nystagmus	Myopathie, motorische Retardierung	–
14	1 J. 1 Mo.	Hemiplegie	klin. Besserung, Apraxie	Riboflavin
15	3 J.	Hypotonie	progressive Myopathie	Riboflavin
16	6 J. 3 Mo.	Hypotonie	klin. unauffällig mit 7½ J.	Riboflavin

Enzymaktivitäten gemessen im postnukleären Supernatant in Prozent der gemittelten Normalwerte (Normalwerte in mU/mg Protein: NADH: Q_1: 9,4±4,1, n=17; SCC: 8,8±3,9, n=6; COX: 168±63, n=39; CS: 80±29, n=16). Laktat in mmol/l. Normalwerte: Laktat 0,6–1,6 mmol/l (Blut), 1,4–1,9 mmol/l (Liquor); Laktat/Pyruvat-Quotient (L/P) ≤15.
kong. kongenital, *J.* Jahr, *Mo.* Monat, *Mito-V.* Mitochondrien-Veränderungen (elektronenmikroskopisch), *n.u.* nicht untersucht, *RRF* ragged red fibres

kodierten Erbgang der KID hin. Defekte unterschiedlicher Komplex-I-Untereinheiten bei den vorgestellten Patienten könnten eine Ursache der beobachteten klinischen Heterogenität innerhalb der Patientengruppe sein. Eine weitere mögliche Ursache stellt die Gewebsheterogenität der KID dar. Bei 11 von 12 Patienten wurden Erhöhungen des Liquorlaktats gefunden. Dies deutet darauf hin, daß diese Patienten zusätzlich zur KID des Skelettmuskels auch eine KID des Gehirns

Blut			Liquor Laktat	Muskel-Biopsie						
Azidose	Laktat	L/P		Alter	NADH: Q_1	SCC	COX	CS	Morphologie	
									RRF	MitoV
+	5,5	45	5,2	½ Mo.	11	107	18	173	–	+
+	44,4	101	10,2	1 Mo.	4	65	130	119	–	+
+	3,3	55	n. u.	1½ Mo.	25	72	20	263	+	+
+	9,9	30	6,6	2 Mo.	28	140	49	208	–	n. u.
+	18,9	84	7,6	5 Mo.	4	5	47	264	n. u.	n. u.
+	9,3	31	n. u.	9 Mo.	21	35	10	69	–	+
+	4,5	23	3,1	3 J. 4 Mo.	31	55	17	119	–	+
–	2,7	15	11,8	4 J. 6 Mo.	10	163	125	133	–	+
+	7,0	25	4,7	9 J.	16	83	31	94	+	+
+	11,8	47	7,2	4 Mo.	11	98	73	126	n. u.	n. u.
+	9,1	37	n. u.	8 Mo.	18	148	146	156	–	+
+	7,6	28	1,6	11 Mo.	15	49	7	125	–	–
+	7,7	n. u.	3,3	1 J. 3 Mo.	24	34	48	87	–	+
–	2,2	10	2,2	1 J. 4 Mo.	27	22	31	55	–	+
n. u.	n. u.	n. u.	n. u.	3 J. 8 Mo.	20	40	62	51	–	+
–	1,3	14	2,1	6 J. 8 Mo.	11	32	37	60	–	+

aufweisen. Bei allen diesen Patienten bestehen klinische oder elektroenzephalographische Hinweise auf eine Enzephalopathie. Andererseits hatte ein Kind mit Enzephalopathie [12] einen normalen Liquor-Laktatspiegel.

Therapeutische Variabilität

Erfolgreiche medikamentöse Therapie bei Patienten mit KID wurde in der Literatur nur vereinzelt beschrieben (Arts et al. 1983; Przyrembel 1987; Yanamoto et al. 1987). Dreizehn der vorgestellten Kinder wurden mit Coenzym-Vorstufen wie Thiamin (Vitamin B_1) bzw. Riboflavin (Vitamin B_2) oder mit Elektronenakzeptoren wie Menadion (Vitamin K_3) bzw. Coenzym Q behandelt. Riboflavin wurde am häufigsten eingesetzt, bei den 8 damit behandelten Kindern zeigte sich ein sehr unterschiedlicher klinischer Verlauf. Klinische Besserungen wurden bei Riboflavin-, Menadion- und Coenzym-Q-Behandlung gefunden. Insgesamt kann keine Schlußfolgerung für die beste medikamentöse Therapie bei KID gezogen werden.

Zusammenfassung

Defizienzen des Komplex I als eine der häufigsten Ursachen mitochondrialer Myopathien führen überwiegend zu Erkrankungen im Kindesalter. Die Hälfte der Kinder zeigte erste Krankheitssymptome in der Neugeborenenperiode. Bei fast allen Kindern entwickelte sich eine muskuläre Hypotonie, bei der Hälfte zusätzlich zentralnervöse Symptome. Die Diagnosestellung erfolgt durch biochemische Untersuchung von Muskelgewebe. Isolierte und kombinierte KID treten auf. Es besteht keine deutliche Korrelation zwischen Komplex-I-Restaktivität, laborchemischen Veränderungen und klinischem Verlauf. Veränderungen der Mitochondrien-Morphologie werden bei fast allen Patienten gefunden. Es gibt unterschiedliche therapeutische Ansätze, jedoch z. Zt. kein den anderen überlegenes Therapeutikum.

Danksagung. Wir danken für die Überlassung von Patientendaten: Dr. O. Elpeleg, Department of Pediatrics, Bikur Cholim Hospital Jerusalem; Prof. Dr. F. Gabreels, Department of Neurology, University of Nijmegen; Prof. Dr. F. Hanefeld, Universitäts-Kinderklinik Göttingen; Dr. K.-P. Herberg, Abteilung für Neuropädiatrie, Städtische Kliniken Kassel; Prof. Dr. R. Michaelis, Universitäts-Kinderklinik Tübingen; Prof. Dr. Pollak, Universitäts-Kinderklinik Wien; Dr. G. Smit, Department of Pediatrics, University Hospital of Groningen; Prof. Dr. J. Spranger, Universitäts-Kinderklinik Mainz; Prof. Dr. U. Wendel, Zentrum für Kinderheilkunde Universität Düsseldorf; Dr. F. Wijburg, Department of Pediatrics, University Hospital of Amsterdam.

Anmerkung. Patient 11 ist identisch mit dem von Griebel et al. vorgestellten Patienten. – Patient 16 ist identisch mit dem von Bernsen et al. vorgestellten Patienten.

Literatur

Arts WFM, Scholte HR, Bogaard JM, Kerrebijn KF, Luyt-Houwen JEM (1983) NADH-CoQ reductase deficient myopathy: Successful treatment with riboflavine. Lancet II: 581–582

Fischer JC, Ruitenbeek W, Berden JA et al. (1985) Differential investigation of the capacity of succinate oxidation in human skeletal muscle. Clin Chim Acta 153: 23–36

Fischer JC, Ruitenbeek W, Trijbels JMF, Veerkam JH, Stadhouders AM, Sengers RCA, Janssen AJM (1986) Estimation of NADH oxidation in human skeletal muscle mitochondria. Clin Chim Acta 155: 263–274

Ichiki T, Tanaka M, Nishikimi M, Suzuki H, Ozawa T, Kobayashi, Wada Y (1988) Deficiency of subunits of complex I and mitochondrial encephalomyopathy. Ann Neurol 23: 287–294

Koga Y, Nonaka I, Kobayashi M, Tojyo M, Nihei K (1988) Findings in muscle in complex I (NADH coenzyme Q reductase) deficiency. Ann Neurol 24: 749–756

Morgan-Hughes JA, Hayes DJ, Cooper M, Clark JB (1985) Mitochondrial myopathies: Deficiencies localized to complex I and complex III of the mitochondrial respiratory chain. Biochem Soc Trans 13: 648–650

Morgan-Hughes JA, Schapira AHV, Cooper JM, Clark JB (1988) Molecular defects of NADH-Ubiquinone oxidoreductase (Complex I) in mitochondrial diseases. J Bioenerg Biomembr 20:365–382

Petty RKH, Harding AE, Morgan-Hughes JA (1986) The clinical features of mitochondrial myopathy. Brain 109:915–938

Przyrembel H (1987) Therapy of mitochondrial disorders. J Inher Metab Dis 10:129–146

Yanamoto M, Sato T, Anno M, Ujike H, Takemoto M (1987) Mitochondrial myopathy, encephalopathy, lactic acidosis, and strokelike episodes with recurrent abdominal symptoms and coenzyme Q10 administration. J Neurol Neurosurg Psychiatry 50:1475–1481

Defekt des Komplexes I der Atmungskette – Therapie und Verlauf

V. Griebel, I. Krägeloh-Mann, W. Ruitenbeek, J. M. F. Trijbels, W. Roggendorf

Einleitung

Im folgenden berichten wir über eine Patientin mit einem Defekt des Komplexes I der Atmungskette und die erfolgreiche Therapie.

Kasuistik

Anamnese und Klinik

Das Mädchen ist das zweite Kind gesunder, nichtverwandter Eltern. Die Familienanamnese ist leer. Schwangerschafts- und Geburtsverlauf waren unauffällig. Im Alter von 4 Monaten wurde das Kind erstmals wegen Muskelschwäche, aber ohne Trinkprobleme, vorgestellt: ein wacher, knapp eutropher Säugling, gut fixierend, mit ausgeprägter Muskelhypotonie und -schwäche, die Muskeleigenreflexe waren gut auslösbar. Die übrige klinische Untersuchung war unauffällig.

Untersuchungsergebnisse

Schädel-CT, EEG, ophthalmologische und audiologische Untersuchung, EKG, Echokardiogramm, Röntgen-Thorax und EMG ergaben Normalbefunde. Bei den Laborwerten waren auffällig: Serum-Laktat: 4,4–9,1 mmol/l (normal 1,0–1,7 mmol/l) und Serum-Pyruvat: 67–246 µmol/l (normal 40–110 µmol/l). Außerdem: pH 7,1, pO_2 89–95 mm Hg (11,8–12,6 kPa), pCO_2 28–34 mm Hg (3,7–4,5 kPa), BE −2,4 bis −7,9 mmol/l. Die übrigen Laborwerte (insbesondere Leber- und Muskelenzyme, Karnitin, Amino- und organische Säuren im Plasma und Urin) lagen im Normalbereich.
Wegen der Laktatazidose bestand der Verdacht auf eine mitochondriale Myopathie. Im Alter von 7 Monaten wurde deshalb eine Muskel-Nerv-Haut-Biopsie durchgeführt. Lichtmikroskopisch waren die Präparate unauffällig. Elektronenmikroskopisch zeigten sich Veränderungen in der Verteilung und der Struktur der Mitochondrien in dem Muskelpräparat. Die Aktivität der mitochondrialen Enzyme wurde im tiefgefrorenen Muskel bestimmt. Die Aktivität der NADH-Q_1-Oxidoreduktase und der NADH-O_2-Oxidoreduktase war deutlich vermindert; die übrigen Enzymaktivitäten lagen im Normbereich (Tabelle 1). Die Ergebnisse weisen auf einen Komplex-I-Defekt der Atmungskette hin.

Therapie und Verlauf

Neben intensiver Physiotherapie begannen wir mit einer oralen Riboflavin-Therapie (Vitamin B_2): zunächst 20 mg/Tag (entspricht 3 mg/kg KG), dann Steigerung der Dosis auf 120 mg/Tag (entspricht 13 mg/kg KG).

Tabelle 1. Aktivität der mitochondrialen Enzyme im tiefgefrorenen Skelettmuskel (mU pro mg Protein)

	Patient	Kontrolle
NADH-O_2-Oxidoreduktase	2,9	11,6–24,0
NADH-Q_1-Oxidoreduktase	1,7	4,7–19,0

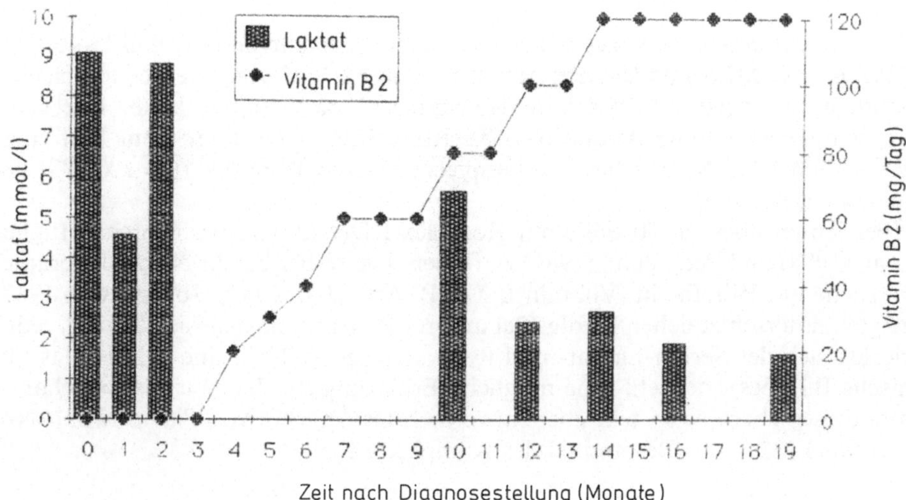

Abb. 1. Serum-Laktatspiegel unter Therapie mit Riboflavin (Vitamin B_2) (Normalbereich des Serum-Laktats: 1,0–1,7 mmol/l)

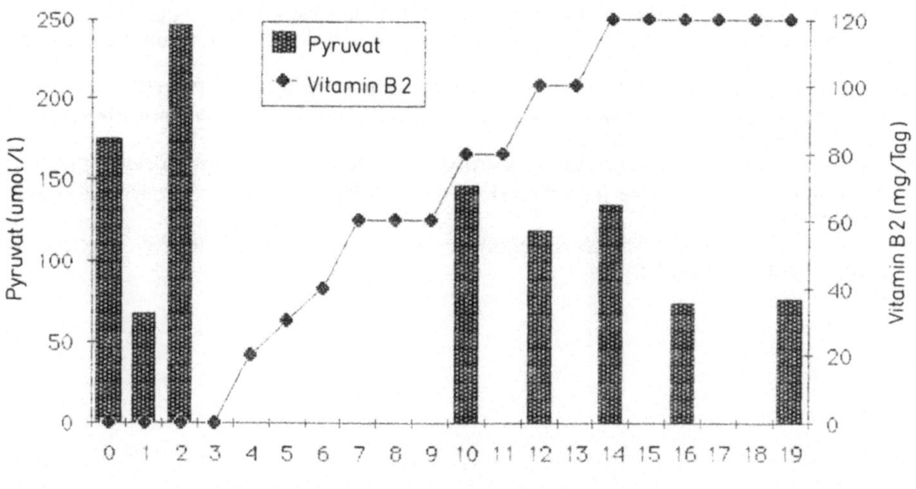

Abb. 2. Serum-Pyruvatspiegel unter Therapie mit Riboflavin (Vitamin B_2) (Normalbereich des Serum-Pyruvats: 40–110 µmol/l)

Die Serum-Laktat- und Pyruvat-Spiegel reduzierten bzw. normalisierten sich unter dieser Therapie (Abb. 1 und 2). Auch das klinische Bild des Kindes besserte sich deutlich; eine leichte Muskelhypotonie blieb bestehen. Mit 22 Monaten konnte das Kind frei gehen, mit 2 Jahren auf Zehen stehen und einen Ball kicken. Sprachliche und kognitive Entwicklung waren altersentsprechend. Die Kontrolluntersuchungen (ophthalmologische Untersuchung, EKG, Echokardiogramm) waren normal.

Diskussion

Die Leitsymptome im vorgestellten Fall waren Muskelhypotonie und Laktatazidose. Bei der Mitochondrienenzymbestimmung im Skelettmuskel zeigte sich eine deutlich reduzierte Aktivität des Komplexes I der Atmungskette. Der elektronenmikroskopische Befund des Skelettmuskels stimmte mit dem Bild einer mitochondrialen Myopathie, wie beispielsweise von Kobayashi et al. (1982) beschrieben, überein.

Übersichten über ca. 50 Fälle mit Komplex-I-Defekt sind bei Morgan-Hughes et al. (1988) und Petty et al. (1986) zu finden. Die bisher beschriebenen Therapieversuche mit Riboflavin (Vitamin B_2) (z. B. Arts et al. 1983; Hoppel et al. 1987) zeigten unterschiedlichen Erfolg. Bei unserer Patientin normalisierten bzw. reduzierten sich der Serum-Laktat- und Pyruvatspiegel (Abb. 1 und 2), und das klinische Bild besserte sich. Eine mögliche Erklärung für den Wirkungsmechanismus dieser Therapie besteht über ein vermehrtes Angebot von Flavin-Mono-Nukleotid (FMN), das Bestandteil des Komplexes I ist.

Literatur

Arts WFM, Scholte HR, Bogaard JM, Kerrebijn KF, Luyt-Houwen IEM (1983) NADH-CoQ reductase deficient myopathy: Successful treatment with riboflavine. Lancet II: 581–582

Hoppel CL, Kerr DS, Dahms B, Roessmann U (1987) Deficiency of the reduced nicotinamid adenine dinucleotide dehydrogenase component of complex I of mitochondrial electron transport. J Clin Invest 80: 71–77

Kobayashi Y, Miyabashi S, Takada G, Narisawa K, Tada K, Yamamoto TY (1982) Ultrastructural study of the childhood mitochondrial myopathic syndrome associated with lactic acidosis. Eur J Pediatr 139: 25–30

Morgan-Hughes JA, Schapira AHV, Cooper JM, Clark JB (1988) Molecular defects of NADH-ubiquinone oxidoreductase (complex I) in mitochondrial diseases. J Bionerg Biomembr 20: 365–382

Petty RKH, Harding AE, Morgan-Hughes JA (1986) The clinical features of mitochondrial myopathy. Brain 109: 915–938

Erfolgreiche Therapie einer mitochondrialen Myopathie (Komplex-I-Defizienz) und motorischen Neuropathie mit L-Karnitin und Riboflavin

P. L. J. A. Bernsen, F. J. M. Gabreëls, W. Ruitenbeek

Einleitung

Morgan-Hughes et al. haben erstmals eine mitochondriale Myopathie infolge eines Mangels der NADH-Dehydrogenase-Aktivität beschrieben (Morgan-Hughes et al. 1979). Gleich wie bei den übrigen Formen der mitochondrialen Myopathien können die Patienten mit einer insuffizienten NADH-Dehydrogenase-Aktivität in 3 Gruppen unterteilt werden (Petty et al. 1986):

1. Patienten mit einer okulären Myopathie und Beteiligung der Skelettmuskulatur.
2. Patienten mit proximaler Muskelschwäche und erhöhter Ermüdbarkeit.
3. Patienten mit überwiegendem Befall des zentralen Nervensystems.

Seitdem sind nur 9 Patienten mit Komplex-I-Mangel, zur Gruppe II gehörend, mit Anfang der Symptome im Kindesalter, beschrieben worden. Wir beschreiben einen Jungen mit progredienter Muskelschwäche infolge einer mitochondrialen Myopathie. Der Enzymdefekt war im Komplex I lokalisiert.

Kasuistik

Im Januar 1988 wurde ein 6jähriger Junge mit progredienter Muskelschwäche von uns untersucht. Er war völlig gesund bis August 1987. In diesem Monat begann er über Schwäche in seinen Beinen zu klagen. Zudem fiel den Eltern auf, daß er regelmäßig stolperte und Mühe hatte, die Treppe hinaufzusteigen. Etwas später machte sich auch in den Armen ein progredienter Kraftverlust bemerkbar.

Bei der klinischen Untersuchung wurde ein Junge mit einer ernsthaften Muskelschwäche, proximal mehr betont als distal, gesehen. Die Muskeldehnungsreflexe waren nicht auslösbar. Sensibilität und Koordination waren ungestört.

Bei ausführlichen Laboruntersuchungen erwiesen sich Gesamteiweiß und Laktat im Liquor cerebrospinalis als erhöht. EEG, EKG, Echokardiogramm und CCT waren normal. Das EMG zeigte eine deutliche Verzögerung der motorischen Nervenleitgeschwindigkeiten und myopathische Veränderungen in der proximalen Muskulatur.

Spezielle Laboruntersuchungen (die Ergebnisse sind im Detail im Beitrag von Korenke et al. in diesem Buch dargestellt [Patient 16]): Die Messungen der Oxidationsgeschwindigkeiten des Substrates wurden in 600 × g Supernatant der Biopsie durchgeführt, wie vorher beschrieben (Bookelman et al. 1978; Fischer 1985).

Die Resultate der indirekten Messungen des mitochondrialen Energiemetabolismus und direkter Messungen der oxidativen Enzymaktivitäten deuteten auf einen Mangel der NADH-Dehydrogenase-Aktivität.

Muskelbiopsien: M. quadriceps und M. soleus wurden histochemisch und elektronenmikroskopisch untersucht. Überwiegend myopathische Veränderungen mit Lipidtröpfchen wurden im M. quadriceps gefunden. Im M. soleus waren vorwiegend neurogene Veränderungen nachweisbar. „Ragged red fibres" wurden nicht gesehen.

Diskussion

Die mitochondrialen Myopathien bilden in biochemischer und klinischer Hinsicht eine heterogene Gruppe. In der Mehrheit der Fälle wird die Diagnose durch den Nachweis einer Laktatazidämie und sog. „ragged red fibres" in der Muskelbiopsie bestätigt. Komplex-I-Aktivitäten wurden bisher immer indirekt mittels Oxidationsgeschwindigkeiten der NAD-abhängigen Substrate gemessen. Wir konnten zusätzlich eine direkte Messung der oxidativen Enzyme in den Muskelmitochondrien durchführen. Diese Messung zeigte bei unserem Patienten einen deutlichen Mangel der NADH-Dehydrogenase-Aktivität.

Unser Patient zeigt eine für eine mitochondriale Myopathie ungewöhnliche Krankheitsgeschichte. Er hatte eine langsam progrediente Muskelschwäche ohne Ermüdbarkeit und eine ernsthafte motorische Polyneuropathie. Eine Laktatazidämie und „ragged red fibres" waren nicht nachweisbar.

Bisher ist die Behandlung der mitochondrialen Myopathien wenig erfolgreich gewesen. Unser Patient wurde mit Riboflavin und L-Karnitin behandelt. Dies hatte innerhalb von 2 Wochen eine deutliche Besserung der Muskelkraft zur Folge. Sieben Monate später hatte sich sein Zustand noch weiter gebessert. Eine wiederholte Muskelbiopsie des M. quadriceps zeigte eine Normalisierung der NADH-Dehydrogenase-Aktivität. Es entsteht die Frage, ob der Komplex-I-Defekt von einem primären genetischen Defekt oder sekundär verursacht wurde. Letzteres wurde mittels ausführlicher Untersuchungen ausgeschlossen. Möglicherweise erklärt die Stimulation der Biosynthese des Komplexes I durch Riboflavin (prosthetische Gruppe des NADH-Dehydrogenases) die Besserung des klinischen Zustandes.

Die vorliegende Krankheitsgeschichte unterstreicht die klinische, biochemische und morphologische Variabilität der Patienten mit einem Komplex-I-Defekt. Zumindest ein Teil der Patienten mit einem Komplex-I-Defekt kann erfolgreich mit Riboflavin und L-Karnitin behandelt werden.

Literatur

Bookelman H, Trijbels JMF, Sengers RCA, Janssen AJM, Veerkamp JH, Stadhouders AM (1978) Pyruvate oxidation in rat and human skeletal muscle mitochondria. Biochem Med 20:395–403

Fischer JC (1985) Mitochondrial myopathies and respiratory chain defects. PhD Dissertation, University of Nijmegen, Nijmegen (NL)

Morgan-Hughes JA, Darveniza P, Landon DN, Land JM, Clark JB (1979) A mitochondrial myopathy with a deficiency of respiratory chain NADH-CoQ reductase activity. J Neurol Sci 43:27–46

Petty RKH, Harding AE, Morgan-Hughes JA (1986) The clinical features of mitochondrial myopathy. Brain 109:915–938

Isolierter Cytochrom-C-Oxidase-Mangel im Gehirn

C. Benninger, U. Lichter-Konecki, H. P. Schmitt, H. Reichmann

Einleitung

Bei den „mitochondrialen Zytopathien“ ist neben dem biochemischen Nachweis des zugrundeliegenden Enzymdefektes für das Krankheitsbild entscheidend, inwieweit der Enzymdefekt ubiquitär ist oder z. B. in der Muskulatur oder im zentralen Nervensystem im Vordergrund steht. Hierbei können Laborparameter, wie eine Laktatazidose, von richtungsweisender Bedeutung sein. Sie kann teilweise im Serum, teilweise aber auch isoliert, nur im Liquor, gefunden werden (Brown et al. 1988). Im folgenden wird der Fall eines Kindes beschrieben, bei dem erstmals ein isolierter Cytochrom-C-Oxidase (COX)-Defekt im Zentralnervensystem nachgewiesen wurde.

Kasuistik

Der Junge wurde als erstes gemeinsames Kind gesunder Eltern nach unauffälliger Schwangerschaft in der rechnerisch 42. Schwangerschaftswoche mit einem Gewicht von 3250 g geboren. Kinder aus einer vorangegangenen Ehe (des Vaters) sind gesund, die Mutter hatte 3 Jahre zuvor einen Abort. Bei Geburt kam es zu einer Mekonium-Aspiration und leichter Azidose (pH 7,21), die eine vorübergehende Intubation und Sauerstoffgabe sowie antibiotische Behandlung erforderlich machten. Das Kind konnte 4 h post partum wieder extubiert werden. Im weiteren verlief die Neugeborenenzeit komplikationslos.

Im Alter von 2 Monaten fiel erstmals eine Muskelschwäche auf, unter einer vorübergehenden krankengymnastischen Behandlung wurden Entwicklungsfortschritte beobachtet. Im Alter von 6 Monaten führte eine akut aufgetretene Rekurrensparese und die fortbestehende allgemeine Hypotonie zur stationären Aufnahme. Die Diagnostik konnte die Ätiologie der Erkrankung nicht klären, insbesondere wurde eine entzündliche Erkrankung oder ein Tumor (CT, MR) ausgeschlossen. Die neurophysiologische Untersuchung ergab eine verzögerte Nervenleitgeschwindigkeit (N. tibialis: 21,6 m/s), im EMG zeigten sich Hinweise auf eine chronische Axonschädigung. Die Muskelbiopsie wies Zeichen einer neurogenen Atrophie auf, ohne daß eine eindeutige ätiologische Zuordnung möglich war; abnorme Mitochondrien fanden sich elektronenmikroskopisch nicht. Eine Nervenbiopsie gelang nicht. Peripher war keine sichere Laktaterhöhung festzustellen, während die Laktatwerte im Liquor (Laktat 3,6 mmol/l, Pyruvat 0,152 mmol/l) erhöht waren. Bei progredienter klinischer Verschlechterung mit zunehmender Hypotonie, Fixationsverlust und Atemstörungen wurde der Verdacht auf eine mitochondriale Enzephalomyopathie geäußert.

Das Kind verstarb im Alter von 8 Monaten an einem zentral ausgelösten Herz-Kreislauf-Versagen mit Atemstillstand.

Unmittelbar postmortal wurden verschiedene Gewebeproben (Gehirn, Muskeln, Niere, Leber) entnommen und in Stickstoff tiefgefroren. Die Sektion erfolgte nach Ablauf der vorgeschriebenen Wartezeit, mit weiteren Gewebeentnahmen zur konventionellen histologischen Aufarbeitung.

Pathologisch-anatomische Befunde

Die allgemeine Körpersektion ergab als wesentlichste Befunde ausgeprägte Lungendystelektasen und ein Leberödem.
Neuropathologische Untersuchung: Das Gehirn liegt mit 630 g (Sollgewicht 850 ± 32 g) deutlich unter der Altersnorm. Es bietet Zeichen der äußeren und inneren Hirnatrophie mit erweiterten Ventrikellumina.
Mikroskopisch (Abb. 1): Hirnrinde und Claustrum zeigen einen feinporigen Status spongiosus sowie Nervenzellausfälle und Zeichen der einfachen Nervenzelldegeneration mit isomorpher, astrozytärer und stäbchenzelliger Gliose in der gesamten grauen Substanz von Großhirn, Kleinhirn, Hirnstamm und Rückenmark. Das Marklager zeigt Zeichen der sekundären Degeneration bei Nervenzellausfall im Kortex; kein Hinweis auf eine eigenständige Markerkrankung. In Putamen, Pallidum und Mittelhirn findet sich eine regional mäßiggradige Kapillarproliferation. In den motorischen Vorderhörnern des Rückenmarks sind Nervenzelldefizite mit gelegentlichen „Geisterzellen“ als Ausdruck eines fortschreitenden Motoneuronuntergangs nachzuweisen. Die peripheren Nerven zeigen Markfaserdefizite und Zeichen des floriden Markscheidenzerfalls. In der Skelettmuskulatur besteht beinbetont eine ausgeprägte felderförmige (neurogene) Muskelfaseratrophie, jedoch kein sicherer Hinweis auf eine eigenständige bzw. überlagerte Myopathie. Elektronenmikroskopisch lassen sich weder in den Muskeln, noch im Gehirn abnorme Mitochondrien nachweisen. Zusammenfassend ließe sich der

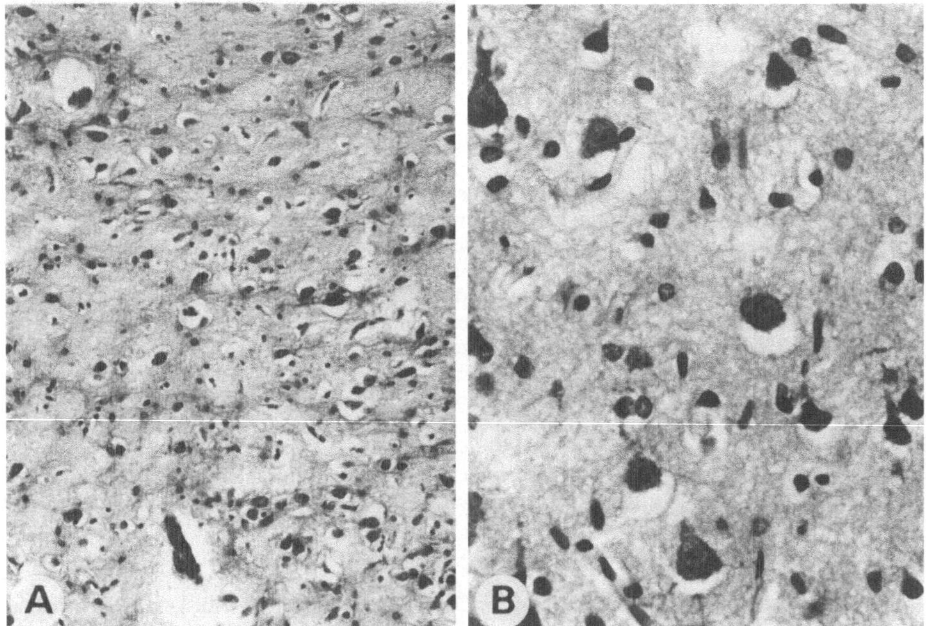

Abb. 1 A, B. Status spongiosus und einfache Nervenzellatrophie in Claustrum (**A**) und Großhirnrinde (**B**) (Klüver-Barrera, Vergr. A 100:1, B 250:1)

Prozeßcharakter der vorliegenden Veränderungen als Mischbild einer degenerativen ZNS-Erkrankung mit Zügen teils einer progressiven Poliodystrophie, teils einer spongiösen Dystrophie vom Leigh-Typ kennzeichnen. Auch im Autopsiematerial konnten weder in der Skelettmuskulatur, noch in Proben vom Großhirnkortex elektronenmikroskopisch abnorme Mitochondrien nachgewiesen werden.

Biochemische Befunde

Die Aktivitäten der Enzyme der Atmungskette und des Zitratzyklus im Muskel gehen aus Tabelle 1 hervor, die Analyse der Atmungskettenenzyme im Gehirn aus Tabelle 2. Um den Grad der Autolyse des Gehirns beurteilen zu können, wurde zusätzlich die Fumarase, die Malat-Dehydrogenase und die Citrat-Synthetase gemessen, diese Enzyme lagen im Normbereich. In Leber und Niere wurde normale COX-Aktivität gemessen.

Tabelle 1. Biochemische Befunde des Muskelgewebes. Enzymaktivitäten in Einheiten/g Muskel

Atmungskette	Patient	Kontrolle	(*n*)
NADH DH	69,7	48 ±9,4	121
NADH Cyt C Red	6,0	3,2±1,5	98
SUCC DH	1,7	2,4±1,1	160
SUCC Cyt C Red	1,6	1,6±0,6	125
COX	2,1	2,8±1,0	113
Zitratzyklus	**Patient**	**Kontrolle**	**(*n*)**
Citrat Synth	24,2	6,3±2,1	112
Fumarase	15,8	19,6±9,0	45

Tabelle 2. Biochemische Befunde des Gehirngewebes. Enzymaktivitäten in Einheiten/g Gehirn

Atmungskette	Patient	Kontrolle ($n=7$)
NADH DH	31	29,6 ±10,3
NADH Cyt C Red	4,0	3,9 ± 0,3
SUCC DH	1,5	2,5 ± 0,7
SUCC Cyt C Red	1,9	3,6 ± 1,1
COX	0	3,33± 1,0

Zusammenfassung und Diskussion

Bei einem 8 Monate alt gewordenen Säugling mit progredienter neurodegenerati-

Der Krankheitsverlauf legte den Verdacht auf eine neurodegenerative Erkrankung aus dem Formenkreis der sog. Mitochondriopathien nahe, wobei vor allem eine mäßige Laktaterhöhung im Liquor und eine bioptisch nachgewiesene neurogene Muskelatrophie bei biochemisch normalen Muskelenzymwerten Hinweise auf eine wohl vorwiegend zentralnervöse Manifestation gaben.
Die histopathologischen Befunde am Zentralnervensystem stehen mit der klinischen Vermutung in gutem Einklang: Sie zeigen zusammengefaßt einen primär zentralnervösen Schädigungstyp mit Spongiose, Astro- und Mikrogliose, Nervenzelldegeneration und stellenweise Kapillarproliferation in der grauen Substanz von Gehirn und Rückenmark. Mit den Ausfällen motorischer Vorderhornzellen im Rückenmark korrespondierte der bioptische und autoptische Befund einer neurogenen Muskelatrophie.
Bei bisherigen Beobachtungen von COX-Mangel wurde der Enzymdefekt meist im Muskel, zusätzlich in Herz, Nieren oder Leber nachgewiesen (Nonaka et al. 1988; Oldfors et al. 1989). Während die Untereinheiten I–III der COX mitochondrial kodiert werden und katalytische Aufgaben haben, werden die restlichen Untereinheiten nukleär kodiert und sind gewebespezifisch (Kadenbach et al. 1987; Miranda et al. 1989).
Bei unserem Patienten wäre demnach ein nukleärer Gendefekt mit Ausfall einer für das ZNS spezifischen Untereinheit der COX zu vermuten.

Literatur

Brown GK, Haan EH, Kirby DM, Scholem RD, Wraith JE, Rogers JG, Danks DM (1988) Cerebral lactic acidosis: Defects in pyruvate metabolism with profound brain damage and minimal systemic acidosis. Eur J Pediatr 147:10–14

Kadenbach B, Kuhn-Nentwig L, Büge U (1987) Evolution of a regulatory enzyme: Cytochrome c oxidase (complex IV). Curr Top Bioenerget 15:112–161

Miranda AF, Ishii S, DiMauro S, Shay JW (1989) Cytochrome c oxidase deficiency in Leigh' syndrome: Genetic evidence for a nuclear DNA-encoded mutation. Neurology 39:697–702

Nonaka I, Koga Y, Shikura K et al. (1988) Muscle pathology in cytochrome c oxidase deficiency. Acta Neuropathol 77:152–160

Oldfors A, Sommerland H, Holme E, Tulinus M, Kristiansson B (1989) Cytochrome c oxidase deficiency in infancy. Acta Neuropathol 77:267–275

VI. Akute Enzephalopathie-Syndrome und ZNS-Infektionen

Hemorrhagic Shock and Encephalopathy Syndrome (HSES) – Klinischer Verlauf und biochemische Merkmale bei zwei Säuglingen

M. Kirschstein, F. Aksu, F. Tegtmeyer, C. v. d. Lühe, K. Kruse

Einleitung

1983 wurde erstmalig aus Großbritannien über 10 Säuglinge berichtet, die akut an einer bis dahin unbekannten Konstellation von Symptomen – dem sog. Hemorrhagic Shock and Encephalopathy Syndrome – abgekürzt HSES – erkrankten (Levin et al. 1983). Seit der Erstveröffentlichung haben bisher rund 100 Fallbeschreibungen Eingang in die Fachliteratur gefunden – aus der Bundesrepublik davon nur eine (Chesney u. Chesney 1989; Roth et al. 1987). Die Erkrankungshäufigkeit liegt sicherlich viel höher. Im Blick auf den kurzen tragischen Verlauf und die differentialdiagnostischen Schwierigkeiten stellen wir hier zwei Säuglinge vor, die an den typischen Symptomen des HSES erkrankten und in unserer Klinik behandelt wurden.

Kasuistik

Patientin 1: M. W., geb. 1988:
Der 8 Monate alte weibliche Säugling erkrankt an einem fieberhaften Infekt der oberen Luftwege und an einer Gastroenteritis. Drei Tage später finden die Eltern am Morgen ihre Tochter apathisch und nicht ansprechbar im Bett vor. Mit Notarzt erfolgt die Einlieferung in unsere Klinik.
Bei Ankunft auf der Intensivstation ist der Säugling komatös und in tiefem Schock. Die rektale Temperatur beträgt 40 °C bei ausgeprägt kühlen Extremitäten. Kurze Zeit nach Ankunft kommt es zum Auftreten von generalisierten zerebralen Krampfanfällen. Die Laborwerte sind in Tabelle 1 aufgeführt. Nach sofortiger Gabe von Humanalbumin, Antikonvulsiva, Antipyretika und Pufferung mit Natriumbikarbonat gelingt eine rasche Stabilisierung der Kreislaufverhältnisse sowie eine langsame, kontinuierliche Temperatur- und Elektrolytnormalisierung. Bis zum Erhalt negativer Blut- und Liquorkulturergebnisse erfolgt eine Antibiotikatherapie. Die Patientin entwickelt in den ersten 24 h eine Panzytopenie, und es kommt zu einem Anstieg der Leber- und Muskelenzyme. Während die als Ausdruck der Multiorganschädigung pathologisch veränderten Laborwerte sich sämtlich nach Wochen normalisieren, bessert sich die neurologische Symptomatik nicht. Im kranialen Computertomogramm, das am Aufnahmetag lediglich eine geringe Aufweitung der Ventrikel zeigte, läßt sich 4 Wochen später eine ausgeprägte, generalisierte kortikale und subkortikale Hirnatrophie nachweisen (Abb. 1). Zwei Monate nach Erkrankungsbeginn wird der Säugling mit einem apallischen Syndrom und einer spastischen Quadriplegie aus unserer Klinik entlassen.

Patientin 2: S. J., geb. 1988:
Vier Tage nach Erkrankungsbeginn mit Durchfall, Erbrechen und subfebrilen Temperaturen finden die Eltern ihre 5 Monate alte Tochter morgens hochfiebernd und apathisch im Bett liegend vor.

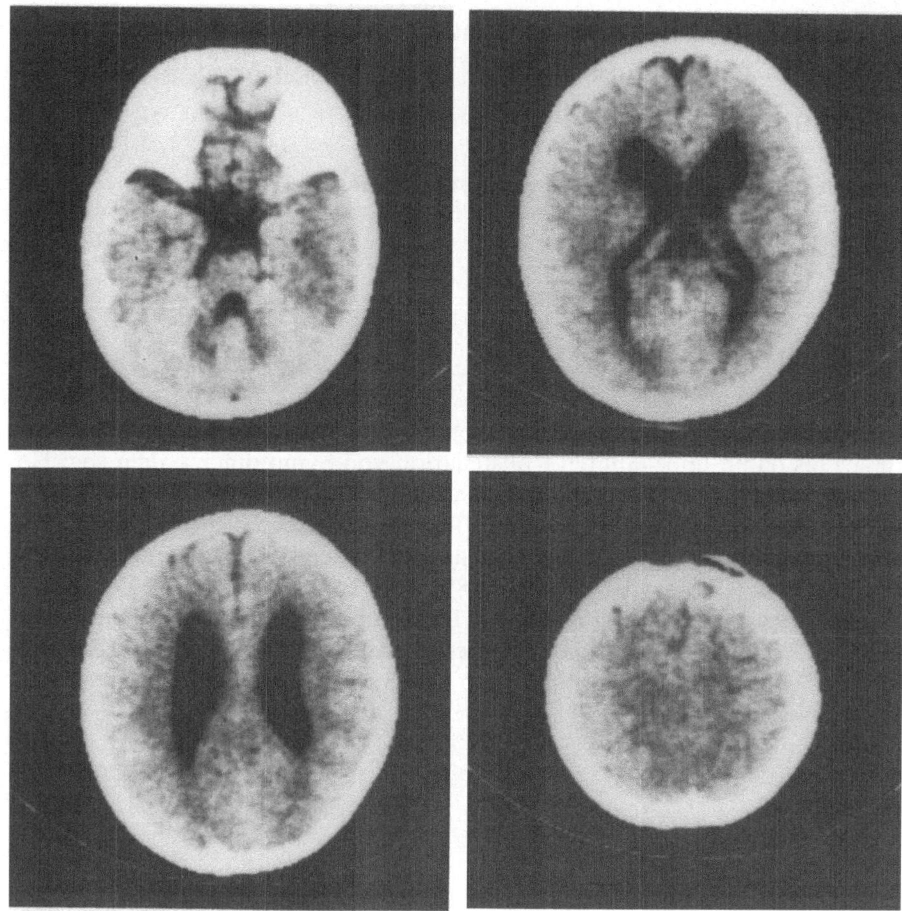

Abb. 1. Ausgeprägte, diffuse kortikale und subkortikale Hirnatrophie 4 Wochen nach Erkrankungsbeginn (9 Monate alter weiblicher Säugling – Patient 1)

Eine Stunde später bei Aufnahme auf der Intensivstation ist die kleine Patientin bewußtlos und reagiert nur noch auf starke Schmerzreize. Die rektale Temperatur beträgt 40 °C, es bestehen eine ausgeprägte Tachykardie und Hypotonie. Bei Ankunft sowie in den folgenden Stunden treten wiederholt fokale zerebrale Krampfanfälle auf. Es bestehen Hypernatriämie, metabolische Azidose, Hypoglykämie und Nierenfunktionsstörung (Tabelle 1). Die initiale Therapie besteht aus Gabe von Humanalbumin, Natriumbikarbonat, Glukose- und Elektrolytinfusionen, die rasch zu einer Normalisierung von Azidose, Hypoglykämie und der Kreislaufparameter führen. Die Krampfanfälle sistieren nach Antikonvulsivagabe. Eine antibiotische Therapie wird wegen fehlender Entzündungszeichen und negativer mikrobiologischer Untersuchungsergebnisse aus Blut und Liquor nicht eingeleitet.

Innerhalb von 24 h kommt es auch bei dieser Patientin zur Entwicklung einer Panzytopenie sowie zu einem Anstieg verschiedener Serumenzyme als Ausdruck multipler Organschädigungen. Sämtliche Laborparameter normalisieren sich nach mehreren Wochen.

In einem am siebten Tag durchgeführten kranialen Computertomogramm (Abb. 2) lassen sich im Großhirn multiple umschriebene Blutungen nachweisen. Im EEG korrelieren diese mit

Tabelle 1. Laborbefunde bei 2 Kindern mit Hemorrhagic Shock and Encephalopathy Syndrome

	Laboruntersuchungen			
	Pat. M. W.		Pat. S. J.	
	Aufnahme	Verlauf: Max (Min)	Aufnahme	Verlauf: Max (Min)
Natrium (mmol/l)	157	–	164	–
Kalium (mmol/l)	3,3	–	6,0	–
pH	7,30	–	7,19	–
pCO_2 (mm Hg)	21,0	–	18,9	–
Bikarbonat (mmol/l)	15,9	–	11,1	–
BE (mmol/l)	−12,1	–	−18,9	–
Blutzucker (mg/dl)	90	–	<20	–
GOT (U/l)	33	255	160	270
GPT (U/l)	11	205	38	127
GGT (U/l)	6	15	13	(11)
LDH (U/l)	542	1296	n.u.	893
CK (U/l)	82	7822	317	2969
Leukozyten (pro nl)	5,5	(3,9)	16,0	(3,0)
Hämoglobin (g/dl)	9,6	(8,5)	12,6	(8,7)
Thrombozyten (pro nl)	41	(9)	877	(32)
A_1-Antitrypsin (g/l)	n.u.	(1,91)	2,39	(1,8)
CRP (mg/l)	30,3	(6,4)	6,16	9,08
Ammoniak (μmol/l)	n.u.	<48	n.u.	43,3
Creatinin (mg/dl)	0,9	1,8	1,6	–
Bilirubin (mg/dl)	0,4	0,7	n.u.	0,3
Haptoglobulin (g/l)	n.u.	(0,35)	n.u.	(1,11)
Thrombinzeit (s)	16,0	17,6	n.u.	19,0
Quick (%)	75	(87)	n.u.	(97)
PTT (s)	43,6	37,8	n.u.	43,5
Fibrinogen (mg/dl)	360	295	n.u.	392
Antithrombin III (IU)	8,82	–	n.u.	n.u.

Pat. M. W. und S. J.: Negative Untersuchungsergebnisse

- Liquor- und Blutkultur
- Stuhl: Varia, TPE, Dyspepsie, Coli, Yersinien, Rotavirus-Ag
- Virusantikörper: Adeno, Herpes simplex, Masern, Mumps, Hepatitis A u. B, Influenza A u. B, Varizellen, FSME, Coxsackie
- Chlamydien, Listerien, Toxoplasmose, Mykoplasmen, TPHA
- Aminosäurenchromatogramm, Autoantikörper

Herden steiler Abläufe. Bei einer Kontrolle nach 2 Monaten findet sich eine ausgeprägte generalisierte kortikale und subkortikale Atrophie.

Nach 3wöchiger stationärer Behandlung erfolgt die Entlassung der kleinen Patientin in einem leicht gebesserten neurologischen Zustand: Sie ist ansprechbar und fixiert zeitweise Gegenstände und Personen, greift aber nicht gezielt. Selbständiges Drehen ist nicht möglich. Ferner besteht eine ausgeprägte Muskelhypotonie. Bei einer ambulanten Wiedervorstellung beträgt das statomotorische Entwicklungsalter des inzwischen fast 1 Jahr alten Mädchens 3–4 Monate.

Bei beiden Patientinnen wurden Untersuchungen (Tabelle 1) zur Abklärung der Ätiologie durchgeführt. Bei mehreren Kontrollen konnte kein Antikörpertiteranstieg gegenüber irgendeinem Erreger nachgewiesen werden. Die Diagnostik auf Stoffwechselstörungen ergab ebenfalls negative Resultate.

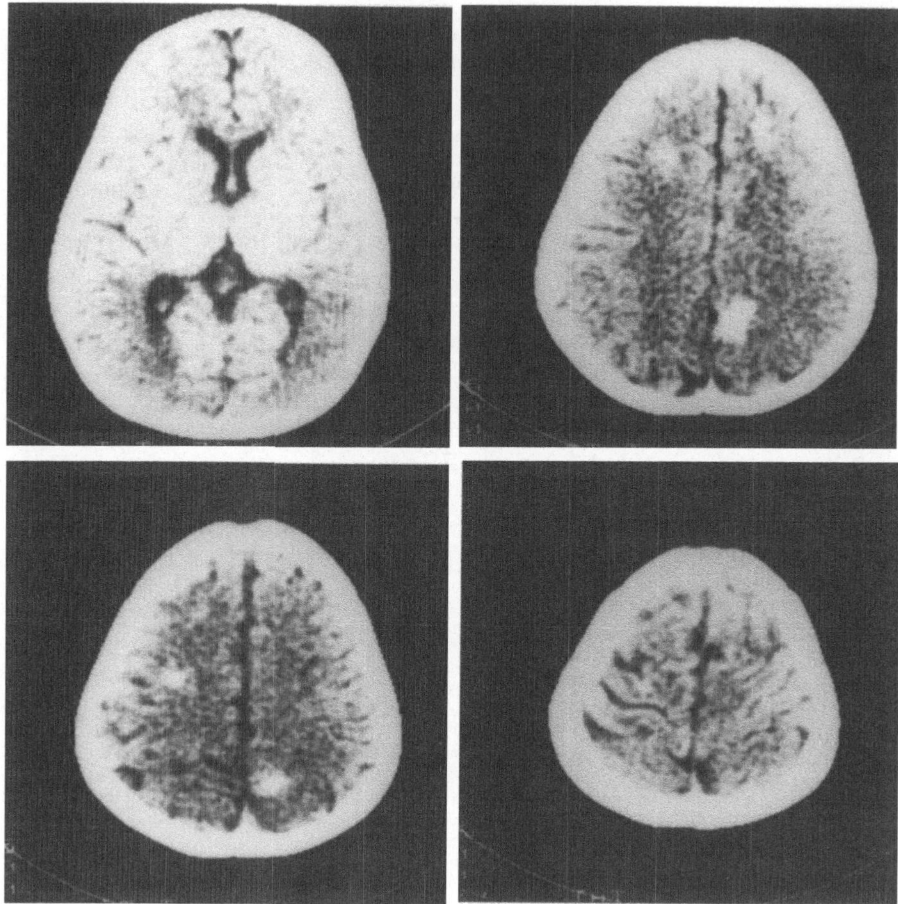

Abb. 2. Multiple, umschriebene Blutungen 7 Tage nach Erkrankungsbeginn (5 Monate alter weiblicher Säugling – Patient 2)

Diskussion

Die diagnostischen Kriterien und die Prognose des HSES sind anhand von 39 gut dokumentierten Fällen aus Großbritannien in Tabelle 2 zusammengestellt (Joint British Pediatric Association and Communicable Disease Surveillance Centre 1985). Nach meist unspezifischen Prodromi in Form von Diarrhoe oder Infekten der oberen Luftwege kommt es plötzlich innerhalb von wenigen Stunden zum Auftreten von Schock, Azidose, Koma, Krampfanfällen und Blutungen. Im weiteren Verlauf folgt ein Anstieg der Leberenzyme sowie eine Panzytopenie. Sämtliche mikrobiologischen und toxikologischen Untersuchungen fallen negativ aus. Zwei Drittel aller Säuglinge sterben innerhalb von 2–3 Tagen nach Erkrankungsbeginn im protrahierten Schock oder an Multiorganversagen. Nur 6% überleben

Tabelle 2. Diagnostische Kriterien und Prognose des Hemorrhagic Shock und Encephalopathy Syndrome, zusammengestellt anhand von 39 Patienten. (Aus Joint British Pediatric Association and Communicable Disease Surveillance Centre 1985)

– Enzephalopathie	100%
– Transaminasenanstieg	100%
– Schock	97%
– Azidose	97%
– Negative Blut- und Liquorkultur	97%
– Thrombozytenabfall	94%
– Diarrhoe	92%
– Hämoglobinabfall	91%
– DIC	89%
– Nierenfunktionsstörung	86%
– Keine erhöhten Ammoniakwerte	82%
– Mortalität	66,7%
– Überlebende ohne neurologische Folgeschäden	6%
– Überlebende mit neurologischen Folgeschäden	27,3%
– Erkrankungsalter 17 Tage – 15 Jahre (87% <1 J., Median 5 Monate)	

ohne neurologische Folgeschäden. Das HSES ist eine Erkrankung, die fast nur im Säuglings- und Kleinkindesalter auftritt. Bei der Sektion verstorbener Patienten finden sich Blutungen, Ödeme und intravaskuläre Mikrothromben in zahlreichen Organen sowie zentrilobuläre Leberzellnekrosen (Levin et al. 1989). Ätiologie und Pathogenese des HSES sind bis heute unbekannt. Levin und Mitarbeiter aus London vermuten eine Störung im Proteinasen-Proteinaseninhibitorsystem als pathogenetischen Mechanismus, da die meisten ihrer Patienten niedrige Alpha-1-Antitrypsin- und Alpha-2-Makroglobulinwerte, sowie erhöhte Serumtrypsinspiegel aufwiesen (Levin et al. 1989). Ferner fanden sich bei Familienangehörigen erkrankter Kinder überdurchschnittlich häufig seltene Alpha-1-Antitrypsinphänotypen.

Interessant ist, daß die meisten Säuglinge in einem Zeitraum erkranken, in dem die mütterliche Leihimmunität erlischt.

Die Differentialdiagnose des HSES umfaßt eine Reihe von Erkrankungen, die anhand bestimmter Unterschiede (Tabelle 3) abgegrenzt werden können.

Tabelle 3. Differentialdiagnose des Hemorrhagic Shock and Encephalopathy Syndrome (HSES)

Abgrenzung von Differentialdiagnosen	
DD	*HSES*
Septischer Schock	– kein Bakteriennachweis
Hämorrhagisches Fieber	– kein (Arbo-)Virusnachweis
Reye-Syndrom	– andere Altersverteilung, kein Ammoniakanstieg differente Leberhistologie
Toxic Shock Syndrome (TTS)	– kein Hautexanthem kein Staphylokokkennachweis
Hitzschlag	– Auftreten ohne Fieber

Im Gegensatz zum septischen Schock und hämorrhagischen Fieber gelang bisher kein Bakterien- bzw. Virusnachweis beim HSES. Das Reye-Syndrom weist eine andere Altersverteilung, einen Ammoniakanstieg und spezifische histologische Leberveränderungen auf. Im Gegensatz zum staphylogenen toxischen Schocksyndrom treten beim HSES keine Hautveränderungen auf.
Die größte klinische Ähnlichkeit besteht zum Hitzschlag, der ebenfalls zu Schock und intravasaler Gerinnung führen kann. Aber nur wenige der bisher veröffentlichten Patienten mit HSES waren nachweislich zu warm angezogen. Die Erkrankung tritt zudem auch ohne erhöhte Körpertemperatur auf.
In den letzten Jahrzehnten sind in der Pädiatrie eine Reihe von Syndromen quasi „neu" entdeckt worden. Dazu gehören das Hämolytisch-urämische Syndrom, das Kawasaki-Syndrom und das Reye-Syndrom. Das HSES kann sicherlich zu dieser Reihe hinzugefügt werden.

Literatur

Chesney PJ, Chesney RW (1989) Hemorrhagic shock and encephalopathy: Reflexions about a new devasting disorder that affects normal children. J Pediatr 114:254–256

Joint British Pediatric Association and Communicable Disease Surveillance Centre (1985) Surveillance scheme for hemorrhagic shock and encephalopathy syndrome: Surveillance report for 1982-4. Br Med J 290:1578–1579

Levin M, Kay JDS, Gould JD, Hjelm M, Pincott JR, Dinwiddie R (1983) Hemorrhagic shock and encephalopathy: a new syndrome with a high mortality in young children. Lancet II:64–67

Levin M, Pincott JR, Hjelm M et al. (1989) Hemorrhagic shock and encephalopathy: Clinical, pathologic, and biochemical features. J Pediatr 114:194–203

Roth D, Younossi-Hartenstein A, Schröder R, Hörnchen H, Heymans L (1987) Hemorrhagic shock-encephalopathy syndrome: Plasmapheresis as a therapeutic approach. Eur J Pediatr 146:83–85

Epidemiologie und Therapie des Reye-Syndroms in der CSFR

M. Lehovský, J. Kraus, J. Pachl

Einleitung

Das hepatozerebrale Syndrom wurde erstmals durch Reye 1963 beschrieben. In den 80er Jahren konnte eine bemerkenswerte Senkung der Mortalität durch Einsatz moderner intensivmedizinischer Maßnahmen erreicht werden.
Diese Maßnahmen wurden in unserer Intensivstation im Jahre 1980 eingeführt. Sie umfassen eine epidurale Druckmessung und therapeutische Modalitäten, wie sie von Boutros 1977 publiziert wurden.

Patienten

Seit Juli 1980 arbeitet die Intensivstation des Motol Krankenhauses in Prag als Zentrum für die Therapie des Reye-Syndroms. In den Jahren 1980–1989 wurden 122 Patienten mit dieser Diagnose aus der gesamten CSSR aufgenommen. Unsere Zahlen stimmen mit der bekannten Morbiditätsrate in einer Kinderpopulation überein. Die höchste Inzidenz war 1986 (0,96). Diese Zahl liegt etwas höher als die Angaben des US Centers for Disease Control aus dem Jahre 1980 (0,88).
Die klinische Erfahrung und die Daten unserer Gruppe von 122 Kindern mit hepatozerebralem Syndrom, die wir in der Zeit von 1980–1989 behandelt haben, erlauben uns, auf einige charakteristische Befunde dieser Erkrankungen in unserem Land hinzuweisen. Betrachtet man die Epidemiologie, so konnten wir beide Typen des Syndroms beobachten: den sog. *amerikanischen Typ,* der im Zusammenhang mit Virusinfektionen und einer Salizylatmedikation auftritt, und den *britischen Typ,* der Kinder im Alter von unter 5 Jahren betrifft, ohne daß eine signifikante Beziehung zu den genannten „triggering factors“ feststellbar ist. Die weitere Analyse erbrachte einen unerwarteten epidemiologischen Befund: Mehr als 50% der Patienten kamen aus hochindustrialisierten Regionen. Diese Beobachtung wirft natürlich sofort die Frage nach Umweltfaktoren auf. Sie ist wahrscheinlich aber ein Artefakt der Fallzusammenstellung.

Diagnostik

Die Diagnose des hepatozerebralen Syndroms beruht auf klinischen Befunden und Laborbefunden. Der Bewußtseinsgrad kann klinisch nach der Glasgow Coma Scale beurteilt werden. Für unsere Zwecke haben wir ein etwas modifiziertes und vereinfachtes Schema für Kinder entwickelt. Es besteht aus zwei Teilen. Im ersten werden basale klinische Daten wie Zirkulation, Ventilation, Temperatur und Nahrungsaufnahme registriert. Außerdem wird der Bewußtseinsgrad durch drei Tests bestimmt: Augenöffnen, Kommunikation und optimale motorische

Antwort auf einen Schmerzstimulus. Die maximal erreichbare Punktzahl beträgt 18. Als kritischen Befund werten wir eine Punktzahl von weniger als 6 Punkten. Im zweiten Teil unseres Schemas beurteilen wir die Hirnstammfunktionen anhand von Pupillenreaktion, Kornealreflex sowie vestibulookulärem und okulozephalem Reflex. Die maximale Punktzahl beträgt 6, als kritisch werden 2 oder weniger Punkte gewertet.

Die neurophysiologischen Untersuchungen umfassen eine kontinuierliche EEG-Ableitung über ein oder zwei Kanäle oder, wenn notwendig, eine Standard-EEG-Ableitung. In ausgewählten Fällen werden die akustischen Hirnstammpotentiale und die somatosensorisch evozierten Potentiale gemessen.

Nach unserer klinischen Erfahrung stellt die Messung der Fluoreszenzzeit eine wichtige und brauchbare diagnostische Methode dar. Hierunter verstehen wir das Zeitintervall zwischen intravenöser Applikation von Fluoreszein in die Kubitalvene und dem Fluoreszenzennachweis in den retinalen Arterien. Die Zeit sollte weniger als 15 s betragen.

Die EEG's wurden regelmäßig abgeleitet und ergaben brauchbare Informationen in allen Fällen. Seit 1985 haben wir die EEG-Verläufe von 36 Patienten mit hepatozerebralem Syndrom systematisch verfolgt. Die EEG-Befunde korrelierten eng mit dem klinischen Status.

Wir analysierten 33 EEG-Ableitungen von Patienten der Behandlungszeit 1985–1989. Vier Ableitungen waren normal, 29 zeigten verschiedenartige Auffälligkeiten. In den schwersten Fällen war eine sehr langsame bioelektrische Aktivität über beiden Hemisphären nachweisbar. Bei überlebenden Kindern normalisierte sich die EEG-Aktivität langsam, wobei ein Persistieren von Beta-Aktivität über einen längeren Zeitraum feststellbar war. Fokale EEG-Veränderungen oder hypersynchrone Aktivität waren nicht nachweisbar. Bei 5 weiteren Kindern, bei denen wir ein EEG-Dauermonitoring durchführten, wurde ein Nullinien-EEG trotz maximaler Verstärkung beobachtet. Aber auch diese Patienten erholten sich und zeigten später Normalbefunde.

Therapie

Die Behandlung von Kindern mit hepatozerebralem Syndrom erfolgt derzeit nach zwei Methoden an unserer Klinik: invasiv und nicht-invasiv (Tabelle 1). Die gewählte Methode hängt von dem Bewußtseinsgrad und dem arteriellen pCO_2 ab. Die *invasive Methode* wird angewandt, wenn Patienten bei Schmerzreizen eine Dekortikationshaltung aufweisen und der pCO_2 niedriger als 3 kPa ist.

Die *nichtinvasive Methode* besteht in einer Pharmakotherapie, welche die Multiorganbeteiligung dieser Krankheit, insbesondere der Leber, berücksichtigt und die Gabe von Vitamin K, Laktulose, Dexamethason und Neomycin vorsieht. Bei der invasiven Behandlung wird neben der Pharmakotherapie ein intensives Monitoring des intrakraniellen, des arteriellen und venösen Blutdruckes durchgeführt. Besonderes Ziel hierbei ist die Vermeidung der intrakraniellen Drucksteigerung, weshalb die Kinder hyperventiliert werden (Hypokapnie). Wenn die Hyperventilation nicht ausreicht, werden zusätzlich Thiopental, Mannitol und Hypothermie versucht.

Tabelle 1. Reye-Syndrom: Behandlungsschema seit 1985

Nicht-invasive Therapie

1. Dexamethason (1,5 mg/kg KG/Tag)
2. Ampicillin und Oxacillin (100 mg/kg KG/Tag)
3. Laktulose 50% (1 ml/kg KG/Tag)
4. Neomycin (50 mg/kg KG/Tag)
5. Vitamin K (5 mg/Tag i.v.)
6. Mannitol (1,5 g/kg KG/Tag i. v.) – nicht bei Hyperosmolarität von über 310 mosmol/l

Invasive Therapie

(bei Dekortikationshaltung als Reaktion auf Schmerzreize und einem arteriellen $pCO_2 < 3$ kPa)

Monitoring: Intrakranielle Druckmessung, arterielle und venöse Blutdruckmessung, pCO_2-Messung, EKG, EEG

Parenterales Ernährungsprotokoll

1. Flüssigkeitsrestriktion auf 2/3 des Grundbedarfes
2. Glukose 20% (1 ml/kg KG initial bei Hypoglykämie)
3. Verzweigtkettige Aminosäuren (Nutramin VLI/Spofa – s. Tabelle 2)
4. Infusionslösung zur Behandlung des Leberversagens (Nutramin C/Spofa – s. Tabelle 2)
5. Blut- und Plasmatransfusion bei Koagulopathie
6. Medikamente wie bei nicht-invasiver Therapie (s. o.)

Therapie der intrakraniellen Drucksteigerung

1. Hyperventilation mit Hypokapnie
2. Thiopental (1 mg/kg KG)
3. Mannitol (0,25 g/kg KG in 10–15 min alle 4 h)
4. Hypothermie (bis 31 °C bei vorsichtiger Vasodilatation)

Seit 1985 sieht unsere Behandlung ein parenterales Ernährungsprotokoll vor, das *spezielle Aminosäuren-Infusionslösungen* zur Behandlung des Leberversagens beinhaltet (Tabelle 2).

Tabelle 2. Reye-Syndrom: Aminosäure-Infusionslösungen im Rahmen des parenteralen Ernährungsprotokolls

Verzweigtkettige Aminosäuren (Nutramin VLI/Spofa)	
L-Valin	10,0 g/l
L-Leucin	12,77 g/l
L-Isoleucin	7,22 g/l
Infusion zur Behandlung des Leberversagens (Nutramin C/Spofa)	
L-Arginin	12,5 g/l
L-Lysin	5,12 g/l
L-Glutaminsäure	7,1 g/l
L-Malatsäure	3,5 g/l
L-Asparaginsäure	1,0 g/l
L-Valin	0,67 g/l
L-Leucin	0,71 g/l
L-Isoleucin	0,45 g/l
L-Methionin	0,6 g/l
L-Ornithin	1,25 g/l
L-Threonin	0,28 g/l

Tabelle 3. Reye-Syndrom: Erkrankungsfälle und Letalität im Vergleich unterschiedlicher Infusionsprotokolle (Gruppe A: Keine Anwendung der speziellen Aminosäure-Infusionslösung; 1980–1985; Gruppe B: Behandlung mit spezieller Aminosäure-Infusionslösung, s. Tabelle 2; 1986–1989)

Alter	Erkrankungsfälle		Letalität	
	Gruppe A	Gruppe B	Gruppe A	Gruppe B
<1 J.	18	21	61%	23%
1–3 J.	6	10	50%	20%
4–5 J.	6	11	67%	18%
6–15 J.	15	35	33%	27%

Prognose

Die Letalität des Reye-Syndroms betrug im Zeitraum von 1980–1989 nahezu 40%. Bei den überlebenden Kindern fanden wir in 4% schwerste zerebrale Residualsyndrome. Nach Einführung des o.g. speziellen parenteralen Ernährungsprogrammes ist die Letalität auf 20% gesunken (Tabelle 3). Besonders Kinder im Alter von unter 3 Jahren profitierten hiervon. Wir beobachteten auch eine Verkürzung der Enzephalopathie-Symptomatik und der notwendigen Hyperventilationsdauer. Daneben traten weniger Gerinnungsstörungen auf, so daß Bluttransfusionen seltener erforderlich waren.

Aus unseren Ergebnissen möchten wir schließen, daß das von uns angewandte, neue parenterale Ernährungsprotokoll die Behandlungsmethode der Wahl bei Kindern mit hepatozerebralem Syndrom darstellt.

Wir erwarten eine weitere Abnahme der Inzidenz des hepatozerebralen Syndroms mit dem geringeren Gebrauch von Salizylat, wie er jetzt allgemein akzeptiert ist. Die pathogenetische Bedeutung von Umweltfaktoren muß weiter untersucht werden.

Literatur

Boutros A (1977) Management of Reye syndrome. Crit Care Med 5:234–238

Centers for Disease Control (1986) Reye's syndrome surveillance. Morbidity and Mortality Weekly Report USA, No. 41, 36:689–691

Zu aktuellen Problemen des sog. „Waterhouse-Friderichsen-Syndroms“ im Kindesalter

J. Külz, D. Hobusch, E. Rohmann

Einleitung

Das Waterhouse-Friderichsen-Syndrom ist in erster Linie ein infektiologisches und weniger ein neuropädiatrisches Problem. Immunologische Aspekte spielen eine entscheidende Rolle. Neugeborene und junge Säuglinge werden offenbar durch mütterliche Antikörper geschützt, das Krankheitsbild wird praktisch niemals vor dem 6. Monat gesehen und zeigt ein Maximum im Kleinkindesalter. Differentialdiagnostische Abgrenzungsversuche zwischen Meningokokkensepsis und Waterhouse-Friderichsen-Syndrom wurden insbesondere durch Künzer (1972) und Sutor (1981) inauguriert.

Pathogenese

Ausgangspunkt der Erkrankung ist eine Sepsis, überwiegend durch gramnegative Erreger. Bakterielle Endotoxine lösen die pathogenetische Kette mit intravasaler Gerinnung und Verbrauchskoagulopathie aus. Es kommt zum Endotoxinschock, nachfolgend ein rasanter Krankheitsverlauf mit häufig tödlichem Ausgang durch den gleichzeitigen Angriff der Endotoxine an mehreren Organsystemen.
Bei der Pathogenese des Schockgeschehens spielt die (meist nachweisbare) schwere, doppelseitige hämorrhagische Infarzierung der Nebenniere eine bedeutende Rolle. Dies postulierten schon Marchant (1880), Little (1901), Waterhouse (1911) und Friderichsen (1918).

Eigenes Krankengut

Wir beobachteten 15 Patienten in den Jahren 1971–1982 (Gruppe 1) und 13 Patienten in den Jahren 1983–1988 (Gruppe 2). Alle Kinder waren älter als 1 Jahr, die älteste Patientin 14 Jahre alt. Das weibliche Geschlecht war deutlich stärker betroffen. Die Eigen- und Familienanamnesen ließen keine sicheren Hinweise auf mögliche Immundefekte erkennen. Die Aufnahmebefunde in beiden Gruppen sind in Tabelle 1 dargestellt.

Tabelle 1. Aufnahmebefunde bei Waterhouse-Friderichsen-Syndrom (Gruppe 1 = 1971–1982; Gruppe 2 = 1983–1988)

Aufnahmebefunde	Gruppe 1 ($n = 15$)	Gruppe 2 ($n = 13$)	Gesamt ($n = 28$)
Meningitische Reizerscheinungen	9	7	16
Schockzeichen	11	12	23
Bewußtseinsstörungen	13	11	24
Haut- und Schleimhautblutungen	15	13	28
Intravitale Totenflecke	11	1	12

Krankheitsverlauf

Gruppe 1: Neun der 15 Patienten starben innerhalb der ersten 24 h nach stationärer Aufnahme, 3 Patienten überlebten bis zu maximal 5 Tage. Die durchschnittliche Überlebensdauer nach Aufnahme in die Klinik betrug 15 h. Die Zeitspanne zwischen Auftreten der ersten Symptome und Klinikaufnahme lag zwischen 12 und 24 h.

Gruppe 2: Neun der 13 Patienten verstarben innerhalb von 24–26 h nach stationärer Aufnahme. 2 Patienten überlebten 6 Tage. Der Zeitraum zwischen Auftreten der ersten Krankheitserscheinungen und der klinischen Aufnahme betrug minimal 4 h, maximal 24 h. Alle verstorbenen Patienten wiesen schwere hämorrhagische Infarzierungen der Nebennieren auf, die praktisch einen Organverlust bedeuteten. Die paraklinischen Befunde sind in Tabelle 2 wiedergegeben.

Tabelle 2. Paraklinische Befunde bei Waterhouse-Friderichsen-Syndrom (Gruppe 1 = 1971–1982; Gruppe 2 = 1983–1988)

	Gruppe 1 ($n = 15$)	Gruppe 2 ($n = 13$)
Zellzahl im Liquor		
Normal	2/15	3/13
Erhöht	5/15 $< 100/3/\mu l$ 8/15 $> 100/3/\mu l$	10/13: 60–3900/3/μl
Verbrauchskoagulopathie (soweit untersucht)	10/11	11/11
Erregernachweis	13/15	9/13
davon: Meningokokken	10/13	9/9
Haemophilus influenzae	2/13	–
Pneumokokken	1/13	–

Therapeutische Prinzipien

Oberstes Gebot ist die Frühdiagnose und Frühtherapie, einschließlich einer ordnungsgemäßen Erstversorgung des Patienten vor Weiterleitung in eine Kinderklinik mit Antibiotika, Infusionen, Kortikosteroiden und Heparin.

Antibiotikatherapie

Folgende antibiotische Kombinationstherapien kamen zum Einsatz:
1. Penicillin + Ampicillin + Chloramphenicol
2. Chloramphenicol + Gentamicin
3. Ampicillin + Gentamicin

Schocktherapie/Infusionstherapie

Von besonderer Bedeutung ist eine frühzeitige Infusionstherapie mit dem Ziel einer Verbesserung der Mikrozirkulation, Verminderung der Blutviskosität, Mobilisierung des in der peripheren Blutbahn versackten Blutes/Plasmas, Erhöhung des Herz-Zeit-Volumens, Normalisierung des Hydrationszustandes, Bekämpfung der metabolischen Azidose, Förderung der Urinausscheidung und einer ausreichenden Kalorienzufuhr.

Glukokortikoide

Ziel ist die Substitution der ausgefallenen Nebennierenrindenfunktion, eine Beeinflussung der Hämodynamik und eine Erhöhung der Kontraktilität des Herzens, Wiederherstellung der Gefäßreaktivität und Hemmung der Reaktionen des aktivierten Komplements durch Endotoxine. Unsere Dosierungen lagen in den Gruppen bei 20 mg/kg KG/Tag über 4 Tagesdosen verteilt, wobei häufig bei stationärer Aufnahme 50% der Tagesmaximaldosis sofort initial intravenös verabreicht wurden. Es werden auch höhere Dosen empfohlen: bis 50 mg/Tag in 4maliger Wiederholung nach jeweils 30–60 min.

Gerinnungsstörungen und Verbrauchskoagulopathie

Auf diesem Gebiet gibt es die größten Meinungsverschiedenheiten (Fischer u. Haupt 1974; Künzer 1988; Sutor 1987/88; Schippan 1977; Weinmann u. Giertler 1978; Weißbach et al. 1977).

Zwei Modalitäten wurden diskutiert:
1. Antikoagulationstherapie mit Heparin
2. fibrinolytische Therapie mit Streptokinase oder Urokinase

Gruppe 1: Alle 15 Patienten wurden mit Heparin behandelt. Ein nur anfänglich mit Heparin und später mit Streptokinase behandeltes Kind überlebte, mußte aber doppelseitig oberschenkelamputiert werden.

Gruppe 2: Acht der 13 Patienten wurden mit Streptokinase behandelt, 4 der 8 primär mit Heparin. Es überlebten lediglich 2 Kinder, 6 Kinder verstarben trotz Streptokinasetherapie. Alle Kinder dieser Gruppe erhielten zusätzlich gerinnungsaktives Frisch- oder Gefrierplasma.

Zusatztherapie

Gammaglobulin für alle Patienten (Gammavenös). Beatmung bei pulmonalen Perfusionsstörungen (Abfall pO_2 unter 9,3 kPa). Indikation zur Hyperventilationsbehandlung, Intubation bzw. PEEP-Beatmung (bis pO_2 ca. 12–12,5 kPa; pCO_2 etwa 4 kPa).
Der Vergleich unserer Erfahrungen in den Zeiträumen 1971–1982 und von 1983–1988 zeigt, daß es in den ausgesprochen schweren Krankheitsfällen mit Waterhouse-Friderichsen-Syndrom auch nach Änderung der therapeutischen Prinzipien durch verstärkten Gebrauch von gerinnungsaktivem Frisch- und Gefrierplasma bzw. durch den Einsatz von Streptokinase nicht gelungen ist, die Behandlungsergebnisse entscheidend zu verbessern.
Die perakute Meningokokkensepsis unter dem Bild eines Waterhouse-Friderichsen-Sydroms bleibt damit nach wie vor das schwerste und prognostisch ungünstigste infektiologische Krankheitsbild im Kindesalter.

Anhang I:

Empfehlungen der Arbeitsgemeinschaften „Neuropädiatrie" und „Infektologie" der Gesellschaft für Pädiatrie der DDR

Therapie vor der stationären Einweisung:

- Schaffung eines intravenösen Zuganges für anschließende Tropfinfusion
- Chemotherapie: Penicillin G, 1–3 Mio. IE i.v.
- Schocktherapie: Infukoll M 40 oder Humanalbumin 5%ig, 10 ml/kg KG i.v. und Prednisolon, 10–20 mg/kg KG i.v.

Verlegung mit DMH-Transport in ein Zentrum.

Therapie im Zentrum:

Therapie der Grundkrankheit, Schock, Azidose, Anämie, Krämpfe. Rechtzeitige Hyperventilationstherapie. Nur bei Vorliegen eines Waterhouse-Friderichsen-Syndroms (WFS) gleichzeitige Behandlung mit Streptokinase (modifiziertes Sutor-Schema).

Antibiotische Therapie bei Aufnahme:

Säuglinge bis 6. Lebenswoche	Cefotaxim und Gentamicin
Kinder ab 7. Lebenswoche	Penicillin G und Ampicillin

Therapie der disseminierten intravasalen Gerinnung (nur bei WFS):

Initiale Infusion: Streptokinase, 4000 IE/kg
+Infukoll M 40 mit Mannitol 100, 5 ml/kg KG
+0,3 molare $NaHCO_3$-Lsg., 3 ml/kg KG
+Glukose 10%, 3 ml/kg KG

über Bypass oder als 2. Infusion parallel zur antibiotischen Therapie in 30 min. Nach kürzlicher Streptokokkeninfektion Erhöhung der Streptokinasedosis auf 10000 IE/kg KG. Anschließend Tropfinfusion von Streptokinase in 10%iger Glukose 1200 IE/kg KG/h für 12–18 h.
Folgende Parameter müssen bei Streptokinasetherapie kontrolliert werden: Thrombinzeit, Verlängerung der TZ auf 30–70 s erwünscht. *Zu beachten:* Bereitstellung von 1–2 eingekreuzten Konserven Erythrozytenkonzentrat, von Antifibrinolytika, keine Lumbalpunktionen!
Kontraindikationen einer fibrinolytischen Therapie:
1. Operation in den vorausgegangenen 7 Tagen,
2. ausgedehnte Magen-Darm-Blutungen.

Nach Beendigung einer Streptokinasetherapie erfolgt anschließend immer eine Heparintherapie mit 300–400 IE/kg KG/Tag verteilt auf 4 Dosen über 2 Tage; danach Reduzierung. Kontrolle der Thrombinzeit, TZ von 30–70 s erwünscht. Antidot der Heparinmedikation: Protaminsulfat. Antithrombin-III-Bestimmung bei Beginn der Therapie, Substitution bei Erniedrigung. Gleichzeitige Gabe von gerinnungsaktivem Frischplasma 15 ml/kg KG. Wiederholung nach Klinik und Gerinnungsstatus nach 12 h möglich.

Anhang II: Prophylaxe der Meningokokkeninfektionen

1. Immunprophylaxe:

Es gibt heute monovalente und bivalente Impfstoffe gegen die Typen A, B und C der Meningokokken. Der Impfschutz hält 1–5 Jahre an.

2. Chemoprophylaxe:

Gebräuchlich ist Rifampicin für Kontaktpersonen (jeweils für 2 Tage):

Säuglinge bis zu 4 Wochen	2 × 5 mg/kg KG/Tag
Säuglinge von 2–12 Monaten	2 × 10 mg/kg KG/Tag
ältere Kinder und Erwachsene	2 × 600 mg

Zusammenfassung

Die Erfahrungen mit der perakuten Meningokokkensepsis (Waterhouse-Friderichsen-Syndrom) in zwei therapeutisch unterschiedlich gehandhabten Zeiträumen von 1971–1982 (n = 15) und 1983–1988 (n = 13) wurden nach Anamnese, Therapie und Verlauf analysiert. Die diagnostischen und therapeutischen Prinzipien werden erläutert und abschließend eine diagnostisch-therapeutische Richtlinie der Arbeitsgemeinschaften „Neuropädiatrie" und „Infektologie" der Gesellschaft für Pädiatrie der DDR vorgestellt. Bei Fortführen der bisherigen Behandlungsmaßnahmen konnten auch nach verstärktem Gebrauch von gerinnungsaktivem Frisch- und Gefrierplasma und durch Einsatz von Streptokinase die Behandlungsergebnisse leider nicht entscheidend verbessert werden.

Literatur

Empfehlungen zur Diagnostik und Therapie der Meningitis, des Waterhouse-Friderichsen-Syndroms und der Enzephalitis im Kindesalter der Arbeitsgemeinschaft „Neuropädiatrie" und „Infektologie" der Gesellschaft für Pädiatrie der DDR (z. Zt. im Druck)

Fischer G, Haupt H (1974) Zur Frage der Verbrauchskoagulopathie bei Meningokokkensepsis. Monatsschr Kinderheilkd 122:496–497

Friderichsen C (1918) Nebennierenapoplexie bei kleineren Kindern. Jahrb Kinderheilkd 87:109

Heyne K (1983/84) Meningokokkenphagozytose bei Waterhouse-Friderichsen-Syndrom. Pädiatr Prax 29:97–102

Külz J, Kroll O (1984) Zur aktuellen Problematik des sogenannten Waterhouse-Friderichsen-Syndroms im Kindesalter. Kinderärztl Prax 52:4–15

Künzer W (1972) Waterhouse-Friderichsen-Syndrom: Abgrenzung, Pathogenese und Therapie. Dtsch Med Wochenschr 97:270–273

Künzer W (1974) Gerinnungsphysiologische Aspekte und fibrinolytische Therapie des Schocks. Monatsschr Kinderheilkd 122:116–126

Künzer W (1988) Therapie der Verbrauchskoagulopathien. Monatsschr Kinderheilkd 136:788–794

Little E (1901) Br J Dermatol 13:445

Marchant E (1880) Virchows Arch 8:477

Noack R, Deicke E, Scholz K (1983) Therapie der perakuten Meningokokkensepsis. Dtsch Gesundheitswes 38:2038–2042

Ocklitz HW (1981) Chemoprophylaxe bei Auftreten einer Meningokokkenmeningitis. Dtsch Gesundheitswes 36:2016

Schippan R (1977) Der septische Schock – spezielle Probleme des Verlaufes und der Therapie. Kinderärztl Prax 46:203–209

Schreinert B (1974) Zum Beginn des Waterhouse-Friderichsen-Syndroms. Monatsschr Kinderheilkd 122:494–495

Sutor AH (1975) Therapie der intravasalen Gerinnung. Monatsschr Kinderheilkd 123:575

Sutor AH (1981) Meningokokkensepsis (Fragen aus der Praxis). Dtsch Med Wochenschr 46:1746

Sutor AH (1987/88) Beurteilung der gerinnungsorientierten Therapie beim Waterhouse-Friderichsen-Syndrom. Pädiatr Prax 36:95–100

Sutter MU (1985) Aktuelle Therapie der Meningokokkensepsis im Kindesalter. Helv Paediat Acta 40:9–16

Waterhouse R (1911) A case of suprarenal apoplexy. Lancet I:577

Weißbach G (1979) Thromboseprophylaxe und -therapie in der Pädiatrie. Z Ges Inn Med 34:35–40

Weinmann G, Giertler U (1978) Thrombolytische Therapie der Verbrauchskoagulopathie. Kinderärztl Prax 46:519–522

Weißbach G, Lenk H, Braun W, Domula M, Freidel D (1977) Die fibrolytische Therapie bei DIC im Kindesalter. Folia Hämatol 104:801–809

Neuropsychologische Katamnese von Kindern nach Meningitis

H. Rohr, R. Korinthenberg, W. Kachel

Einleitung

Es liegen zahlreiche Studien über die Langzeitfolgen der Meningitis im Kindesalter vor (zur Übersicht s. Davies 1989; Neuhäuser 1985). Meist wurden Patientengruppen untersucht, die bezüglich der Erregerart homogen waren, darunter am häufigsten Kinder nach einer Haemophilus-influenzae-Infektion. Die Ergebnisse waren nicht immer konsistent. Insgesamt wurden den bakteriellen Meningitiden schwerwiegendere Folgen bescheinigt. Allerdings mehren sich Befunde von gravierenden Teilleistungsstörungen auch nach seröser Meningitis (Lepow 1978; Wilfert et al. 1981; Chamberlain et al. 1983).
In der hier dargestellten Untersuchung werden in einem direkten Vergleich die Auswirkungen der bakteriellen und serösen Meningitiden gegenübergestellt.

Patienten und Methoden

Aus entwicklungsneurologischen und -psychologischen sowie aus methodischen Überlegungen heraus erschien es sinnvoll, sich auf eine Altersgruppe zu beschränken, die zum Zeitpunkt der Nachuntersuchung 5–8 Jahre alt war. Die akute Erkrankung lag dabei mindestens 6 Monate zurück. Kinder, die bereits vor der Meningitis neurologisch auffällig waren, und Kinder mit einer anderen Muttersprache als Deutsch wurden wegen mangelnder Vergleichbarkeit ausgeschlossen. Insgesamt wurden 48 ehemalige Patienten, davon 30 Jungen und 18 Mädchen, untersucht. Das durchschnittliche Testalter betrug 80,3 Monate.
Bei den insgesamt *20 bakteriellen Meningitiden* waren folgende Erreger nachgewiesen worden (Anzahl in Klammern): Hämophilus (9), Meningokokken (5), Pneumokokken (3), E. coli (1), Salmonellen (1), ohne Angabe (1). Für die *28 serösen Meningitiden* konnte in keinem Fall ein Erreger angegeben werden.
In Tabelle 1 sind die wichtigsten Krankheitsparameter für beide Gruppen gegenübergestellt. Neben den dort aufgeführten Daten wurden zum Ausschluß einer enzephalitischen Beteiligung weitere Angaben zum neurologischen Befund (Vigilanz, Krampfanfälle, EEG etc.) erfaßt. Um die Vergleichbarkeit beider Gruppen zu gewährleisten, wurden darüber hinaus 33 allgemeine anamnestische Parameter kontrolliert, so z. B. die Geburtsanamnese oder das aktuelle Hörvermögen. Hierbei ließen sich in keinem Fall signifikante Gruppenunterschiede nachweisen.
Die Nachuntersuchung erfolgte mit einer neuropsychologischen Testbatterie, die aus bewährten psychodiagnostischen Verfahren zusammengestellt worden war. Tabelle 2 führt sie in der Reihenfolge ihrer Vorgabe auf. Die Gesamttestdauer betrug ca. 90 min.
Die statistische Auswertung erfolgte über Mittelwertvergleiche. Je nach Erfüllung der Voraussetzungen wurden t-Tests für unabhängige Stichproben mit homogenen bzw. heterogenen Varianzen, oder der U-Test von Mann und Whitney verwendet.

Tabelle 1. Gegenüberstellung der Erkrankungsparameter (Angabe der Mittelwerte; Standardabweichung in Klammern)

	Bakterielle Meningitis		Seröse Meningitis		t-Wert
Erkrankungsalter (Monate)	21,85	(21,85)	53,65	(20,29)	5,18***
Zellen/Liquor (Drittel)	10 463,0	(12 988)	689,0	(584,5)	3,27**
Protein/Liquor (mg/dl)	135,3	(124,9)	43,4	(17,7)	3,18**
Glukose/Liquor (mg/dl)	36,26	(24,97)	60,07	(7,27)	4,02***
Glukose/Serum (mg/dl)	107,89	(30,50)	104,17	(10,08)	0,44
Glukose Liquor/Serum (%)	37,26	(26,86)	58,85	(10,68)	3,32**
Fieber > 38 °C (Tage)	4,47	(2,54)	2,39	(1,61)	3,15**
Stat. Aufenthalt (Tage)	24,95	(16,70)	10,10	(4,23)	3,88***

* $p<0,05$; ** $p<0,01$; *** $p<0,001$

Tabelle 2. Verwendete psychometrische Verfahren

Göttinger Formreproduktionstest (GFT)	– Visomotorik
Coloured Progressive Matrices (CPM)	– nonverbale Intelligenz
Zahlen-Symbol-Test (ZST) aus HAWIK-R (Hamburg Wechsler Intelligenztest für Kinder, Revision 1983)	– Konzentration
Kreise Punktieren (K.P.) aus TBGB (Testbatterie für geistig behinderte Kinder)	– Konzentration
Körperkoordinationstest für Kinder (KTK) (mit allen 4 Subtests: BR, MÜ, SH, SU)	– Grobmotorik
Heidelberger Sprachentwicklungstest (HSET) (8 von 13 Subtests: PS, IS, AD, VN, ER, KS, WF, TG)	– Sprache

Ergebnisse

Bei Betrachtung der gesamten Stichprobe weichen die Testergebnisse in bezug auf Mittelwert, Varianz und Leistungsmuster kaum von der Altersnorm ab. Lediglich im Bereich der Grobmotorik gibt es gewisse Abweichungen nach unten.

Der Vergleich von Kindern nach bakterieller bzw. seröser Meningitis ist Tabelle 3 zu entnehmen. Im Bereich der Grobmotorik (KTK) schneiden Kinder nach bakterieller Meningitis schlechter ab als jene nach seröser Meningitis. Ansonsten bestehen keine signifikanten Testdifferenzen zwischen beiden Gruppen.

Der Unterschied zwischen beiden Gruppen bezüglich des Erkrankungsalters ist sehr groß (s. Tabelle 1). Da Gruppendifferenzen möglicherweise mit dieser Variablen in Beziehung stehen, wurde ein Vergleich von Kindern nach bakterieller und seröser Meningitis, getrennt nach frühem bzw. spätem Erkrankungsbeginn, durchgeführt. Das Trennkriterium wurde empirisch über den Median der Gesamtgruppe bestimmt und lag bei 39 Monaten. Zufälligerweise ergab sich dabei ein größerer Sprung, da das nächste Kind bei Erkrankungsbeginn bereits 47 Monate alt war. Die Gruppen sind damit recht deutlich voneinander getrennt.

Tabelle 3. Gegenüberstellung der Gruppen mit bakterieller vs. seröser Meningitis (Angabe der Mittelwerte; Standardabweichung in Klammern) (a): Verfahren mit IQ-Werten (Norm: 100 (15)); (b): Verfahren mit T-Werten (Norm: 50 (10))

	Bakterielle Meningitis	Seröse Meningitis	t-Wert
GFT (a)	56,40 (7,27)	51,62 (9,37)	1,45
CPM (a)	99,90 (14,95)	103,67 (11,30)	0,99
ZST (a)	96,75 (17,93)	97,50 (16,91)	0,14
KTK-Gesamt (a)	85,75 (12,98)	92,85 (15,31)	1,69*
HSET-Gesamt (b)	50,75 (5,98)	49,20 (8,74)	0,73

* $p<0{,}05$; ** $p<0{,}01$; *** $p<0{,}001$

Tabelle 4 zeigt die signifikanten Ergebnisse bei Kindern mit spätem, Tabelle 5 die bei Kindern mit frühem Erkrankungszeitpunkt.

Bei spätem Erkrankungsbeginn ergibt sich für Kinder nach bakterieller Meningitis in erster Linie eine schlechtere Grobmotorik. Dagegen bietet sich bei frühem Krankheitsbeginn ein anderes Bild: Kinder nach seröser Meningitis schneiden sowohl in der Visomotorik wie in der Sprachentwicklung schlechter ab als jene nach bakterieller Erkrankung. In der Grobmotorik, der Intelligenz und Konzentration finden sich keine Unterschiede.

Tabelle 4. Kinder mit spätem Erkrankungszeitpunkt (ab 47 Monate). Gegenüberstellung von bakterieller ($n=4$) vs. seröser ($n=20$) Meningitis – nur signifikante Ergebnisse (Legende s. Tabelle 3)

	Bakterielle Meningitis	Seröse Meningitis	U-Wert
KTK-Gesamt (a)	82,00 (8,04)	97,55 (12,44)	10*
KTK-SH (a)	81,50 (5,97)	99,20 (13,08)	9,5**
HSET-AD (b)	60,50 (8,38)	52,50 (8,49)	15,5*

* $p<0{,}05$; ** $p<0{,}01$; *** $p<0{,}001$

Tabelle 5. Kinder mit frühem Erkrankungszeitpunkt (bis 39 Monate). Gegenüberstellung von bakterieller ($n=16$) vs. seröser ($n=8$) Meningitis – nur signifikante Ergebnisse (Legende s. Tabelle 3)

	Bakterielle Meningitis	Seröse Meningitis	t-Wert
GFT (b)	57,28 (7,27)	46,12 (11,43)	2,21*
HSET-Gesamt (b)	49,26 (5,08)	39,48 (8,48)	2,99**
HSET-IS (b)	46,25 (5,68)	33,50 (11,32)	3,00**
HSET-VN (b)	52,00 (9,87)	40,00 (14,22)	2,42*
HSET-KS (b)	51,68 (5,81)	37,75 (11,91)	3,12**
HSET-WF (b)	46,93 (5,82)	40,00 (6,56)	2,63**
HSET-TH (b)	53,06 (8,26)	39,00 (7,30)	4,07***

* $p<0{,}05$; ** $p<0{,}01$; *** $p<0{,}001$

Tabelle 6. Klinische Daten der Patienten mit seröser Meningitis innerhalb der ersten 39 Lebensmonate (* auf- bzw. abgerundet)

Pat. Nr.	Alter bei Erkrank. (Monate)	Stat. Aufenthalt (Tage)	Zellen im Liquor* (Drittel)	Glukose im Liquor (mg/dl)	Vigilanz bei Aufnahme	EEG-Befund	Anfälle
01	11	13	900	69	müde	Norm	0
02	34	10	1400	73	müde	Norm	1 (Verd.)
03	0	23	500	46	somnolent	Norm	0
04	37	8	100	59	somnolent	Norm	0
05	35	9	600	51	wach	Norm	0
06	36	11	1800	53	wach	Norm	0
07	33	8	100	61	müde	Norm	0
08	29	8	1800	70	somnolent	Dysrhythmie	2 (Fieberkr.)

In Tabelle 6 sind für die Gruppe der serösen Meningitiden mit frühem Erkrankungsbeginn eine Reihe wichtiger Erkrankungsparameter im Detail aufgeführt. Das Hörvermögen war bei 6 der 8 Kinder fachärztlich ohne pathologischen Befund überprüft worden. Bei den übrigen beiden Kindern waren weder von den Eltern noch vom Untersucher Hinweise auf Hörstörungen registriert worden.

Diskussion

Bei Betrachtung der gesamten Gruppe ergeben sich für Kinder nach einer Meningitis im Vergleich zur Altersnorm nur geringe Unterschiede hinsichtlich der Intelligenz, Sprachentwicklung, Konzentration und Visomotorik. Die relativ schwachen Ergebnisse in der Grobmotorik sind möglicherweise Ausdruck einer zu scharfen Normierung des KTK (s. dazu Niemayer 1986).
Im Vergleich schneiden *Kinder nach bakterieller Meningitis* in der *Grobmotorik* schlechter ab als jene nach seröser Meningitis. Soweit stimmen die hier gefundenen Resultate mit denen der Literatur überein (vgl. Davies 1989).
Differenziert man zusätzlich nach dem Erkrankungsalter, so wird dieses Ergebnis jedoch nur für Kinder bestätigt, die etwa ab dem 5. Lebensjahr erkrankt sind. Die Gruppe der Kinder mit später bakterieller Meningitis ist in unserer Untersuchung mit $n=4$ allerdings sehr klein.
Vergleicht man jedoch die Kinder, die in den ersten 39 Lebensmonaten erkrankten, zeigt sich ein unerwartet schlechtes Abschneiden der *Kinder nach seröser Meningitis* bezüglich der *Visomotorik und Sprachentwicklung*. Dabei handelt es sich vom Ausmaß her nicht nur um einen statistischen Effekt zwischen den beiden Vergleichsgruppen: bei den Patienten nach früher seröser Meningitis besteht in der gesamten sprachlichen Entwicklung eine klinisch relevante Verschlechterung von einer vollen Standardabweichung gegenüber der Altersnorm – in einzelnen Subtests sogar noch deutlich mehr.

Es gibt dafür keine offensichtliche Begründung. Vielleicht bestand bei dieser Gruppe doch eine subklinische Beteiligung des Hirnparenchyms, obwohl sich eindeutige klinische Hinweise für eine enzephalitische Beteiligung nicht fanden. Bei einem Patienten (08) könnten Krampfanfälle als Symptom einer manifesten Enzephalitis gewertet werden. Da seine Testergebnisse nahe dem Mittelwert seiner Gruppe liegen, sind die Gruppendifferenzen aber nicht darauf zurückzuführen. Eine Beeinträchtigung des Hörvermögens kann, wie beschrieben, bei fast allen Patienten sicher ausgeschlossen werden.

Das Erkrankungsalter lag für die meisten dieser Patienten zwischen 2½ und 3 Jahren. Diese Phase ist für die Sprachentwicklung sehr wichtig. Dennoch dürfte dieser Faktor nicht für den genannten Gruppenunterschied verantwortlich sein, da diejenigen Kinder mit bakterieller Meningitis, die zwischen 2½ und 3 Jahren erkrankten, sämtlich ein durchschnittliches Ergebnis im Sprachentwicklungstest erzielten.

Der einzige Patient (03) mit einer serösen Meningitis im Neugeborenenalter erreichte im Sprachentwicklungstest das drittbeste Ergebnis seiner Gruppe und erklärt daher ebenfalls nicht das schlechte Gesamtergebnis seiner Gruppe.

Die Festlegung der Altersgrenze für die Gruppeneinteilung erfolgte, wie beschrieben, nach empirischen Kriterien. Auch das Verschieben dieser Grenze auf 36 bzw. 33 Monate ändert nichts Grundsätzliches am Ergebnis, so daß offenbar kein Artefakt aufgrund des Trennkriteriums vorliegt.

Das hier gefundene Ergebnis wird durch zwei Studien an Patienten in vergleichbarem Alter gestützt. Wilfert et al. (1981) berichteten von Verzögerungen im rezeptiven Sprachverständnis nach viraler Meningitis. Chamberlain et al. (1983) trennten nicht eindeutig zwischen viraler Meningitis und Meningoenzephalitis. Sie fanden jedoch bei 45 Kindern, die eine normale Schullaufbahn beginnen konnten, deutlich schlechtere Leseleistungen im Lehrerurteil als bei einer Kontrollgruppe von gesunden Gleichaltrigen.

Unsere Untersuchung zeigt, daß die alleinige Differenzierung einer Meningitis nach Erregerart oder Erkrankungsalter für die Beurteilung des weiteren Entwicklungsverlaufs nicht ausreicht. Vielmehr besteht offenbar eine Interaktion zwischen beiden Faktoren. Dies erklärt möglicherweise einige der eingangs erwähnten widersprüchlichen Ergebnisse verschiedener Studien über den Langzeitverlauf der Meningitis. Dieses Ergebnis sollte angesichts der relativ kleinen Stichprobengröße in weiteren Untersuchungen, dann auch möglichst mit verfeinerten (varianzanalytischen) Methoden, die hier wegen der unterschiedlichen Subgruppengrößen nicht verwendet werden konnten, überprüft werden.

Schließlich sollte der weitere Entwicklungsverlauf der zum Untersuchungszeitpunkt noch jungen Kinder sowie die Bedeutung der unterschiedlichen Testergebnisse für die Schulleistungen verfolgt werden.

Literatur

Chamberlain RN, Christie PN, Holt KS, Huntley RMC, Pollard R, Roche C (1983) A study of school children who had identified virus infections of the central nervous system during infancy. Child Care Health Dev 9:29–47

Davies PA (1989) Long-term effects of meningitis. Dev Med Child Neurol 31:398–400
Lepow ML (1978) Enteroviral meningitis: A reappraisal. Pediatrics 62:267–269
Neuhäuser G (1985) Psychische Störungen nach entzündlichen Erkrankungen des Zentralnervensystems. In: Remschmidt H, Schmidt MH (Hrsg) Kinder und Jugendpsychiatrie in Klinik und Praxis, Bd II. Thieme, Stuttgart, S 182–194
Niemayer J (1986) Die Häufigkeit von Teilleistungsschwächen und deren Beziehungen zu anderen Merkmalen bei Acht- bis Zehnjährigen. Med. Dissertation, Universität Heidelberg
Wilfert CM, Thompson RJ, Sunder TR, O'Quinn A, Zeller J, Blacharsh J (1981) Longitudinal assessment of children with enteroviral meningitis during the first three months of life. Pediatrics 67:811–815

Tumor-Nekrose-Faktor α induziert die Öffnung der Blut-Hirn-Schranke: Eine tierexperimentelle Untersuchung

P. Megyeri, C.S. Abraham, P. Temesvari, J. Kovacs, C.P. Speer *

Einleitung

Systemische Infektionen, die durch gramnegative Erreger hervorgerufen werden, stellen ein lebensbedrohliches Ereignis dar. Eine zentrale Stellung im Entzündungsgeschehen nimmt das Endotoxin (Lipopolysaccharid, LPS) ein, ein Zellwandbestandteil gramnegativer Bakterien; LPS induziert die Produktion von verschiedensten Entzündungsmediatoren, u. a. Tumor-Nekrose-Faktor α (TNFα) und Interleukin I; beide Zytokine werden von Monozyten und Makrophagen gebildet. In vivo ließen sich durch TNF eine Hypotonie, eine metabolische Azidose und eine Vasokonstriktion mit einer konsekutiven Schädigung von Nieren- und Lungengewebe auslösen (Editorials 1988; Nawroth et al. 1986; Tracey et al. 1986). Waage et al. (1987) berichteten kürzlich von einer Korrelation zwischen erhöhten TNFα-Serumspiegeln und dem tödlichem Ausgang einer systemischen Meningokokken-Erkrankung (Waage et al. 1987). In-vitro-Untersuchungen haben gezeigt, daß Astrozyten und Mikrogliazellen nach Stimulation mit LPS TNF produzieren (Sawada et al. 1989). Im folgenden wurde der Effekt von TNFα auf die Blut-Hirn-Schranke (BHS) von neugeborenen Schweinen untersucht.

Material und Methoden

Als Versuchstiere dienten neugeborene Schweine beiderlei Geschlechts, die zum Zeitpunkt des Experimentes zwischen 4 und 8 h alt waren und 1,1–1,5 kg wogen. Die Tiere wurden anästhesiert, tracheotomiert und mit einem konventionellen druckgesteuerten Beatmungsgerät ventiliert. Für die Blutgasanalysen und zur Applikation von Pharmakasubstraten wurden eine Nabelarterie sowie die Nabelvene sondiert. Atemwegsdruck, Herzfrequenz, mittlerer arterieller Druck, Temperatur (38–39 °C) und Lungencompliance wurden kontinuierlich überwacht. Bei stabilen kardiovaskulären Verhältnissen wurde eine kraniale Fensterung über dem rechten Kortex angelegt. Hierüber wurden die Liquorräume unter Abdeckung mit Paraffinöl mit künstlichem Liquor gefüllt, der in seiner Zusammensetzung dem Liquor neugeborener Schweine entspricht (Temesvari et al. 1988).

50–50000 Einheiten eines rekombinanten humanen TNFα (Genetec Inc. South Francisco, CA, USA, 10^8 U/mg Protein), in künstlichem Liquor gelöst und verdünnt, wurden bei 37 °C intrazisternal injiziert. 30 min später wurden 2,0 ml/kg KG einer 1%igen Natriumfluoreszeinlösung (Aldrich Chemicals, Gillington, USA, MW 376) in die Nabelvene der Tiere injiziert. Die Kontrolltiere (n = 5) wurden identisch behandelt, es wurde lediglich künstlicher Liquor intrazisternal injiziert. Die Permeabilitätsänderung der BHS wurde mit Hilfe der Fluoreszenzphotographie

* Unterstützt durch die Deutsche Forschungsgemeinschaft (Speer 239/2–3)

beobachtet und die Zeitdauer bis zum Austreten des Natriumfluoreszeins aus den postkapillären Venolen bestimmt. Der Durchmesser der kleinen Arterien wurde mit einem Photomikroskop bestimmt. Zur Bestimmung der Leukozytenzahl im Liquor cerebrospinalis wurden wiederholte zisternale Punktionen durchgeführt; die Zellen wurden mit Samson-Lösung gefärbt und in der Fuchs-Rosenthal-Kammer quantifiziert.
Um eine Kontamination der Liquorproben mit Endotoxin auszuschließen, wurde der Limulus amebocyt Lysat Assay durchgeführt [Coatest Endotoxin (LAL-Assay), Kabivitrum, Stockholm/ Schweden].

Ergebnisse

Die Blut-Hirn-Schranke (BHS) der Kontrolltiere zeigte während des 4stündigen Beobachtungszeitraumes keine Veränderungen und kein Austreten des niedermolekularen Natriumfluoreszeins aus den pialen Gefäßen. Die intrazisternale Gabe von TNFα dagegen führte zu einer ausgeprägten Alteration der BHS. Es ließ sich ein dosis- und zeitabhängiger Austritt von Natriumfluoreszein aus den Mikrogefäßen beobachten (Tabelle 1).

Tabelle 1. Öffnung der Blut-Hirn-Schranke für Natriumfluoreszein nach intrazisternaler Injektion von TNFα (50–50 000 Einheiten)

TNFα (E)	Zeitdauer bis zur Öffnung der Blut-Hirn-Schranke (min)		
	Versuch		
	1	2	3
50	75	81	125
500	45	70	83
5000	25	25	49
50 000	23	37	–

Die Injektion von 5000 E TNFα oder mehr führte zu einer Vasokonstriktion der kleinen Arterien, die Durchblutung wurde um maximal 25% reduziert. Dieser Effekt trat 5–20 min nach TNFα-Gabe auf. Die simultan bestimmten Vitalfunktionen der Schweine blieben unbeeinflußt, d.h. es ließ sich keine systemische Wirkung des intrazisternal injizierten TNF auf die Kreislauf- bzw. Atmungsfunktion beobachten.
Neben den beschriebenen Effekten von TNFα auf die Blut-Hirn-Schranke wurde ein dosis- und zeitabhängiger Einstrom von Leukozyten (>90% neutrophile Granulozyten) in den Liquor cerebrospinalis registriert. In Abb. 1 ist der Leukozyteninflux während einer 3stündigen Beobachtungsphase dargestellt.
In sämtlichen Liquorproben ließ sich kein LPS nachweisen.

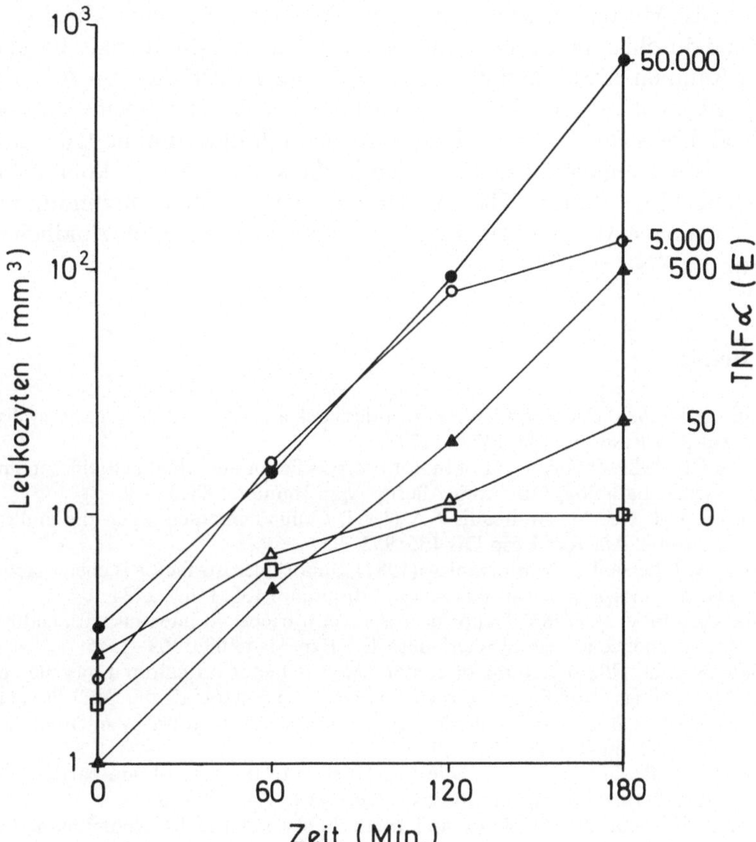

Abb. 1. Einstrom von Leukozyten in das ZNS, induziert durch verschiedene Konzentrationen von TNFα (50–50000 Einheiten; Ordinate rechts). Mehr als 90% der Leukozyten waren neutrophile Granulozyten

Diskussion

Es gibt zunehmende Hinweise, daß TNFα eine zentrale Rolle als Entzündungsmediator im Verlauf systemischer Infektionen spielt. TNF steigert das Adhärenzvermögen von neutrophilen Granulozyten an das Gefäßendothel, indem es die Synthese von Interleukin I und die Expression von Adhäsionsmolekülen steigert (Grau 1989; Heyers et al. 1987). Eine vermehrte Superoxid-Anionbildung von adhärierenden neutrophilen Granulozyten sowie die Freisetzung von Prostaglandinmetaboliten können zu einer Formationsänderung und Prolongierung endothelialer Aktinfilamente und damit zu einer erhöhten Kapillarpermeabilität beitragen (Ming et al. 1987; Nawroth et al. 1986; Sato et al. 1986).
Unsere tierexperimentelle Untersuchung belegt den Einfluß von TNFα auf die Blut-Hirn-Schranke (BHS). Nach intrazisternaler Gabe von TNFα beobachteten wir einen deutlichen Einstrom neutrophiler Granulozyten in den Liquor cerebro-

spinalis. Mit dem Erscheinen der Leukozyten im Liquor wurde die BHS zunehmend durchlässig für niedermolekulares Natriumfluoreszein. Es ist denkbar, daß im Rahmen einer Entzündung der Meningen auch das von Astrozyten und Mikroglia synthetisierte TNFα zur Pathogenese des Hirnödems beitragen kann. Die Produktion von TNFα wird vermutlich durch LPS stimuliert, das durch Degradation von gramnegativen Bakterien in die systemische Zirkulation und das ZNS gelangt. Eine weitere Klärung der TNF-vermittelten Entzündungsmechanismen könnte neue Möglichkeiten in der Behandlung akuter entzündlicher Erkrankungen des ZNS eröffnen.

Literatur

Editorials (1988) Cachectin/TNFα in septic shock and septic adult respiratory distress syndrome. Am Rev Resp Dis 138:1377–1779

Grau GE (1989) Involvement of tumor necrosis factor and other cytokines in immune-mediated vascular pathology. Int Arch Allergy Appl Immunol 88:34–39

Heyers TM, Gee M, Andreadis NA (1987) Cellular interactions in the multiple organ injury syndrome. Am Rev Resp Dis 135:952–953

Ming WJ, Bersani L, Mantovani A (1987) Tumor necrosis factor is chemotactic for monocytes and polymorphonuclear leukocytes. J Immunol 138:1469–1474

Nawroth PP et al. (1986) Tumor necrosis factor/cachectin interacts with endothelial cell receptors to induce release of interleukin-1. J Exp Med 163:1363–1375

Sato N et al. (1986) Actions of tumor necrosis factor on cultured vascular endothelial cells: Morphologic modulation, growth inhibition and cytotoxicity. JNCI 76:1113–1121

Sawada M et al. (1989) Production of tumor necrosis factor-α by microglia and astrocytes in culture. Brain Res 491:394–397

Temesvari P, Kovacs J (1988) Selective opening of the blood-brain-barrier in newborn piglets with experimental pneumothorax. Neurosci Lett 93:38–43

Tracey KJ et al. (1986) Shock and tissue injury induced by recombinant human cachectin. Science 234:469–475

Waage A, Espevik T, Halstensen A (1987) Association between tumor necrosis factor in serum and fatal outcome in patients with meningococcal disease. Lancet I:14

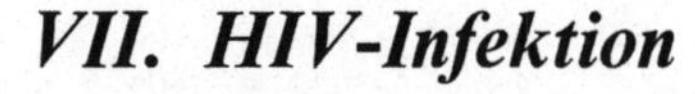

VII. HIV-Infektion

AIDS '89 – Übersicht zum Stand der Epidemie und biomedizinischen Forschung

G. Hunsmann

Epidemie

Vorhersagen über Erkrankungszahlen und Kosten der AIDS-Epidemie in den USA sind in Tabelle 1 zusammengestellt. Dieser Verlauf der ersten 10 Jahre von AIDS zwischen 1981 und 1991 wurde vor einem Jahr vom Institute of Medicine (IOM) der American Academy of Sciences prognostiziert (Institute of Medicine 1987; Institute of Medicine 1988). Die genaue Zahl der HIV-Infizierten ist in den USA, wie auch anderswo, unbekannt. In den USA wird sie z. Z. auf etwa 2000000 geschätzt. Die WHO rechnet weltweit mit über 10000000 HIV-Infizierten. Der Schwerpunkt der Epidemie liegt in Afrika, wo in Ballungsgebieten bestimmter Länder bis zu 30% der Bevölkerung Antikörper-positiv sind. Allein 1991 werden in den USA etwa 54000 Menschen an AIDS sterben; insgesamt sind es dann etwa 180000. Für 1991 wird mit 172000 neuen Erkrankungen gerechnet. In den ersten 10 Jahren nach Beginn der AIDS-Epidemie in den USA werden etwa 270000 Menschen erkrankt sein.

Tabelle 1. Vorhersagen über AIDS in den USA in 1991

	1991	1981–1991
Infizierte	(ca. 5 Mio ?)	
Tote	54 000	179 000
Kranke	172 800	270 000
Kosten	$ 66,6 Mrd	$ 168 Mrd
Med. Versorgung	$ 10,8 Mrd	$ 22 Mrd
Indirekte Kosten	$ 55,6 Mrd	$ 146 Mrd

Die durch AIDS entstehenden Kosten können unterteilt werden in solche für die medizinische Versorgung und indirekte Kosten. Allein für das Jahr 1991 hat das IOM die Gesamtkosten der AIDS-Epidemie für die USA auf etwa 66,5 Milliarden Dollar geschätzt. Die Kosten der Erkrankung für die ersten 10 Jahre werden sich auf 168 Milliarden Dollar belaufen. Die medizinische Versorgung macht dabei nur den kleineren Teil aus. Diese direkten Aufwendungen werden für 1991 mit etwa 10 Milliarden US Dollar beziffert. Die indirekten Kosten durch Lohnausfall, frühzeitige Invalidisierung und Tod sind wesentlich höher und werden mit etwa 55 Milliarden berechnet.

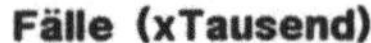

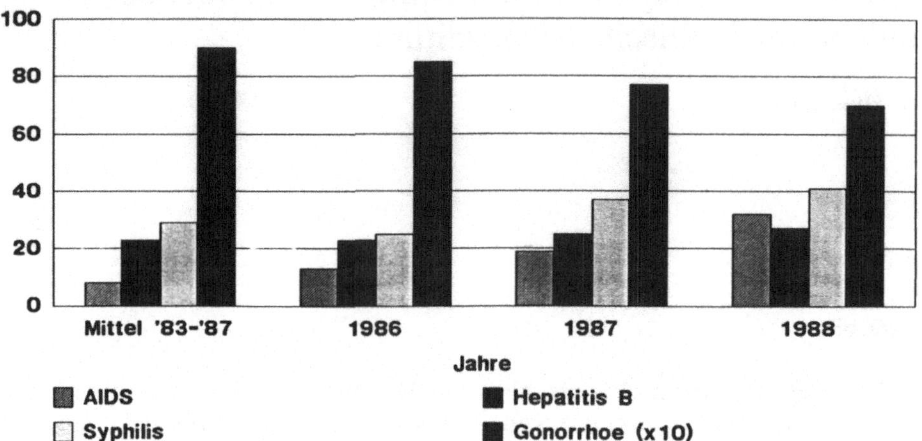

Abb. 1. Gemeldete Geschlechtskrankheiten in den USA. Die in den Jahren 1986, 1987 und 1988 gemeldeten Geschlechtskrankheiten AIDS, Syphilis, Hepatitis B und Gonorrhoe wurden mit der durchschnittlichen Erkrankungshäufigkeit von 1983 bis 1987 verglichen. Die aufgetragene Zahl der Fälle an Gonorrhoe muß mit 10 multipliziert werden

Kann die lawinenartige Ausbreitung der Seuche gebremst werden? HIV wird vorwiegend sexuell übertragen, d.h. AIDS ist eine Geschlechtskrankheit. Wenn Medienpublizität oder gezielte Aufklärung die Promiskuität in der allgemeinen Bevölkerung beeinflussen würden, müßten die Geschlechtskrankheiten Gonorrhö, Syphilis und Hepatitis B rückläufig sein. Für die USA liegen verläßliche Zahlen vor (Abb. 1). Die Zahl der an Gonorrhö Erkrankten ist von 1986–1988 gering von über 800000 auf etwa 700000 zurückgegangen. Die jährlichen Neuerkrankungen an Hepatitis B sind unverändert, aber die Syphilis hat im gleichen Zeitraum um ca. 30% zugenommen (Morbidity and Mortality Weekly Report 1988).

Aus dieser Aufstellung kann m.E. nicht geschlossen werden, daß sich durch Aufklärung oder Medienpublizität über AIDS in der US-Bevölkerung das sexuelle Verhalten wesentlich geändert hätte. Die Erfolge von Aufklärung in der breiten Bevölkerung sind, wie auch im Zusammenhang mit Tabak- und Alkoholkonsum oder Übergewicht, durchaus begrenzt. Der Anteil an AIDS-Patienten, die durch heterosexuellen Kontakt mit HIV infiziert wurden, wächst in den USA am schnellsten. Der Rückgang der Promiskuität bei Homosexuellen ist wohl eher auf das persönliche Erleben von Infektion, Krankheit und Tod zurückzuführen.

Eine wichtige Frage ist, in welchem Umfang HIV die klassischen Risikogruppen der männlichen Homosexuellen und Drogenabhängigen verläßt und heterosexuell übertragen wird. Hierzu wurden z.B. Paare, bei denen ein Partner HIV-infiziert war, untersucht. Die Partner hatten über eine Zeit von 18 Monaten entweder nicht sexuell miteinander verkehrt oder Kondome benutzt oder nicht benutzt. Es

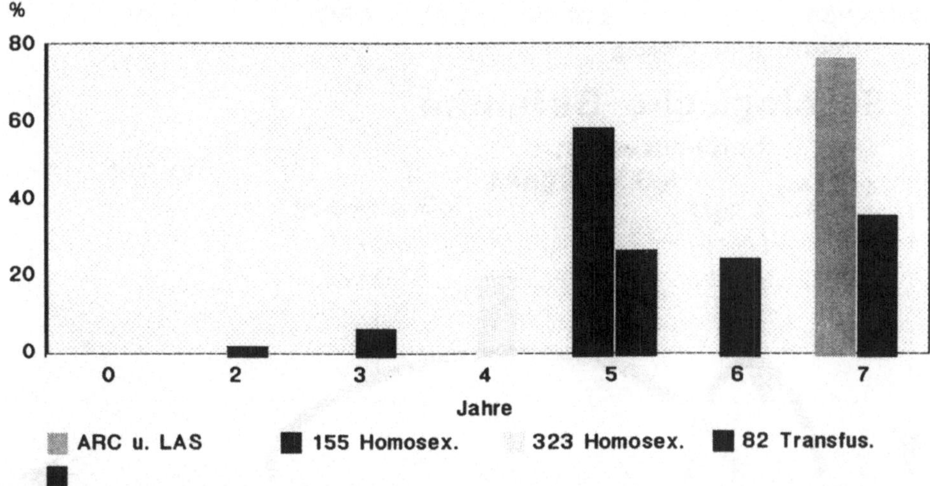

Abb. 2. Manifestation von AIDS nach der HIV-I-Infektion. Die hohen Säulen 5 und 7 Jahre nach der Infektion repräsentieren die Erkrankungshäufigkeit an AIDS-Vorstadien Lymphadenopathie-Syndrom (LAS) und AIDS-Related Complex (ARC)

wurde keine Übertragung auf den jeweils nichtinfizierten bei den 12 abstinenten Paaren beobachtet. Bei den Paaren, die Kondome benutzt hatten, war HIV in 3 von 18 Fällen (17%) übertragen worden. Bei den Paaren, die keine Kondome benutzt haben, waren es immerhin 14 von 17 (82%). Danach schützen Kondome vor einer HIV-Infektion nur unvollständig und die Frequenz der Übertragung bei ungeschütztem Geschlechtsverkehr ist hoch.
Ein anderer folgenschwerer Aspekt der HIV-Infektion ist die für eine Virusinfektion ungewöhnlich hohe Rate der Krankheitsmanifestation. Die Abb. 2 faßt die Ergebnisse von drei Studien zusammen (Institute of Medicine 1987). Die Erkrankungshäufigkeit ist aufgetragen gegen die Zeit nach Infektion. Nach 7 Jahren waren über 30% der Infizierten an AIDS erkrankt, während die übrigen 70% an Vorstufen der Krankheit, dem Lymphadenopathiesyndrom (LAS) oder AIDS-Related Complex (ARC), litten. Wenn wir den Verlauf, wie er sich hier abzeichnet, nicht beeinflussen können, wird ein sehr großer Teil der jetzt Infizierten erkranken und bei heutigem Stand der Therapie auch an dieser Krankheit versterben.

Biomedizinische AIDS-Forschung

Pathogenese

Vor etwa 10 Jahren wurde AIDS in den USA als neue Krankheit erkannt und ihr klinischer Verlauf genau beschrieben. Das endemische Auftreten ließ einen infektiösen Erreger vermuten, der bereits 2½ Jahre später als ein Retrovirus identifi-

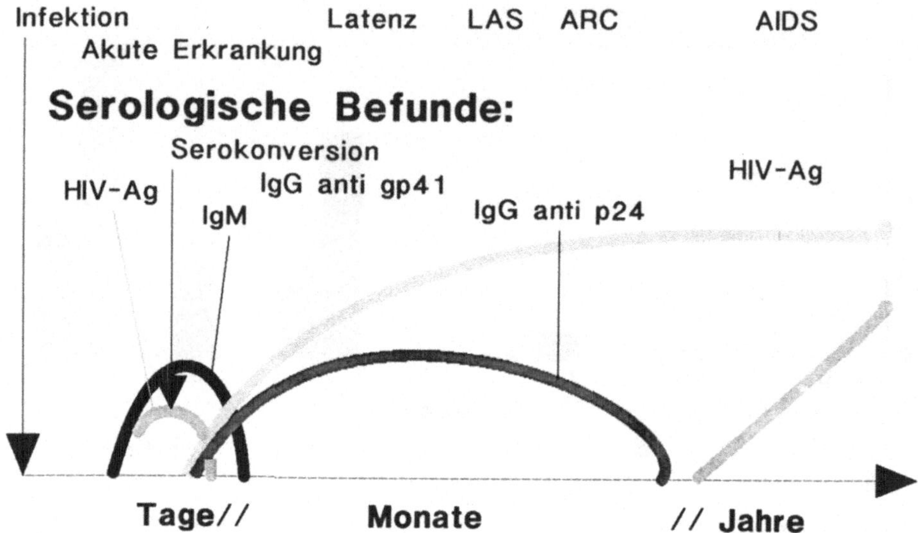

Abb. 3. Zeitlicher Ablauf der HIV-Infektion. Der klinisch zu beobachtende Krankheitsverlauf wurde zu serologischen Befunden in Beziehung gesetzt. Nicht eingetragen ist der nach der Infektion zu beobachtende, stetige Abfall der T4-Lymphozyten

ziert wurde. Weitere 2 Jahre danach wurde ein Antikörpertest zur Diagnose der HIV-Infektion eingeführt, wodurch die iatrogene Übertragung durch Blut oder dessen Produkte sehr selten wurde. Dieser rasche Fortschritt wäre ohne den hohen Stand der modernen zellbiologischen und biotechnischen Methoden nicht möglich gewesen. Heute werden für den HIV-Antikörpertest gentechnisch hergestellte Antigene verwendet, wodurch diese Untersuchung zu einem der sichersten Diagnoseverfahren der Medizin überhaupt wurde. Schließlich wurden die Grundlagen für eine antiretrovirale Chemotherapie- und Impfstoffentwicklung erarbeitet.

Wenige Tage nach der primären Infektion mit HIV kann teilweise eine akute Erkrankung beobachtet werden, die ähnlich einer Mononukleose verläuft (Abb. 3). Danach wird der Antikörpertest positiv. Der Zeitraum zwischen Infektion und Auftreten der Serumantikörper ist sehr variabel, beträgt aber in der Regel einige Wochen, seltener einige Monate, in Einzelfällen jedoch bis zu einem Jahr. Zuerst findet man IgM-, danach IgG-Antikörper. Das Virus breitet sich über das Blut im Körper aus, man findet dort Virusantigen und lebensfähiges Virus. Meistens verschwindet das Virus später und Antigen ist im Serum nicht mehr nachweisbar. Diese Phase der inapparenten Infektion kann viele Jahre dauern, bei Kindern jedoch auf wenige Wochen oder Monate verkürzt sein. Während dieser Zeit kommt es zu einem weiteren Anstieg der Antikörper gegen die Glykoproteine der Virushülle gp41 und gp120, aber auch gegen Antigene des Virusinnenkörpers wie p24. Außerdem fällt die Zahl der T4-Lymphozyten ständig ab und erste klinische Zeichen der Immunschwäche werden manifest. Prognostisch ungünstig ist im weiteren Verlauf ein Absinken der p24-Antikörper bei gleichzeitigem erneuten Auftreten von Virus im Blut. Zu diesem Zeitpunkt wird häufig ein AIDS-Related Complex (ARC) beobachtet, der sich zum Vollbild AIDS entwickelt. Drei Jahre nach Ausbruch von AIDS sind ca. 90% der Patienten verstorben. Diese klinische und virologische Stadieneinteilung erlaubt einerseits prognostische Aussagen im Einzelfall, ist aber auch zur Therapiebeurteilung wertvoll.

Das breite Spektrum von *Zielzellen für die HIV-Infektion* ist eine Grundlage für die Entstehung des vielgestaltigen Krankheitsbilds AIDS (Tabelle 2). Von besonderem Interesse sind die *T4-Lymphozyten.* Sie tragen auf ihrer Oberfläche ein bestimmtes Protein, das durch monoklonale Antikörper nachgewiesen wird. Funktionell werden diese Zellen als Helferzellen des Immunsystems charakterisiert, die die Immunantwort gegen fremde Antigene in Gang setzen. Darüber hinaus können aber auch *Makrophagen* infiziert werden, die das Virus entweder direkt oder mit Hilfe von Fc-Rezeptoren aufnehmen. Ferner werden die *follikulär-dendritischen Zellen in Lymphknoten und Milz* befallen und zerstört. Auch die *Langerhans-Zellen in der Epidermis* sind leicht infizierbar, ebenso wie *Zellen des Darmepithels.* Im Gehirn werden *Gliazellen* befallen, wodurch der AIDS-Demenz-Komplex erklärt werden kann.

Tabelle 2. Zielzellen für HIV

- T4-Lymphozyten
- Makrophagen
- follikulär-dendritische Zellen
- Langerhans-Zellen
- Mikroglia
- Darmzellen

Der genaue Entstehungsmechanismus des Immundefekts, der durch das Absinken der T4-Lymphozyten gekennzeichnet ist, ist noch unklar. In vitro ist HIV sehr zelltoxisch. Wenige Stunden oder Tage nach der Infektion werden T4-Lymphozyten durch die Virusinfektion zerstört. Dabei werden Zellen offenbar direkt durch die Virusvermehrung getötet, oder sie verschmelzen vor dem Untergang zu großen Synzytien. Vielkernige Riesenzellen werden auch histologisch in verschiedenen Organen von Kranken und Verstorbenen gefunden. Dieser rasche zelltoxische Effekt in vitro kann jedoch nicht Hauptursache für AIDS sein, sonst müßte die Krankheit wesentlich akuter verlaufen. Offensichtlich gibt es Mechanismen, die die Ausbreitung des Virus im Körper kontrollieren. Weiter können auch toxische Mediatoren Lymphozyten schädigen, und es gibt Hinweise auf Autoimmunreaktionen. So wurden in HIV-Infizierten Antikörper gefunden, die virusinfizierte Zellen mit Hilfe von Lymphozyten abtöten können. Auch gibt es zytotoxische T-Zellen und Makrophagen, die infizierte oder antigenbeladene Zellen erkennen und töten können.

Therapie

Eine Heilung im Sinne einer Restitutio ad integrum ist schwer vorstellbar, da das integrierte Retrovirus vollständig aus allen infizierten Zellen oder diese selbst eliminiert werden müßten. Das wurde bisher bei infizierten Menschen, aber auch an Versuchstieren, nicht beobachtet (Tabelle 3).

Tabelle 3. Ziele der AIDS-Behandlung

- HIV-Elimination
- Heilung von AIDS
- Verlängerung der Latenz
- Unterbrechung der Infektkette

Die Therapie der HIV-Infektion ist demnach palliativ. Die Behandlung etwa der Pneumocystis-carinii-Pneumonie der Lunge oder von Zytomegalovirusinfektionen konnte durch moderne Chemotherapie wesentlich verbessert werden; hier soll jedoch nur die antiretrovirale Therapie besprochen werden.

Die Zeitspanne zwischen Infektion und Ausbruch der Krankheit, die Latenz, wird bei Erwachsenen heute auf etwa 10 Jahre geschätzt. Wenn wir wüßten, wie der Körper das Virus offensichtlich über viele Jahre in Schach hält, könnten wir vielleicht unterstützend eingreifen und die Latenz verlängern. Der Krankheit wäre der Schrecken genommen, wenn diese Zeitspanne verdoppelt oder verdreifacht werden könnte. Unser bisheriges Verständnis über diese Regulationsmechanismen ist allerdings noch bruchstückhaft. Es bedarf sicher weiterer, detaillierter klinischer Beobachtungen und zusätzlicher Versuche an Zellkulturen und relevanten Tiermodellen, um zu verstehen, wie das Gleichgewicht zwischen Virusinfektion und körpereigener Abwehr gehalten wird, und warum es schließlich zusammenbricht.

Das Ausmaß der Virusvermehrung scheint für den Krankheitsverlauf eine wichtige Rolle zu spielen. Eine langfristig verträgliche, antivirale Behandlung würde nicht nur die Virusvermehrung und damit das Fortschreiten der Krankheit behindern, sondern wahrscheinlich auch das Risiko der Virusübertragung verringern. HIV erkennt mittels seiner Oberflächenprojektionen bestimmte molekulare Strukturen wie das CD4-Molekül auf T-Zellen (Abb. 4). Lösliches CD4 oder Antikörper können diese Erkennung unterdrücken. Gelingt dies nicht, kommt es zur Fusion von Virus- und Zellmembran und in Folge zur Freilegung des Virusgenoms, in diesem Fall der Ribonukleinsäure. Im Virusteilchen befindet sich bereits die Reverse-Transkriptase, die die einzelsträngige RNA in eine doppelsträngige DNA umschreibt. Diese Provirus-DNA wird in den Zellkern gebracht und in das Genom der infizierten Zelle eingebaut. Auch dieser Vorgang ist virusspezifisch und somit ein mögliches Ziel antiviraler Therapie. Vom Zusammenspiel von Virus- und Zellgenen hängt es ab, ob und wann Virus aktiviert wird. Dann wird am Provirus komplementäre mRNA abgeschrieben und mit Hilfe des ribosomalen Apparates der Zelle in Virusproteine übersetzt. Das Viruspartikel wird an der

Plasmamembran zusammengebaut und verläßt die Zelle durch Knospung. Das Elternvirus verbleibt in der Zelle. Freies Tochtervirus kann zusätzliche Zellen befallen. Im Replikationszyklus von HIV lassen sich etwa 15 spezifische Schritte ausmachen, an denen eine Chemotherapie angesetzt werden kann.

Die Anheftung von HIV an die Zielzelle kann in Kulturen durch lösliches CD4, spezifische Antikörper, aber auch durch polyanionische Verbindungen wie Dextransulfat oder Pethosanpolysulfat unterbrochen werden (Tabelle 4). Einzeln oder in Kombination mit anderen Virushemmern werden diese Substanzen z. Zt. in klinischen Studien erprobt. Ein nächster Ansatzpunkt ist der für die Virusvermehrung essentielle Schritt der reversen Transkription. Die virale Reverse-Transkriptase kann mit bestimmten Nukleosidanalogen, z. B. *Azidothymidin (AZT)*, blockiert werden. AZT, auch als Zidovudin bekannt, konnte zum Arzneimittel entwickelt werden und ist zur Behandlung von HIV-Infektion und AIDS zugelas-

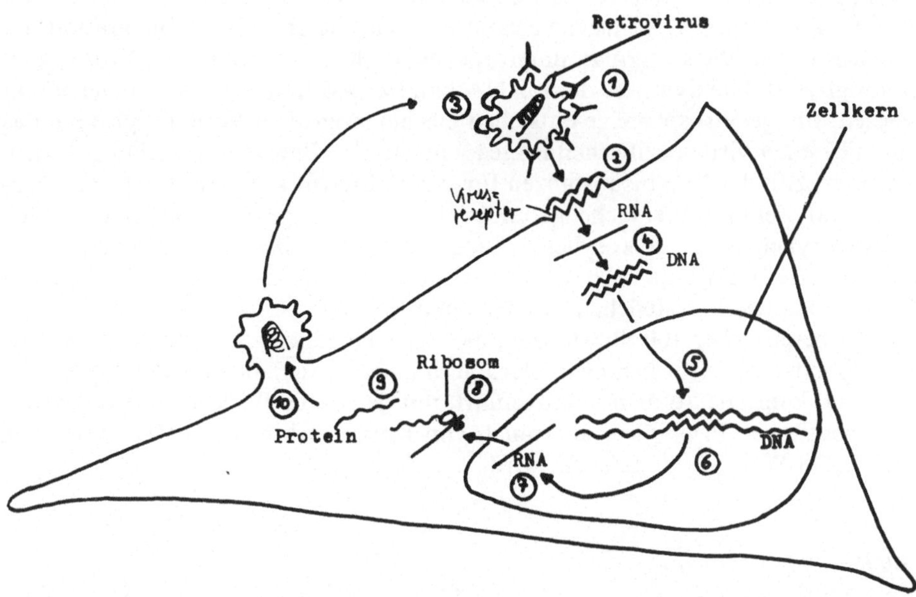

Abb. 4. Vermehrungszyklus des HIV und Möglichkeiten zur Unterbrechung. HIV erkennt die Zielzellen, indem sein Glykoprotein mit zellulären Rezeptoren interagiert. Danach gelangt das Virus in die Zelle. Die Virus-Genom-RNA wird in DNA umgeschrieben und in den Zellkern integriert. Dieses Virusgen wird bei der Teilung der infizierten Zelle auf die Tochterzellen wie ein normales Gen übertragen. Wird das Virusgen aktiviert, entstehen mit Hilfe der Ribosomen Virusproteine, die an der Zellmembran zum neuen Partikel zusammengebaut werden, das die RNA umschließt. Denkbare Eingriffsmöglichkeiten sind: Blockierung der Rezeptor-erkennenden Strukturen auf dem Virus durch Antikörper (*1*) oder lösliches CD4 (*3*) sowie Blockierung des zellulären Virusrezeptors, z. B. durch Peptide. Der Ansatzpunkt von Zidovudin (AZT) ist die Blockierung des Umschreibens von RNA in DNA (*4*). Auch der Transport der DNA in den Zellkern (*5*) oder die Integration (*6*) könnte unterdrückt werden. Weitere Ansätze sind die Transkription der Virus-DNA (*7*), die Bildung von Virusproteinen an Ribosomen (*8*), das Zuschneiden dieser Proteine durch die virale Protease (*9*) sowie der Zusammenbau und die Ausschleusung des Virus durch Knospung (*10*).

Tabelle 4. Ansätze zur HIV-Therapie

Adsorption und Penetration	
	Lösliches CD4, Peptid T, AL 721, Dextransulfat
RNA-Freisetzung und reverse Transkription	
	AZT, DDC, Suramin, Phosphoformiat, Ribabutin
Integration und RNA-Synthese	
	Ribavirin, Hemmer von tat
Proteinsynthese und -reifung	
	synthetische Oligonukleotide, Proteasehemmer, Castanospermin
Zusammenbau und Freisetzung	
	Alpha-Interferon, Ampligen

sen. Die antiretrovirale Wirkung von AZT wurde vor etwa 15 Jahren von Ostertag und Mitarbeitern am Max-Planck-Institut für medizinische Forschung in Göttingen entdeckt. Eine Reihe weiterer Nukleoside ist ebenfalls wirksam und wird klinisch erprobt. Vielleicht gelingt es auch, die spezifische Integration des Provirus in die Wirts-DNA zu unterdrücken, da hierzu ebenfalls ein Virusenzym benötigt wird. Die Synthese der mRNA kann z. B. durch Ribavarin unterdrückt werden. Einige Virusproteine entstehen aus einem großen Vorläuferprotein, das mit Hilfe einer virusspezifischen Protease in einzelne Bausteine zerschnitten wird. Recht spezifische Hemmsubstanzen für dieses Enzym konnten durch Reagenzglas- und Zellkulturversuche gefunden werden. Einige Virusproteine werden phosphoryliert oder glykosyliert. Auch diese Modifikationen können durch Hemmstoffe beeinflußt werden. Alpha-Interferon schließlich blockiert den Zusammenbau des Virusteilchens an der Zellmembran.
Es gibt bereits über 100 Substanzen, die unterschiedliche Schritte der HIV-Vermehrung in Zellkultur hemmen. Darüber hinaus werden allein in den USA z. Zt. etwa 100 klinische Studien durchgeführt, mit denen die Wirksamkeit von neuen therapeutischen Prinzipien, aber auch von Kombinationen, an HIV-Infizierten und AIDS-Patienten untersucht wird.

Impfstoffe

Nach Lage der Dinge wird man einen Impfstoff zur Prävention der HIV-Infektion ohne die Verwendung eines relevanten Tiermodells nicht entwickeln können. Eine Strategie ist es, Impfstoffantigene gentechnisch herzustellen und ihre Immunogenität, Toxizität und Schutzwirkung an Tiermodellen zu erproben (Tabelle 5).

Tabelle 5. Strategien für einen HIV-Impfstoff

1. Entwicklung experimenteller Impfstoffe in relevanten Tiermodellen
2. Schutzversuche in Tiermodellen
3. Versuche zur Immunogenität und Toxizität an Menschen
4. Wirksamkeitsprüfung an Menschen

Kann Schutz gegen eine nachfolgende HIV-Infektion erreicht werden, müssen die Darreichungsform und die Dosierung optimiert werden. Sind die Ergebnisse all dieser Versuche positiv, können Immunisierungsversuche an Kollektiven von Freiwilligen, die z. B. durch ihre Lebensweise ein erhöhtes Risiko der HIV-Infektion aufweisen, durchgeführt werden. So könnte die Wirksamkeit von HIV-Impfstoffen auch an Menschen nachgewiesen werden. Es ist aber einsichtig, daß dieser komplexe Vorgang lange Zeit in Anspruch nehmen wird. Zur Entwicklung eines Impfstoffs gegen die Hepatitis B wurden 10 Jahre benötigt, nachdem erste Versuche an Schimpansen positiv waren.

Tiermodelle

Schimpansen, unsere nächsten Verwandten im Tierreich, lassen sich mit HIV-I zwar infizieren, sie erkranken jedoch nicht in einem Beobachtungszeitraum von bis zu 7 Jahren. Außerdem stehen Schimpansen nicht in ausreichender Anzahl zur Verfügung, und Experimente mit ihnen sind sehr aufwendig – ganz abgesehen von möglichen ethischen Vorbehalten. Ob Schimpansen mit HIV-II zu infizieren sind, ist bislang nicht bekannt. In den letzten Jahren konnten von einer ganzen Reihe von Affenspezies Retroviren isoliert werden, die den Immundefizienzviren der Menschen sehr ähnlich sind. Darüber hinaus zeigte sich, daß Makaken, z. B. Rhesusaffen, für diese Affenimmundefizienzviren (simian immunodeficiency viruses, SIV) sehr empfänglich sind und z. T. nach der Infektion eine AIDS-ähnliche Krankheit entwickeln. Weiterhin gelang es uns und anderen Wissenschaftlern vor kurzem, Rhesusaffen mit HIV-II zu infizieren. Diese Modelle sind sehr geeignet für Studien zur Pathogenese, Therapie- und Impfstoffentwicklung. Die Tiere werden in Farmen, zum größten Teil in ihren Ursprungsländern, gezüchtet und exportiert. Der Import von Wildfängen für die biomedizinische Forschung ist durch das Washingtoner Artenschutzabkommen verboten.

Zur Entwicklung eines Impfstoffs gegen SIV/HIV haben wir folgenden Weg eingeschlagen: Das Glykoprotein eines Affenimmundefizienzvirus wurde angereichert und damit eine Anzahl von Rhesusaffen immunisiert. Diese Proteine liegen nicht einzeln in Lösung vor, sondern bilden sehr immunogene Aggregate. Die Tiere entwickelten eine starke Antikörperantwort. Diese Antikörper konnten in Zellkulturen das gleiche Virus neutralisieren, aus dem Glykoprotein für die Vakzine isoliert worden war, aber auch andere verwandte Viren. Die Frage, ob diese Tiere vor einer nachfolgenden Virusinfektion geschützt wären, konnten wir bisher nicht beantworten, da die für Affen infektiöse Dosis dieses Virus bisher nicht bestimmt wurde.

Zwischenzeitlich wurden in amerikanischen Primatenzentren andere Impfstoffversuche durchgeführt. Es gelang, Rhesusaffen mit formalininaktiviertem SIV zu immunisieren und dadurch den größten Teil der Tiere gegen eine nachfolgende experimentelle SIV-Infektion zu schützen. Prinzipiell ist es also möglich, Impfstoffe gegen Immundefizienzviren von Primaten herzustellen.

Ausblick

Diese positiven Ergebnisse bedeuten aber nicht, daß ein Impfstoff gegen AIDS bereits verfügbar wäre. Die Wirksamkeit und Verträglichkeit eines entsprechenden Impfstoffs beim Menschen muß nachgewiesen werden. Außerdem müssen Methoden ausgearbeitet werden, mit denen größere Mengen des Impfantigens in gleichbleibender Qualität hergestellt werden können. Obwohl noch viele Jahre umfangreicher Entwicklungsarbeit zu leisten sind, scheint ein Impfstoff gegen AIDS möglich zu sein.

In bezug auf die Therapie stehen wir ebenfalls am Anfang. Wir wissen jedoch, daß antiretrovirale Wirkstoffe wie AZT den Krankheitsbeginn hinauszögern sowie die klinische Situation von AIDS-Patienten verbessern. Leider vertragen nicht alle Patienten dieses Mittel. Außerdem hat sich gezeigt, daß nach längerer Behandlung zunehmend therapieresistente Viren entstehen. Darum wird es notwendig sein, wie bei der Chemotherapie von Tumoren, zeitlich gestaffelt unterschiedliche Mittel einzusetzen, um Kreuzresistenzen zu vermeiden. Insgesamt erinnert die Situation der AIDS-Therapie sehr an den Stand der Behandlung von kindlicher Leukämie vor etwa 15 Jahren. Auch hier wurde durch die Entdeckung neuer Wirkstoffe und deren Erprobung in koordinierten, klinischen Studien schließlich ein Durchbruch erreicht. Heute kann die Mehrzahl der kindlichen Leukämien und Lymphome geheilt werden.

Literatur

Institute of Medicine (US) (1987) National Academy of Sciences. In: Confronting AIDS: Directions for Public Health, Health Care, and Research. National Academy Press, Washington DC

Institute of Medicine (US) (1988) National Academy of Sciences. In: Confronting AIDS: Update 1988. National Academy Press, Washington DC

Morbidity and Mortality Weekly Report (1988) Volume 37, No. 50, December 23. Massachusetts Medical Society, Waltham, USA

Neurologie bei Kindern mit HIV-Infektion

B. Schmitt, J. Seeger, W. Kreuz, S. Enenkel, G. Jacobi

Einleitung

Neurologische Funktionsstörungen bei HIV-Infektion werden vorwiegend durch das Virus selbst und weniger durch opportunistische Infektionen des ZNS verursacht. Klinisch unterscheidet man bei Kindern eine statische und eine progressive Enzephalopathie (Epstein u. Sharer 1988). Erstere ist gekennzeichnet durch verzögerte Entwicklung, motorische Defizite und normales Kopfwachstum. Neben der HIV-Infektion kommen intrauterine Faktoren, soziales Milieu und klinische Verfassung als Ursache mit in Betracht (Ultmann et al. 1985). 25–50% der HIV-infizierten Kinder weisen eine progressive Verlaufsform auf. Die Manifestation erfolgt meist zwischen 2. Lebensmonat und 5. Lebensjahr, z.T. vor den Zeichen des Immundefizits (Epstein u. Sharer 1988).

Neurologische Manifestationen

Ungefähr die Hälfte der Kinder mit progressiver Enzephalopathie sind durch verzögertes Kopfwachstum sekundär mikrozephal. Die Signifikanz steigt mit dem Auftreten neurologischer Symptome (Belman et al. 1988; Epstein u. Sharer 1988). Verzögerung der motorischen und sprachlichen Entwicklung, reduzierte Intelligenz und Defizite im kognitiven Bereich sind weitere Merkmale der Enzephalopathie. Ein Einfluß anderer, nicht HIV-bedingter Faktoren auf die Entwicklung kann aber nicht ausgeschlossen werden (Epstein u. Sharer 1988; Ultmann et al. 1985). Bei Full-blown-AIDS ist eine Regression der Entwicklung häufig nachweisbar. Ob infizierte Säuglinge schon im 1. Lebensjahr durch partielle Entwicklungsdefizite auffallen und so von nichtinfizierten seropositiven Säuglingen unterschieden werden können, bleibt vorerst umstritten (Scott et al. 1989; Laverda et al. 1989).

Generalisierte Muskelschwäche, kloniforme Reflexsteigerung und eine Änderung im Muskeltonus führen mit fortschreitender Erkrankung zu einer motorischen Beeinträchtigung. Im Endstadium macht eine rigide Form der spastischen Lähmung jede aktive und passive Bewegung weitgehend unmöglich. Weniger häufig ist die Pseudobulbärparalyse. Sie geht mit Dysphagie, Dysarthrie und Reflexsteigerung im perioralen Bereich und M. masseter einher. Extrapyramidale und zerebelläre Beteiligung manifestiert sich in Dystonie, Ataxie, Tremor und Rigor (Belman et al. 1988).

Periphere Nervenschäden, wie sie bei erwachsenen AIDS-Patienten auftreten können, wurden bislang im Kindesalter nicht nachgewiesen (Koch et al. 1989). Psychische Veränderungen, wie Verhaltensauffälligkeiten, Aggressivität, Angstzustände und Depression können erstes Symptom der Enzephalopathie sein (Lifschitz et al. 1989). Zerebrale Krampfanfälle sind selten und meist Einzelereignisse im Zusammenhang mit Fieber (Epstein u. Sharer 1988). Sie können Hinweis auf eine opportunistische Infektion des ZNS sein (Enzensberger 1989). Myoklonien ohne EEG-Veränderungen werden beschrieben (Epstein u. Sharer 1988).
Opportunistische Infektionen des ZNS mit Cytomegalievirus, Epstein-Barr-Virus, Toxoplasmose und Candida kommen im Kindesalter selten vor. Häufiger sind bakterielle Meningitiden im Rahmen der Immunschwäche mit den daraus resultierenden Defektzuständen. Ebenfalls selten sind primäre und sekundär metastasierende ZNS-Lymphome (Belman et al. 1988). An zerebrovaskulären Ereignissen werden Hämorrhagien als Folge einer Immunthrombozytopenie und ischämische Infarkte bei Arteriitis oder vaskulären Ektasien beschrieben (Park et al. 1988).

Diagnostik

Diagnostisch im Vordergrund steht die *Computertomographie.* Atrophie, vorwiegend der weißen Substanz, Kalzifikationen in den Basalganglien, periventrikulär und im Frontalhirn sind die Kennzeichen der HIV-Enzephalopathie. Durch Gabe von Kontrastmittel kommt es zum Enhancement im Bereich der Basalganglien (Belman et al. 1988; Epstein u. Sharer 1988).
Das *EEG* ist erst im fortgeschrittenen Stadium pathologisch verlangsamt (Ultmann et al. 1985). Verlaufskontrollen bei Erwachsenen zeigen parallel zum Fortschritt der Erkrankung eine Reduktion im Grundrhythmus (Enzensberger 1989). Einen Zerfall der physiologischen Schlaforganisation fanden Kubicki et al. (1989) bei polygraphischen Ganznachtschlafableitungen von erwachsenen AIDS-Patienten. *Evozierte Potentiale* sind bei HIV-Patienten häufig verändert. Die akustisch evozierten Potentiale zeigen eine Verzögerung der Interpeaklatenzen (Ultmann et al. 1985), die somatosensorisch evozierten Potentiale (N. medianus) eine Amplitudenminderung bzw. Ausfall der Welle N18 (Kairam et al. 1988).
Neuropathologische Untersuchungen bei Enzephalopathie ergaben eine zerebrale Atrophie, vaskuläre Entzündungs- und Verkalkungszeichen, entzündliche Zellinfiltrate, multinukleäre Zellen und Veränderungen der weißen Hirnsubstanz (Epstein u. Sharer 1988). Sharer et al. (1988) fanden im Spinalkanal von 18 verstorbenen Kindern 8mal entzündliche Zellinfiltrate, 5mal Myelinveränderungen im Seitenstrang und 2mal eine vakuolisierende Myelopathie, letztere ohne begleitende entzündliche Infiltrate.

Frankfurter Ergebnisse

Patienten

In der Frankfurter HIV-Ambulanz wurden bislang 67 Kinder vorgestellt (Tabelle 1). Die inhomogene Gruppe drogenabhängiger Mütter unterscheidet sich in der Schwangerschaft bezüglich Drogentyp, Quantität, Polytoxikomanie, Konstitution, Ernährung und Immunstatus. 9 Patienten mit Hämophilie wurden durch Faktorgabe infiziert. Die Stadieneinteilung erfolgte nach der CDC-Klassifikation für Kinder mit HIV-Infektion unter 13 Jahren. Stadium P0 umfaßt alle unsicheren Infektionen, also HIV-positive Kinder in den ersten 15 Lebensmonaten, Stadium P1 die infizierten, asymptomatischen, und Stadium P2 die symptomatischen Patienten. HIV-exponierte Kinder waren postpartal zunächst in Folge mütterlicher Leihtiter seropositiv, verloren aber in den ersten 15 Lebensmonaten ihre Antikörper. Sie wurden bei mangelnder Compliance nur z. T. neurologisch untersucht und werden im folgenden nicht berücksichtigt.

Tabelle 1. HIV-infizierte oder -exponierte Kinder im ZKI Frankfurt (*n* = 67)

Ätiologie:		HIV-positive Mütter		Substitution mit HIV-kontaminiertem Faktor bei Hämophilie
		mit Drogen	ohne Drogen	
Gesamt		54	4	9
Stadium:	P0	5	1	–
	P1	5	1	4
	P2	11	1	5
	Exp.	33	1	–

P0 unsichere HIV-Infektion; *P1* asymptomatische HIV-Infektion; *P2* symptomatische HIV-Infektion (AIDS); *Exp.* pränatale HIV-Exposition

Klinik

Eine Mikrozephalie haben 6 Kinder, 4 davon schon seit Geburt (Tabelle 2). 5 Kinder zeigen ein vermindertes Kopfwachstum, 2 davon sind sekundär mikroze-

Tabelle 2. Kopfumfang von 33 HIV-infizierten Kindern

	Konnatal infiziert Stadium			Faktor-infiziert Stadium	
	P2	P1	P0	P2	P1
KU >P25	4	4	4	5	4
KU P3 – P25	4	1	1	–	–
KU <P3	4	1	1	–	–

P0 unsichere HIV-Infektion; *P1* asymptomatische HIV-Infektion; *P2* symptomatische HIV-Infektion

phal. Postpartale Mikrozephalie kann Folge von Methadon-, Drogen- oder Alkoholabhängigkeit in der Schwangerschaft sein (Lifschitz et al. 1985).
Eine regrediente Entwicklung wiesen 3 Patienten auf. Einer verstarb wenige Monate später, die zwei anderen erholten sich unter AZT und zeigten im Verlauf eine Weiterentwicklung. Schwächen im Bereich von Feinmotorik und Sprache wurden bei jeweils 5 Kindern, z.T. passager, gesehen.
Eine rigide Tetraspastik mit maximal opisthotoner Haltung wies präfinal ein 20 Monate alter Patient mit Enzephalopathie auf. Kloniform oder lebhaft gesteigerte Reflexe sahen wir im Stadium P2 bei 8, eine Änderung im Muskeltonus bei 3 Patienten. Im Stadium P0, im Säuglingsalter, sind lebhafte Reflexe bei Hyperexzitabilität wahrscheinlich auf den Drogenentzug zurückzuführen.
Dysphagie und Steigerung der perioralen Reflexe bei einem Kind waren Hinweis auf eine Pseudobulbärparalyse.
Ataxie, Tremor und Rigor, ebenfalls bei einem Kind, waren unter Azidothymidin (AZT) rückläufig, verschwanden aber nicht vollständig (Therapiemodalitäten s. Beitrag von Kreuz et al. in diesem Buch).
EMG und NLG bei 2 Kindern mit Muskelatrophie und -schwäche waren unauffällig.
Anfälle wurden bei keinem Patienten, auch nicht im finalen Stadium der Enzephalopathie, beobachtet.
Aggressivität, Angstzustände oder Depression sahen wir bei 4 Kindern. Ein weiteres Kind mit zunächst unauffälliger psychischer Entwicklung wies autistische Züge zusammen mit schweren Sprach- und Spielstörungen auf. Unter AZT waren alle 3 Symptome rasch rückläufig. Nicht HIV-bedingt ist wahrscheinlich der Autismus bei einem Kind mit zusätzlich schwerem Alkoholembryopathiesyndrom.

Diagnostik

Die Computertomographie des Schädels zeigte bei 2 Kindern eine Atrophie (Abb. 1), einmal periventrikulär hypodense Zonen und bei einem weiteren Patienten ein fusiformes Aneurysma der A. cerebri media (ausführliche kasuistische Darstellung s. Beitrag Jacobi et al. in diesem Buch). Verkalkungen sahen wir nicht. 2 Patienten mit klinischen Zeichen einer Enzephalopathie hatten ein unauffälliges CT.
Regelmäßige EEG-Kontrollen ergaben trotz klinischer Zeichen einer Enzephalopathie vorwiegend Normalbefunde. Bei dem schon wiederholt erwähnten Patienten mit schwerster Enzephalopathie war im Endstadium die Grundaktivität verlangsamt. Der ebenfalls schon erwähnte Patient mit Autismus, Spiel- und Sprachstörungen zeigte in dieser Phase eine erst- bis zweitgradige Verlangsamung, die sich unter AZT normalisierte.
Akustisch evozierte Potentiale waren im Stadium P2 bei 4 Patienten verzögert, 2mal grenzwertig, und bei 9 Patienten normal. Besonders ausgeprägt war die pontine Leitungsverzögerung bei dem Kind mit schwerer Enzephalopathie. Die somatosensorisch evozierten Potentiale zeigten bei 16 von 17 Kindern im Stadium

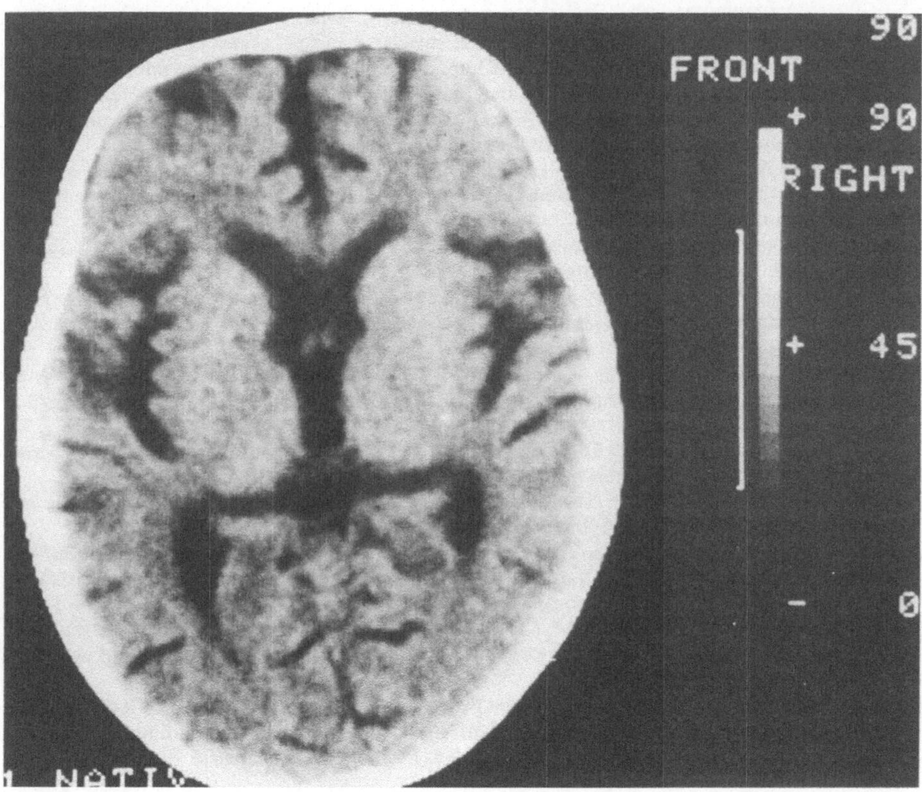

Abb. 1. CT im Alter von 18 Monaten zeigt eine zerebrale Atrophie und einen Hydrocephalus e vacuo. Kopfumfang <3. Percentile

P1 und P2 eine normale zervikokortikale Überleitung. Zur Welle N18 können wir auf Grund der Ableittechnik keine Aussage machen.

Neuropathologische Untersuchungen bei einem HIV-infizierten Kind mit Verdacht auf Enzephalopathie ergaben lediglich eine leichte Atrophie sowie Hinweise auf eine Meningitis, ohne sonstige Zeichen einer HIV-Infektion des ZNS. Bei dem Kind mit klassischem Enzephalopathie-Syndrom wurde die Obduktion verweigert.

Das Zeitintervall von Beginn der progressiven Enzephalopathie bis zum Tod wird von Epstein u. Sharer (1988) mit 2–20 Monaten angegeben. Ein Kind zeigte einen solchen Verlauf trotz AZT. Andere sind unter AZT relativ stabil – fast einer statischen Enzephalopathie entsprechend. Ihre Überlebenszeit ist deutlich länger.

Literatur

Belman AL, Diamond G, Dickson D, Horoupian D, Llena J, Lantos G, Rubinstein A (1988) Pediatric acquired immunodeficiency syndrome. AJDC 142:29–35

Enzensberger W (1989) Neuromanifestationen bei AIDS. Verlaufsuntersuchungen bei 215 Patienten mit HIV-Infektion. Schwer-Verlag, Stuttgart

Epstein LG, Sharer LR (1988) Neurology of human immunodeficiency virus infection in children. In: Rosenblum et al. (eds) AIDS and the nervous system. Raven Press, New York

Kairam R, Emerson M, Bamji M (1988) Median nerve sensory evoked potentials: A marker for human immunodeficiency virus-related neurological disease. Ann Neurol 24:360

Koch T, Wesley A, Lewis E, Bredesen D, Koerper M, Weintraub P (1989) AIDS-related peripheral neuropathy in children and young adult hemophiliacs. V. International Conference on AIDS – Montreal T.B.P. 177

Kubicki S, Henkes H, Alm D, Scheuler W, Pohle HD, Ruf B, Könneke J (1989) Schlafpolygraphische Daten von AIDS-Patienten. Z EEG EMG 20:288–294

Laverda A, Cogo P, Del Mistro A et al. (1989) Neurological manifestations in perinatally HIV infected children. A prospective study. V. International Conference on AIDS – Montreal T.B.P. 186

Lifschitz MH, Hanson C, Wilson G, Shearer WT (1989) Behavioral changes in children with human immunodeficiency virus (HIV) infection. V. International Conference on AIDS – Montreal T.B.P. 175

Lifschitz MH, Wilson GS, Smith EO, Desmond MM (1985) Factors affecting head growth and intellectual function in children of drug addicts. Pediatrics 75:269–274

Park YD, Belman AL, Dickson D et al. (1988) Stroke in pediatric AIDS. IV. International Conference of AIDS – Stockholm: 7061

Scott G, Cohen D, Naguiat A, Curless R, Morgan R, Parks W (1989) A prospective study of neurological development in infants at risk for human immunodeficiency virus (HIV-1) infection. V. International Conference on AIDS – Montreal: M.O.O. 40

Sharer LR, Epstein LG, Blumberg BM, Cho ES, Cook SD, Dowling PC (1988) Histological and molecular probe analysis of spinal cords from children with HIV infection and AIDS. J Neuropathol Exp Neurol 47:347

Ultmann MH, Belman AL, Ruff HA, Novick BE, Cone-Wesson B, Cohen HJ, Rubinstein A (1985) Developmental abnormalities in infants and children with acquired immune deficiency syndrome (AIDS) and AIDS-Related Complex. Dev Med Child Neurol 27:563–571

Fusiformes Aneurysma der A. carotis interna bei AIDS-krankem Jungen

G. Jacobi, W. Kreuz, B. Schmitt

Neurologische statische und progrediente Symptome bei Kindern mit AIDS sind seit Mitte der 80er Jahre bekannt: eine primäre Retardierung in der mentalen und körperlichen Entwicklung oder eine Regression, ein mentaler Abbau bis zum Grade einer Demenz, eine progrediente Mikrozephalie, spastische fortschreitende Paresen und pseudobulbäre Symptome, Ataxie und selten Krampfanfälle und Myoklonien (Belman et al. 1986, 1988; Epstein et al. 1986; Sharer et al. 1986). Die bildgebenden Verfahren zeigen eine progrediente, meist symmetrische Hirnatrophie sowie häufig Kalzifikationen im Bereich der Basalganglien und des Centrum semiovale, besonders im frontalen Marklager. Dieser vaskulären Mikroangiopathie liegen Endothelläsionen mit Intimaaufwerfung und Kalkeinlagerungen sowie lympho-monozytäre Infiltrate und Riesenzellbildungen zugrunde. Ungewöhnlich bei HIV-infizierten Kindern ist folgender neuroradiologischer Befund:

Kasuistik

Beide Eltern des jetzt 7jährigen Jungen sind heroinabhängig und HIV-infiziert. Der Junge lernt mit 10 Monaten frei sitzen, mit 17 Monaten frei laufen, mit 12 Monaten beginnt er zu sprechen; zu dieser Zeit ist die HIV-Serologie eindeutig positiv.

Mit 3 Jahren macht er eine schwere *interstitielle Pneumonie* durch, im transbronchialen Biopsat ist die EBV-Immunhistologie positiv, das EBV-IgM ist und bleibt hoch, die T4/T8-Ratio erniedrigt.

Mit 3 6/12 wird ein *Lymphadenopathie-Syndrom* beobachtet, er hat eine *orale Candidiasis* und klagt oft über *Kopfweh*.

Mit 4 Jahren beträgt die T4/T8-Ratio nur noch 0,17%, die Gammaglobuline i. S. sind hoch mit Werten für das IgG zwischen 3000–3500 mg/dl, IgA: 180–200 mg/dl und IgM: 120–125 mg/dl. Es wird ein hartnäckiger *Zoster analis* beobachtet. Mit 5 Jahren tritt eine deutliche Wesensänderung ein: Der Junge schläft viel, spricht undeutlich, nuschelt und lallt. Er zieht sich immer mehr zurück, benutzt wieder die Babysprache, spielt nicht mehr. Der Liquor und das kraniale CT mit KM i.v. sind in Ordnung.

Mit 5 6/12 sind keine T4-Zellen mehr im peripheren Blut nachzuweisen. Es tritt eine *2. interstitielle Pneumonie* auf mit Nachweis von Pneumocystis carinii. Weiter kommt es wiederholt zu *Mittelohrentzündungen* mit einer Trommelfellperforation, und er leidet an einer *Keratitis herpetica* mit doppelseitiger diffuser Hornhauttrübung. Zu diesem Zeitpunkt wird eine 2. kraniale CT durchgeführt, die im Nativ-Scan links eine großlumige A. carotis interna im supraclinoidalen Abschnitt zeigt, nach i.v. Kontrastmittelgabe jedoch grobstreifige Anreicherungen im intrakraniellen Karotisanteil und gleichartige Veränderungen im Bereich der horizontalen Verlaufsstrecke der vorderen und mittleren Hirnarterien (Abb. 1).

6 Monate später, nachdem der Junge spastisch-rigide Symptome entwickelt, ergibt die Karotisangiographie links eine *fusiforme Dilatation der Carotis interna,* die sich langstreckig bis in den Verlaufsanteil A1/2 und M1/2 der Anterior und Media links hinein fortsetzt (Abb. 2 u. 3). Die

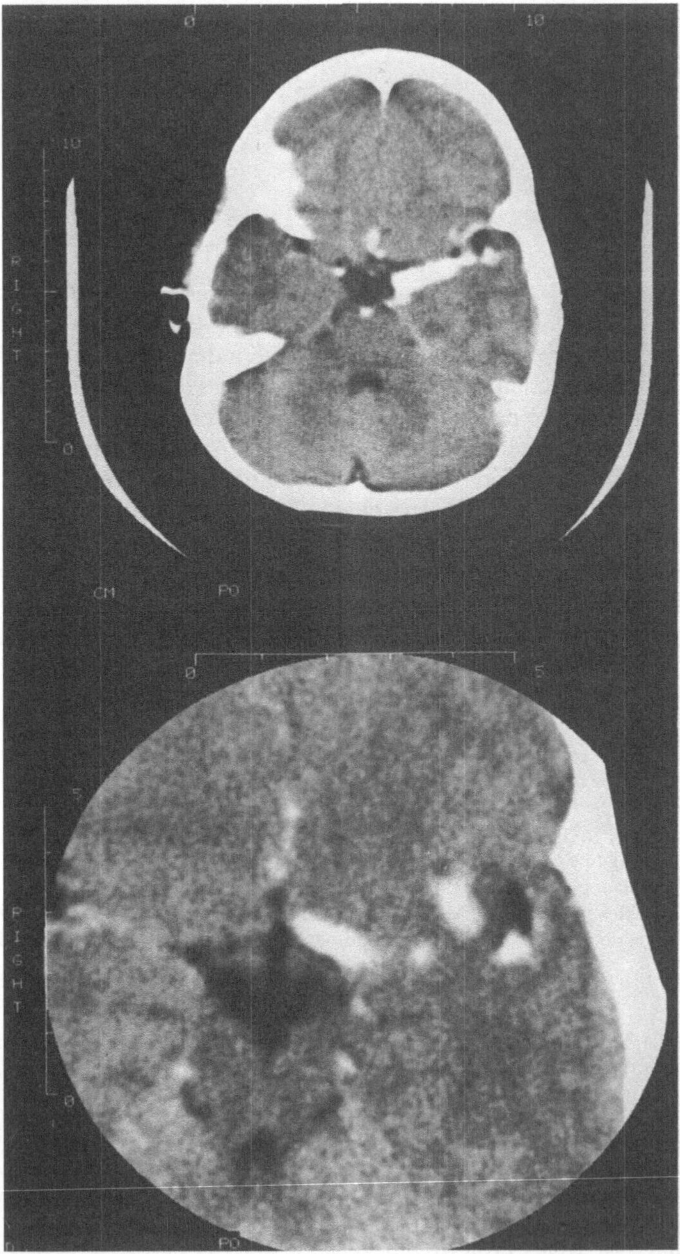

Abb. 1. CT nach KM-Enhancement im Alter von 6 Jahren: hyperdense Streifen im Bereich der supraklinoidalen Karotis und der horizontalen Verlaufsstrecken der A. cerebri anterior und A. cerebri media links

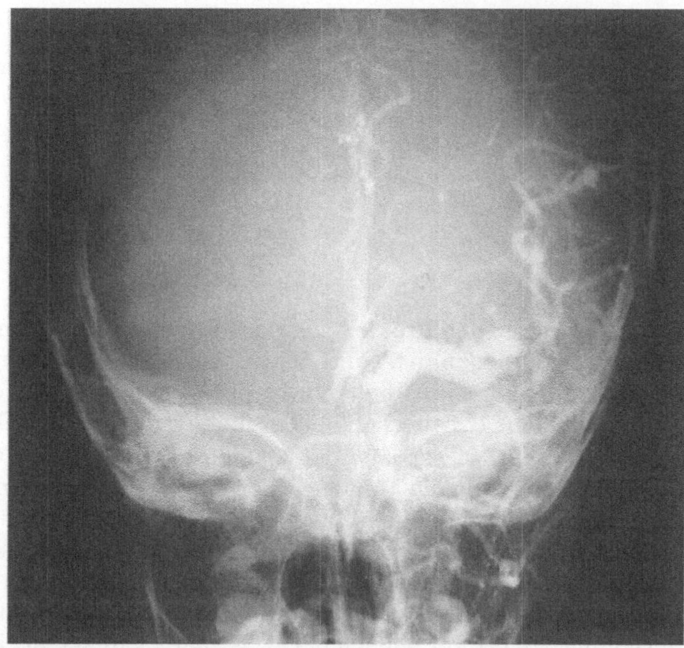

Abb. 2 u. 3. Linksseitige Karotisdarstellung im Alter von 6 6/12 Jahren: man erkennt die langstreckige erhebliche Auftreibung der A. carotis interna, die bis in den M1/2-Anteil und A1/2-Anteil der vorderen und mittleren Hirnarterien hineinreicht (a.-p.-Darstellung, oben; Seitdarstellung, unten)

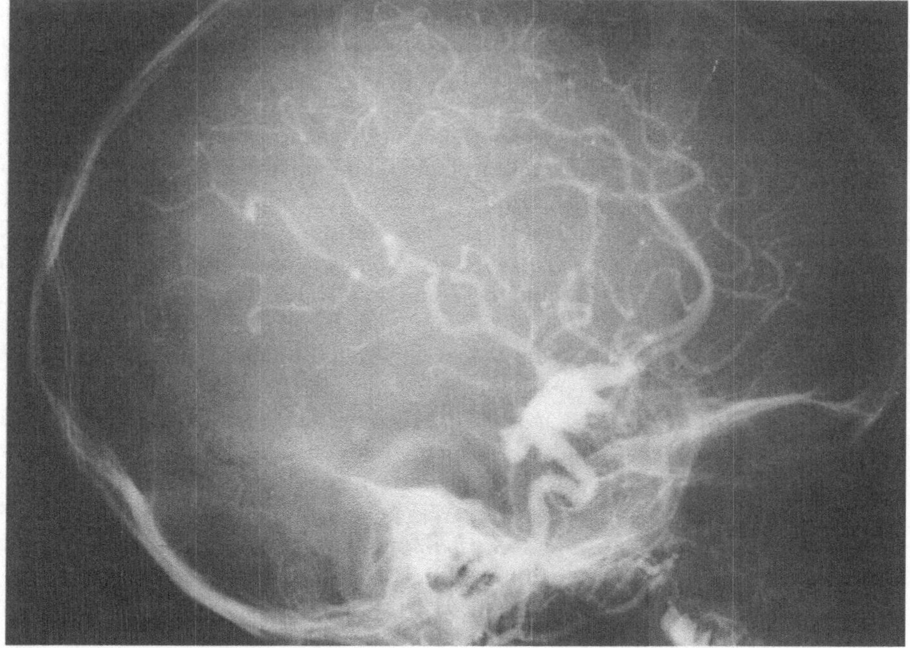

Abb. 3

Darstellung der kontralateralen Karotis sowie der Vertebrobasilaris ergibt keinerlei analoge Gefäßveränderungen.
Bisher hat der Junge keine klinischen Zeichen einer Subarachnoidalblutung oder einer lokalen Raumforderung, etwa im Sinne eines Chiasma- oder Cavernosus-Logen-Syndroms geboten.
Die bisherige Therapie bestand in Gaben von EBV-Hyperimmunglobulin, Aciclovir, Azidothymidin, Cotrimazol, erneut Aciclovir, HIV-Hyperimmunglobulin und einer zuletzt gesteigerten Dosis von Azidothymidin (10 mg/kg KG).

Diskussion

Dem hier dargestellten Problem eines erworbenen ausgedehnten intrakraniellen Aneurysmas kann man sich von 2 Seiten nähern: von der formalen Seite her, also dem angiographischen Befund und von der Tatsache her, daß der Patient HIV-infiziert ist und eine entsprechende neurologische Symptomatik hat.
ad 1): Fusiforme Aneurysmen der Gefäße im Bereich des Circulus arteriosus Willisii werden *bei älteren Menschen* insbesondere *im Rahmen einer arteriosklerotischen Angiopathie* gefunden (Taveras u. Wood 1977; Huber 1979). Sie beruhen vor allem auf Veränderungen der Media: einer Elastikafibrose und hyalinen Degeneration glatter Muskelfasern; hinzu kommen entzündliche Veränderungen der Intima mit Einlagerung von Cholesterinplaques und feinen subintimalen Blutungen (Jellinger 1979). Im Bereich der A. basilaris kann es zu einer Elongation der Basilarisspitze kommen („Megalodolichobasilaris"), die in den Boden des III. Ventrikels hineinragt und hypothalamische Symptome auslösen kann, oder sogar das Foramen Monroe blockieren oder raumfordernd im Kleinhirnbrückenwinkel wirken kann.
Beim Kind und jungen Erwachsenen sind Hirngefäßaneurysmen viel seltener: sie sind beschrieben beim Ehlers-Danlos- und beim Marfan-Syndrom, im Rahmen einer Homozystinurie, eines Pseudoxanthoma elasticum oder einer idiopathischen Medianekrose (Gerhard u. Schmitz-Bauer 1973; Finney et al. 1976; Jellinger 1979). Wir selbst konnten gelegentlich eine Assoziation einer Elongation der Basilarisspitze bei Patienten mit zerebralem Gigantismus (Sotos-Syndrom) beobachten. Alle diese definierten Krankheitsbilder brauchen nicht weiter diskutiert zu werden, da der Junge „Full-blown-AIDS" hatte.
ad 2): Arteriitiden als Ursache von Hirngefäßaneurysmen können bedingt sein durch (Horten et al. 1974; Taveras u. Wood 1977; Huber 1979; Jellinger 1979): *Bakterien* – hier beruhen 90% der Fälle auf einer floriden Endokarditis und sind im mittleren und terminalen Stromgebiet der Media lokalisiert. Echt *mykotisch*, sehr selten, durch Mucor, Aspergillus, Candida oder Penicillium. *Viral*, so vor allem bei HSV – VZV. Weiter *hypersensitiv – systemisch*, etwa bei der Periarteriitis nodosa, dem Lupus erythematodes, einem rheumatischen Krankheitsbild, bei allergischer Vaskulitis, einer Riesenzellenarteriitis, etwa beim Takayashu-Syndrom, bei der Dermatomyositis, der Wegener-Granulomatose oder beim M. Boeck. Selten ist die Auslösung *chemisch-physikalisch*, etwa beim Amphetaminabusus oder nach Röntgenbestrahlungen.
In unserem speziellen Fall muß vor allem diskutiert werden: eine EBV-Infektion: Der Junge hatte mit 3 Jahren eine schwere interstitielle Pneumonie durchgemacht, die durch eine EBV-Infektion ausgelöst worden war. Hämangiomähnliche Verän-

derungen, hervorgerufen durch Epitheloidzellproliferationen sind bei AIDS beschrieben (Guarner u. Unger 1989). Sie spielen sich aber nicht an den großen basalen Hirngefäßen ab. Auch war 2 Jahre nach der EBV-Infektion das kraniale CT unauffällig. Der auffallende Befund wurde vielmehr erst im Zusammenhang mit einer Keratitis herpetica beobachtet, wobei ein direkter Virusnachweis nicht gelang, kausal jedoch ein Virus aus der Herpesreihe diskutiert werden muß: HSV-VZV. Beim VZV sind granulomatöse, okkludierende Angiitiden der basalen Hirngefäße bekannt, die allerdings klinisch dramatisch verlaufen unter dem Bild einer (progredienten) zerebrovaskulären Verschlußkrankheit (Eidelberg et al. 1986).

Wichtig erscheint die Beobachtung einer intrakraniellen progredienten Riesenzellenarteriitis bei einem HIV-infizierten Erwachsenen, bei dem dann in den befallenen großen Hirnbasisarterien HTLV-III-Virus direkt in den Riesenzellsynzytien nachgewiesen werden konnte, nicht jedoch HSV oder VZV (Yankner et al. 1986; de la Monte et al. 1987). Bei derartigen AIDS-Vaskulitiden kommt es in den großen und mittleren Arterien zur Ablagerung von Immunkomplexen, wobei noch unklar ist, ob die zirkulierenden Komplexe aus Immunglobulin + Virusantigen oder Immunglobulin + Tumorantigen zusammengesetzt sind (Schwartz et al. 1986).

Insgesamt scheinen zerebrovaskuläre Ereignisse bei HIV-infizierten Kindern nicht allzu selten zu sein; bei 68 mit bildgebenden Verfahren und/oder autoptisch untersuchten Verläufen wurden 6 hirnvaskuläre Befunde festgestellt (Park et al. 1989): 2mal Hirnblutungen bei Thrombozytopenie, die eventuell medikamentöstoxisch bedingt waren; 4mal Hirngefäßverschlüsse mit Infarzierungen, wobei 2mal Gefäßektasien beschrieben werden; ob diese allerdings derartig ausgedehnt waren wie bei unserem Patienten, muß dahingestellt bleiben.

Zusammenfassung

Bericht über einen AIDS-kranken 6jährigen Jungen, der nach vertikaler Infektion im 5./6. Lebensjahr ein ausgedehntes fusiformes Aneurysma der linken A. carotis interna bekam, das sich bis weit in den Stamm der Anterior und Media fortsetzte. Ursächlich kommt eine Vaskulitis, hervorgerufen durch HSV/VZV, in Frage, da der Junge zu der Zeit eine Keratitis herpetica durchmachte. Wahrscheinlicher ist jedoch eine Immunkomplexvaskulitis, durch das HTLV-III-Virus selbst ausgelöst, wobei zerebrale Gefäßveränderungen beim kindlichen AIDS nicht allzu selten sein dürften und demnach unsere Aufmerksamkeit verdienen.

Nachtrag

Inzwischen ist das Kind im Alter von 7 10/12 an einer dekompensierten globalen Herzinsuffizienz verstorben, nachdem es mehrfach bakterielle Sepsen durchgemacht hatte. Im Senckenbergischen Institut der Pathologie wurden folgende Befunde erhoben: dilatative, kongestive Kardiomyopathie mit interstitieller Fibrose, Hauptbefund und Todesursache im Zusammenhang mit der Klinik. Mesangioproliferative Glomerulopathie, interstitielle Fibrosierung des Lungenparenchyms. Das Hirngefäßaneurysma wurde makroskopisch in allen Einzelheiten bestätigt; eine feingewebliche Aufarbeitung dieses Befundes steht noch aus (August 1990).

Literatur

Belman AL, Diamond G, Dickson DW, Horoupian D, Llena J, Lantos G, Rubinstein A (1988) Pediatric acquired immunodeficiency syndrome. Am J Dis Child 142:29–35

Belman AL, Lantos G, Horoupian D, Novick BE, Ultman MH, Dickson DW, Rubinstein A (1986) AIDS; Calcification of basal ganglia in infants and children. Neurology 36:1192–1199

De la Monte SM, Schooley RT, Hirsch MS, Richardson EP (1987) Subacute encephalomyelitis of AIDS and relation to HTLV-III infection. Neurology 37:562–569

Eidelberg D, Sotrel A, Horoupian D, Neumann PE, Pumarola-Sune T, Price RW (1986) Thrombotic cerebral vasculopathy associated with herpes zoster. Ann Neurol 19:7–14

Epstein LG, Sharer LR, Oleske JM et al. (1986) Neurologic manifestations of human immunodeficiency virus in children. Pediatrics 78:678–687

Finney HL, Roberts TS, Anderson RE (1976) Giant intracranial aneurysm associated with Marfan's syndrome. J Neurosurg 45:342–347

Gerhard L, Schmitz-Bauer G (1973) Hirnbasisarterienveränderungen bei Marfan-Syndrom und idiopathischer Medianekrose. Acta Neuropathol (Berl) 26:179–184

Guarner J, Unger ER (1989) Association of Epstein-Barr virus in epitheloid angiomatosis of AIDS. VIth Internat Conf on AIDS, Montreal/Canada, June 4–9, 1989

Horten BC, Abbott GF, Porro RS (1974) True mycotic aneurysms of intracranial vessels. J Neuropathol Exp Neurol 33:564

Huber P (1979) Zerebrale Angiographie in Klinik und Praxis, 3. Aufl. (ehemals: Krayenbühl H und Yasargil G). Thieme, Stuttgart, S 268–269, 314–316 und 368–369

Jellinger K (1979) Pathology and aetiology of intracranial aneurysms. In: Pia W, Langmaid C, Ziersky J (eds) Cerebral aneurysms. Springer, Berlin Heidelberg New York, pp 5–19

Meyenhofer MF, Epstein LG, Cho ES, Sharer LR (1987) Ultrastructural morphology and intracellular production of human immunodeficiency virus/HIV/in brain. J Neuropathol Exp Neurol 46:474–484

Park YD, Belman AL, Dickson D et al. (1989) Stroke in pediatric AIDS. VIth Internat Conf on AIDS, Montreal/Canada, June 4–9, 1989

Schwartz ND, Hollander H, Allen S, Feye KH (1986) Eosinophilic vasculitis leading to amaurosis fugax in a patient with acquired immunodeficiency syndrome. Arch Int Med 146:2059–2060

Sharer LR, Epstein LG, Cho ES, Joshi VV, Meyenhofer MF, Frankin LF, Petito CK (1986) Pathologic features of AIDS encephalopathy in children; evidence for LAV/HTLV-III infection of brain. Human Pathol 17:271–284

Taveras JM, Wood EH (1977) Diagnostic neuroradiology, 2nd edn. Williams & Wilkins, Baltimore, Vol I:516, II:1034–1045

Yankner BA, Skolnik PR, Shoukimas GM, Gabuzda DH, Sobel RA, Ho DD (1986) Cerebral granulomatous angiitis associated with isolation of human-T-lymphotropic virus type III (HTLV-III) from the central nervous system. Ann Neurol 20:362–364

Indikation der Immunglobulin- und Azidothymidin-Therapie bei HIV-infizierten Kindern*

W. Kreuz, C. Lotz, T. Güngör, U. Ebener, B. Schmitt, S. Enenkel, H. Doerr, H. Rübsamen-Waigmann, G. Jacobi

Einleitung

Die Prognose der pädiatrischen HIV-Infektion ist schlechter als bei Erwachsenen. Retrospektive und prospektive Studien haben gezeigt, daß mehr als 50% der perinatal HIV-infizierten Kinder vor dem 4. Lebensjahr versterben (Blanche et al. 1986; Nowick et al. 1987; Pahwa et al. 1986). Neben einem progredienten T- und B-Zell-Defekt ist bei 30–50% der perinatal infizierten Kinder eine HIV-Enzephalopathie zu beobachten (Belman et al. 1987; Gabuzda et al. 1987). Seit Anfang 1986 wird therapeutisch bei HIV-infizierten Erwachsenen mit AIDS und AIDS-related-complex (ARC) Azidothymidin (AZT), ein Nukleosidanalogon und kompetitiver Reverse-Transkriptase-Hemmer, eingesetzt. Es bewirkt eine signifikante Besserung des Gesamtzustandes und der Lebensqualität betroffener Patienten, eine verringerte Inzidenz von opportunistischen Infektionen und eine signifikante Senkung der Mortalität (Fischl et al. 1987; Yarchoan et al. 1986). Nach ca. 200 Tagen muß allerdings mit einem Nachlassen der Wirkung gerechnet werden (Staszewski et al. 1989).

AZT ist ein Thymidinanalogon (3′-Azido-3′-Desoxy-Thymidin) mit einer Azidogruppe in 3′-Position. AZT wird nach Phosphorylierung als Nukleotid in die wachsende DNA-Kette der Zelle eingebaut. Die Azidogruppe an der 3′-Position erlaubt keine Verlängerung der DNA über eine 5′-3′-Diesterbindung. Es kommt dadurch zum Abbruch der DNA-Synthese. AZT hat im Plasma eine mittlere Halbwertszeit von 1 h. Die Bioverfügbarkeit bei oraler Applikation liegt bei ca. 70%. Die Konzentration im Liquor steigt bis auf 50% der Plasmakonzentration an (1–3 µmol). AZT wird in der Leber glukuronidiert, renal glomerulär filtriert und tubulär sezerniert. Nebenwirkungen sind Übelkeit, Erbrechen, Kopfschmerzen, Fieber, Bauchschmerzen, Myalgien, Parästhesien, Schlafstörungen, makrozytäre Anämie, Leukozytopenie, Thrombozytopenie.

AZT ist seit Mai 1987 in der BRD und in West-Berlin für Erwachsene mit AIDS und ARC zugelassen. Wir setzen im Rahmen einer klinischen Prüfung AZT zur Behandlung von HIV-infizierten Kindern ein.

Patienten und Behandlungskonzept

Unsere Klinik betreut zur Zeit 64 HIV-exponierte Kinder. Davon sind 28 Kinder sicher HIV-infiziert. 10 wurden durch Plasmaderivate und 18 wurden vertikal infiziert. Ein perinatal infiziertes und ein hämophiles Kind sind bisher verstorben.

---

* Unterstützt vom Ministerium für Jugend, Familie, Frauen und Gesundheit (BMJFFG)

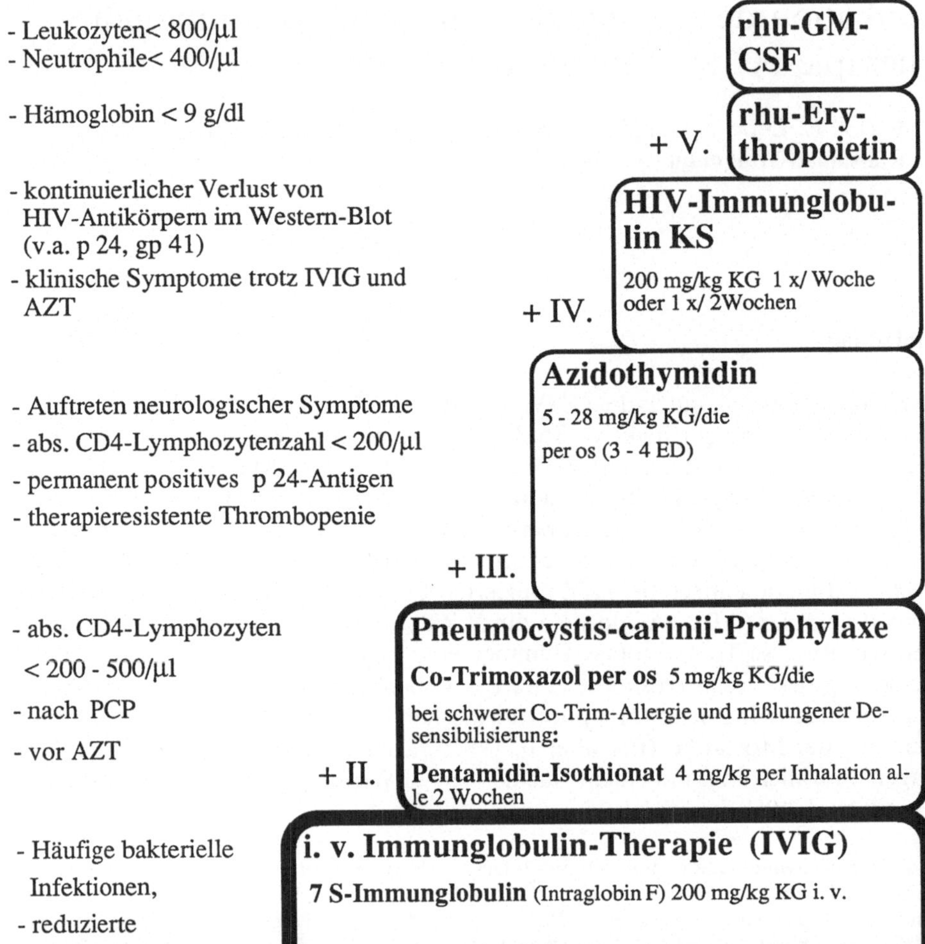

Abb. 1. Frankfurter Stufentherapie bei pädiatrischer HIV-Infektion (*AZT* Azidothymidin, *PCP* Pneumocystis-carinii-Pneumonie, *rhu-GM-CSF* recombinant human-granulocyte and macrophage-colony stimulating factor)

Seit Oktober 1987 behandeln wir insgesamt 10 Kinder mit AZT. Als Basistherapie erhalten alle HIV-infizierten Kinder in Frankfurt bei klinischen Zeichen eines B-Zell-Defektes eine prophylaktische intravenöse Immunglobulintherapie. Wir kombinieren hierbei seit Ende 1985 ein polyvalentes IVIG-Präparat (Intraglobin, Biotest) mit ausgetesteten Chargen eines CMV-Hyperimmunglobulins (Cytotect, Biotest), das auch hohe EBV-Antikörpertiter enthält (Stufe 1 der Stufentherapie, s. Abb. 1). Wir erwarten uns von diesem Hyperimmunglobulin eine wirksame Prophylaxe von CMV- und EBV-assoziierten Erkrankungen. Diese CMV-(EBV)-Prophylaxe war bisher erfolgreich. Nur ein Kind entwickelte bei schwerer Neutrozytopenie eine interstitielle

Pneumonie mit Nachweis von EBV im transbronchialen Biopsat. Diese Pneumonie verschwand unter erhöhten Dosen des CMV-(EBV)-Immunglobulinpräparates (400 mg/kg KG jede Woche).

Da wir vor 2 Jahren bei unserer ersten AZT-Behandlung kurz nach Ansetzen des Medikamentes eine Pneumocystis-carinii-Pneumonie (PCP) beobachtet haben (s. Abb. 2), führen wir bei Kindern seitdem vor Beginn der AZT-Therapie eine PCP-Prophylaxe mit Trimethoprim-Sulfamethoxazol per os oder mit Pentamidin-Isothionat per Inhalation mit Erfolg durch (Stufe 2 der Stufentherapie, s. Abb. 1). Inzwischen sind uns aus anderen Kliniken weitere Pneumozystis-Pneumonien kurz nach Einsetzen einer AZT-Therapie ohne PCP-Prophylaxe bekannt geworden. Für eine *absolute AZT-Indikation* halten wir eine HIV-Enzephalopathie bzw. -polyneuropathie, durchgemachte opportunistische Infektionen oder eine rapide immunologische Verschlechterung. Als *relative Indikationen* erachten wir hohe Spiegel an konstant nachweisbarem p24-Antigen und einen progredienten Bandenverlust im HIV-Western-Blot (vor allem p24-Antikörper), sowie eine Thrombozytopenie, die auf Immunglobuline oder Kortikosteride nicht anspricht (Stufe 3 der Stufentherapie, s. Abb. 1).

Wir beginnen die orale AZT-Therapie in einer Dosierung von 5–10 mg/kg KG/in 4 Einzeldosen pro Tag und steigern die Dosis in erster Linie bei erneutem Auftreten von neurologischen Symptomen. Bisher haben wir 15 mg/kg KG noch nicht überschritten. Unsere längsten Verläufe unter AZT erstrecken sich über 24 Monate. Seit 10 Monaten setzen wir im Rahmen einer klinischen Prüfung bei positivem p24-Antigen und Verlust von HIV-Antikörperbanden im Western-Blot zusätzlich ein virusinaktiviertes Immunglobulin-Präparat ein, das auch HIV-neutralisierende Antikörper enthält (Stufe 4 der Stufentherapie, s. Abb. 1). Hierunter beobachteten wir bisher bei 2 Kindern eine erneute klinische Besserung und eine anhaltende Elimination des vorher konstant nachweisbaren HIV-p24-Antigens. Bei AZT- und HIV-induzierter schwerer Neutrozytopenie steht uns im Rahmen einer klinischen Prüfung rhu-GM-CSF (recombinant human-granulocyte and macrophage-colony stimulating factor) zur Verfügung. Bei AZT- und HIV-induzierter Anämie applizieren wir rhu-Erythropoietin (bis 3 × 50 IE/kg KG/Woche) (Stufe 5 der Stufentherapie, s. Abb. 1).

Laboruntersuchungen

In 4- bis 6wöchigen Intervallen T-Zell-Subpopulationen; Lymphozytenstimulationen mit den Mitogenen PHA, ConA, OKT3, PWM, SAC; HIV-Western-Blot, HIV-P24-Antigen; CMV-, EBV-, VZV-, HSV-, Masern-, Polio-, Röteln-, Mumps-Antikörper (IgM, IgA, IgG); GOT, GPT, Kreatinin, Harnstoff; Serum-IgG, -IgM, -IgA; großes Blutbild.

Klinische und apparative Untersuchungen

Längen-, Gewichts- und Kopfumfangsmessung, neurologische und körperliche Untersuchung. In Abständen von 6 Monaten: EEG; akustisch, somatosensorisch und visuell evozierte Potentiale, Abdomen-Sonographie und augenärztliche Untersuchung; kraniale Computertomographie (CCT) bei neurologischer Symptomatik.

Ergebnisse

Im Gegensatz zu Ergebnissen von Blanche (Blanche et al. 1988) sehen wir in unserem Kollektiv keine signifikante Verbesserung der immunologischen Para-

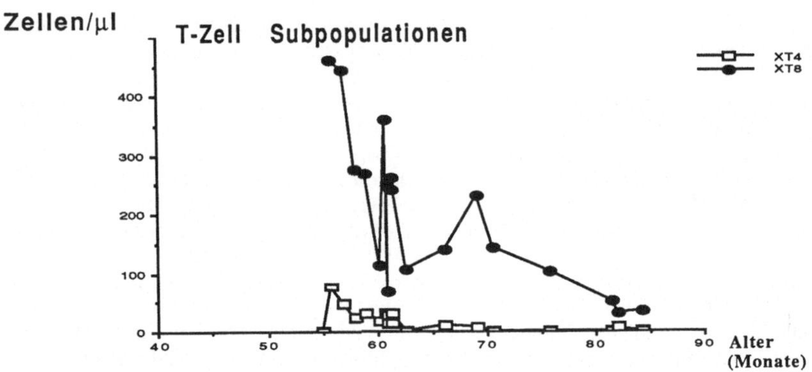

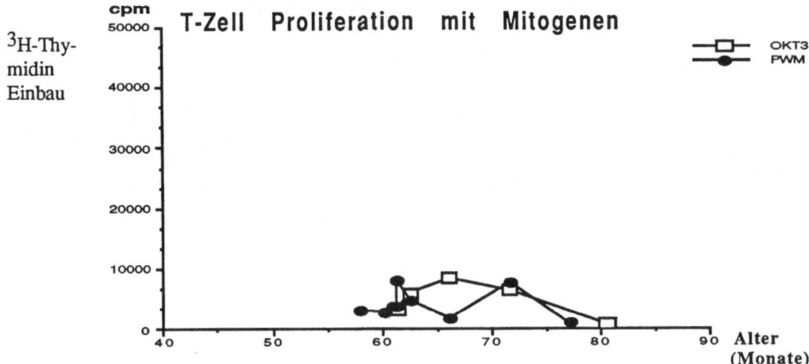

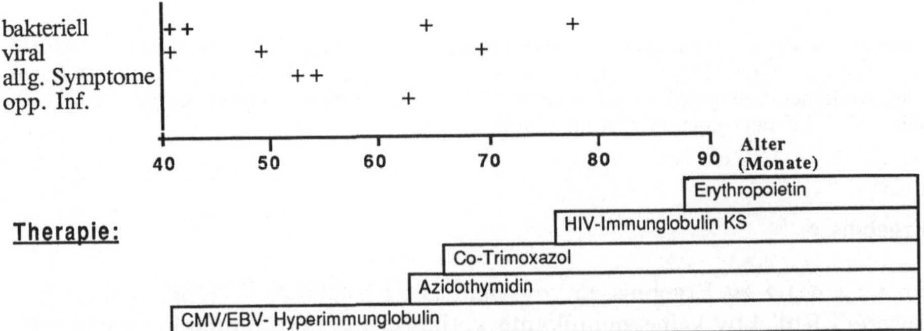

Abb. 2. Perinatal HIV-infiziertes 7½jähriges Kind, seit 4½ Jahren Vollbild AIDS. Verlauf von CD4, CD8, Lymphozytenstimulationen mit verschiedenen Mitogenen und klinischer Verlauf unter der „Frankfurter Stufentherapie“

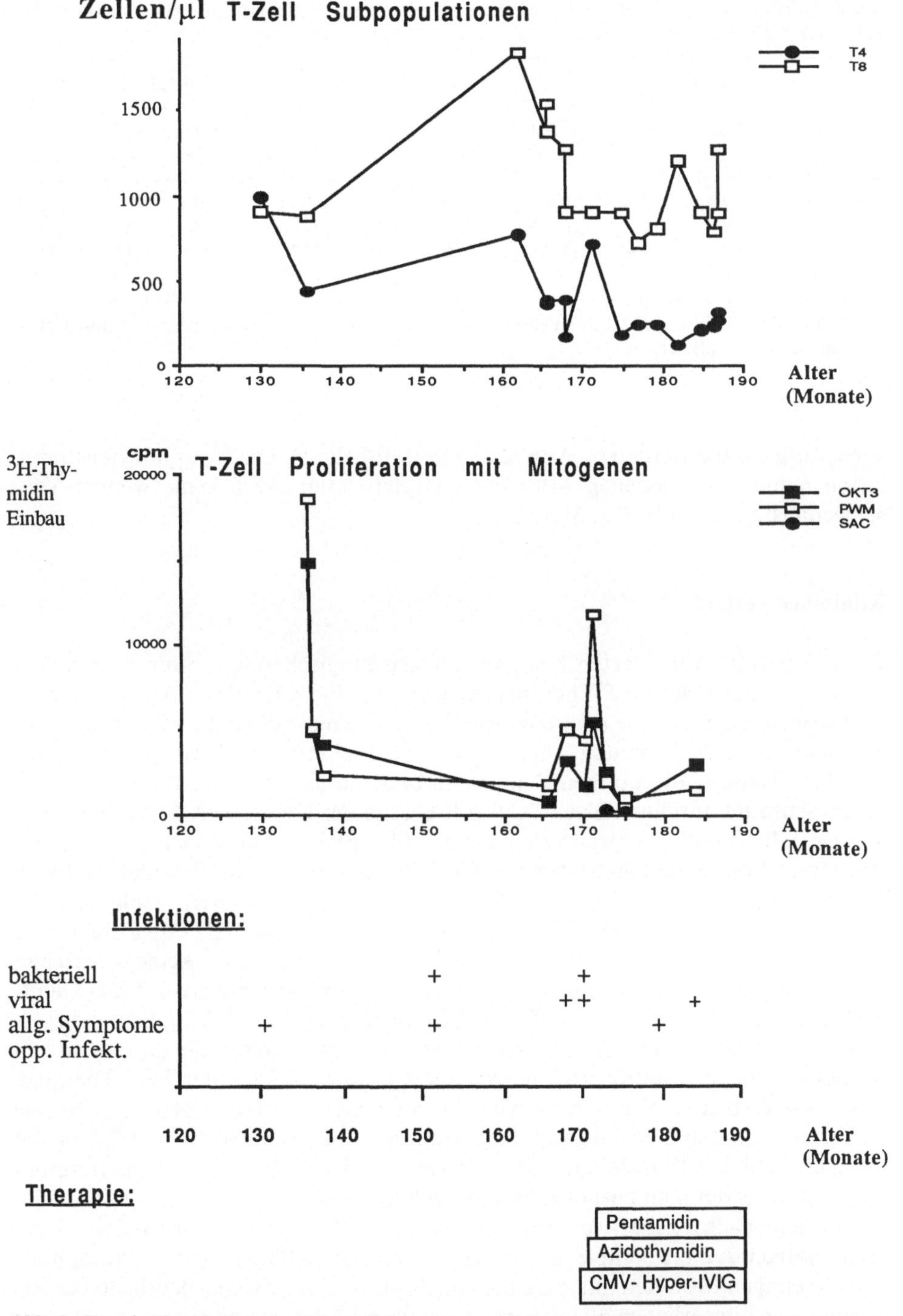

Abb. 3. Durch Plasmaderivate HIV-infiziertes, jetzt 16jähriges Kind, Stadium AIDS. Verlauf von CD4, CD8, Lymphozytenstimulationen mit verschiedenen Mitogenen und klinischer Verlauf unter der „Frankfurter Stufentherapie“

Tabelle 1. Hämatologische Befunde bei vier exemplarischen Patienten mit HIV-Infektion vor und unter AZT-Therapie

	Hb (g/dl)			Leukozyten (/µl)			CD4 /µl		
	Vor AZT	n. 1 J.	n. 2 J.	Vor AZT	n. 1 J.	n. 2 J.	Vor AZT	n. 1 J.	n. 2 J.
Pat. 1 (16 J.)	9,5	9,3	10,2	3000	3000	2000	700	387	265
Pat. 2 (13 J.)	10,6	10,9	10,2	4200	3900	3400	63	168	160
Pat. 3 (6 J.)	10,2	11,4	11,9	5000	3600	3200	112	119	95
Pat. 4 (7 J.)	9,2	9,1	9	3900	2500	1500	0	0	0

Pat. 1 und Pat. 2 sind vor 9 Jahren durch Plasmaderivate infiziert worden. Pat. 3 und Pat. 4 wurden perinatal infiziert

sogar aufgehalten werden (s. Abb. 2 u. 3 bzw. Tabelle 1). Die Lymphozytenstimulationen mit verschiedenen Mitogenen zeigten unter AZT keine weitere Verschlechterung (s. Abb. 2 u. 3).

Klinischer Verlauf

2 von 3 perinatal infizierten Kindern mit neurologischen Symptomen sprachen gut auf AZT an. Die AZT-Therapie bewirkte bei einem Kind mit Ataxie, Tremor und Kopfschmerzen eine deutliche Remission der neurologischen Symptomatik. Es bietet nach 24 Monaten Therapie nur noch eine Residualsymptomatik mit leichtem Tremor; die übrigen Symptome bildeten sich zurück. Ein aktuell mit Kontrastmittel durchgeführtes CCT läßt bei diesem Kind keine Anzeichen einer vorher radiologisch nachweisbaren floriden Enzephalopathie erkennen. Ein Kind mit Dysarthrie zeigte vor 2 Jahren im CCT Zeichen einer Enzephalopathie. Diese verschwanden zunächst unter AZT-Therapie. Nach 1½ Jahren rezidivierte die neurologische Symptomatik, konnte aber durch mehrfache AZT-Dosissteigerungen wieder gebessert werden. Auch im CCT finden sich z. Zt. keine Anzeichen einer Enzephalopathie. Ein perinatal infiziertes Kind verstarb trotz AZT-Therapie unter dem Bild einer progressiven Enzephalopathie (s. Beitrag Schmitt et al. in diesem Buch). Zwei über Plasmaderivate infizierte Kinder, die unter Konzentrationsstörungen und Kopfschmerzen litten, besserten sich unter AZT-Therapie. Eines dieser beiden Kindern entwickelte bei ausgesprochener Neutrozytopenie nach 16 Monaten eine interstitielle Pneumonie mit Nachweis von EBV in der transbronchialen Biopsie, die durch Steigerung der CMV-(EBV)-Hyperimmunglobulindosis deutlich zurückging und nach 2 Monaten im Röntgen-Thoraxbild nicht mehr nachweisbar war. Eine neurologische Symptomatik ist während der 24monatigen AZT-Therapie nicht mehr aufgetreten. 2 Patienten mit Hämophilie, die seit einigen Monaten mit AZT behandelt werden, zeigen eine deutliche Verbesserung der körperlichen Belastbarkeit, auch ermüden sie weniger schnell. Nur eines der mit AZT behandelten Kinder hatte unter der Stufentherapie eine opportunistische Infektion, die körperliche Belastbarkeit und Ausdauer konnte bei

allen Kindern unter Therapie dauerhaft gesteigert werden. Sie können normal spielen und den Kindergarten oder die Schule besuchen. Schwerwiegende Nebenwirkungen unter AZT haben wir bisher nur bei 2 Patienten gesehen. Bei diesen hat sich nach einem Jahr allmählich eine Neutrozytopenie entwickelt (Granulozytenabfall 200/µl/Jahr). Eine Erhöhung des MCV sahen wir bei allen Patienten.

Diskussion

AZT stellt zur Zeit das potenteste HIV-Virustatikum dar. Die bei Erwachsenen beschriebene, nach ca. 200 Behandlungstagen nachlassende Wirkung (Staszewski et al. 1989) mit Übergang in ein „HIV-Wasting-Syndrom" können wir z. Z. bei unseren 10 pädiatrischen Patienten, von denen 4 seit über 24 Monaten mit AZT behandelt werden, nicht beobachten. Der Verlauf eines unserer 3 Kinder mit HIV-Enzephalopathie steht in Übereinstimmung mit den in der Literatur berichteten Fällen, die nicht auf AZT ansprachen (Yarchoan et al. 1988). Ob in diesen „therapierefraktären" Fällen eine Erhöhung der AZT-Dosis zu einer Besserung der neurologischen Symptomatik führt, müssen weitere Erfahrungen zeigen. In der CCT bildeten sich bei zwei unserer Kinder radiologische Zeichen einer HIV-Enzephalopathie zurück, die neurologischen Symptome besserten sich deutlich. Bei beiden Kindern mußte aufgrund einer erneuten neurologischen Verschlechterung die AZT-Dosis nach Monaten wiederholt gesteigert werden, wonach die Symptome deutlich rückläufig waren. Nur bei unserem verstorbenen Kind hatten AZT-Dosissteigerungen keinen Effekt. Unsere Erfahrungen zeigen, daß sich neurologische Symptome unter AZT in den meisten Fällen bessern, vorausgesetzt, daß die Therapie rechtzeitig begonnen wird. Es muß davon ausgegangen werden, daß trotz unauffälliger CCT und/oder NMR HIV-assoziierte entzündliche Prozesse im ZNS stattfinden. Neben CCT und NMR könnten Techniken, die die metabolische Aktivität des ZNS und die Aktivität von Neurotransmittersystemen wiedergeben können, wie z. B. regionaler zerebraler Blutfluß (RCBF), Single-Photonen-Emissionstomographie (SPECT) und Positronen-Emissionstomographie (PET) (Grant et al. 1987), aber auch neurophysiologische Methoden, wie sensorisch evozierte Potentiale (SEP, eigene Beobachtungen) oder computerisierte Spektralanalyse von Elektroenzephalogrammen (Parisi et al. 1989), auf eine frühzeitige Beteiligung des ZNS bei asymptomatischen HIV-infizierten Patienten hinweisen, mit der möglichen Konsequenz einer rechtzeitigen antiretroviralen Therapie. Deshalb ist, wie neuere Ergebnisse bei Erwachsenen gezeigt haben (Editorial, Lancet 1989, II), auch bei asymptomatischen HIV-infizierten Kindern ein frühzeitiger AZT-Einsatz zu erwägen. Ob AZT die Selektion von resistenten HIV-Stämmen fördert – ein für Herpes-simplex-Virus und Aciclovir bzw. Zytomegalie-Virus und Ganciclovir bekanntes Phänomen (Erice et al. 1989; Erlich et al. 1989) – ist z. Z. noch nicht hinreichend geklärt. Neuere Ergebnisse über die hohe Spontanmutationsrate des HI-Virus in vivo (Fisher et al. 1988; Saag et al. 1988) oder in vitro bei Anwesenheit von neutralisierenden HIV-Antikörpern (Reitz et al. 1988) könnten möglicherweise auch klinisch beschriebene „AZT-Resistenzen" erklären. Ob damit die nur kurze Zeit nachweisbaren immunologischen Verbesserungen erklärt werden können und ob AZT-Dosissteigerungen bzw. die Kombinationstherapien mit anderen Nukleosidanaloga bzw. Virustatika (Surbone et al. 1988; Yarchoan et al. 1989) in diesen Fällen sinnvoll sind, kann z.Z. nicht beantwortet werden.

Studien mit 2′3′-Dideoxycytidin (DDC) und 2′3′-Dideoxyinosin (DDI) sind bei erwachsenen HIV-infizierten Patienten bereits durchgeführt worden (Yarchoan et al. 1989; Yarchoan et al. 1988a). DDC hat bei guter klinischer Wirksamkeit nur geringe Knochenmarkstoxizität (Yarchoan et al. 1988a), allerdings ist sein Einsatz durch eine schmerzhafte, reversible Polyneuropathie limitiert. DDI wurde von Yarchoan (Yarchoan et al. 1989) mit gutem Erfolg bei tolerablen Nebenwirkungen, wie Hyperurikämie, Kopfschmerzen und Insomnie, eingesetzt. Allerdings wurden in letzter Zeit auch Erkrankungen an Pankreatitis unter DDI beobachtet. Studien über DDI bei Kindern liegen nicht vor. Möglicherweise liegt die Zukunft der virustatischen Therapie der HIV-Infektion in einer Kombinationstherapie von verschiedenen Nukleosidanaloga (Yarchoan et al. 1988b). Bekannte Nebenwirkungen des AZT, wie schwere Anämie und Neutrozytopenie, können möglicherweise durch Einsatz von rhu-Erythropoietin (Galpin et al. 1989) und rhu-GM-CSF unter Beibehaltung der AZT-Dosis beherrscht werden. Ob GM-CSF auch infizierte Knochenmarkstammzellen und Makrophagen stimuliert und somit die Progredienz einer HIV-Infektion fördert, wird z.Z. unterschiedlich beurteilt (Pinkston et al. 1988).

Nach unseren Erfahrungen stellt der Einsatz von AZT bei den beschriebenen Indikationen eine notwendige und sinnvolle Ergänzung der von uns seit 1985 durchgeführten Immunglobulin-Therapie dar. AZT sollte deshalb auch für Kinder zugelassen werden.

Literatur

Belman AB, Daimont G, Dickson D et al. (1987) Pediatric AIDS – neurologic syndromes. AJDC 142:24–35

Blanche S, Caniglia M, Fischer A et al. (1988) Zidovudine therapy in children with AIDS. Am J Med (Suppl. 2A) 85:203–207

Blanche S, Le Deist F, Fischer A (1986) Longitudinal study of 18 children with perinatal LAV/HTLVIII infection: Attempt at prognostic evaluation. J Pediatr 109:965–970

Editorial (1989) Zidovudine in symptomless HIV infection. Lancet II:415–416

Erice A, Chou S, Biron KK et al. (1989) Progressive disease due to ganciclovir-resistant cytomegalovirus in immunodeficiency patients. N Engl J Med 320:289–292

Erlich KS, Mills J, Chatis P et al. (1989) Acyclovir resistant herpes simplex virus infections in patients with the acquired immuno deficiency syndrome. N Engl J Med 320:293–296

Fischl MA, Richman DD, Grieco MH et al. (1987) The efficacy of azidothymidine (AZT) in the treatment of patients with AIDS and ARC. N Engl J Med 317:185–191

Fisher AG, Ensoli B, Looney D et al. (1988) Biologically diverse molecular variant within a single HIV 1 isolate. Nature 334:444–447

Gabuzda DH, Hirsch MS (1987) Neurologic manifestations of infection with human immunodeficiency virus. Ann Int Med 197:383–391

Galpin J, Thompkins J, Abela R et al. (1989) A study of the safety and efficacy of rhu-Erythropoietin. International Conference on AIDS, Montreal, Abstractband MBP 328

Grant I, Atkinson JH, Hesselink JR et al. (1987) Evidence for early central nervous system involvement in AIDS and other human HIV infections. Ann Int Med 107:828–836

Hirsch MS (1988) Azidothymidine. J Infect Dis 157:427–431

Jäger H (1989) Aids and HIV-Infektionen. In: Handbuch und Atlas für Klinik und Praxis. Ecomed, Landsberg
Nowick BE, Rubinstein A (1987) Aids, the pediatric perspective. AIDS 1:3–7
Pahwa S, Kaplan M, Fikrig S et al. (1986) Spectrum of human T-cell lymphotropic virus type III infection in children: recognition of symptomatic, asymptomatic and seronegative patients. JAMA 255:2299–2305
Parisi A, Di Perri G, Strosselli M et al. (1989) Testing for neurological involvement in HIV-infection. Lancet II:1331
Pinkston P, Rose RM, Hammer S (1988) Inhibition of HIV in alveolar macrophages by zidovudine and GM-CSF. International Conference on AIDS, Stockholm, Abstractband 3621
Reitz jr MS, Wilson C, Naugle C et al. (1988) Generation of a neutralization-resistant variant of HIV1 is due to selection for a point mutation in the envelope gene. Cell 54:57–63
Rosenblum ML, Levy RM, Bredesen DE et al. (1988) Lancet I:446
Saag MS, Hahn BH, Gibbons J et al. (1988) Extensive variation of HIV type 1 in vivo. Nature 334:440–444
Shaunak S, Bartlett J (1989) Zidovudine-induced neutropenia: are we too cautious? Lancet II:91–92
Staszewski S, Helm EB, Luxem J et al. (1989) Langzeiterfahrungen mit Zidovudine. AIDS Kongreß, Berlin, Abstractband
Surbone A, Yarchoan R, Mcatee N et al. (1988) Treatment of the acquired immunodeficiency syndrome and Aids-related complex with a regimen of AZT and Acyclovir. Ann Int Med 108:534–540
Tardieu M, Blanche S, Rouzioux C (1987) Atteinte du système nerveux au cours des infections à HIV du nourrisson. Arch Fr Ped 44:495–501
Vocks M, Sauer S, Wintergerst U et al. (1989) Langzeiterfahrung von Ziduvudin bei Kindern mit Aids. Monatsschr Kinderheilk 137(8):548
Yarchoan R, Weinhold KJ, Lyerly HK (1986) Administration of 3′-azido-3′-deoxythymidine: An inhibitor of HTLV-III/LAV replication to patients with AIDS or ARC. Lancet I:575–580
Yarchoan R, Thomas RV, Grafman J et al. (1988) Long-term administration of 3′-azido 2′,3′-dideoxythymidine to patients with Aids-related neurological disease. Ann Neurol 23 (Suppl):82–87
Yarchoan R, Mitsuya H, Thomas RV et al. (1989) In vivo activity against HIV and favorable toxicity profile of 2′-3′-didesoxyinosine. Science 245:412–415
Yarchoan R, Perno CF, Thomas RV et al. (1988a) Phase I studies of 2,3-dideoxycytidine in severe human immunodeficiency virus infection as a single agent and alternating with zidovudine (AZT). Lancet I:76–80
Yarchoan R, Pluda JM, Thomas RV et al. (1988) Long-term treatment of AIDS and ARC with an alternating weekly regimen of AZT and 2′,3′-dideoxycytidine. International conference on AIDS, Stockholm, Abstractband 3149

VIII. Multiple Sklerose

Multiple Sklerose im Kindesalter

H. J. Bauer, F. Hanefeld

Der klassischen Beschreibung der multiplen Sklerose (MS) durch Charcot 1868 folgten zahlreiche Publiktionen über kindliche MS, bei denen sich die Diagnose aber in den allermeisten Fällen als unzutreffend erwies. Entsprechend überwog jahrzehntelang die Meinung, daß es eine MS während der Kindheit gar nicht gäbe. Einzelne autoptisch bestätigte Fälle blieben jedoch, und in den letzten Jahren konnte dank verbesserter diagnostischer Verfahren immer häufiger die Diagnose gestellt werden (Andler u. Roosen 1980; Baier 1987; Bejar u. Ziegler 1984; Boutin et al. 1988; Di Mario u. Berman 1988; Duquette et al. 1987; Marie 1883; Mattyus u. Veres 1985; Shaw u. Alvord 1987; Sheremata et al. 1981; Weigel 1974).

Bis zum Jahre 1980 konnten 102 Fälle, ab 1981 211 Fälle von MS in der Kindheit in der Literatur ermittelt werden; von diesen wurde die Erkrankung in 16% vor dem 10. Lebensjahr manifest (Tabelle 1).

Tabelle 1. Publizierte Fälle von MS in der Kindheit

Bis 1980	102
1981 bis Anfang 1989	211
Davon vor dem 10. Lebensjahr	31/189 = 16%

Die Diagnose „MS im Kindesalter" fordert eine breite *Palette differentialdiagnostischer Erwägungen*. Schon die Abgrenzung genetisch bedingter Störungen gegen entzündliche Hirn-/Rückenmarkserkrankungen kann klinisch schwierig sein (Tabelle 2).

Tabelle 2. Entzündliche Entmarkungs-Enzephalomyelitiden in der Kindheit

Para-/postinfektiöse Enzephalomyelitis bei Masern, Mumps, Röteln, Keuchhusten, Windpocken, Influenza
Nicht näher definierte Infektionen der oberen Luftwege
Postvakzinale Enzephalomyelitis
Lyme-Borreliose
Entmarkungs-Enzephalomyelitis ungeklärter Ätiologie
Entzündliche diffuse Sklerose
Multiple Sklerose
AIDS-Enzephalopathie

Die entzündlichen Entmarkungs-Enzephalomyelitiden in der Kindheit umfassen Komplikationen vieler wichtiger Infektionen, die bei Kindern wie bei Erwachsenen auftreten können. Hierzu gehören insbesondere die parainfektiösen und postvakzinalen Enzephalomyelitiden, die Lyme-Borreliose, eine beträchtliche Zahl von Entmarkungs-Enzephalomyelitiden ungeklärter Ätiologie, entzündliche Formen der diffusen Sklerose, die MS mit ihren besonderen Formen der Neuromyelitis optica und der konzentrischen Sklerose. Neuerdings kommt noch die chronische AIDS-Enzephalopathie hinzu.

In Tabelle 3 sind die wichtigsten Kriterien für eine *Frühdiagnose der MS* aufgelistet, mit dem Prozentsatz pathologischer Befunde für die adulte MS in der 1. Kolumne, für die kindliche MS (aufgrund der Befunde bei den seit 1981 bekannt gewordenen Fällen) in der 2. Kolumne. Bei letzteren Zahlen darf man wegen der Heterogenität keinen strengen statistischen Maßstab anlegen, aber sie vermitteln doch einen Vergleich. Schubförmiger Beginn und disseminierte Symptomatik sind für beide Gruppen größenordnungsmäßig ziemlich gleich, in beiden überwiegt der schubförmige Beginn. Bemerkenswert ist der relativ hohe Anteil eines monosymptomatischen Beginns; dabei ist die Optikusneuritis besonders wichtig (Kennedy u. Carter 1961; Kriss et al. 1988; Riikonen et al. 1988).

Tabelle 3. Charakteristische Befunde bei der MS

	Adulte MS	Kindliche MS
Schubförmiger Beginn	77%	70% (148/211)
Disseminierte Symptome	55%	64% (135/211)
Monosymptomatischer Beginn	45%	34% (71/211)
Pathologische Liquorbefunde	80–90%	74% (85/115)
Pathol. evozierte Potentiale		
VEP	60–80%	
AEP	46%	74% (40/54)
SEP	58–76%	
Pathol. Kernspintomogramm	über 90%	80% (16/20)

Die wichtigsten *Liquorbefunde* (Tabelle 4) sind bei normalem oder nur leicht erhöhtem Gesamtprotein eine Vermehrung des intrathekalen IgG (80%), oligoklonale Banden im Gammaglobulin-Bereich (>90%), eine meistens nur leichte mononukleäre Pleozytose im Differentialausstrich, einige Plasmazellen im akuten

Tabelle 4. Liquorbefunde bei MS

Gesamt-Protein	normal	– (↑)
Intrathekales IgG		↑–↑↑
Oligoklonale Banden		+
Pleozytose >5 (15–60/3) Z./mm³		
– mononukleär, einige Plasmazellen		
T-Suppressor/zytotoxische Zellen im Schub ↓		
(CD4↑, CD8↓)		

Schub. Normalerweise ist der Anteil der T-Lymphozyten im Liquor höher als im Blut: 90 ± 9%, wobei die T-Helfer-/Suppressor-Inducer-Zellen überwiegen (70 ± 10%). Im Schub kommt es bekanntlich zu einer Reduktion der Suppressor/zytotoxischen T-Zellen. Die Differenzierung ist nach jüngsten Befunden durch die Identifikation von Untergruppen der CD4-Inducer und CD8-Suppressor/zytotoxischen Zellen und Erfassung von Determinanten und Funktionen dieser Zellen mit monoklonalen Antikörpern recht kompliziert geworden. Die Vereinfachung: Abnahme der Suppressorzellen im Schub mit relativer Zunahme der Helferzellen ist aber doch grundsätzlich wohl zutreffend (Chofflon et al. 1989; Salonen et al. 1989; McFarlin 1989).

Bei Kindern ist die Liquorpleozytose häufiger und stärker ausgeprägt. Die Bedeutung der Zellvermehrung im Liquor für die Prozeßaktivität wird z. Z. noch unterbewertet. Sie bedarf einer Überprüfung unter Einbeziehung der T-Zellbefunde. Ein vielversprechender Ansatz in der Analyse der Liquorzellen ist die Hybridisation von T-Zellen und die Herstellung von monoklonalen Antikörpern aus diesen Hybriden. Das könnte eine Möglichkeit sein zur Aufklärung der Natur der oligoklonalen Banden bei der MS und – eine weitausgreifende Spekulation – für eine auf den individuellen Fall maßgeschneiderte Therapie mit monoklonalen Antikörpern. Solche Versuche laufen bereits in den USA (Weiner u. Hafler 1988).

Die *Messung evozierter Potentiale* macht es in vielen Fällen möglich, den disseminierten Charakter der MS durch Orten einzelner Herde zu bestimmen (Tabelle 5).

Tabelle 5. Evozierte Potentiale bei MS (nach Maurer et al. 1989)

VEP	pathologisch in 60–80%
AEP	pathologisch in 46%
SSEP	pathologisch in 58–76%

Pathologische visuell evozierte Potentiale (VEP) sind in 60–80% aller Fälle nachweisbar, sie gehören schon zur Routinediagnostik der MS. In 46% sind pathologische Hirnstamm-akustisch evozierte Potentiale (HSt-AEP) von hohem Lokalisationswert. Somatosensorisch evozierte Potentiale (SSEP) sind in 58–76% pathologisch. Sie erlauben differenzierte Aussagen über Herde an verschiedenen Stellen im Zentralnervensystem.

Die kernspintomographischen Befunde bei der kindlichen MS sind zahlenmäßig noch sehr gering (20 von 200 Fällen). Immerhin sind die Befunde auch bei dieser kleinen Zahl in 80% pathologisch.

In den Abb. 1–4 werden charakteristische kernspintomographische Befunde dargestellt.

Das KSpT in Abb. 1 verdanken wir Herrn Baier, Neuropädiatrische Abteilung Kiel. Es stammt von einem 12½jährigen Jungen mit schubförmiger MS, die durch schwerste Ataxie, Dysarthrie und ein massives psychoorganisches Syndrom gekennzeichnet war. Die massiven periventrikulären und mehrere umschriebene Herde in der weißen Substanz sind sehr charakteristisch. Andeutungsweise sieht man auch einen kleinen Ringherd rechts temporal im Computertomogramm, nicht aber die schweren periventrikulären Veränderungen.

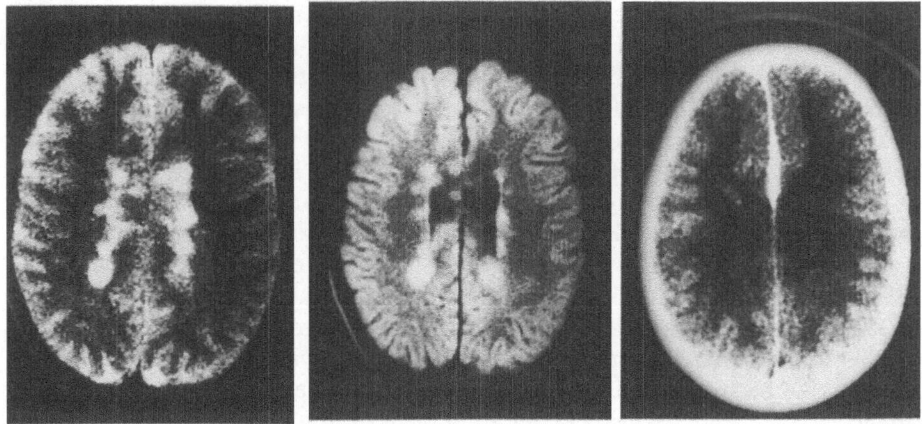

Abb. 1. Kernspintomogramme und Computertomogramm (*rechtes Bild*) eines 12½jährigen Jungen mit schubförmiger MS

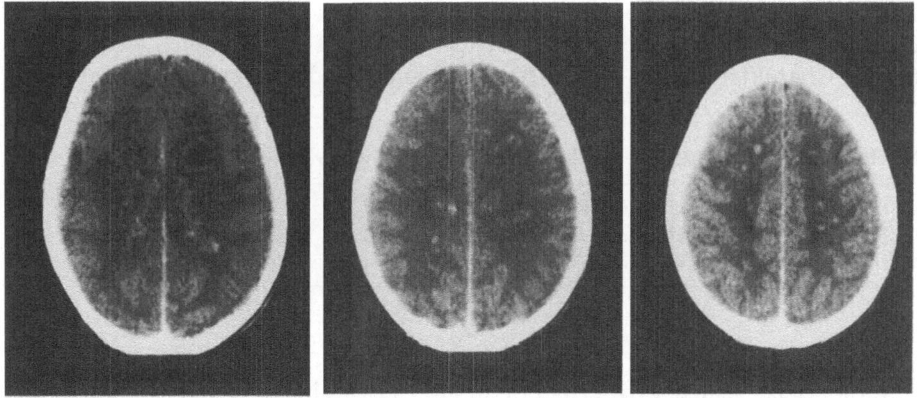

Abb. 2. Computertomogramm (nach Kontrastmittelgabe) eines 11½jährigen Mädchens mit schubförmiger MS. Große Ringstruktur in der rechten Hemisphäre

Das Computertomogramm mit Kontrastmittel (Abb. 2) eines 11½jährigen Mädchens mit MS (Neuropädiatrie Göttingen) zeigt eine große Ringstruktur, bei welcher zunächst ein Abszeß vermutet wurde. Solche Ringstrukturen sieht man besonders bei schweren akuten Formen von MS. Weihe et al. (1988) haben sie bei Erwachsenen als prognostisch ungünstiges Zeichen gedeutet. Ob dies auch bei Kindern so ist, muß die weitere Erfahrung zeigen.

Ein Fortschritt in der KSpT-Diagnostik ist die Kontrastanreicherung mit Gadolinium. Die Abb. 3 und 4 stammen von einer adulten MS, wir verdanken sie Herrn Doz. Dr. Kappos, Würzburg. Das KSpT, zunächst ohne Anreicherung (Abb. 3), zeigt massive Veränderungen periventrikulär und einige diskrete Herde in beiden Hemisphären. Das Bild desselben Patienten nach Anreicherung mit Gadolinium (Abb. 4) zeigt nur noch einen Herd, die restlichen haben kein Kontrastmittel angenommen. Das Verfahren ermöglicht eine In-vivo-Differenzierung zwischen aktiven und alten, nichtaktiven Entmarkungsherden und ist somit ein nützlicher Parameter für Verlaufskontrollen.

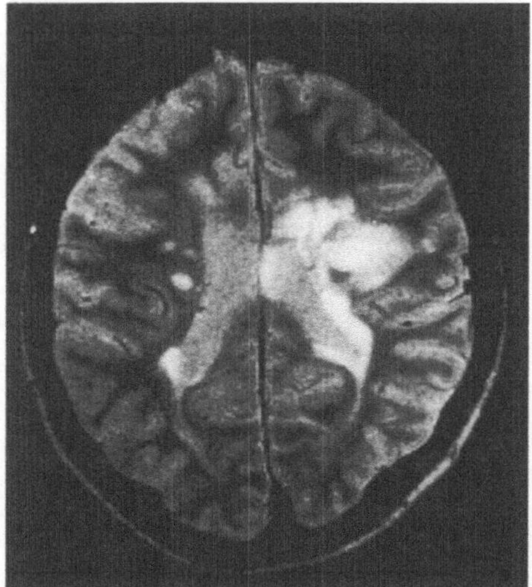

Abb. 3. Kernspintomogramm, adulte MS. Massive Veränderungen periventrikulär und diskrete Herde in beiden Hemisphären

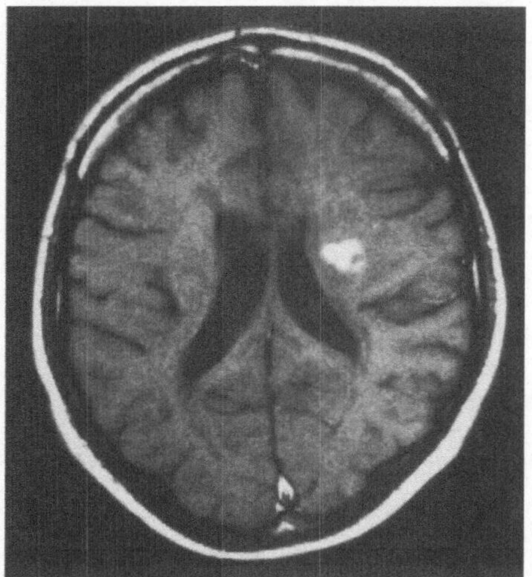

Abb. 4. Kernspintomogramm desselben Patienten wie in Abb. 3 nach Gadolinium-Enhancement. Zur Darstellung kommt nur ein aktiver Herd.

Wie beeindruckend die klinischen Bilder sein können, zeigt folgender Erkrankungsfall mit schwerer Dysarthrie sowie groben Koordinationsstörungen mit Aktionsmyoklonien und spastisch-ataktischem Gang.

Bei dem jetzt 14jährigen Mädchen (S. A.) begann die MS schubförmig vor 5 Jahren und verlief danach chronisch-progredient. Die Diagnose konnte aufgrund des Verlaufes, disseminierter Symptome, charakteristischer Liquorbefunde, pathologischer evozierter Potentiale und eines pathologischen KSpT gestellt werden. Im Liquor fanden sich eine mononukleäre Pleozytose, erhöhtes intrathekales IgG sowie oligoklonale Banden. Auch die evozierten Potentiale fielen pathologisch aus (Abb. 5). Das KSpT zeigte mehrere Entmarkungsherde in der weißen Substanz beider Hemisphären (Abb. 6).
Die Patientin erhielt 5 Tage lang 410 mg Cyclophosphamid. Die Kontrolle 7 Wochen später ergab eine deutliche Besserung der Gehfähigkeit, die Patientin konnte jetzt ohne Stützen gehen. Sowohl sie selbst wie ihre Familie hatten den Eindruck einer deutlichen Besserung. Die Koordinationsstörungen der Hände und der Sprache waren allerdings kaum verändert.

Tabelle 6 gewährt eine Übersicht der derzeitigen kausal gedachten und symptomatischen *Therapie der MS*. Von den bisher bei der MS versuchten Immunsuppressiva hat Cyclophosphamid die beste, allerdings auch nur transitorische Wirksamkeit. Die immunsuppressive Therapie der MS ist insgesamt noch problematisch, bestenfalls kann man eine Verhinderung von Rezidiven und ein vorübergehendes Aufhalten der Progredienz, nicht aber die Rückbildung vorhandener Läsionen erzielen. Was man als klinische Besserung registriert, ist als eine Besserung verbliebener Funktionen durch eine Verminderung der Prozeßaktivität und Stabilisation bedingt. Die symptomatische und Basistherapie müssen intensiv fortgesetzt werden, die ja zur Besserung der Leistung, des Krankheitsverlaufes und der

Ges. Prot.	
IgG	35 mg%
Lokalsynth.	16 mg%
Oligoklon. IgG	82%
Zellen	+
(nur mononukl.)	15/mm³

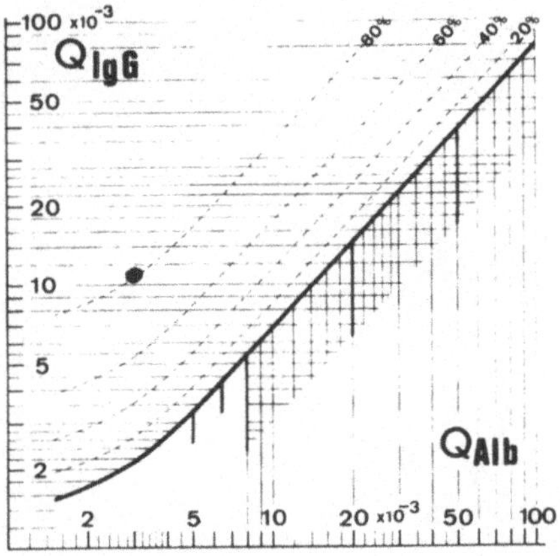

Q_{IgG} 100 ×10⁻³ 50 20 10 5 2 — 80% 60% 40% 20% — Q_{Alb} 2 5 10 20 ×10⁻³ 50 100

VEP	**Potential**	**P2** Normlatenz = 100 ms
Links	desynchronisiert	147 ms
Rechts	normal konfiguriert	132 ms

Abb. 5. Liquorbefunde und evozierte Potentiale bei einem 14jährigen Mädchen mit schubförmiger, dann chronisch-progredienter MS (Pat. S.A.)

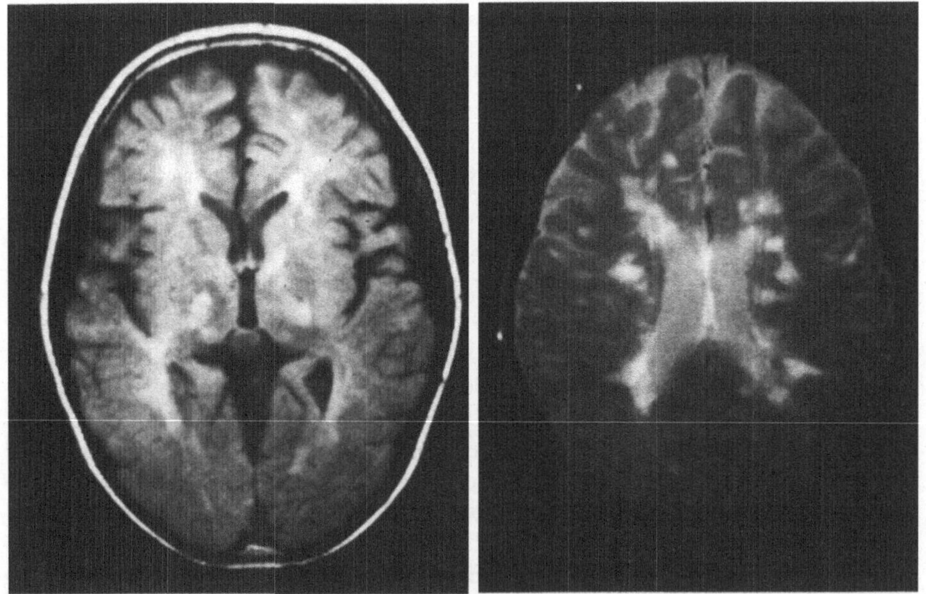

Abb. 6. Kernspintomogramm eines 14jährigen Mädchens mit schubförmiger, dann chronisch-progredienter MS (Pat. S.A.). Mehrere Entmarkungsherde in der weißen Substanz beider Hemisphären

Tabelle 6. Therapie der MS

„Kausal"	*Symptomatisch*
Schübe, Exazerbationen Kortikosteroide (ACTH)	Spastik, Störungen Blasen- und Darmfunktion, Koordinationsstörungen Sprachstörungen, Schmerzen Prävention/Behandlung von Komplikationen Physiotherapie Ergotherapie
Verhütung von Rezidiven, Verhinderung von Progredienz Immunsuppressiva: Azathioprin, Cyclophosphamid	
Lymphknotenbestrahlung Monoklonale Antikörper T-Zell-Vakzine Interferon Plasma-, Zytophorese Cop 1 Permeabilitätssenkende Substanzen	*„Basistherapie"* Ernährung, Lebenshygiene *Erhaltung von Aktivität, Umwelt* *Psychosoziale, sozioökonomische Hilfen* *Familienbetreuung*

Tabelle 7. Besonderheiten der MS im Kindesalter

- Akuter Verlauf, oft mit allgemeinen Krankheitserscheinungen und Fieber
- Meningeale Reaktion
- Neigung zum Hirnödem
- Psychosyndrom, Anfälle
- Bewußtseinsstörungen, Koma
- Schnelle Restitution
- Höhere Letalität

Lebenserwartung bisher mehr beigetragen haben als alle Ansätze kausal gedachter Therapie.

Bei der *MS im Kindesalter* handelt es sich um die gleiche Krankheit wie bei Erwachsenen, aber doch mit einer Reihe von *Besonderheiten* (Tabelle 7):

In der Hälfte der Publikationen seit 1981 werden Fieber, Grippe, Erkrankungen der oberen Luftwege, Pneumonie, gastrointestinale Störungen, Meningitis unmittelbar vor dem Auftreten neurologischer Störungen und im Schub erwähnt. Hierin dürfte auch eine Erklärung für den höheren Prozentsatz von Liquorpleozytosen bei Kindern liegen. Besonders bei jüngeren Kindern ist die Neigung zum Hirnödem ausgeprägter, Psychosyndrome, Anfälle von Bewußtseinsstörungen bis zum Koma kommen vor. Eine Restitution der Schübe erfolgt meistens schnell, aber Residualschäden, wie z. B. eine mentale Beeinträchtigung, wurden bisher zu wenig beachtet. Daten zur Prognose und dem weiteren Lebensschicksal sind bisher noch fragmentarisch (Bauer u. Hanefeld 1989).

Die ernstere Prognose der Entmarkungs-Enzephalomyelitis im Kindesalter veranschaulicht Tabelle 8, in welcher 71 kindliche Fälle mit einem größeren Kollektiv adulter Fälle (800) verglichen werden. Bei den kindlichen Fällen findet man eine

Tabelle 8. Letalität nach akutem MS-Schub: (*a*) bei Kindern (Weigel 1974) (*b*) bei Erwachsenen (Bauer u. Firnhaber 1963)

	(*a*) ($n=71$)	(*b*) ($n=800$)
Nach 5 Jahren	10%	–
Nach 10 Jahren	11%	1,6%
Nach 15 Jahren	18%	16,7%
Nach 20 Jahren	32%	18,8%

10mal höhere Letalität als bei Erwachsenen (Bauer u. Firnhaber 1963; Weigel 1974).

Drei Faktoren können Voraussetzungen für Besonderheiten der MS im Kindesalter schaffen:

1. die Unreife des kindlichen Gehirns,
2. die Unreife des kindlichen Immunsystems,
3. eine stärkere Ödembereitschaft des kindlichen Gehirns.

Hierin könnte die Erklärung für den ernsteren Charakter entzündlicher Entmarkungs-Enzephalomyelitiden, die Neigung zu einer diffusen Ausbreitung der Läsionen und auch für den oft vehementeren Verlauf von MS-Schüben im frühen Kindesalter liegen (Altman 1967; Morell et al. 1989; Nordgren u. Horner 1973). Tabelle 9 vermittelt einen groben Überblick der heutigen Vorstellungen über die *Pathogenese der MS,* die ja nicht den schicksalhaften Verlauf einer genetisch bedingten Krankheit aufweist. Exogene Faktoren sind sowohl im Hinblick auf das Primum movens – wahrscheinlich eine Viruserkrankung – wie auf das Triggern der klinischen Manifestation anzunehmen und durch epidemiologische Daten belegt. Die Bedeutung von MHC (major human histocompatibility)-Faktoren ist aufgrund des statistischen Überwiegens gewisser Merkmale, bei Eurokaukasiern besonders DR2 und DQw1, wahrscheinlich. Sie implementieren die Präsentation von Antigenen, die zur Entmarkung führen. Sofern es sich beim Primum movens um ein Virus gehandelt hat, ist entscheidend, ob es zu einer Viruspersistenz kommt, denn davon hängt die Entstehung einer Autoimmunreaktion ab. Hier liegt ein ganz wichtiger, technisch möglicher Ansatzpunkt für die pathogenetische Forschung, wobei das Verfahren der Polymerase-Kettenreaktion weitaus bessere Chancen zum Nachweis einer Viruspersistenz bietet als die seit Jahrzehnten laufenden Bemühungen, ein Virus zu isolieren. Das Problem ist allerdings die Selektion des richtigen Antigens. Hier ist noch offen, ob ein persistierendes, noch unerkanntes, spezifisches, oder ein unspezifisches, evtl. von Fall zu Fall verschiedenes, ubiquitäres Virus eine Autoimmunreaktion initiiert.

Einige Autoren sehen im *Masernvirus* das wichtigste Primum movens (Alter 1976; Alvord et al. 1988). Die oft im Serum und Liquor festgestellte leichte Erhöhung von Maserntitern, die lokale Produktion von Antikörpern gegen Masern im Liquor bei jedem zweiten MS-Kranken, der epidemiologische Hinweis, daß bei spät an Masern Erkrankten eine MS häufiger auftreten soll (Alter et al. 1987), und die bisher allerdings nur schwach belegte Beobachtung, daß bei frühzeitig

Tabelle 9. Pathogenese der multiplen Sklerose

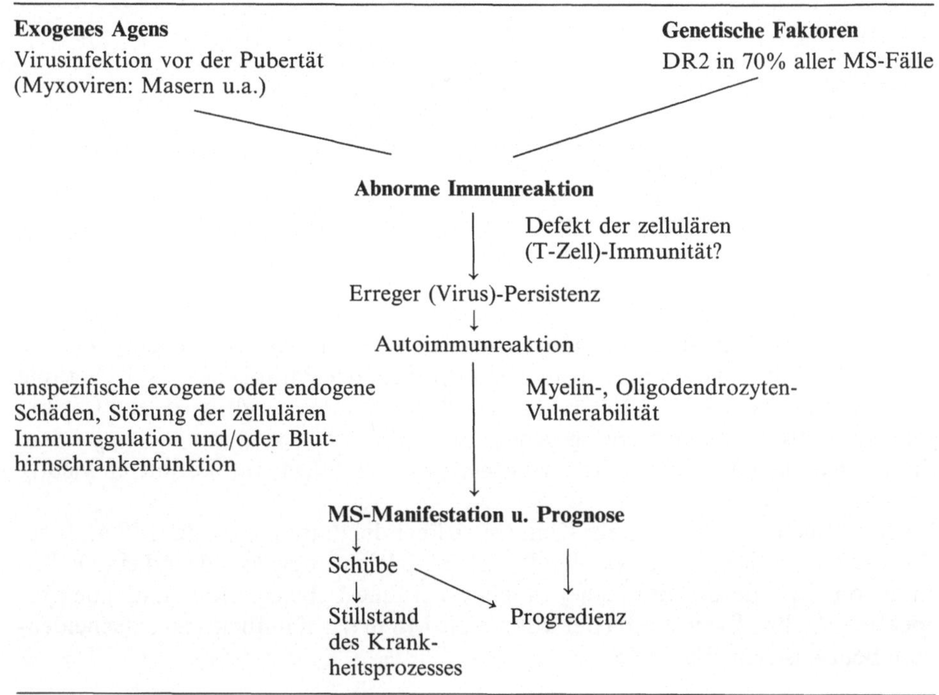

Geimpften die MS später im Leben auftreten soll, hat zu der – äußerst spekulativen – Hoffnung geführt, daß in lückenlos durchgeimpften Populationen, ähnlich wie bei der SSPE, die MS-Häufigkeit drastisch zurückgehen würde. Eine Autorengruppe steigerte sich sogar zu dem Titel „Is MS already being prevented?“ (Alvord et al. 1988). Nach unserem Erachten ist dieser Vorstellung gegenüber große Skepsis angebracht. Eine Überprüfung ist aber erforderlich, und vielleicht könnten Daten über die kindliche MS und über die Kinder MS-Kranker auch im Hinblick auf andere Viren weitere Klärung bringen.

Daß eine *familiäre Prädisposition* besteht, ist nicht zu bezweifeln; dabei ist aber noch nicht entschieden, ob hierfür genetische Faktoren oder eine gemeinsame Kindheitsexposition maßgeblich ist. Ob so oder so, die relevante Frage bleibt, ob zwischen Masern-geimpften und -nichtgeimpften Kindern MS-Betroffener ein Unterschied hinsichtlich der MS-Gefährdung besteht. Diese Frage kann zweifellos erst nach mehrjähriger Beobachtung entschieden werden. Um aber eine Ausgangsbasis zu schaffen, wurden Angaben über die Kinder von über 600 MS-Patienten des Nachsorgekollektivs der Göttinger Informations- und Beratungsstelle (Tabelle 10) eingeholt.

Tabelle 10. Masernimpfung bei Kindern MS-Betroffener ($n=660$)

Zahl der Kinder		609	
Davon 15 J. und jünger		114	
Gegen Masern geimpft		86=75%	
Alter bei Enquete	*n*	Geimpft (*n*)	%
11–15 J.	53	37	70%
0–10 J.	61	49	80%

(Stand 09. 08. 89)

erkranken, kann erst in 20–30 Jahren gegeben werden. Das ist eine lange Zeit; es ist zu hoffen, daß in diesem Zeitraum das Problem der Pathogenese und Therapie der MS, an dem seit über 100 Jahren gearbeitet und gerätselt wird, zur Lösung gelangt. Falls ja, ist der hier geschilderte Ansatz, der ja durch noch größere Zahlen erweitert werden müßte, nicht mehr aktuell; falls nicht, könnte er wichtig sein.

Im derzeitigen Stadium unserer Kenntnisse über die Pathogenese der MS muß der Blick noch für viele Möglichkeiten frei bleiben. Richtungweisend sind eine Erfassung von Veränderungen in einer möglichst frühen Lebensperiode und eine prospektive Nachbeobachtung. Hier könnte die MS in der Kindheit von entscheidendem heuristischen Wert sein.

Literatur

Alter M (1976) Is multiple sclerosis an age-dependent host response to measles? Lancet I:456–457

Alter M, Zhen-xin Z, Davanipour Z, Sobel E, Min Lai S, LaRue L (1987) Does delay in acquiring childhood infection increase risk of multiple sclerosis? Ital J Neurol Sci 8(1):23–28

Altman J (1967) Postnatal growth and differentiation of the mammalian brain. Rockefeller Univ. Press, New York, pp 723–743

Alvord EC, Compston AS, Kies MW (1988) Is multiple sclerosis already being prevented? In: Trends in European MS Research. ECTRIMS Congress Lyon Sept. 88. Excerpta Medica, Amsterdam, pp 61–65

Andler W, Roosen K (1980) Multiple Sklerose im ersten Lebensjahrzehnt. Klin Pädiat 192:365–369

Baier WK (1987) Multiple Sklerose im Kindesalter. Literaturübersicht und eigene Beobachtungen. In: Fichsel H (Hrsg) Aktuelle Neuropädiatrie 1986, S 72–79

Bauer HJ (1987) Multiple Sklerose – Klinische Grundlagen, symptomatische Behandlung und Nachsorge. In: Multiple Sklerose, Klinik u. Grundlagenforschung 1–44. Gemeinnützige Hertie-Stiftung, Frankfurt/M. – Publikation über 10 Jahre Schwerpunktförderung

Bauer HJ, Firnhaber W (1963) Zur Leistungsprognose Multiple-Sklerose-Kranker. Dtsch Med Wochenschr 88:1–21

Bauer HJ, Hanefeld F (1989) Enzephalomyelitische Formen der MS bei Kindern. Referat, 61. Jahrestagung der Deutschen Gesellschaft für Neurologie, 22.–24. Sept. 1989

Bejar JM, Ziegler DK (1984) Onset of MS in a 24-month old child. Arch Neurol 41:881

Boutin B, Esquivel E, Mayer M et al. (1988) Multiple sclerosis in children; report of clinical and paraclinical features of 19 cases. Neuropediatrics 19:118–123

Bye AME, Kendall B, Wilson J (1985) Multiple sclerosis in childhood: A new look. Dev Med Child Neurol 27:215–222

Charcot JM (1874) Klinische Vorträge über Krankheiten des Nervensystems (Übersetzung B. Fetzer). Metzner, Stuttgart, S 199–279

Chofflon M, Weiner HL, Morimoto CH, Hafler DA (1989) Decrease of suppressor inducer (CD4 + $2H4^+$) T cells in multiple sclerosis cerebrospinal fluid. Ann Neurol 25:494–499

Di Mario FJ jr, Berman PH (1988) Multiple sclerosis presenting at 4 years of age, clinical and MRI correlations. Clin Pediatr (Phila) 27:32–37

Duquette P, Murray TJ, Pleines J et al. (1987) Multiple sclerosis in childhood: Clinical profile in 125 patients. J Pediatr 111:359–363

Kennedy C, Carter S (1961) Relation of optic neuritis to multiple sclerosis in children. Pediatrics 28:377–387

Koopmans RA, Grochowski E, Cutler PJ, Paty DW (1989) Benign versus chronic progressive multiple sclerosis: Magnetic resonance imaging features. Ann Neurol 25:74–81

Kriss A, Franas BA, Cuendet F (1988) Recovery after optic neuritis in childhood. J Neurol Neurosurg Psychiat 51:1253–1258

Marie P (1883) De la sclérose en plaques chez les enfants. Revue de Méd 1883 (Ref Neur Centr 1883, 465, Virchow-Hirsch 1883 II:109)

Mattyus A, Veres E (1985) Multiple sclerosis in childhood: Long-term katamnestic investigations. Acta Paediatr Hung 26:193–204

Maurer K, Lowitzsch K, Stöhr M (1989) Evoked potentials. Decker, Toronto

McFarlin DE (1989) The lymphocyte saga continues (Editorial). Ann Neurol 25:503–505

Morell P, Quarles RH, Norton WT (1989) Formation, structure and biochemistry of myelin. In: Basic neurochemistry. Raven Press, New York, p 129

Nordgren E, Horner FA (1973) Diffuse encephalopathy in childhood multiple sclerosis. Neurology 23:396

Pette H (1942) Die akut entzündlichen Erkrankungen des Nervensystems. Thieme, Stuttgart

Riikonen R, Donner M, Erkkilä (1988) Optic neuritis in children and its relationship to multiple sclerosis: A clinical study of 20 children. Dev Med Child Neurol 30:349–359

Salonen R, Ilonen J, Jagerroos H et al. (1989) Lymphocyte subsets in the cerebrospinal fluid in active multiple sclerosis. Ann Neurol 25:500–505

Shaw CM, Alvord EC jr (1987) Multiple sclerosis beginning in infancy. J Child Neurol 4:252–256

Sheremata W, Brown SB, Curless RR, Dunn HG (1981) Childhood multiple sclerosis: A report of 12 cases. Ann Neurol 10:304

Weigel G (1974) Die multiple Sklerose im Kindes- und Jugendalter. Dissertation, Marburg

Weihe W, Manke A, Gowin W et al. (1988) Die prognostische Bedeutung von lakunären Herden im magnetischen Resonanztomogramm bei multipler Sklerose. Nervenarzt 59:14–18

Weiner HL, Hafler DA (1988) Immunotherapy of multiple sclerosis. Ann Neurol 23:211–222

Multiple Sklerose bei Kindern – Die Rolle serieller Magnetresonanz-Tomographie-Untersuchungen für die Frühdiagnose

M. M. Millner, F. Ebner

Einleitung

Die Angaben über die Manifestation einer multiplen Sklerose (MS) in der Kindheit schwanken zwischen 0,4% (Gall et al. 1958) bzw. 2,7% (Duquette et al. 1987) und 6% (Müller 1951) der MS-Erkrankungen aller Altersgruppen. Bei den meisten dieser Kinder wurde die Erkrankung nicht in der Kindheit diagnostiziert, vielmehr konnte bei später erhobener Anamnese die erste Attacke in die Kindheit zurückdatiert werden.

Trotz gut definierter Diagnoserichtlinien muß die Diagnose „MS" manchmal jahrelang Verdachtsdiagnose bleiben, zumal klinisch oder paraklinisch kein *einzelner* beweisender Parameter existiert. Die für die definitive klinische Diagnose erforderlichen Kriterien neurologischer Ausfälle in räumlicher und zeitlicher Dissemination werden oft erst nach langem Beobachtungszeitraum evident.

Patienten und Methodik

An der Universitätskinderklinik in Graz wurden in der Zeit von Januar 1987 bis Januar 1989 in einer konsekutiven Serie von 161 Kindern (10–14 J., ♂:♀ = 70:91) 298 Magnetresonanz-Tomographien (MRT) durchgeführt. Bei 9 Kindern fanden sich Auffälligkeiten der weißen Hirnsubstanz im MRT. Die weitere Untersuchung ergab bei 6 Kindern die Verdachtsdiagnose einer MS, bei 2 Kindern eine Fokalepilepsie und bei einem Kind eine akute lymphatische Leukämie. Es wurden die diagnostischen Kriterien von Poser et al. (1983) verwendet, mit der Gliederung in eine klinisch definitive, eine laborgestützte, eine klinisch wahrscheinliche und eine laborgestützt wahrscheinliche MS.

Ergebnisse

Tabelle 1 zeigt klinische und paraklinische Daten von 6 Kindern mit fokalen Läsionen der weißen Hirnsubstanz im MRT, bei denen Zusatzuntersuchungen und der klinische Verlauf die Diagnose einer MS sicherten.

Fall 1: Ein 11½ Jahre altes Mädchen, bei dem eine leichte Schwäche der linken Hand das Gitarrespielen für einige Tage erschwert hatte, war bereits 4 Tage später neurologisch wieder ganz unauffällig gewesen. Nur der Aufmerksamkeit eines der Familie bekannten Neurologen war es zu danken, daß eine genaue Abklärung erfolgte. Im 1. MRT fanden sich periventrikulär in der der weißen Hirnsubstanz insgesamt 6 kleine und eine 18 mm große Läsion. Im 3. MRT

Tabelle 1. Klinische und paraklinische Befunde bei 6 Kindern mit multipler Sklerose

Fall	Klinische Daten			Paraklinische Daten						
	Geschlecht	Alter b. Beginn	Erstsymptome	Liquor			evoz. Pot.		Diagn. Krit.[3]	MRT Krit.[4]
				Zellen (µl)	Protein (mg%)	OB	visuell	akust.		
1	w	$11\frac{1}{12}$	Schwäche li. Hand, Schwindel	24	33	+	n	n	LSDMS	SS
2	w	$13\frac{10}{12}$	Seh- u. Gangstörung	24	27	–	n[1]	n	CDMS	SS
3	w	$13\frac{6}{12}$	spast. Hemiplegie, Nystagmus	27	39	+	n	n	LSDMS	SS
4	w	$13\frac{10}{12}$	Strabismus divergens	16	23	+	path.	n	CDMS	SS
5	w	$13\frac{8}{12}$ ($11\frac{8}{12}$)	Schwäche und Parästhesien untere Extrem.	39	28	–[2]	path.	n	CDMS	SS
6	m	13	Schwäche li. Arm	29	58	+			CDMS	SS

[1] VEP normal, Computerperimetrie pathologisch
[2] IgG erhöht
[3] Diagnosekriterien nach Poser et al. (1983): LSDMS = laborgestützte, definitive multiple Sklerose
CDMS = klinisch definitive multiple Sklerose
[4] SS = Dringender Verdacht auf multiple Sklerose im MRT (Paty et al. 1986)
OB oligoklonale Banden
n normal

waren von 5 Läsionen zumindest 2 an vollkommen neuer Stelle aufgetreten. Da das Mädchen zu dieser Zeit klinisch und neurologisch längst wieder unauffällig war, liegt eine Befundänderung des pathologischen MRT-Musters vor, *ohne* gleichzeitige klinische Attacke.

Bei *Fall 3* mit initialer Hemiplegie und Nystagmus hatte eine 10 mm große Läsion im kraniellen Computertomogramm rechts parietal den Verdacht auf einen Tumor cerebri ergeben; das erste T2-gewichtete MRT ließ neben dieser großen noch 5 weitere kleine Läsionen erkennen. In den MRT-Folgeuntersuchungen war der große Herd auf die Hälfte geschrumpft, die Durchmesser der kleinen Herde hatten hingegen an Größe zugenommen. Während dieser Veränderungen war keine neue klinische Attacke aufgetreten.

Auch im *Fall 5* fielen deutliche Änderungen in den MRT-Folgeuntersuchungen auf, indem eine deutliche Größenzunahme sowie eine Konfluenz der Herde zu verzeichnen war (wiederum *ohne* begleitende klinische Attacke).

Bei allen Kindern konnte serologisch eine Neuroborreliose ausgeschlossen werden, bei allen 5 Mädchen mit Hilfe normaler überlangkettiger Fettsäuren im Serum auch der seltene Trägerstatus einer X-Adrenoleukodystrophie. Andere Differentialdiagnosen, wie die akute disseminierte Enzephalomyelitis, die progressive multifokale Leukenzephalopathie, ein ZNS-Lymphom oder eine Herpes-simplex-Enzephalitis schieden durch klinischen Verlauf bzw. entsprechende Laborparameter aus.

Diskussion

Mitteleuropa ist für die Entwicklung einer MS eine Region hoher Inzidenz. Das bedeutet >30 Neuerkrankungen/100 000/Jahr. Die von uns beobachteten 6 Kinder entsprechen in etwa der hohen Inzidenz unserer geographischen Breite.
Die definitive Diagnose einer MS ist stark gebunden an die räumliche und zeitliche Dissemination der Erkrankung. Bei den MRT-Folgeuntersuchungen der 6 vorgestellten Kinder fanden sich im Fall 1 mindestens 2 neue Herde, im Fall 3 nahm die Anzahl der Herde auf zunächst 5 und dann auf 10 zu, und im Fall 5 war eine signifikante Größenzunahme und Konfluenz der periventrikulären Herde zu beobachten. Bei allen 3 Kindern war während dieser Veränderungen jedoch keine gleichzeitige klinische Attacke aufgetreten.
Bei Übereinstimmung der *3 diagnostischen Eckpfeiler MRT, visuell evozierte Potentiale* und *Liquorbefund* (oligoklonale Banden) kann die Diagnose einer definitiven MS gestellt werden (Paty et al. 1986). Sind die Ergebnisse der 3 Methoden jedoch diskrepant, wird eine Aussage schwierig. Das Phänomen klinisch stummer Musteränderung in MRT-Serien ist für die MS des Erwachsenen bekannt (Paty et al. 1988; Willoughby et al. 1989). Die MRT-Verlaufsbeobachtungen an den vorgestellten 6 Kindern könnten also auch ohne begleitende klinische Attacke geeignet sein, das Kriterium der zeitlichen Dissemination vorwegzunehmen und so zu einer sehr frühen Diagnose beitragen.

Literatur

Gall JC et al. (1958) Multiple sclerosis in children. Pediatrics 21:703–709
Duquette P et al. (1987) Multiple sclerosis in childhood: Clinical profile in 125 patients. J Pediatr 111:359–363
Müller R (1951) Course and prognosis of disseminated sclerosis in relation to age of onset. Arch Neurol Psychiatry 66:561–570
Paty DW et al. (1986) Use of magnetic resonance imaging in the diagnosis of multiple sclerosis: Policy statement. Neurology 36:1575
Paty DW et al. (1988) Serial MRI studies in multiple sclerosis: A new method for assessing disease activity in both chronic progressive and relapsing patients. Neurology 38(1):255
Poser CM et al. (1983) New diagnostic criteria for MS: guidelines for research protocols. Ann Neurol 13:227–231
Willoughby EW et al. (1989) Serial magnetic resonance scanning in multiple sclerosis: A second prospective study in relapsing patients. Ann Neurol 25:43–49

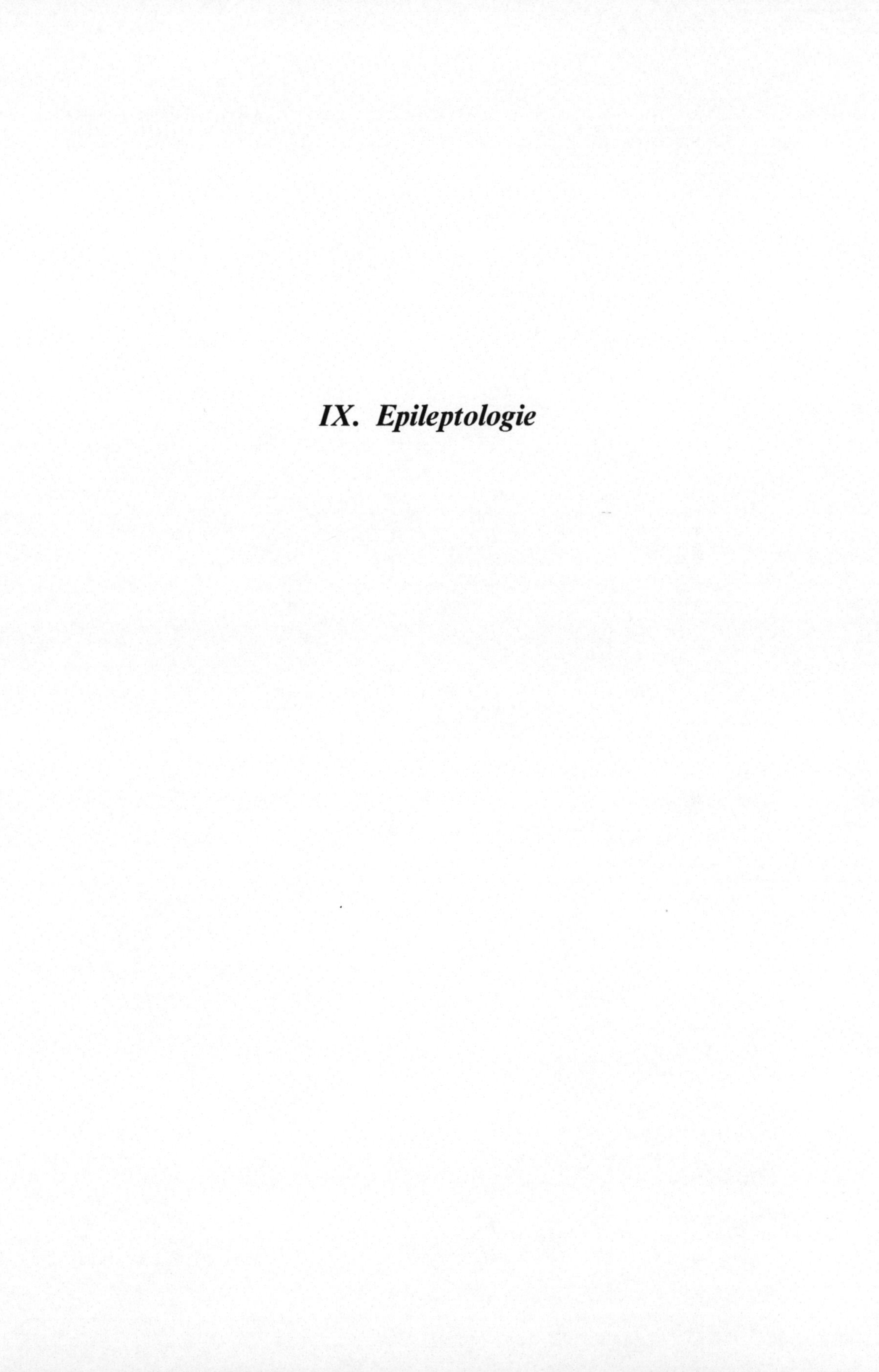

IX. Epileptologie

Pathogenese benigner Partialepilepsien und verwandter Krankheitsbilder

H. Doose

Einleitung

In den vergangenen 10 Jahren wurde unter den Epilepsien des Kindesalters eine Reihe von Krankheitsbildern definiert, denen zwei Eigenschaften gemeinsam sind: eine fokale oder multifokale Genese und eine jedenfalls hinsichtlich der Anfallssymptomatik gute Prognose. EEG-Veränderungen und Anfallssymptome schwinden vor oder während der Pubertät. Es handelt sich um die Rolandische Epilepsie, die atypische benigne Partialepilepsie, den „electrical status epilepticus during sleep" (ESES), das Landau-Kleffner-Syndrom, die benigne Partialepilepsie mit affektiver Symptomatik und die benigne Epilepsie mit okzipitalen spike waves. Diese Krankheitsformen werden heute international als sog. „epileptische Syndrome" verstanden. (Commission on classification and terminology of the International League Against Epilepsy 1985.) Sie seien im folgenden kurz gekennzeichnet.

Syndromatologie

Benigne Partialepilepsie mit zentrotemporalen sharp waves (Rolandische Epilepsie) (Lit. s. Lüders et al. 1987). Führende Symptome sind meistens nächtlich auftretende und von Speichelfluß und Sprachstörung begleitete sensomotorische Herdanfälle im Kopfbereich sowie generalisierte tonisch-klonische Anfälle. Das EEG zeigt im typischen Fall zentrotemporale sharp waves, besonders bei Kleinkindern aber auch okzipitale sharp waves, oft im Verlauf Wechsel der Herdlokalisation nach temporal und parietal oder zur Gegenseite, häufig multifokale sharp waves. Fehlen von neurologischen Defiziten und normale psychomentale Entwicklung sollen – jedenfalls nach gängiger Definition – typisch sein.

Atypische benigne Partialepilepsie (Pseudo-Lennox-Syndrom, Lit. s. Aicardi u. Chevrie 1982). Betroffen sind Kinder im Alter von 2–6 Jahren. Kennzeichnend sind neben generalisierten tonisch-klonischen und rolandischen Anfällen kleine generalisierte Anfälle, d. h. atonisch-astatische Anfälle, Nickanfälle und myoklonische Anfälle sowie atypische Absencen. Die kleinen Anfälle können sich zu Serien und Staten häufen, die denen beim Lennox-Gastaut-Syndrom sehr ähnlich sind. Niemals aber scheinen tonische Anfälle vorzukommen. Das EEG zeigt multifokale und generalisierte sharp slow waves. Nachts kommen – wie beim

ESES – asymptomatische bioelektrische Staten vor. Die Prognose ist bezüglich der Epilepsie gut; sie remittiert spätestens in der Pubertät. Im Gefolge von Staten kann es aber zu einer ausgeprägten irreparablen Demenz kommen. Sprach- und Sprechstörungen sind häufig.

Bioelektrischer Status im Schlaf (ESES) (Lit. s. Tassinari et al. 1985). Betroffen sind normal entwickelte, aber auch primär retardierte Kinder. Führendes Symptom ist der mindestens 80% des Non-REM-Schlafes anhaltende bioelektrische Status. Zerebrale Anfälle können im klinischen Bild ganz zurücktreten oder völlig fehlen. Bei Kindern mit Anfällen bestehen fließende Übergänge zum vorhergenannten Pseudo-Lennox-Syndrom. Je nach Ausprägung und Dauer der Staten kann es zu transitorischen oder bleibenden psychomentalen Defekten, oft mit Sprachstörung, kommen. Das EEG zeigt im Non-REM-Schlaf den charakteristischen Status, sonst multifokale generalisierende sharp slow waves, häufig auch mit frontaler Lokalisation.

Landau-Kleffner-Syndrom (Lit. s. Beaumanoir 1985). Dieses Syndrom und der ESES sind nahe verwandt (Tassinari et al. 1985). Führendes Symptom ist die im Gefolge einer auditorischen Agnosie auftretende Aphasie. Zerebrale Anfälle fehlen bei 30% der Kinder. Das EEG zeigt statusartig auftretende, temporal-betonte sharp slow waves. Die Sprachstörung bildet sich mit Sistieren des bioelektrischen Status meistens zurück, sofern die Symptome nicht bereits längere Zeit bestanden. Dann scheint die Remission meistens unvollkommen zu sein. Wie beim ESES kommen auch irreparable psychomentale Defizite vor.

Benigne Partialepilepsie mit affektiver Symptomatik (benigne psychomotorische Epilepsie) (Lit. s. Dalla Bernadina et al. 1985). Leitsymptome sind vorwiegend nachts auftretende Anfälle mit affektiver Symptomatik, d. h. Zeichen der Angst und des Schreckens, bei Fehlen konvulsiver Symptome. Zu Zeiten von Anfallshäufungen kommen schwerwiegende Verhaltensstörungen vor. Der EEG-Befund gleicht weitgehend dem bei Rolandischer Epilepsie, Die Definition des Krankheitsbildes ist eng: Fälle mit anderen epileptischen Erscheinungen und neurologischen Defiziten werden nicht zum „Syndrom“ gerechnet (Dalla Bernadina et al. 1985).

Benigne Partialepilepsie mit okzipitalen sharp waves oder spike waves (Gastaut 1985). Dieses Krankheitsbild soll durch Anfälle mit elementarer oder komplexer visueller Symptomatik, okzipitale Spike-wave- oder Sharp-wave-Foci, postiktale Migräne sowie eine gute Prognose gekennzeichnet sein. Die Eigenständigkeit dieses Syndroms wurde bezweifelt. Es handelt sich möglicherweise um eine Untergruppe der Rolandischen Epilepsie. Eine Migration okzipitaler Foci in die zentrotemporale Region während der Kindheit wurde schon vor Jahrzehnten wiederholt beschrieben.

Mit der Nennung dieser 6 Krankheitsformen ist die zur Zeit international akzeptierte „Syndromatologie“ der benignen Partialepilepsien und der verwandten, fakultativ mit epileptischen Anfällen einhergehenden Syndrome in groben Zügen gekennzeichnet. Im folgenden soll diese Klassifikation einer kritischen Betrachtung unterzogen werden mit der Frage, ob sie dem Formenreichtum der uns in diesem Bereich begegnenden klinischen Erscheinungen – der epileptischen wie auch der nichtepileptischen – gerecht wird oder ob eine Analyse pathogenetischer Zusammenhänge zu einem womöglich fruchtbareren nosographischen Konzept führen kann.

Dazu sind einige methodologische Überlegungen notwendig: Die Erarbeitung der genannten Syndromatologie beruht auf einem geläufigen und überall akzeptierten Procedere: Den Ausgangspunkt der Definitionen bilden besonders hervorstechende klinische und bioelektrische Symptome wie z. B. der sensomotorische Partialanfall im Kopfbereich zusammen mit einem zentrotemporalen Sharp-wave-Fokus bei der Rolandischen Epilepsie, die verbale Agnosie und die daraus folgende Aphasie beim Landau-Kleffner-Syndrom oder der bioelektrische Status im Schlaf beim ESES. Ausgehend von diesen Kernsymptomen werden assoziierte Symptome gesucht und dann charakteristische Symptomkonstellationen gebildet. Diese bestimmen dann die Auswahl weiterer Fälle und schließlich die Definition des „Syndroms".
Es handelt sich um ein scheinbar plausibles und dennoch problematisches Vorgehen: Selektionskriterien und Kriterien der Syndromdefinition stimmen nämlich weitgehend oder völlig überein. Man findet nur das, was man definiert und gesucht hat. Randbereiche und Überlappungen zwischen den definierten „Syndromen" werden unzureichend oder gar nicht erfaßt. Die Problematik dieser „Syndromatologie" epileptischer Krankheitsbilder fokaler Genese wird nicht zuletzt auch darin deutlich, daß Syndrome eingeschlossen sind, bei denen wie beim Landau-Kleffner-Syndrom und beim ESES sichtbare epileptische Phänomene völlig fehlen können.
Dem besprochenen symptomorientierten Vorgehen ist eine neurobiologische Betrachtungsweise gegenüberzustellen. Sie geht nicht vom Phänotypus, d. h. von der klinischen Symptomatik und vom Verlauf der Krankheit aus, sondern von einem den verschiedenen Krankheitsformen möglicherweise gemeinsamen Pathomechanismus. Für die hier besprochenen Krankheitsbilder könnte das gemeinsame pathogene Prinzip in der speziellen genetischen Disposition liegen, die für die klassische Rolandische Epilepsie verantwortlich ist. Sie kommt im EEG in den charakteristischen fokalen sharp waves zum Ausdruck und soll nach Familien- und Zwillingsstudien (Bray u. Wiser 1964; Heijbel et al. 1975) autosomal-dominant erblich sein.

Wir gehen bei der folgenden, neurobiologisch orientierten Betrachtung der benignen Partialepilepsien und verwandter Krankheitsbilder also von den pathogenetischen Basismechanismen aus und fragen erst sekundär nach den korrespondierenden klinischen Symptomen.
Um den möglichen Stellenwert dieses speziellen genetischen Momentes in der Pathogenese epileptischer und nicht epileptischer Krankheitsbilder richtig verstehen zu können, muß zunächst unser derzeitiges Wissen von der Pathogenese und insbesondere der Genetik der zerebralen Anfallsbereitschaft in Kürze referiert werden (Doose u. Baier 1989a).

Pathogenese der zerebralen Anfallsbereitschaft

Studien zur Genetik der Epilepsie orientieren sich auch heute noch vielfach allein an der familiären Inzidenz von zerebralen Anfällen, schlimmstenfalls an einer „positiven“ oder „negativen“ Familienanamnese. Dies geschieht, obwohl seit langem bekannt ist, daß die manifesten Epilepsien nur die „Spitzen eines Eisberges“ darstellen, deren Basis von dem ungleich weiter verbreiteten Phänomen der klinisch inapparenten gesteigerten Anfallsbereitschaft gebildet wird, wie sie im EEG zum Ausdruck kommt. Die angeborene zerebrale Anfallsbereitschaft führt also nur bei einem kleinen Teil der disponierten Individuen zu klinischen Symptomen. Es ist damit verfehlt, sich bei der Beurteilung genetischer Zusammenhänge allein an der familiären Inzidenz von zerebralen Anfällen zu orientieren, zumal heute sicher erwiesen ist, daß scheinbar einheitliche Symptome (wie z. B. Fieberkrämpfe) genetisch heterogen sind.
In der Erforschung der genetischen Grundlagen der zerebralen Anfallsbereitschaft hat die Elektroenzephalographie schon vor Jahrzehnten zu wesentlichen Erkenntnissen geführt. Wir kennen heute vor allem 4 EEG-Merkmale, die als Marker einer gesteigerten zerebralen Erregbarkeit genetischen Typs gedeutet werden können: spikes and waves, Photosensibilität (photoparoxysmale Reaktion), Theta-Rhythmen und fokale sharp waves (Doose u. Baier 1987).

Bilateral-synchrone spikes and waves (Lit. s. Doose u. Baier 1987). Bei hirngesunden Kindern findet man spikes and waves in etwa 2%, bei den Geschwistern von Merkmalsträgern in 13–22% (Gerken u. Doose 1973). Das Merkmal tritt ausgeprägt altersgebunden auf, vorwiegend zwischen dem 5. bis 15. Lebensjahr. Die Hypothese einer autosomal-dominanten Vererbung muß zugunsten der Annahme von Polygenie *und* Heterogenie verlassen werden.

Photosensibilität (Lit. s. Doose u. Baier 1987). Eine Photosensibilität (photoparoxysmale Reaktion) findet sich bei 7% aller gesunden Kinder im Alter von 5–15 Jahren. Geschwister von Merkmalsträgern sind in bis zu 40% betroffen, Mädchen häufiger als Knaben. Wahrscheinlich ist auch die Photosensibilität polygen determiniert.

4–7/s-Rhythmen (Lit. s. Doose u. Baier 1988). Dieses EEG-Muster findet sich vorwiegend bei frühkindlichen Epilepsien mit primär generalisierten Anfällen und Fieberkrämpfen. Bei hirngesunden Kindern wurde es in meistens geringerer Ausprägung in 10–15%, bei den Geschwistern von Merkmalsträgern in bis zu 30% und bei den Geschwistern von Probanden ohne Theta-Rhythmen in nur 2% gefunden. Die Gesamtheit der Befunde spricht für Polygenie.

Fokale und multifokale sharp waves (Lit. s. Lüders et al. 1987). Dieses Merkmal wurde bereits besprochen. Autosomal-dominante Vererbung wird für wahrscheinlich gehalten (Bray u. Wiser 1964; Heijbel et al. 1975).

Zusammenfassend können die genannten 4 EEG-Muster als Symptome einer genetischen Anfallsbereitschaft verstanden werden. Als sicher kann darüber hinaus gelten, daß sie mit Ausnahme bestimmter Formen von spikes and waves genetisch voneinander unabhängig sind (Doose u. Baier 1987). Wahrscheinlich liegen ihnen jeweils spezielle neurochemische Prozesse zugrunde, wie dies für die Photosensibilität bereits nachgewiesen wurde. Alle 4 genetischen Eigenschaften kommen bei Epilepsie stark gehäuft vor, keines aber ist epilepsiespezifisch. Hat ein Individuum nur eine dieser Eigenschaften, so ist das Risiko von zerebralen Anfällen gering. Ein erhöhtes Risiko ergibt sich erst, wenn im Einzelfall mehrere pathogene Faktoren zusammentreffen.

Aus der Tatsache genetischer Unabhängigkeit folgt, daß es in der Normalpopulation in einer errechenbaren Häufigkeit zu zufälligen Kombinationen dieser genetischen Eigenschaften kommen muß. Aus solchen Kombinationen resultieren Interaktionen mit additiven bzw. potenzierenden Effekten bezüglich der Anfallsbereitschaft. Treten zwei Eigenschaften, die jede für sich keine oder nur geringe pathogene Wirkung haben, zusammen auf, so erhöht sich das Manifestationsrisiko erheblich. Die eminente Bedeutung solcher Interaktionen in der Pathogenese der Epilepsie konnte eindeutig belegt werden (Baier u. Doose 1987; Gundel u. Doose 1986). Sie machen die familiäre Häufung von Epilepsien und die große Variabilität der klinischen Erscheinungsformen verständlich.

Ergänzt sei diese kurze und natürlich simplifizierende Erörterung schließlich durch den Hinweis, daß in der Pathogenese der zerebralen Anfallsbereitschaft weitere Momente – inhibitorische, maternale, organisch-läsionelle Faktoren u. a. – eine wichtige Rolle spielen. Erst ihre Gesamtheit und ihre vielfältigen Interaktionen bilden das komplizierte Bedingungsgefüge zerebraler Anfälle (Doose u. Baier 1989a).

Neurobiologische Sicht der sog. benignen Partialepilepsien und verwandter Krankheitsbilder

Aus den vorstehenden pathogenetischen Erörterungen folgt, daß ein vollständiges Bild von der Phänomenologie von Krankheitsbildern, denen eine fokale Funktionsstörung genetischen Typs zugrunde liegt, nur aus Untersuchungen zu gewinnen ist, die ihren Ausgangspunkt nicht von der klinischen Symptomatik, sondern von der pathogenetischen Basis, hier vom charakteristischen EEG-Befund, nehmen.

Eine entsprechende Studie (Doose 1989) bezog sich auf Geschwisterschaften, in denen außer den Probanden mindestens ein weiteres Kind im EEG die charakteristischen fokalen sharp waves bot. Damit war eine genetische Bedingtheit des Befundes weitgehend sicher. Die Wahrscheinlichkeit nämlich eines zufälligen Zusammentreffens von fokalen sharp waves beim Indexfall und einem Geschwister beträgt entsprechend der normalen Inzidenz nur etwa 2%.

Wir fanden 41 Probanden (Indexfälle) und 44 Geschwister mit analogen EEG-Befunden. Dieses nach dem genetischen EEG-Merkmal selektierte Krankengut wurde hinsichtlich der klinischen Symptomatik untersucht. Erwartungsgemäß

Tabelle 1. Symptomatik bei 41 Probanden mit fokalen sharp waves

Fieberkrämpfe	4
Fieberkrämpfe und Absencen	1
Fieberkrämpfe und Rolandische Anfälle	1
Fieberkrämpfe und Grand mal	6
Grand mal	10
Fokalmotorische Anfälle	3
Fokalmotorische Anfälle und Grand mal	3
Rolandische Anfälle	2
Grand mal, typische Absencen, Nick-, astatische und fokale Anfälle	4
Komplex-partielle Anfälle	1
Unklassifizierbare Anfälle	1
Keine Anfälle	5

wie auch komplex-partielle Anfälle. Besonders hervorzuheben sind 4 Fälle mit einem sog. Pseudo-Lennox-Syndrom, d.h. einer Epilepsie mit großen Anfällen, fokalen Anfällen, vor allem aber auch Nick- und Sturzanfällen. 5 Kinder hatten niemals zerebrale Anfälle, 4 von ihnen wurden wegen einer primären psychomentalen Retardierung untersucht. – Eine gleiche Variabilität der klinischen Symptomatik fand sich auch bei den Geschwistern. 16 von 44 hatten epileptische Anfälle, nur 6 von ihnen typische Rolandische Anfälle. Unter den 28 Geschwistern ohne Anfälle fanden sich gehäuft leichte psychomentale Retardierungen und Teilleistungsstörungen.

Betrachtet man die Epilepsiesymptomatik bei den Indexfällen und ihren Geschwistern gemeinsam, so besteht mit Ausnahme von Zwillingsbeobachtungen Übereinstimmung nur in dem Vorherrschen der verschiedenen Formen von Anfällen fokaler Genese. Besonders hervorzuheben ist eine Geschwisterschaft, in der der Indexfall ein Pseudo-Lennox-Syndrom bot und seine 3 Geschwister typische Rolandische Anfälle hatten. Wir sehen hier also das Zusammentreffen verschiedener sog. epileptischer „Syndrome" in einer Geschwisterschaft.

Im EEG boten die Indexfälle und ihre Geschwister entsprechend den Selektionskriterien alle fokale sharp waves. Hinsichtlich der Lokalisation der Foci bestand in den Geschwisterschaften (mit Ausnahme der Zwillinge) keine Übereinstimmung. Auch eine signifikante familiäre Häufung von okzipitalen sharp waves, die für die benigne okzipitale Epilepsie nach Gastaut (1985) charakteristisch sind, fand sich nicht. Der wichtigste Befund bestand aber darin, daß entsprechend der Arbeitshypothese dieser Studie je nach Erkrankungsalter 42–79% der epileptischen Probanden und ihrer Geschwister im EEG zusätzlich zu den fokalen sharp waves andere genetische EEG-Merkmale, d.h. Theta-Rhythmen, generalisierte spikes and waves und/oder eine Photosensibilität, boten, während dies nur in 15% der nichtepileptischen Kinder der Fall war. Die Inzidenz dieser Kombinationen verschiedener genetischer Merkmale, deren pathogenetische Bedeutung bereits besprochen wurde, beträgt damit ein Vielfaches des Erwartungswertes bei Hirngesunden.

Insgesamt bestätigen die geschilderten Ergebnisse die Arbeitshypothese: Kinder mit einer genetischen Disposition fokalen oder multifokalen Typs bieten ein brei-

Tabelle 2. Symptomatik der hereditären zerebralen Maturationsstörung

Primäre psychomentale oder psychomotorische Entwicklungsretardierung
Verhaltensstörungen
Teilleistungsstörungen (Legasthenie, Dyskalkulie, Sprachstörungen u. a.)
Konvulsive und inkonstant konvulsive Krankheiten, z. T. in Kombination mit den vorgenannten Störungen:
- Rolandische Epilepsie
- atypische benigne Partialepilepsie
- Landau-Kleffner-Syndrom
- ESES
- benigne psychomotorische Epilepsie
- benigne Epilepsie mit okzipitalen Paroxysmen

tes Spektrum epileptischer *und* nichtepileptischer Symptome (Tabelle 2): Es reicht von der einfachen Rolandischen Epilepsie über große Anfälle bis hin zu schweren Epilepsien mit atonisch-astatischen Anfällen, atypischen Absencen und klinischen wie auch subklinischen bioelektrischen Staten, es umfaßt bei nichtepileptischen Kindern psychomentale Ausfälle von der leichten *Teilleistungsstörung* bis hin zur schweren primären psychomentalen Retardierung. Das EEG zeigt bei den epileptischen Kindern in bis zu 80% zusätzliche genetische Merkmale. Ein Teil der Kinder bietet eindeutige Symptome einer hirnorganischen Läsion.
Somit stellen sich die geschilderten Krankheitsbilder als unterschiedliche Manifestationen eines multifaktoriellen pathogenetischen Geschehens dar, in dem die sog. „fokale Disposition" eine dominierende Rolle spielt.
Auch die etwa 10fach erhöhte Inzidenz von Fieberkrämpfen fügt sich diesem Konzept zwanglos ein. Die in der Normalbevölkerung weit verbreitete genetische Disposition zu Fieberkrämpfen muß selbstverständlich mit der „fokalen Disposition" koinzidieren, wodurch dann eine klinische Manifestation begünstigt wird.
Ein weiteres gewichtiges Argument für die multifaktorielle Genese sind eigene und die Zwillingsbeobachtungen anderer Autoren (Kajitani et al. 1980; Ono et al. 1982). Eine Konkordanz besteht bei eineiigen Zwillingen nicht nur für die sharp waves, sondern auch für ihre Expressivität und für zusätzliche andere genetische EEG-Merkmale sowie für die klinische Symptomatik.
Besonderes Interesse beansprucht die Beobachtung, daß sich die hier besprochene genetische Disposition nicht nur in Epilepsien, sondern allein in Teilleistungsstörungen, Sprach- und Sprechstörungen und in komplexen primären Retardierungen äußern kann. Hier finden alte Beobachtungen über solche Zusammenhänge ihre Bestätigung (Lit. s. Doose u. Baier 1989 b). Zu trennen sind von solchen primären Entwicklungsstörungen jene Defizite, die sich erst im Gefolge schwerer Epilepsien, insbesondere aber von bioelektrischen Staten entwickeln. Interessant ist in diesem Zusammenhang die offensichtliche Ähnlichkeit dieser Beobachtungen mit der sog. Hellerschen Demenz, bei der schon 1942 erstmals ein bioelektrischer Status nachgewiesen werden konnte (Kennedy u. Hill 1942).
Die der Fülle der beschriebenen Krankheitserscheinungen zugrunde liegende genetische Störung ist in ihrer Art bis heute vollkommen unbekannt. Die ausgeprägte Altersgebundenheit der Symptome und das fast regelmäßige Verschwin-

den von Anfällen und EEG-Veränderungen – mit oder ohne bleibenden Defekt – sowie auch die Beobachtung von psychomentalen Aufholentwicklungen während oder nach der Pubertät lassen an eine *hereditäre Hirnreifungsstörung* denken. In der Mehrzahl der Fälle ist sie nicht monofokal, sondern multifokal und ist während des Verlaufes in wechselnder Intensität über verschiedenen ausgedehnten Kortexregionen nachweisbar. Epileptische Manifestationen scheinen fast regelhaft nur durch Interaktionen mit anderen genetischen und hirnorganischen läsionellen Faktoren zustandezukommen.

Bei einer solchen Betrachtung verwischen sich die Grenzen zwischen den genannten „Syndromen". Sie erweisen sich als unterschiedliche Manifestationen eines komplexen pathogenetischen Bedingungsgefüges, in dem die apostrophierte hereditäre Maturationsstörung eine bestimmende Rolle spielt. Erst wenn es gelingt, bessere Parameter für die Erkennung dieser weitverbreiteten Störung zu gewinnen, wird sich ihre Bedeutung in der Pathogenese kindlicher Hirnleistungsstörungen und insbesondere Epilepsien exakter abgrenzen lassen.

Zusammenfassung

Die wesentlichen klinischen und bioelektrischen Charakteristika der benignen Partialepilepsien und verwandter Krankheitsbilder werden besprochen. Die an selektierten Gruppen gewonnenen Definitionen dieser sog. Syndrome lassen die bedeutenden symptomatologischen Überlappungen und Randbereiche weitgehend oder vollständig unberücksichtigt. Um die große phänotypische Variabilität dieser Krankheitsbilder verständlich zu machen, werden die grundlegenden Prinzipien der Pathogenese und Genetik der zerebralen Anfallsbereitschaft dargestellt. An Familienuntersuchungen wird aufgezeigt, daß die Pathogenese der benignen Partialepilepsien multifaktoriell ist. – Die in fokalen sharp waves zum Ausdruck kommende genetische Disposition kann ein breites Spektrum epileptischer und nichtepileptischer Krankheitsbilder verursachen. Es reicht von der Teilleistungsstörung bis zur schweren primären Entwicklungsretardierung und von der einfachen Rolandischen Epilepsie bis hin zu schwer verlaufenden, letztlich prognostisch aber gutartigen atypischen Partialepilepsien (Pseudo-Lennox-Syndrom). ESES und Landau-Kleffner-Syndrom sind in diesen Formenkreis eingeschlossen. – Das Wesen dieses weit verbreiteten pathogenen Prinzips kann in einer möglicherweise autosomal-dominanten Hirnreifungsstörung gesehen werden.

Literatur

Aicardi J, Chevrie JJ (1982) Atypical benign partial epilepsy of childhood. Dev Med Child Neurol 24:281–292

Baier WK, Doose H (1987) Interdependence of different genetic EEG patterns in siblings of epileptic patients. J Electroencephalogr Clin Neurophysiol 66:483–488

Beaumanoir A (1985) The Landau-Kleffner syndrome. In: Roger J, Dravet C, Bureau M, Dreyfuss FE, Wolf P (eds) Epileptic syndromes in infancy, childhood and adolescence. Libbey, London, pp 181–191

Bray PF, Wiser WC (1964) Evidence for a genetic etiology of temporal-central abnormalities in focal epilepsy. N Engl J Med 271:926–933

Commission on classification and terminology of the International League Against Epilepsy (1985) Proposal for classification of epilepsies and epileptic syndromes. Epilepsia 26:268–278

Dalla Bernardina B, Chiamenti C, Capovilla G, Trevisan E (1985) Benign partial epilepsy with affective symptoms. In: Roger J, Dravet C, Bureau M, Dreyfuss FE, Wolf P (eds) Epileptic syndromes in infancy, childhood and adolescence. Libbey, London, pp 171–175

Doose H (1989) Symptomatology in children with focal sharp waves of genetic origin. Eur J Pediat 149:210–215

Doose H, Baier WK (1987) Genetic factors in epilepsies with primarily generalized minor seizures. Neuropediatrics 18 (Suppl I):1–64

Doose H, Baier WK (1988) Theta rhythms in the EEG – a genetic trait. Brain Dev 10:347–354

Doose H, Baier WK (1989a) Genetic aspects of childhood epilepsy. Clev Clin J 56:105–110

Doose H, Baier WK (1989b) Benign partial epilepsies and related syndromes – multifactorial pathogenesis with hereditary impairment of brain maturation. Eur J Pediat 149:152–158

Gastaut H (1985) Benign epilepsy of childhood with occipital paroxysms. In: Roger J, Dravet C, Bureau M, Dreyfuss FE, Wolf P (eds) Epileptic syndromes in infancy, childhood and adolescence. Libbey, London, pp 159–170

Gerken H, Doose H (1973) On the genetics of EEG anomalies. III. Spikes and waves in the resting record and/or during hyperventilation. Neuropaediatrie 4:88–97

Gundel A, Doose H (1986) Genetic EEG patterns in febrile convulsions – a multivariate analysis. Neuropediatrics 17:3–6

Heijbel J, Blom S, Rasmuson M (1975) Benign epilepsy of childhood with centro-temporal EEG foci. A genetic study. Epilepsia 16:285–293

Kajitani T, Nakamura M, Ueoka K, Kobuchi S (1980) Three pairs of monozygotic twins with rolandic discharges. In: Wada JA, Penry JK (eds) Advances in Epileptology: The Xth Epilepsy International Symposium, Raven Press, New York, pp 171–175

Kennedy A, Hill D (1942) Dementia infantilis with cortical dysrhythmia. Arch Dis Child 17:122–129

Lüders H, Lesser RP, Dinner DS, Morris III HH (1987) In: Lüders H, Lesser RP (eds) Benign focal epilepsy of childhood. Epilepsy: Electroclinical syndromes. Springer, Berlin Heidelberg New York Tokyo, pp 303–346

Ono T, Kumashiro H, Choji K (1982) Monozygotic twins with rolandic discharges without seizures. Brain Dev 4:246

Tassinari CA, Bureau M, Dravet C, Dalla Bernardina B, Roger J (1985) Epilepsy with continuous spikes and waves during slow sleep – otherwise described as ESES (epilepsy with electrical status epilepticus during slow sleep). In: Roger J, Dravet C, Bureau M, Dreyfuss FE, Wolf P (eds) Epileptic syndromes in infancy, childhood and adolescence. Libbey, London, pp 194–204

Benigne Epilepsie mit Rolando-Fokus – Schließen pathologische, klinische und neuropsychologische Befunde die Diagnose aus?

C. G. Lipinski

Einleitung und Problemstellung

Die benigne Epilepsie im Kindesalter wird definiert als Epilepsie mit typischem Sharp-wave Fokus über der Area Rolandi (Rolando-Fokus) und charakteristischen Anfällen, die in der Pubertät sistieren. Als zusätzliche Kriterien gelten Normalbefunde bezüglich psychomotorischer Entwicklung, Intelligenz, Morphologie des Gehirns im Computertomogramm und Kernspintomogramm sowie Hintergrundaktivität im EEG (Lipinski 1980). Durch diese Eingrenzungsverfahren war es möglich, nur Patienten ohne jegliche Risikofaktoren zu identifizieren. Für den klinischen Alltag bedeutete dies eine Entschärfung der Epilepsieproblematik für das Kind und seine Familie, da mit an Sicherheit grenzender Wahrscheinlichkeit eine günstige Prognose vorausgesagt werden konnte.
Hält dieses Vorgehen einer wissenschaftlichen Betrachtungsweise stand? Wurde dadurch nicht ein epileptisches Teilsyndrom abgegrenzt, welches nur die Gruppe von Patienten mit der besten Prognose betrifft? Schließt ein pathologischer Befund wirklich diese Epilepsieform aus?
Die Abbildung 1 skizziert das Vorgehen von Beaussart (1972), der als erster ein großes Kollektiv von Patienten mit benigner Epilepsie beschrieb. Bewußt wurden hier alle Patienten mit neurologischen Befunden ausgesondert, ebenso solche mit pathologischen EEG-Merkmalen. Von 315 Patienten mit zentro-temporalem

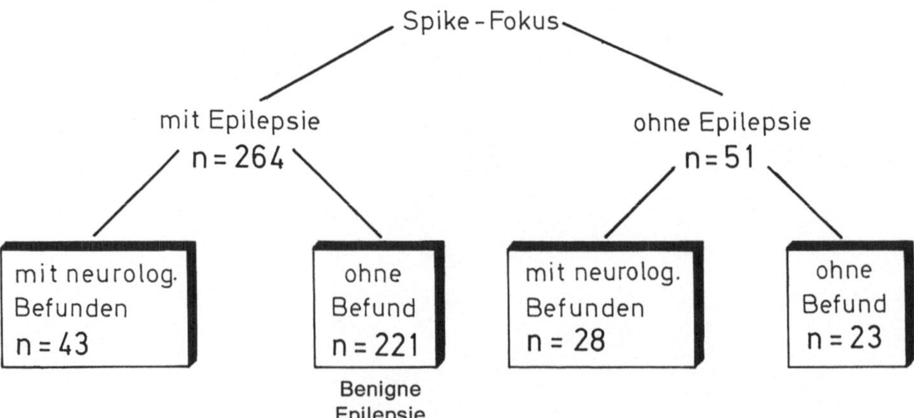

Abb. 1. Patientenkollektiv mit benigner Epilepsie im Kindesalter von Beaussart (1972)

Spike-Fokus hatten 264 eine Epilepsie. Davon konnten 221 als benigne Epilepsie klassifiziert werden. Aufgrund vorhandener neurologischer Befunde wurden 43 Patienten ausgeschlossen. Eine ähnliche Vorgehensweise hat auch Ruderer (1979) gewählt. Von 306 Patienten mit einem typischen Sharp-wave-Fokus hielten nur 112 den strengen Rolando-Fokus-Kriterien stand. 86 Patienten boten eine Epilepsie, davon 70 ohne neurologischen Befund. 16 Patienten wurden aufgrund pathologischer neurologischer Befunde ausgesondert, ferner eine beträchtliche Anzahl von Patienten, bei welchen der Fokus nicht streng zentro-temporal lag.
Bei allen Untersuchern, die diesen Weg der Eingrenzung gewählt haben, konnten somit jeweils ausschließlich Patienten mit eindeutig benignem Verlauf gefunden werden.

Eigene Beobachtungen

In den vergangenen Jahren waren wir immer wieder auf Patienten gestoßen, die trotz schwerer Behinderung im Rahmen einer infantilen Zerebralparese (ICP) sowohl klinisch als auch elektroenzephalographisch eindeutige Zeichen der benignen Epilepsie im Kindesalter (BEK) boten. Allerdings konnten wir uns zunächst aufgrund der strengen Definition nicht zur Diagnose „benigne Epilepsie" entschließen. Nach jahrelanger Beobachtungszeit kamen wir jedoch zu der Ansicht, daß es sich tatsächlich um benigne Epilepsien gehandelt hatte. Insgesamt überblicken wir jetzt 10 Patienten mit BEK bei pathologischen Befunden. Beispielhaft werden zwei Fälle vorgestellt.

Kasuistik

C.P., geb. 1975, Frühgeburt, Entwicklung einer Tetraspastik, Rollstuhlabhängigkeit. Mit 7 Jahren sekundär generalisierte, rechtsfazial betonte Anfälle. Im EEG fand sich ein hochaktiver typischer Sharp-wave-Fokus rechts zentral und unabhängig davon ein zweiter Sharp-wave-Fokus mit den typischen Merkmalen des Rolando-Fokus temporal. – Unter Carbamazepin-Behandlung ereignete sich trotz hohen Serumspiegels ein weiterer orofazialer Anfall rechts, so daß auf Phenytoin übergegangen wurde: Anfallsfreiheit. Bis 1987 konnten beide Foci verfolgt werden, danach waren sie nicht mehr nachweisbar. – Diagnose: Benigne Epilepsie mit orofazialen, sekundär generalisierten Anfällen mit typischen Rolando-Foci im EEG, mit Sistieren in der Präpubertät bei schwerer infantiler Zerebralparese.

F. D., geb. 1982, postpartale Asphyxie, Entwicklung einer ICP mit Dysarthrie. Bereits im zweiten Lebensjahr fanden sich häufig fokale Zuckungen im Mundbereich links. Als diese Anfälle stärker wurden und auf Gesicht und Arm übergriffen, erfolgte Behandlung mit Carbamazepin. Im EEG fanden sich über Jahre zwei typische Foci, links zentro-parietal und rechts zentro-sagittal. Unter Carbamazepin stellte sich Anfallsfreiheit ein. Reduktion der Medikation. – Diagnose: Benigne Epilepsie mit orofazialen Anfällen links bei typischen Sharp-wave-Foci im EEG und Vorliegen einer ICP mit Dysarthrie.

Diskussion

Befunde fanden, nämlich Zustand nach Toxoplasmose, Balkenlipom und Balkenagenesie. Kaschnitz et al. (1988) stellte einen Patienten vor mit „Rolandi-Spikes als elektroenzephalographische Manifestation eines Oligodendroglioms". Allerdings sprechen Anfälle vom psychomotorischen Typ und ein nur im Langzeit-EEG gefundener Spike-Fokus sowie die fehlende Katamnese unseres Erachtens nicht für die Diagnose einer BEK. Der Vorschlag, für diese vermeintliche Sonderform der Epilepsie den Ausdruck „maligne Epilepsie" zu verwenden, wird von uns abgelehnt, da er Epilepsie und Ätiologie verwechselt.
Inwiefern die pathologischen Befunde die Manifestation der BEK beeinflussen, ist noch unklar.
Bei Betrachtung der Tabelle 1 fällt auf, daß vermutlich bei einem Fünftel der Patienten aufgrund des klinisch-neurologischen pathologischen Befundes die Diagnose BEK zu Unrecht *nicht* gestellt wird. Wenn zudem in Zukunft die pathologischen EEG-Befunde, die die Rolando-Foci gelegentlich begleiten, sowie die Lokalisation des Rolando-Fokus breiter gefaßt werden, wird man vermutlich mehr gutartige Verläufe trotz pathologischer Befunde finden.
Unklar ist auch die Bedeutung eines Rolando-Fokus im EEG *ohne* klinisch manifeste Anfälle. Diesen Fokus finden wir selbstverständlich auch bei gesunden Kindern als Zufallsbefund, bei Kindern mit Teilleistungsstörungen sowie bei Kindern mit schweren neurologischen Defektzuständen, wie z. B. ICP, Spina bifida und nicht zuletzt bei Kindern von Eltern mit einer Epilepsie, z. B. mütterliche Absence-Epilepsie. Den oder die Realisationsfaktoren, die zu klinischen epileptischen Anfällen führen, kennen wir nicht. Wir vermuten, daß es sich im Falle der Anfallmanifestation auch um die typischen Anfälle der BEK handelt. Das „brain mapping" konnte zeigen, daß der Dipol dieser isolierten Foci die gleichen Eigenschaften aufweist, wie die Foci der Rolando-Epilepsie (Brandl u. Wenzel 1988).

Zusammenfassung

Unsere Fallbeispiele zeigen das gemeinsame Vorkommen von benigner Epilepsie im Kindesalter und massivem neurologischem oder neuropsychologisch-pathologischem Befund. Bei den von uns beobachteten Patienten verlief die Epilepsie trotz pathologischer Befunde günstig und mündete in Anfallfreiheit. Es scheint somit möglich, daß die benigne Epilepsie im Kindesalter mit ihrem gutartigen Verlauf durchaus mit mehreren pathologischen Befunden und nicht streng über der Area Rolandi lokalisierten Foci einhergehen kann, ohne Veränderung des Epilepsieverlaufes. Aus pathogenetischer Sicht wird die benigne Epilepsie im Kindesalter von Doose et al. (1988) als hereditäre multifokale Hirnreifungsstörung bezeichnet. Das wesentliche Merkmal der benignen Epilepsie im Kindesalter bleibt die *Altersabhängigkeit* und damit der Charakter einer *Entwicklungsepilepsie*.

Literatur

Beaussart M (1972) Benign epilepsy of children with Rolandic (centro-temporal) paroxysmal foci. Epilepsia 13:795–811

Brandl U, Wenzel D (1988) Brain mapping bei benignen fokalen Epilepsien. 14. Jahrestagung München, 16.–18.9.1988, Gesellschaft für Neuropädiatrie, S 81

Doose H, Ernst JP, Völzke E (1988) Hereditäre multifokale Hirnreifungsstörung als Ursache benigner Partialepilepsien und nicht epileptischer Entwicklungsstörungen. In: Speckmann EJ (Hrsg) Epilepsie 87. Einhorn-Presse-Verlag, Reinbek

Kaschnitz W, Scheer P, Körner E, Kratky-Dunitz M, Lechner H (1988) Rolandic spikes als elektroenzephalographische Manifestation eines Oligodendroglioms. Pädiatr Pädol 23:313–319

Lipinski CG (1980) Die benigne Epilepsie im Kindesalter mit Rolando-Sharp-Wave-Fokus. Nervenarzt 51:579–581

Ruderer B (1979) Klinische und elektroenzephalographische Befunde bei Kindern mit benigner Epilepsie und Rolando-Fokus. Dissertation, Heidelberg

Santanelli P, Bureau M, Magaudda A, Gobbi G, Roger J (1989) Benign partial epilepsy with centrotemporal (or rolandic) spikes and brain lesion. Epilepsia 30(2):182–188

Störungen der Aufmerksamkeit durch subklinische hypersynchrone Aktivität

U. Brandl

Einleitung

Subklinische hypersynchrone Aktivität wird sowohl als Intervallbefund bei Epilepsiekranken als auch bei einem Teil der gesunden Bevölkerung beobachtet. Bei Kindern ohne Anfälle stehen dabei fokale Sharp-Waves im Sinne von Rolando-Foci zahlenmäßig im Vordergrund.

Bereits 1939 wurde durch Schwab (1963) beobachtet, daß während generalisierter subklinischer Entladungen verlängerte Reaktionszeiten auf akustische oder visuelle Stimuli auftreten. Tizard et al. (1963) untersuchten 1963 an 2 Patienten den Einfluß von generalisierten subklinischen Entladungen auf die Leistung in einem Konzentrationstest und stellten fest, daß in Phasen vermehrter Entladungen schlechtere Testleistungen erzielt wurden. Kasteleijn et al. (1988) und Siebelink et al. (1988) kamen zu ähnlichen Ergebnissen bei Schulaufgaben bzw. Intelligenztests, die unter simultaner EEG-Ableitung durchgeführt wurden. All diese Studien belegen, daß subklinische Entladungen eine relevante Beeinflussung kognitiver Leistungen darstellen können. Die angewandte Methodik mit fehlender direkter zeitlicher Beziehung zwischen der einzelnen Entladung und der Testleistung kann jedoch nicht nachweisen, ob dieser Sachverhalt durch die Entladungen selbst bedingt ist oder ob Vigilanzänderungen sowohl Testleistung als auch Entladungsfrequenz beeinflussen.

Direkte Auswirkungen auf die Konzentration bzw. Aufmerksamkeit konnten 1970 von Goode et al. (1970) und 1984 von Aarts et al. (1984) nachgewiesen werden. In beiden Studien wurden visuelle oder verbale Aufgaben mit kontinuierlicher Anforderung gestellt, die im Zusammenhang mit dem EEG ausgewertet wurden. Während die ältere Studie nur Patienten mit Absencen untersuchte, wurden bei Aarts et al. (1984) auch Patienten mit fokalen Entladungen einbezogen. Dabei konnte bei 50% der Patienten mit fokalen und bei 54% der Patienten mit generalisierten Entladungen eine Zunahme der Testfehler während der Paroxysmen nachgewiesen werden.

Die Methodik aller bisherigen Studien hat den Nachteil, daß die präsentierten Aufgaben oder die angewendeten Meßverfahren zu träge sind, die Auswirkungen kurzer Entladungen, wie sie bei den sehr häufigen Rolando-Foci auftreten, zu erfassen. Wir haben daher begonnen, neue, computergestützte Testverfahren zu entwickeln, die einen wesentlich engeren zeitlichen Zusammenhang von Testleistung und EEG herstellen lassen als die bisherigen Methoden.

Patienten

Untersucht wurden 42 Kinder im Alter von 5–13 Jahren mit subklinischer fokaler (31) oder generalisierter (11) hypersynchroner Aktivität im EEG. Die hypersynchrone Aktivität wurde als subklinisch bezeichnet, wenn sie im Augenblick ihres Auftretens zu keiner beobachtbaren klinischen Symptomatik führte. Zwischen Intervallaktivität bei behandelten und unbehandelten Patienten mit Anfällen und reiner subklinischer hypersynchroner Aktivität bei Patienten ohne Anfälle wurde für die Aufnahme in die Untersuchung nicht differenziert. Die elektroenzephalographische Diagnose der Probanden ist in Tabelle 1 dargestellt.

Tabelle 1. Ergebnisse der Bewertung des Einflusses verschiedenartiger paroxysmaler Aktivität auf die Verfolgungsfunktion

EEG-Befund	Anzahl	Seite	Effekt der HSA			
			+	–	?	0
Rolando-Fokus	13	rechts	0	9	0	4
Rolando-Fokus	11	links	0	8	0	3
SW-Fokus occ.	2	links	1	1	0	0
SW-Fokus occ.	1	rechts	0	0	1	0
SW-Fokus temp.	3	links	1	1	0	1
SW-Fokus temp.	1	rechts	1	0	0	0
Bifrontale SW	2	–	1	0	1	0
Irreguläre SW	9	gen.	4	3	1	1

Bewertung der Ergebnisse:

Positiv (+): Spike-synchrone Transienten in Mittelung und in >67% der Einzelregistrierungen
Fraglich (?): Spike-synchrone Transienten in Mittelung und in 33–67% der Einzelregistrierungen. Weniger als 5 Paroxysmen
Negativ (–): Fehlende Transienten in Mittelung oder Reproduzierbarkeit <33%
Fehlend (0): Keine Paroxysmen

Methode

Das Prinzip der Untersuchung beruht darauf, von den Probanden eine möglichst konstante und kontinuierlich meßbare Aufmerksamkeitsleistung zu verlangen und diese direkt mit dem simultan abgeleiteten EEG zu korrelieren.

Als Aufgabe wurde die Verfolgung eines auf dem Bildschirm eines Atari 1040 Computers dargestellten beweglichen Objektes gewählt, welches sich mit annähernd konstanter Geschwindigkeit auf unregelmäßigen, gekrümmten Bahnen bewegt. Die Bahn ist für den Probanden nicht sichtbar und somit nicht vorhersehbar. Um verschiedene Schwierigkeitsgrade zu erzielen, konnte die Bewegungsgeschwindigkeit des Objektes variiert werden. Die Bewegungsbahn ist ebenfalls variabel, für die vorliegende Untersuchung wurde jedoch stets die gleiche Bahn vorgegeben, die sich während des Versuchs nur alle 5 min wiederholt. Die Bewegungsgeschwindigkeit wurde in einem Vorlauf dem Alter und dem motorischen Geschick des Probanden angepaßt.

Das Verfolgungsobjekt kann bis 2 × 2 cm und der vom Probanden zu bedienende Verfolger bis 1,4 × 1,4 cm groß sein. Beide Objekte können mit einem Zeichenprogramm vorgegeben werden, genauso kann ein vorgezeichneter Hintergrund eingeblendet werden. Wir verwendeten zwei Raumschiffe als bewegliche Objekte und einen Sternenhimmel als Hintergrund. Der Verfolger wird über eine Maus bedient: Jede Bewegung der auf dem Tisch rollenden Maus wird gleichsinnig und praktisch verzögerungsfrei durch das Objekt auf dem Bildschirm vollzogen. Versuche mit Hebelbedienung (Joystick), wie sie bei Telespielen Anwendung finden, brachten bei gesunden Schulkindern schlechtere Ergebnisse als die Mausbedienung. Insgesamt waren die Probanden durch den Spielcharakter der Aufgabe sehr gut motiviert, was durch eine eingeblendete Leistungsanzeige noch gesteigert wurde. Die Versuchsdauer betrug 30–45 min.

Die Qualität der Verfolgung wurde durch eine ständige Ausgabe der euklidischen Distanz zwischen beiden beweglichen Objekten über den Druckerausgang des Rechners gemessen. An den Druckerausgang wurde ein Digital-Analogwandler angeschlossen, der eine Aufzeichnung der Verfolgungsdaten auf Band ermöglichte.

Das EEG wurde telemetrisch über eine Glonner-Biomes-80-Anlage mit 8 Kanälen erfaßt. Die Ableitungselektroden wurden bei Patienten mit generalisierten Entladungen in zwei Längsreihen von F3 bis O1 bzw. F4 bis O2 angebracht. Bei Patienten mit fokalen Entladungen wurde das Ableitungsschema jeweils so modifiziert, daß das Maximum der Entladungen mit erfaßt werden konnte.

EEG und Verfolgungsabstand wurden simultan über einen zweiten Computer (IBM AT kompatibler Rechner) mit Analog-Digitalwandler auf eine große Festplatte aufgenommen. Phasen, in denen der Proband durch Ablenkung nicht richtig verfolgte, wurden markiert. Im aufgezeichneten EEG wurde nun unter visueller Kontrolle am Bildschirm nach hypersynchronen Potentialen gesucht und jeweils die eine Entladung umgebenden 10 s EEG mit den zugehörigen Verfolgungsabständen extrahiert. Dabei stand die erste Spitze der jeweiligen Entladung genau in der Mitte des Segmentes.

Die extrahierten Datensegmente wurden gemittelt, um auch geringe Änderungen der Verfolgungsqualität hervorheben zu können, wenn sie regelmäßig auftraten. Die so erhaltenen gemittelten Kurven und die ungemittelten Daten wurden visuell ausgewertet, ob in zeitlicher Nähe der Entladungen die Verfolgungsdistanz zunimmt oder nicht. In Zweifelsfällen wurde die Varianz bei der Mittelung und Kreuzkorrelationskurven zwischen den gemittelten und ungemittelten Daten in die Auswertung einbezogen, um regelmäßige Effekte besser von zufälligen Effekten unterscheiden zu können.

Die Bewertung, ob eine Auswirkung der EEG-Entladungen auf die Verfolgungsqualität nachzuweisen ist, wurde davon abhängig gemacht, ob ein Effekt in der gemittelten Kurve erkennbar war und in welchem Maß er sich in den einzelnen Registrierungen nachweisen ließ. Die Bewertungskriterien sind in Tabelle 1 zusammengestellt.

Die vorgestellte Methodik kann die Aufmerksamkeitsleistung des Probanden natürlich nicht isoliert erfassen, da die Verfolgung auch motorische Leistungen und eine visuomotorische Koordination verlangt.

Ergebnisse

Die Ergebnisse der 44 Probanden sind in Tabelle 1 zusammengestellt. Bei 7 der Probanden mit Rolando-Foci, einem Probanden mit linkstemporalem Sharp-Wave-Fokus und einem Probanden mit generalisierter irregulärer Spike-Wave-Aktivität konnten während der Untersuchung keine Paroxysmen registriert werden. Bei keinem der Patienten mit Rolando-Foci konnte eine Auswirkung der Entladungen auf die Verfolgungsqualität beobachtet werden. Am häufigsten wurde eine Beeinträchtigung durch generalisierte Spike-Wave-Entladungen (in 4 von 9 Fällen gesichert, in 3 von 9 Fällen fraglich) registriert, obwohl auch bei einigen Patienten mit nicht-rolandischer Epilepsie und temporalen oder okzipitalen Foci ein Einfluß auf die Verfolgungskurve nachzuweisen war.

Die Abb. 1 und 2 zeigen Beispiele für eine fehlende bzw. eine eindeutige Reaktion auf einen auftretenden Paroxysmus.

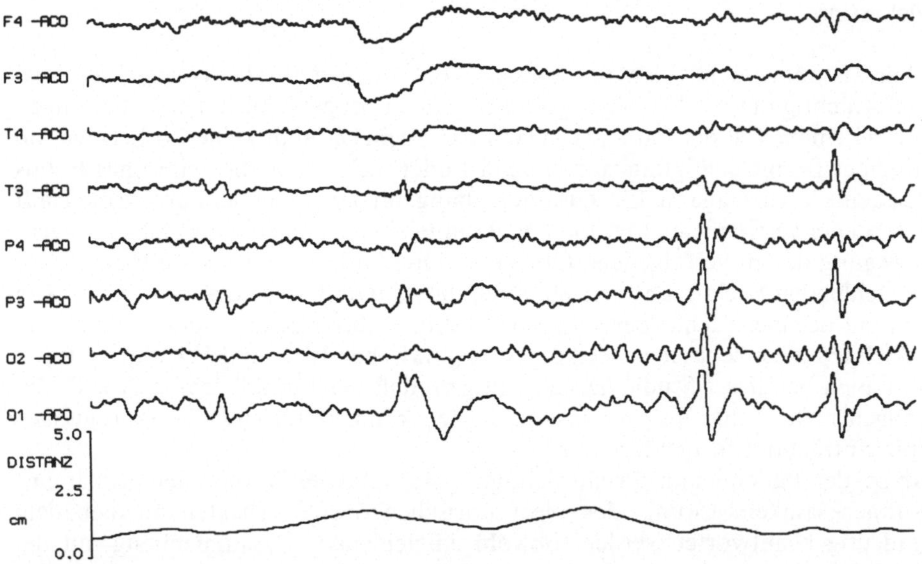

Abb. 1. EEG-Ausschnitt und Verfolgungsdistanz bei links-fokalen und bilateralen synchronen Entladungen. Während der Sharp-Waves sind keine plötzlichen Schwankungen der Verfolgungsdistanz zu erkennen

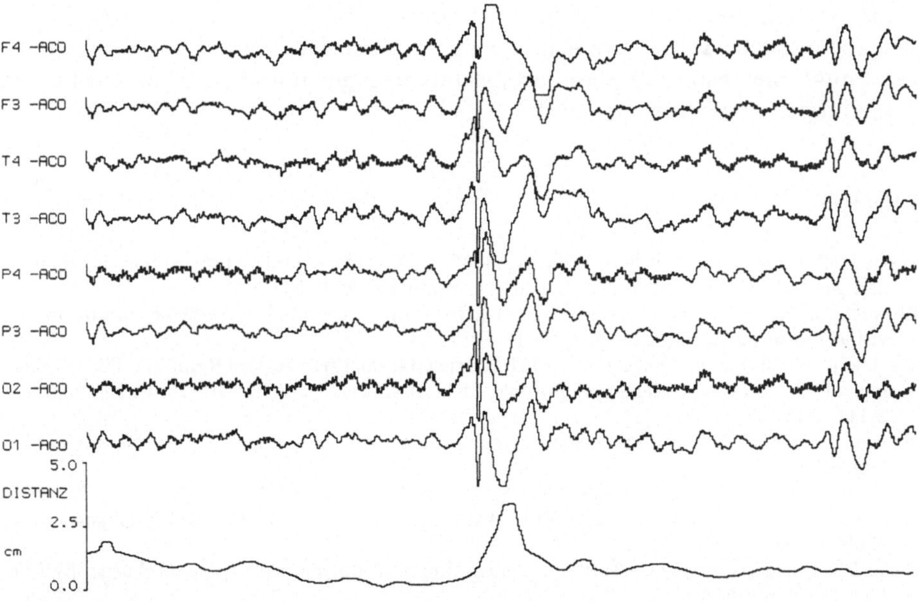

Abb. 2. EEG-Ausschnitt und Verfolgungsdistanz bei generalisierter Entladung mit deutlich erkennbarer Distanzzunahme während der Entladung und abrupter Korrekturbewegung noch während der „Wave"

Diskussion

Übereinstimmend mit den Ergebnissen von Aarts et al. (1984) zeigt sich eine Beeinträchtigung der Verfolgungsfunktion auch bei generalisierten Entladungen nur bei einem Teil der Patienten. Das EEG alleine erlaubt keine Vorhersage, ob mit einer Beeinträchtigung zu rechnen ist oder nicht, auch die Seite eines Fokus läßt keine Vorhersage zu. Ein Zusammenhang mit der Dauer der Paroxysmen läßt sich bei der verwendeten Methodik nicht untersuchen, da er sich durch die Eigenbewegung des zu verfolgenden Objektes technisch bedingt immer ergibt.
Die fehlenden Beeinträchtigungen durch die Aktivität von Rolando-Foci decken sich mit der meist fehlenden klinischen Beeinträchtigung der Kinder. Man muß jedoch trotz der sehr engen Zeitkoppelung zwischen EEG und Verfolgungsfunktion auch bei dieser Studie berücksichtigen, daß der Einfluß sehr kurzer Entladungen nicht sicher ausgeschlossen werden kann, wenn einfache Bewegungen unbeeinträchtigt fortgeführt werden.
Ob bei den Patienten mit Beeinträchtigung während der Paroxysmen primär eine Aufmerksamkeitsstörung oder eine motorische Störung vorliegt, kann noch nicht eindeutig beantwortet werden, obwohl ein fehlender Zusammenhang mit der Seite eines Fokus eine rein motorische Störung unwahrscheinlich macht. Diese Frage kann nur durch ein Versuchskonzept beantwortet werden, welches die Wahrnehmung eines Reizes und die verlangte Reaktion zeitlich trennt.
Die Ergebnisse ermutigen, die Bedeutung subklinischer Entladungen mit weiteren Untersuchungen zu verfolgen, da dies eine Neubewertung ihrer klinischen Relevanz und eventuelle Therapieansätze bei Patienten mit eindeutigen Beeinträchtigungen während der Entladungen zur Folge haben kann. Wir haben eine Folgestudie geplant, bei der EEG-gesteuert Wahrnehmungs-, Gedächtnis- und Denkaufgaben gestellt werden können, die eine differenzierte Bewertung der kognitiven Funktionen während eines Paroxysmus ermöglicht und auch bei sehr kurzen Entladungen noch Aussagen zuläßt.

Literatur

Aarts JHP, Binnie CD, Smit AM, Wilkins AJ (1984) Selective cognitive impairment during focal and generalized epileptiform EEG activity. Brain 107:293–307
Goode DJ, Penry JR, Dreifuss FE (1970) Effects of paroxysmal spike-wave on continuous visual-motor performance. Epilepsia 11:241–254
Kasteleijn-Nolst-Trenité DGA, Bakker DJ, Binnie CD, Buerman A, Van Raaij M (1988) Psychological effects of subclinical epileptiform EEG discharges. I. Scholastic skills. Epilepsy Res 2:111–116
Schwab RS (1939) A method of measuring consciousness in petit mal epilepsy. J Nerv Ment Dis 89:690–697
Siebelink BM, Bakker DJ, Binnie CD, Kasteleijn-Nolst-Trenité DGA (1988) Psychological effects of subclinical epileptiform EEG discharges in children. II. General intelligence tests. Epilepsy Res 2:117–121
Tizard B, Margesison JH (1963) Psychological functions during wave-spike discharge. Br J Soc Clin Psychol 3:6–15

Einfluß klinischer Faktoren auf die Valproatmetabolisierung epileptischer Kinder

E. Fisher, R. Pund, W. Wittfoht, H. Nau, H. Siemes, H.L. Spohr

Einleitung

Die Therapie mit dem Antiepileptikum Valproat (VPA) ist besonders im Kindesalter mit dem Risiko der Hepatotoxizität belastet, entweder in Form der reversiblen hepatischen Dysfunktion oder in Form des idiosynkratischen irreversiblen Leberversagens (Zimmermann u. Ishak 1982; Dickinson et al. 1985; Cotariu u. Zaidmann 1988; Eadie et al. 1988; Scheffner et al. 1988). Der Mechanismus der durch VPA induzierten Hepatotoxizität ist unbekannt, jedoch sind mehrere Risikofaktoren bekannt: junges Alter, Mehrfachbehinderung, antikonvulsive Polytherapie (VPA kombiniert mit anderen Antikonvulsiva) (Dreifus et al. 1987). Es gibt bis heute weder klinisch-chemische Parameter noch biochemische Untersuchungsmethoden zur Früherkennung des irreversiblen und damit tödlich endenden Leberversagens. Auch die Messung verschiedener Leberfunktionsparameter ermöglicht keine Vorhersage einer solchen Hepatopathie.
Eine Reihe klinischer und experimenteller Untersuchungen weisen darauf hin, daß die idiosynkratische Form der Hepatotoxizität durch VPA auf die Bildung toxischer Metabolite in dafür disponierten Individuen zurückgeführt werden kann. Es wird postuliert, daß ein angeborener oder erworbener Defekt der Beta-Oxidation den VPA-Metabolismus in Richtung alternativer Stoffwechselwege mit der Bildung toxischer VPA-Metabolite (insbesondere 4-en-VPA) verschiebt (Eadie et al. 1988). Um festzustellen, ob ein veränderter VPA-Metabolismus das Risiko einer Leberschädigung frühzeitig erkennen läßt, wurde die Beziehung zwischen den VPA-Metaboliten und verschiedenen klinischen Risikofaktoren untersucht.

Patienten und Methoden

Im Serum von 192 Kindern unterschiedlichen Alters, bei denen wegen einer Epilepsie eine VPA-Monotherapie oder eine VPA-Kombinationstherapie mit anderen Antikonvulsiva durchgeführt wurde, wurden VPA und dessen Metabolite mittels gaschromatographischer und massenspektrometrischer Analysen (GC-MS) gemessen (Nau et al. 1981). Die Ergebnisse wurden mit den klinischen Daten (Epilepsieform, psychomotorische bzw. mentale Retardierung als Ausdruck einer statischen Enzephalopathie) und dem Ergebnis von Leberfunktionsproben (Aktivität der Transaminasen, Veränderungen des Gerinnungsstatus) korreliert. Zur Berücksichtigung des Risikofaktors Alter wurden die Kinder 2 Altersgruppen zugeteilt: Alter unter 2 Jahre bzw. über 2 Jahre.

Ergebnisse

Die klinischen Daten der untersuchten Kinder sind in der Tabelle 1 zusammengefaßt. Ein Schema des VPA-Metabolismus und die gemessenen mittleren Konzentrationen des VPA und seiner Metabolite im Serum von 95 Kindern mit VPA-Monotherapie im Steady state zeigt die Abb. 1.

Es besteht eine Korrelation zwischen der Konzentration sowohl des einfach ungesättigten VPA-Metaboliten 2-en-VPA (dem ersten Abbauprodukt des VPA innerhalb der Beta-Oxidation) als auch des doppelt ungesättigten VPA-Metaboliten 2,3-dien-VPA und dem Alter der Patienten bzw. den Leberfunktionsparametern (Abb. 2 und 3). Wenn man Risikofaktoren kombiniert, so fällt eine offensichtliche Interaktion des Alters mit der Polytherapie und abnormen Leberwerten auf: Bei den Patienten unter 2 Jahren wiesen die Konzentrationen von 2-en-VPA und 2,3-en-VPA die höchsten Werte in der Polytherapiegruppe auf (Abb. 4a). Für die Patienten mit abnormem Leberfunktionstest, welche alle eine Polytherapie erhielten, waren die höchsten Werte der genannten Metaboliten in der Altersgruppe unter 2 Jahren feststellbar (Abb. 4b). Keine Beziehung fand sich zwischen klini-

Tabelle 1. Beschreibung der untersuchten Patienten

Anzahl	192
Alter (Jahre, Mittelwert/Bereich)	4,4 (0,5–21)
0–2 Jahre	103
>2 Jahre	89
Epilepsieform	
BNS-Kämpfe	113
Grand mal	25
Absence	17
komplex-fokale	16
myoklonisch-astatische	3
Lennox-Gastaut und andere	28
mit Retardierung	134
Antiepileptika:	
VPA-Monotherapie	95
Polytherapie mit:	
CBZ	35
DEXA	25
PHB	22
PRI	4
PHE	2
CBZ+DEXA	5
PHB+DEXA	4
Mittlere Dosierung VPA (mg/kg/Tag) (Bereich)	49 (30–104)
Mittlere Dauer der Therapie (Wochen) (Bereich)	34 (1–192)
Abnorme LFT	10

VPA Valproat; *CBZ* Carbamazepin; *DEXA* Dexamethason; *PHB* Phenobarbital; *PRI* Primidon; *PHE* Phenytoin; *LFT* Leberfunktionstests

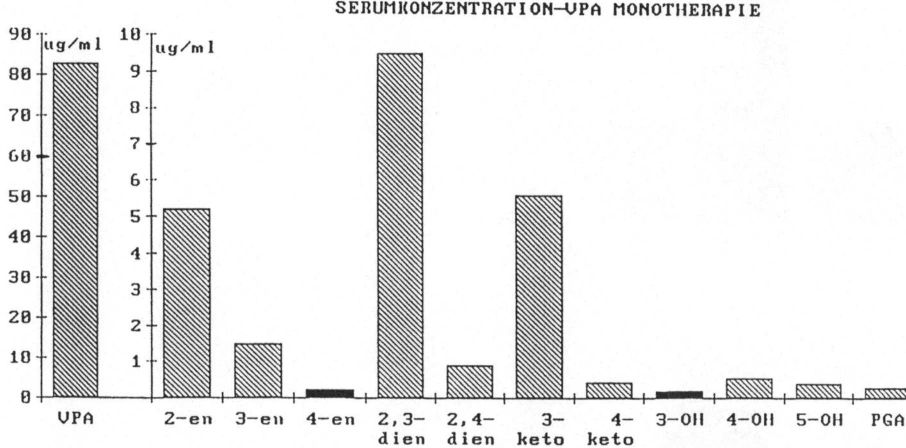

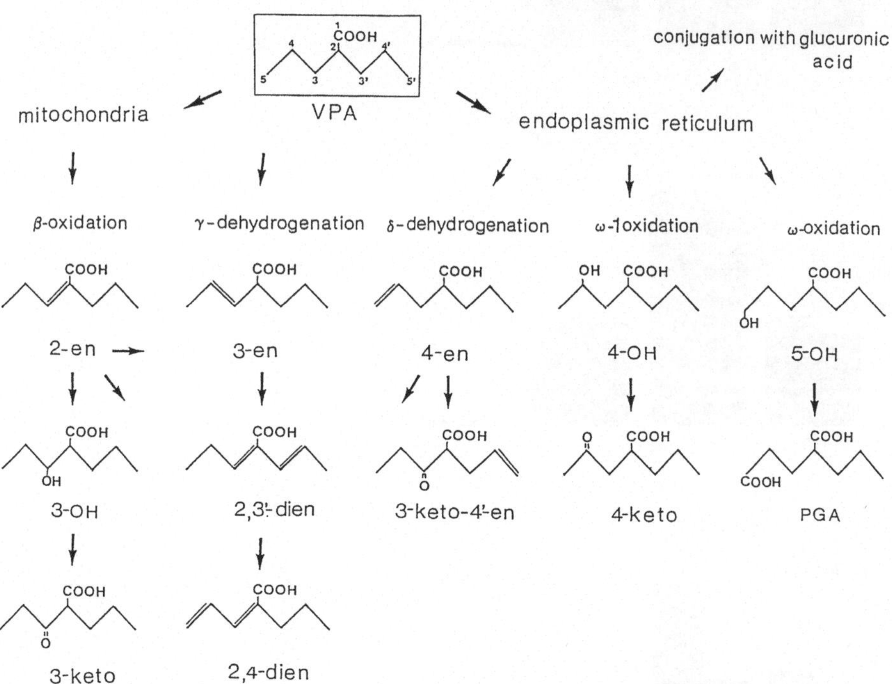

Abb. 1. Hauptwege des VPA-Metabolismus und mittlere Steady-state-Serumkonzentrationen bei VPA-Monotherapie. Abkürzungen: *VPA* valproic acid (2-propylpentanoic acid); *2-en* 2-propyl-(E)-2-pentenoic acid; *3-en* 2-propyl-3-pentenoic acid; *4-en* 2-propyl-4-pentenoic acid; *2,3'-dien* 2-((E)-1'-propenyl)-(E)-2-pentenoic acid; *2,4-dien* 2-propyl-(E)-2,4,-pentadienoic acid; *3-keto-4'-en* 2-(2'-propenyl)-3-oxo-pentanoic acid; *3-OH* 3-hydroxy-2-propylpentanoic acid; *4-OH* 4-hydroxy-2-propylpentanoic acid; *5-OH* 5-hydroxy-2-propylpentanoic acid; *3-keto* 3-oxo-2-propylpentanoic acid; *4-keto* 4-oxo-2-propylpentanoic acid; *PGA* 2-propylglutaric acid

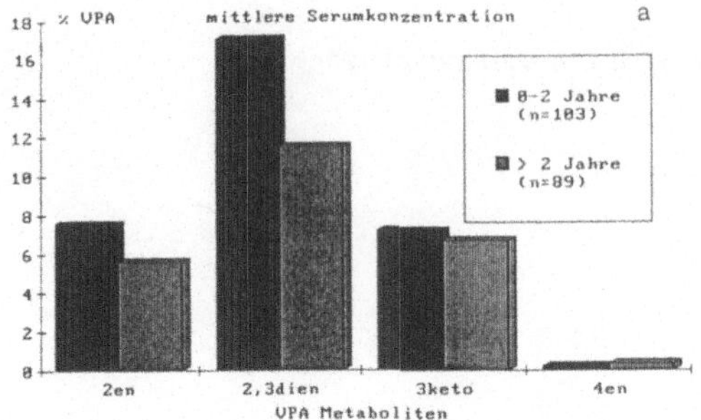

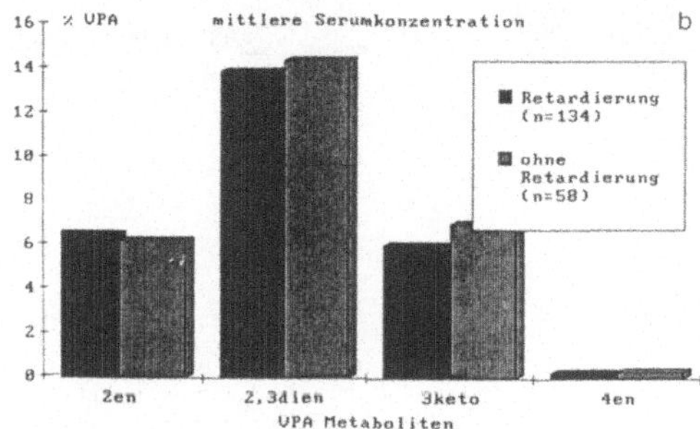

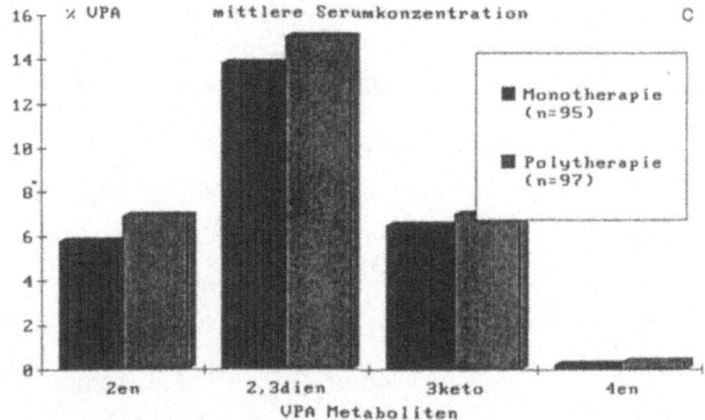

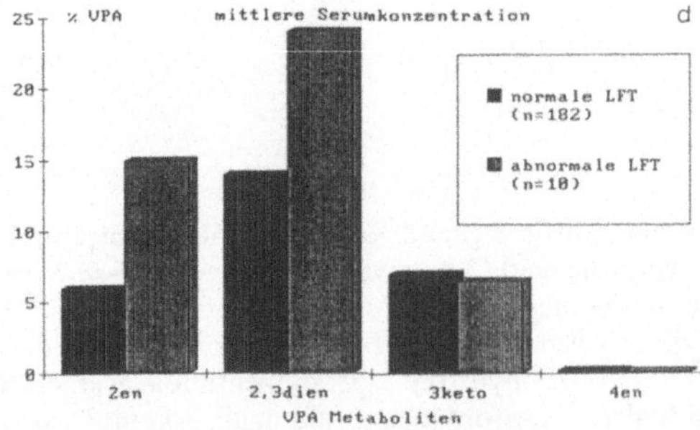

Abb. 2. Metaboliten versus (*a*) Alter der Patienten, (*b*) Vorhandensein oder Fehlen einer statischen Enzephalopathie (Retardierung), (*c*) Mono- oder Polytherapie, und (*d*) normaler oder abnormer Leberfunktionstest (LFT)

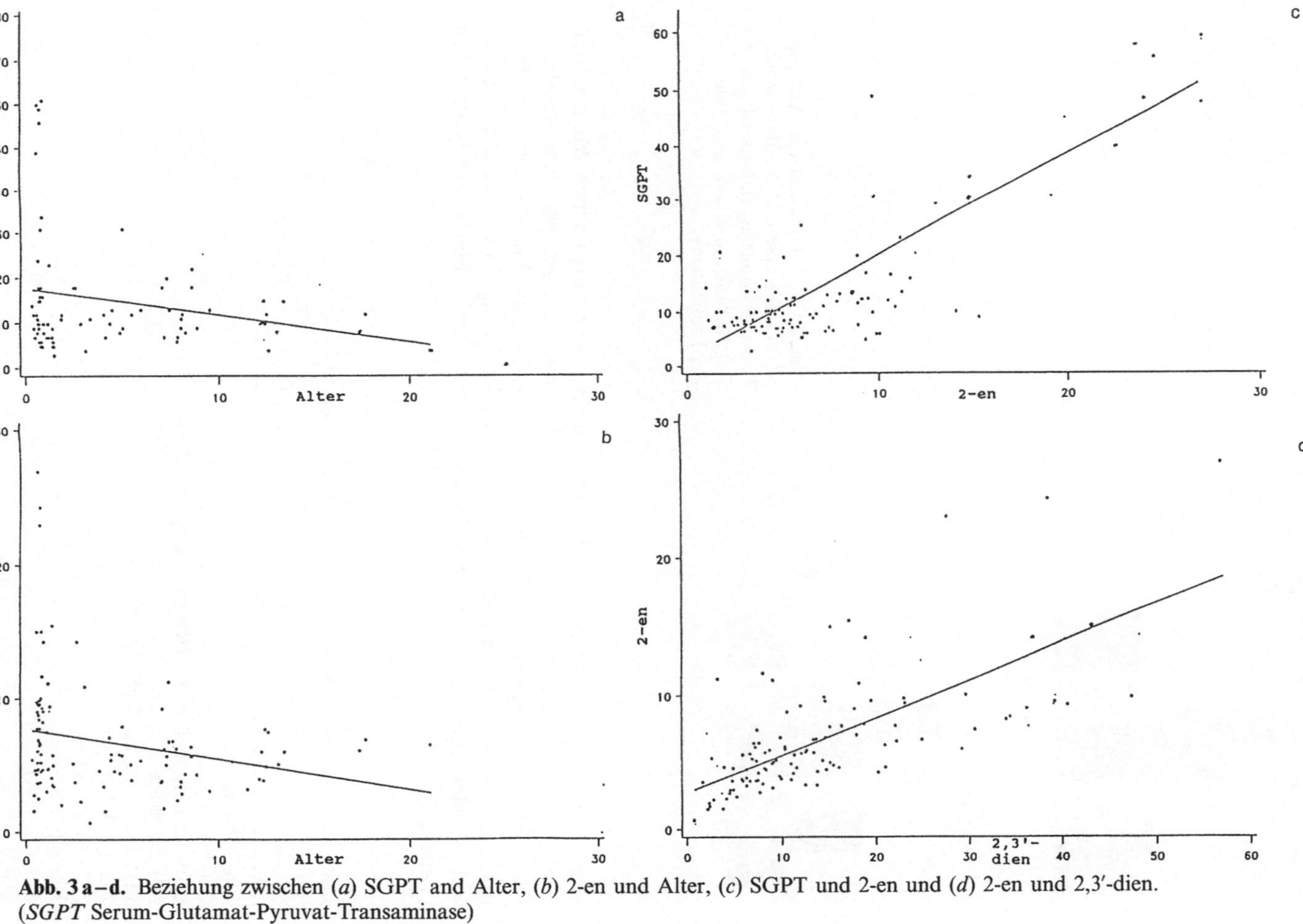

Abb. 3 a–d. Beziehung zwischen (*a*) SGPT and Alter, (*b*) 2-en und Alter, (*c*) SGPT und 2-en und (*d*) 2-en und 2,3'-dien. (*SGPT* Serum-Glutamat-Pyruvat-Transaminase)

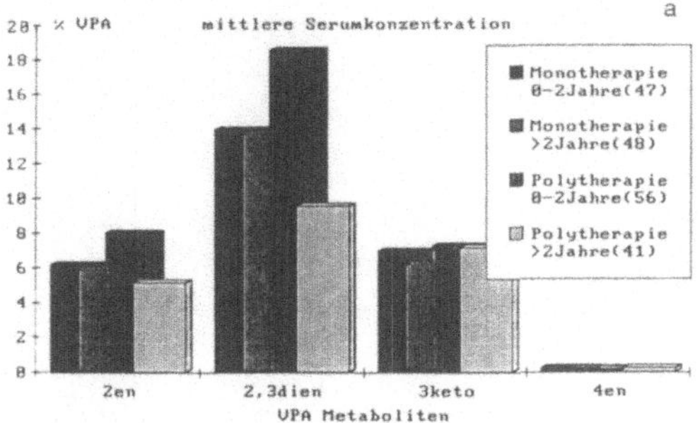

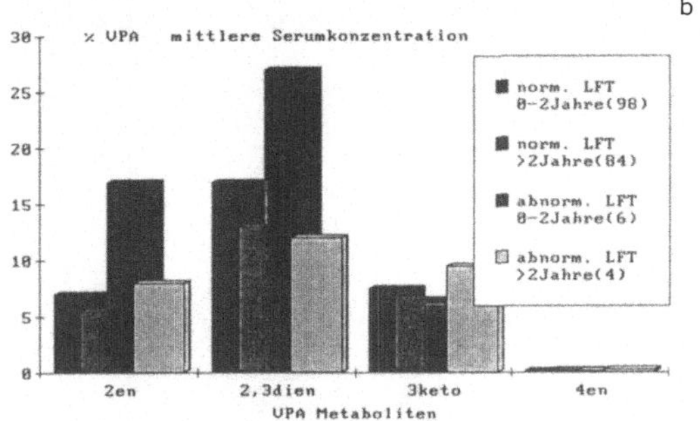

Abb. 4 a, b. Interaktion von Alter mit (*a*) Polytherapie und (*b*) abnormem Leberfunktionstest (ausschließlich Polytherapie; in Klammern Zahl der Probanden)

schen Risikofaktoren und dem bekanntermaßen hepatotoxischen Metaboliten 4-en-VPA, welcher immer nur in geringen Konzentrationen gemessen wurde. Die mögliche Aussagekraft erhöhter Konzentrationen der Metaboliten 2-en-VPA und 2,3-dien-VPA als Hinweis auf eine Leberbelastung wird unterstützt durch weitere Meßergebnisse von 2 Kindern mit akuter reversibler Leberdysfunktion (Tabelle 2).

Tabelle 2. Daten von 2 Kindern mit reversibler Hepatotoxizität

Faktor	Kind 1	Kind 2
Alter (Jahre)	0,5	1
Geschlecht	m	m
Statische Enzephalopathie (Retardierung)	+	+
Antiepileptika	3	2
VPA Dosis (mg/kg/Tag)	102,6	64,9
2-en (% VPA)	22,9	26,9
2,3′-dien (% VPA)	27,6	57,1
3-keto (% VPA)	3,8	8,3
4-en (% VPA)	0,07	0,26
SGOT	3 × ul	2 × ul
SGPT	4 × ul	3 × ul

ul obere Grenze des Referenzbereiches; *SGOT* Serum-Glutamat-Oxalazetat-Transaminase; *SGPT* Serum-Glutamat-Pyruvat-Transaminase

Diskussion

Anstiege des primären Beta-Oxidationsproduktes 2-en-VPA, welches am häufigsten bei sehr jungen Kindern mit Polytherapie gefunden wurde und häufig von leicht erhöhten Aktivitäten der Leberenzyme begleitet wurde, korrespondierten nicht mit Erhöhungen des Endproduktes 3-Keto-VPA. Dieses Ergebnis zeigt eine gestörte Beta-Oxidation auf dem Wege vom 2-en-VPA zum 3-Keto-VPA an. Es ist postuliert worden, daß eine Hemmung der Beta-Oxidation den VPA-Metabolismus in Richtung alternativer Stoffwechselwege verschieben könnte mit der Möglichkeit der Bildung hepatotoxischer Metaboliten (Eadie et al. 1988). Die Konzentration der lebertoxischen 4-en-VPA waren in der untersuchten Patientengruppe nicht erhöht. Auffällig ist jedoch, daß die Konzentrationen von 2,3-dien-VPA, welches nicht durch die Beta-Oxidation, sondern durch Biotransformation aus 2-en-VPA gebildet wird, sowohl mit den Konzentrationen von 2-en-VPA als auch mit klinischen Risikofaktoren korrelierten. Die vorliegenden Ergebnisse weisen darauf hin, daß sich die Bestimmung der Serumkonzentrationen von VPA-Metaboliten als sehr nützlich erweisen könnte sowohl für die frühe Entdeckung einer potentiellen Leberschädigung als auch zur Gewinnung von Einsichten in die Mechanismen der VPA-assoziierten Hepatotoxizität.

Literatur

Cotariu D, Zaidman JL (1988) Valproic acid and the liver. Clin Chem 34:890–897

Dickinson RG, Bassett ML, Searle J, Tyrer JH, Eadie MJ (1985) Valproic acid hepatotoxicity; a review and report of two instances in adults. Clin Exp Neurol 21:79–91

Dreifus FE, Santini N, Langer DH, Sweeney KP, Moline KA, Menander KB (1987) Valproic acid hepatic fatalities. A retrospective review. Neurology 37:379–385

Eadie MJ, Hooper WD, Dickinson RG (1988) Valproate associated hepatotoxicity and its biochemical mechanism. Med Toxicol Adverse Drug Exp 3:85–106

Nau H, Wittfoht W, Schäfer H, Jakobs C, Rating D, Helge H (1981) Valproic acid and several metabolites: Quantitative determination in serum, urine, breast milk and tissues by gas chromatography-mass spectrometry using selected ion monitoring. J Chromatogr 226:69–78

Scheffner D, König S, Rauterberg-Ruland I, Kochen W, Hofmann WJ, Unkelbach S (1988) Fatal liver failure in 16 children with valproate therapy. Epilepsia 29:530–542

Zimmerman HJ, Ishak KG (1982) Valproate-induced hepatic injury: Analysis of 23 fatal cases. Hepatology 2:591–597

X. Hörstörungen

Hörminderungen bei Kindern im ersten Lebensjahr

H. J. Radü, G. Kurlemann

Vergleich der Ergebnisse von Hörtests für das erste Lebensjahr

In einer vergleichenden Untersuchung der verschiedenen Hörtestergebnisse für das erste Lebensjahr mußten wir feststellen, daß die verschiedenen anzuwendenden Verfahren (Verhaltensbeobachtung, objektivierte Verhaltensbeobachtung [Mira], Tympanogramm) allein keine ausreichend valide Aussage zur Beurteilung des kindlichen Hörvermögens geben. Allein mit *synoptischer Betrachtung* der Ergebnisse der Verhaltensbeobachtung, des Tympanogramms, der Ohrmikroskopuntersuchung und nicht zuletzt der Anamnese gelingt eine zuverlässigere Einschätzung des Hörvermögens. Bei divergierender Beurteilung des Hörvermögens durch den Untersucher und die Mutter sollte Maximaldiagnostik betrieben werden, denn die Mutter hat mit der Möglichkeit der Langzeitbeurteilung des Hörvermögens ihres Kindes in der Regel eine beachtenswerte Basis, die nur mit differenzierter Diagnostik widerlegt werden sollte. Um die mißliche Situation bei der Früherkennung dieser Behinderung zu verstehen, sind vorher einige Anmerkungen zu geben.

Arten der Schwerhörigkeiten

Die verschiedenen Formen der Schwerhörigkeit – *Schalleitungs-, Innenohrschwerhörigkeit und zentrale Schwerhörigkeit* – können schon im Säuglingsalter bestehen. Die Auswirkungen der Schwerhörigkeiten sind bei der Schalleitungsschwerhörigkeit quantitative, bei der Innenohrschwerhörigkeit qualitative Störungen der Reizfortleitung. Bei der zentralen Schwerhörigkeit ist die Verarbeitung des angebotenen Reizes gestört. Im Gegensatz zum Erwachsenenalter, wo man sich darauf beschränken kann, die Minderleistungen des peripheren Rezeptors zu diagnostizieren und zu therapieren, erscheint eine Störung des Rezeptors im Säuglingsalter verantwortlich zu sein für Entwicklungsstörungen des zentralauditorischen Systems. Der Rezeptor hat in dieser Phase mit der Reizweitergabe der Entwicklung auch Einfluß auf die Ausdifferenzierung zentraler Strukturen. Das Zusammenspiel dieser beiden Systeme ist von entscheidender Bedeutung (Hubel u. Wiesel 1970). Wir müssen davon ausgehen, daß bereits in der Schwangerschaft das Innenohr seine vollkommene Funktion aufgenommen hat und mit der Geburt auch das Mittelohr funktionstüchtig wird. Hinweise für eine physiologische Unreife des Mittelohres ergeben sich nicht, denn die Latenz der Welle 1 bei der Ableitung der akustisch evozierten Potentiale bleibt nahezu konstant, es sind wohl aber Latenzverlängerungen der anderen Wellen, z. B. Welle 5, beschrieben. Diese werden der primären Unreife des Hirnstamms zugeschrieben (Saintonge et al. 1986).

Leistungen des auditorischen Systems

Sind die Leistungen des zentralen auditorischen Systems im Erwachsenenalter insgesamt schon testdiagnostisch schwer erfaßbar, so trifft dies um so mehr für das Kindesalter zu. Nach Bauer (1981) (modifiziert) umfaßt der zentrale auditorische Analysator die in Tabelle 1 aufgeführten Teilleistungen. Diese Wahrnehmungsvorgänge sind die Grundvoraussetzung für die Sprachentwicklung (Tabelle 2) (Wirth 1983). Andere für die Sprache relevante Parameter sind in Tabelle 3 dargestellt.

Störungen des zentralen auditorischen Systems

Bemerkenswerterweise finden wir schon bei den Kindern mit *Sprachentwicklungsverzögerungen* (Radü 1987) gehäuft Teilleistungsstörungen des zentralen auditori-

Tabelle 1. Leistungen des zentral-auditorischen Systems

- Auditive Aufmerksamkeit (Konzentration)
- Auditive Merkfähigkeit (Kurzzeitgedächtnis für Schallvorgänge:
  a: simultane Gedächtnisspanne,
  b: sequentielle Gedächtnisspanne)
- Analysieren von Schallvorgängen und Synthetisierung von Einzellauten
- Differenzieren von Klanggestalten (Phonem, Diskrimination)
- Erkennen der Beziehung zwischen Klangbild und Bedeutung (Sinnbezug, Begriffsdifferenzierung, Wortfeld usw.)
- Erkennen der richtigen Lautfolge
- Richtungsgehör/Lokalisation
- Trennung von Nutz- und Hintergrundschall (auditive Figur-Grund-Wahrnehmung)

Tabelle 2. Zeittafel der Sprachentwicklung

- Schreiperiode: bis 7. Woche
- Erste Lallperiode (Affektäußerung): 6. Woche bis 9. Monat
- Zweite Lallperiode (absichtliche Lautnachahmung): 6. Monat bis 9. Monat
- Sprachverständnis: 8. Monat bis 9. Monat
- Zuordnung lautlicher Äußerung, Geste und Situation: 9. Monat bis 10. Monat
- Beginn zweckbestimmter Sprachäußerungen: 9. Monat bis 12. Monat
- Entstehung der Symbolfunktion der Sprache: 13. Monat bis 15. Monat
- Einwortsatz: 12. Monat
- Zweiwortsätze und ungeformte Mehrwortsätze: 18. Monat bis 24. Monat
- Geformte Mehrwortsätze: 3. Lebensjahr
- Satzentwicklung und Vollzug des Spracherwerbs: 4. Lebensjahr

Tabelle 3. Für die Sprachentwicklung relevante Faktoren

- Hörvermögen einohrig im Frequenzbereich 300–3000 Hz
- Hörverlust in der Phase des Spracherwerbs nicht über 15 dB
- Ausgeglichene Jahreshörbilanz
- Altersgemäße auditive Wahrnehmungsleistungen
- Altersgemäße allgemeine geistige Entwicklung
- Keine hereditäre Sprachschwäche
- Keine minimalen zerebralen Dysfunktionen (visuell, motorisch)
- Gefestigtes soziokulturelles und psychisches Umfeld (keine Verhaltensstörungen)
- Organische Veränderungen des Sprechapparates können nur zur Entstehung lokalisationstypischer Aussprachestörungen führen (Sigmatismus, Schetismus).

schen Systems. Bei der Therapie dieser Leistungsstörungen bessern sich nicht selten auch die Sprachleistungen. Später – beim Erwerb der Lese- und Rechtschreibfähigkeit – machen sich in nicht wenigen Fällen diese Minderleistungen des Gehirns erneut bemerkbar. Hier sind Verbindungen, die wir dann wieder im Erwachsenenalter bei den Aphasikern beobachten können, zwischen Sprachleistungen und Lese- sowie Rechtschreibleistungen festzustellen. Es bleibt zu überlegen, inwieweit die Sprachentwicklungsverzögerungen und *Lese-Rechtschreibstörungen* Zustände sind, welche aus Reifungsstörungen des zentral auditorischen Systems resultieren, die durch die Nichtbehandlung der Rezeptorstörungen in den ersten Lebensjahren entstehen. Im Bereich des optischen Systems sind ähnliche Zusammenhänge schon länger bekannt (Hubel u. Wiesel 1970).

Es bleibt schwer, die Zusammenhänge von Hörentwicklung, Spracherwerb und deren Störungen zu erkennen, weil keine direkte Kausalität besteht. Diese Fähigkeiten werden über Jahre und von vielen verschiedenen Faktoren abhängig erworben. Der dominierende Vorgang hierbei ist die Reifung des auditorischen Systems.

Da wir nicht im gewünschten und sicherlich notwendigen Ausmaß die Leistungen des zentralen Analysators testen können, ist es nur schwer möglich, Aussagen über frühe leichtere Minderleistungen zu geben. Eine Ausnahme bilden schwere Formen der Sprachentwicklungsstörung.

In diesem Zusammenhang mag es nicht verwundern, daß wir bei einer schulärztlichen Reihenuntersuchung an einer Sprachheilschule im Primarbereich bei 58% der Kinder Hinweise für eine vorher nicht bekannte Hörstörung fanden. In der Anamnese dieser sprachgestörten Kinder finden wir gehäuft Angaben über rezidivierende Infekte in der frühen Kindheit.

Phänomenologie der Schwerhörigkeiten im ersten Lebensjahr

Die physiologische Unreife des zentralen Analysators zeigt die gleichen Symptome wie die Schwerhörigkeit. Bei normalhörenden Kindern nimmt die physiologische Unreife ab und die Hörkompetenz zu, was sich in der verbesserten Wahrnehmungsschwelle darstellt. Die Wahrnehmungsschwelle ist letztlich die durch den Untersucher beobachtbare Antwort des Individuums. Man muß sich

davon freimachen anzunehmen, daß Kinder nur überschwellige Reize beantworten. Sehr wohl verarbeiten Säuglinge auch schwellennahe Reize, nur verbirgt sich in diesem Fall für den Beobachter die Wahrnehmungsantwort.
Im Konkreten bedeutet dies, daß wir bei einem Säugling, wenn wir im Alter von 1 Monat eine Reaktionsschwelle von 80 dB Hörleistung im freien Schallfeld beobachten, von regelrechter Funktion des Rezeptors Ohr und des zentralen auditorischen Systems ausgehen, während diese Schwelle im 5. Lebensmonat auf das Vorliegen einer Fehlfunktion des Rezeptors oder einer Verarbeitungsstörung im auditorischen System hindeuten kann. Bei der Untersuchung von 40 hochgradig schwerhörigen Kindern fiel auf, daß diese Kinder trotz der erheblichen Störung des Rezeptors nicht auffällig waren. Auch bei neuropädiatrischen Untersuchungen zeigten sie keine Auffälligkeiten.
Welche Gründe mögen dafür verantwortlich sein? Diese massiven Behinderungen eines Sinneskanals scheinen von einem anderen Sinnessystem kompensiert zu werden.
Wir konnten an einer Gruppe von 40 seit der Geburt hochgradig schwerhörigen Kindern feststellen, daß sie sich im Vergleich zu anderen Kindern vermehrt optisch orientierten. Dieser Kompensationsmechanismus mag auch für das relativ hohe Durchschnittsalter (250 Tage) bei der Erstvorstellung zur Untersuchung verantwortlich sein. Im Gegensatz hierzu wurden später normalhörige Kinder früher vorgestellt (Durchschnittsalter 200 Tage). Solche Störungen der Reaktionen führen wir auf Reifungsverzögerungen des zentral-auditorischen Systems zurück.

Wertigkeit der Screeningmethoden zur Aufdeckung von Hörstörungen im ersten Lebensjahr

Den Kompensationsmechanismen der hochgradig hörbehinderten Kinder werden wir mit den derzeitigen Screeningmethoden nicht gerecht, weil wir zur Früherkennung uns allein auf die Lokalisationsleistungen des Kindes als unterscheidendes Kriterium verlassen. Es erscheint allerdings sicherer und der Screeningsituation angepaßter, den Auropalpebralreflex mit in die Diagnostik solcher hochgradigen Sinnesbehinderungen einzubeziehen, um so wenigstens eine Früherkennung von hochgradigen Sinnesbehinderungen zu ermöglichen.

Empfehlungen zur Früherkennung von Hörstörungen im Kindesalter

Zur Früherkennung von hochgradigen Hörstörungen sollten die Schreckreaktionen auf das Geräusch eines Segelhorns mit als Diagnostikum herangezogen werden. Risikokinder sollten einer differenzierten Hörtestuntersuchung unterzogen werden (Radü 1983/84, 1985). Sprachentwicklungsabweichungen bedürfen einer differenzierten Diagnostik, insbesondere und zuerst einer differenzierten Hörtestuntersuchung. Sie sollten nicht allzu schnell als physiologische Entwicklungsverzögerung angesehen werden.

Literatur

Bauer HH (1981) Das Gehör – ein mehrdimensionales Phänomen – vom Aspekt der Pädaudiologie. Sprache Stimme Gehör 3:6–9

Hubel DH, Wiesel TN (1970) The period of susceptibility to the physiological effects of unilateral eye closure in kittens. J Physiol 206:419–436

Radü HJ (1987) Die Bedeutung entwicklungsphysiologischer Untersuchungsergebnisse für die Therapie hörbehinderter Kinder. Laryngol Rhinol Otol 66:661–663

Radü HJ (1985) Ein Vergleich der verschiedenen Audiometrieverfahren für das erste Lebensjahr. HNO 33:271–274

Radü HJ (1983/1984) Diagnostische Wege zur Früherkennung von Hörstörungen im Kindesalter. Pädiat Prax 29:457–460

Saintonge J, Lavoir A, Lachapelle J, Cote R (1986) Brain maturity in regard to the auditory brainstem response in small-for-date neonates. Brain Dev 8:1–5

Wirth G (1983) Sprachstörungen, Sprechstörungen, kindliche Hörstörungen, 2. Aufl. Deutscher Ärzte-Verlag, Köln

Otoakustische Emissionen – Hoffnung bei der Frühdiagnose kindlicher Schwerhörigkeit?*

R. Hauser, E. Löhle, P. Pedersen, M. Brandis

Einleitung

Eine der bedeutendsten Entdeckungen der letzten Jahre im Bereich der Audiologie sind die otoakustischen Emissionen (OAE), d. h. die aktiven akustischen Aussendungen des Ohres (Kemp 1978). Das Ohr ist nicht nur in der Lage, akustische Energie von außen zu sammeln und im Innenohr zu konzentrieren, sondern kann auch akustische Energie, die in der Cochlea entsteht, über das Mittelohr nach außen abgeben. Die unmittelbare Basis für die klinische Anwendbarkeit der OAE ist die Regelhaftigkeit, mit der bestimmte Emissionstypen bei normalhörigen Ohren nachweisbar sind. Ab einem gewissen Hörverlust fehlen die Emissionen (Kemp 1978). Die OAE können gerätetechnisch mittlerweile so schnell und effizient gemessen werden, daß sie sich als eine neue objektive Screeningmethode zur Diagnose frühkindlicher Schwerhörigkeit anbieten (Hauser et al. 1989).

Patienten

Im folgenden sollen die derzeitigen Grenzen und Möglichkeiten der klinischen Anwendung otoakustischer Emissionen beim Hörscreening anhand unserer Erfahrungen an nunmehr 355 untersuchten Kindern, darunter 114 Früh- und Neugeborene, dargestellt werden. Dabei wird auch auf die Möglichkeit einer frequenzspezifischen Prüfung des Hörvermögens eingegangen.

Methodik

a) Messung transitorisch evozierter otoakustischer Emissionen (TEOAE)

Wir benutzen in Freiburg für den klinischen Nachweis der Emissionen bei Neugeborenen und Kleinkindern ein Meßsystem von Bray u. Kemp (1987), das derzeit als das für klinische Zwecke am weitesten entwickelte gelten darf. Dies wurde von uns in einen portablen PC installiert, um Messungen auch „ambulant" auf Neugeborenenstationen durchführen zu können. Da otoakustische Emissionen sehr schwache Signale sind, werden bei diesem System mehrere verschiedene Validierungstechniken zum Nachweis der OAE angewandt, basierend auf deren nichtlinearem

* Diese Arbeit entstand mit freundlicher Unterstützung der GEERS-Stiftung.

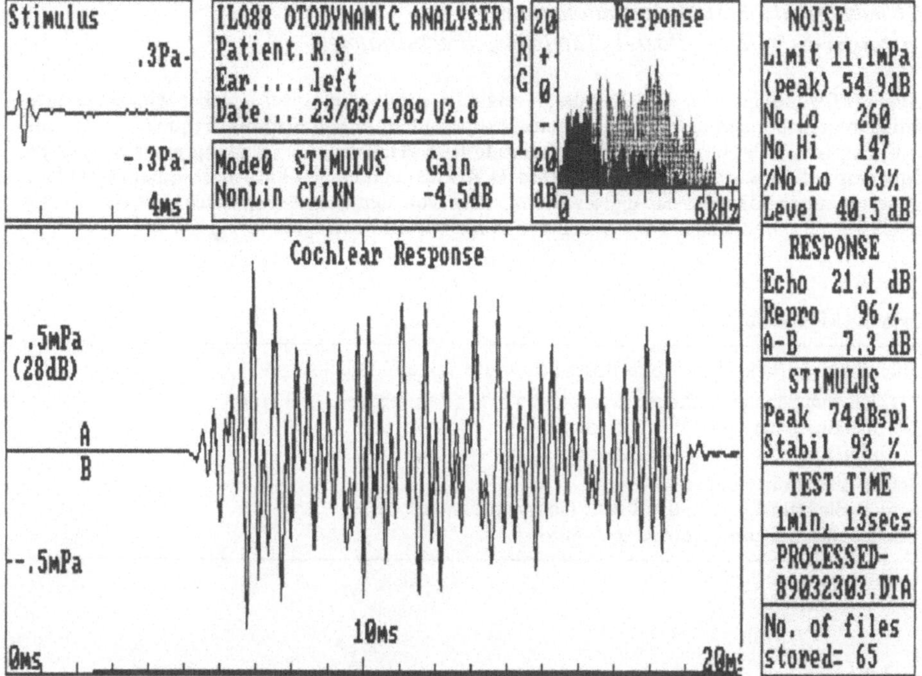

Abb. 1. Vollständige Analyse einer transitorisch evozierten otoakustischen Emission (TEOAE) eines 3 Tage alten, normalhörigen Kindes. Links oben der Stimulus, darunter die Wellenform der TEOAE. Zwei Messungen sind übereinanderprojiziert und bei hoher Reproduzierbarkeit zweier Messungen (Repro = 96%) kaum optisch voneinander abgrenzbar. Rechts oben ist das Frequenzantwortspektrum der Emission (*grau*) und des Lärms (*tiefschwarz*) dargestellt

Verhalten gegenüber dem Stimulus, deren Latenzzeiten, deren Reproduzierbarkeit und einer speziellen Lärmbewertung.

Über eine den Gehörgangsverhältnissen der Neugeborenen und Kleinkinder angepaßte Gehörgangssonde mit integriertem Lautsprecher und Mikrofon können von der Cochlea produzierte akustische Aussendungen durch einen von außen applizierten akustischen Stimulus evoziert (sog. TEOAE) und bei nahezu jedem normalhörigen Ohr nachgewiesen werden (Kemp 1978; Kemp et al. 1986; Probst et al. 1986; Stevens 1988). Sorgt man für einen guten Sitz der Ohrsonde und ruhige Umgebung, so kann ein Ohr, bei nicht allzu ruhelosem Kind, einschließlich der Vorbereitungszeit in ca. 1–6 min gemessen werden. Am besten eignet sich für die Messung die Zeit nach der Nahrungsaufnahme. Häufig lassen sich Neugeborene sogar während des Schlafes messen.

Die Technik zeigt Daten, wie sie in Abb. 1 typisch für ein Neugeborenes dargestellt sind. Das Signal zeigt eine große Amplitude der individuellen cochleären Antwort. Der weite Frequenzbereich der Antwort (ca. 500–5800 Hz) ist ebenso typisch für Neugeborene. Die Reproduzierbarkeit (Korrelation) zweier unabhängiger Messungen ist ein wichtiges Maß für das Vorhandensein einer Emission.

b) Kindgerechte Verhaltensaudiometrie (Computer-Spieltisch, Rassel, Tamburin, Blechtrommel)

Spezielle Meßbedingungen: Die Tabelle 1 zeigt die Meßbedingungen, wobei wir für unsere Routineuntersuchungen eine Click-Stimulusgruppe mit einer Schwerpunktfrequenz des einzelnen Clicks von 2,5 kHz verwenden (Bandbreite 0–5 kHz). Für die Prüfung einer möglichen Frequenzspezifität wurden auch ein 1,0-kHz- (1 Zyklus) und ein 4,0-kHz-Tone-Burst (4 Zyklen) angewandt, also Tone-Bursts, die jeweils 1,5 kHz von der Schwerpunktfrequenz des Clicks entfernt waren. Die Click- bzw. Tone-Burst-Folgefrequenz betrug 50/s.

Tabelle 1. Meßbedingungen

- Nichtlineare Click- oder Tone-Burst-Stimulusgruppe (50 clicks/s)
  * Click mit Schwerpunktfrequenz bei 2,5 kHz (Bandbreite 0–5 kHz)
  * Tone-Burst bei 1000 Hz (1 Zyklus)
  * Tone-Burst bei 4000 Hz (4 Zyklen)
- 260 Antwortmittelungen
- Stimuluslautstärke 60–90 dB SPL (sound pressure level)
- Sondenstabilität im Gehörgang >80%

Ergebnisse

a) Vergleich TEOAE und Verhaltensaudiometrie

Die Ergebnisse der ersten 114 untersuchten Früh- und Neugeborenen, die auf den Stationen untersucht wurden, zeigt Tabelle 2. Um zunächst die klinische Leistungsfähigkeit des Systems zu prüfen, wurden bei 288 Ohren 3- bis 6jähriger Kinder die Ergebnisse der Messungen click-evozierter Otoemissionen zunächst mit den entsprechenden verhaltensaudiometrisch erstellten Audiogrammen verglichen (Abb. 2).

Legt man hierbei als Grenze eines noch vertretbaren Hörschadens beim Kind eine mittlere Hörschwelle von 20 dB zugrunde, so zeigen 95% dieser Ohren Emissionen. Legen wir andererseits als Grenze für einen dringend zu diagnostizierenden Hörschaden eine mittlere Hörschwelle von 30 dB fest, so konnten 95% der schwer hörgeschädigten Kinder erkannt werden, d. h. sie zeigten keine Emissionen.

Tabelle 2. Ergebnisse der Emissionsmessung bei Frühgeborenen ($n = 53$) und reifen Neugeborenen ($n = 61$)

	Frühgeborene	Neugeborene
Erfolgreiche Messung	45/53 = 85%	56/61 = 92%
Emission in beiden Ohren	21/53 = 40%	43/61 = 70%
Emission in einem Ohr	20/53 = 38%	9/61 = 15%
Keine Emission meßbar	4/53 = 8%	4/61 = 7%

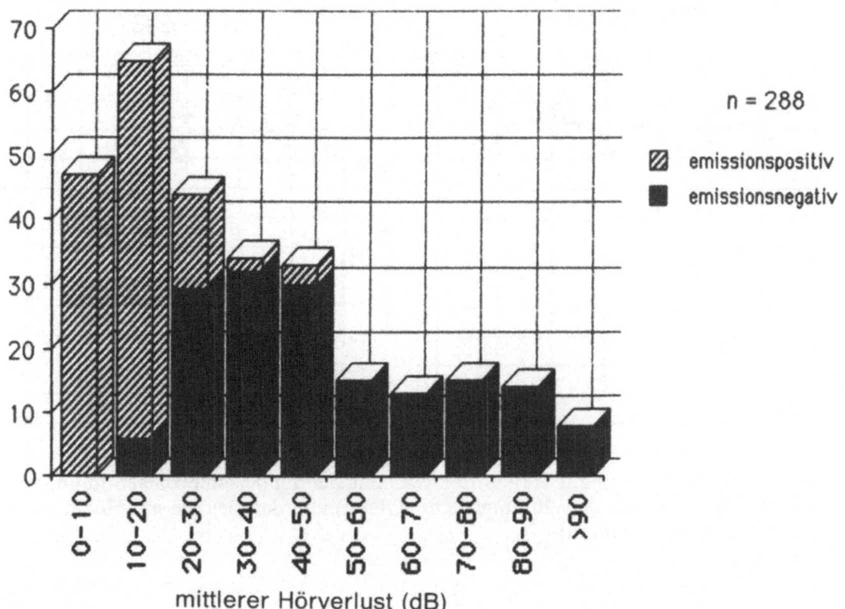

Abb. 2. Rückgang der Häufigkeit von Emissionen bei zunehmendem mittleren Hörverlust (3- bis 6jährige Kinder; n = 288 untersuchte Ohren)

Immerhin 6 von 131 Ohren (5%) mit dringend zu diagnostizierendem Hörschaden zeigten Emissionen, obwohl das Hörvermögen mit einer durchschnittlichen Hörschwelle von 40 bzw. 50 dB sehr schlecht war: ein unerwünschter Effekt. Dieser Effekt der sog. falsch emissionspositiven Ohren konnte bisher mehrfach bei Ohren mit audiometrisch steilen Hochtonverlusten beobachtet werden. Der Breitband-Click mit seiner Schwerpunktfrequenz bei 2,5 kHz ist nicht dazu geeignet, Hochtonverluste sicher zu erkennen, weil er offensichtlich die gesunden tieffrequenten Teile der Cochlea zu starker Emission anregen kann, so daß bei der Bewertung des gesamten Emissionsspektrums hohe Reproduzierbarkeiten zweier Messungen (>60%) nachgewiesen werden können und hierdurch fälschlicherweise ein normalhöriges Ohr diagnostiziert wird.

b) Vergleich Click- gegen Tone-Burst-evozierte Otoemissionen

Bei zusätzlicher Anwendung des 1,0- und 4,0-kHz-Tone-Bursts konnte beim Vergleich von 17 Ohren mit Hochtonverlusten und 20 normalhörigen Ohren 4- bis 6-jähriger Kinder eine gewisse frequenzspezifische Aussage gemacht werden (Abb. 3).

Vergleicht man den Anteil verschiedener Frequenzsegmente der Emission am gesamten Emissionsspektrum durch Einschränkung der Bandbreite des Frequenzspektrums zwischen den normalhörigen Ohren und den Ohren mit Hochtonhörverlusten (Abb. 4), so zeigt sich für den 4,0-kHz-Tone-Burst ein deutlicher

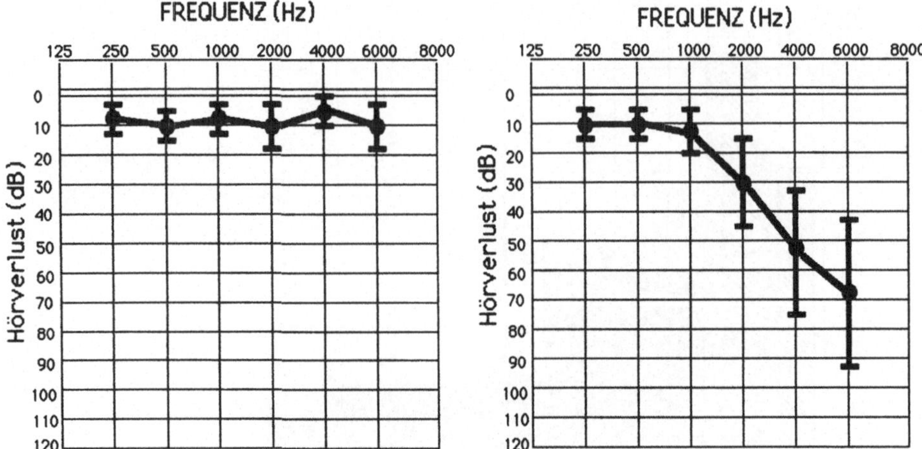

Abb. 3. Mittlere Hörkurven mit Standardabweichung der mit verschiedenen Stimuli untersuchten normalhörigen Gruppe (n = 20 untersuchte Ohren) und der Gruppe mit Hochtonhörverlusten (n = 17 untersuchte Ohren)

Unterschied zwischen beiden Gruppen hinsichtlich der Reproduzierbarkeit der Emission, während der Click und der 1,0-kHz-Tone-Burst kaum klinisch sinnvoll unterscheidbar sind.

Dies bedeutet, daß durch die Tone-Bursts die cochleäre Antwort mindestens annähernd frequenzspezifisch gemessen werden kann. Ohren mit Hochtonhörverlusten könnten beim Screening durch Anwendung eines entsprechenden Hochtonstimulus wahrscheinlich erkannt werden. Dabei spielt u. U. der Nachweis von Emissionsanteilen in unterschiedlichen Frequenzbändern die entscheidende Rolle.

Schlußfolgerungen

1. Click-evozierte Otoemissionen lassen eine hohe Spezifität und Sensitivität bei der Feststellung von Hörverlusten erwarten. 95% der Fälle 3- bis 6jähriger Kinder mit einer mittleren Hörschwelle von besser als 20 dB zeigten Emissionen. Der Nachweis otoakustischer Emissionen ist auch bei Frühgeborenen und reifen Neugeborenen in hohem Prozentsatz möglich.
2. Zusätzliche Anwendung von Tone-Bursts unterschiedlicher Frequenzen ermöglicht wenigstens eine orientierend frequenzspezifische Prüfung der cochleären Aktivität.
3. Insgesamt erscheint uns der Nachweis otoakustischer Emissionen schon heute als die bislang zukunftsträchtigste Hörprüfmethode im Rahmen eines Screeningverfahrens und ist uns klinisch eine wesentliche Hilfe bei der orientierenden Hörprüfung von Kleinkindern. Die Methode wird sicher zunehmende Anwendung zunächst in den Kliniken finden.

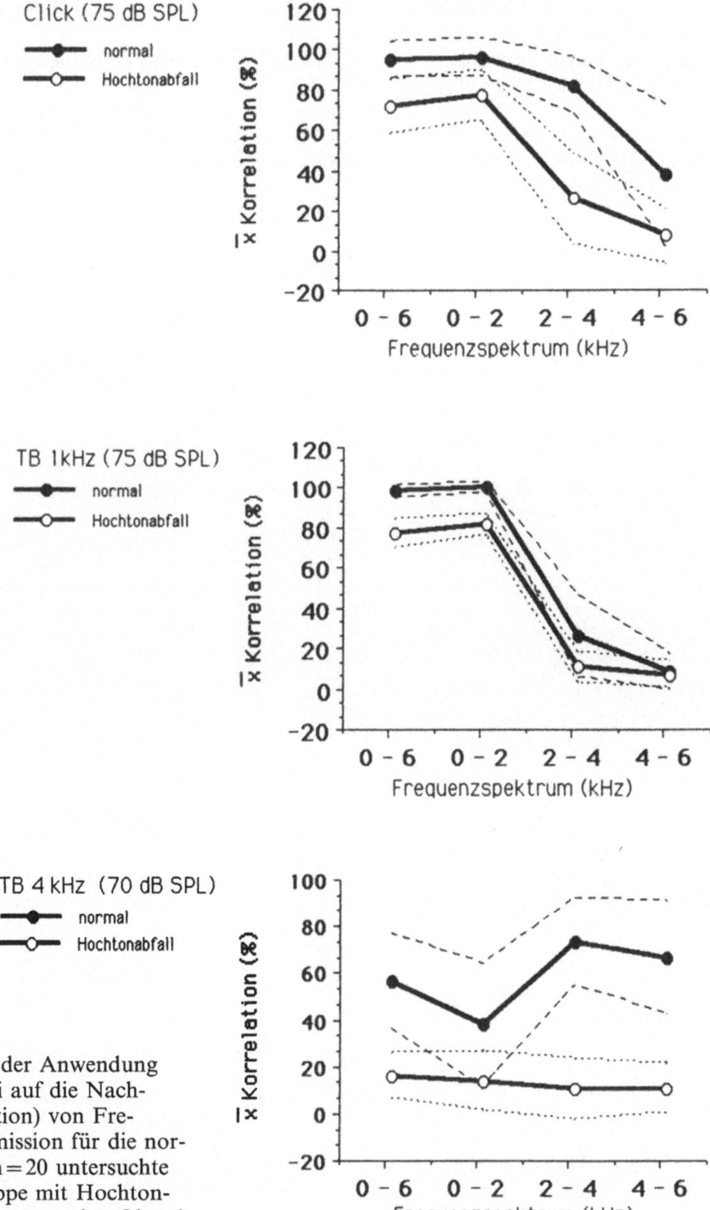

Abb. 4. Auswirkung der Anwendung verschiedener Stimuli auf die Nachweisbarkeit (Korrelation) von Frequenzanteilen der Emission für die normalhörige Gruppe (n = 20 untersuchte Ohren) und die Gruppe mit Hochtonhörverlusten (n = 17 untersuchte Ohren)

Literatur

Bray P, Kemp D (1987) An advanced cochlear echo technique suitable for infant screening. Br J Audiol 21:191–204

Hauser R, Löhle E, Pedersen P (1989) Zur klinischen Anwendung Click-evozierter oto-akustischer Emissionen an der Freiburger HNO-Klinik. Laryngol Rhinol Otol 68:661–666

Kemp DT (1978) Stimulated acoustic emissions from within the human auditory system. J Acoust Soc Am 64:1386–1391

Kemp DT, Bray P, Alexander L, Brown AM (1986) Acoustic emission cochleography – practical aspects. Scand Audiol (Suppl) 25:71–82

Probst R, Coats AC, Martin GK, Lonsbury-Martin BL (1986) Spontaneous, click-, and tone-burst-evoked otoacoustic emissions from normal ears. Hear Res 21:261–275

Stevens JC (1988) Click-evoked oto-acoustic emissions in normal and hearing-impaired adults. Br J Audiol 22:42–49

FAEP-Hörscreening nur im Neugeborenenalter sinnvoll? Erfahrungen mit einer automatisierten Untersuchungseinheit

P. Herkenrath, U. Schauseil-Zipf, H. von Wedel

Schwere Hörstörungen treten bei 1 von 1000 Neugeborenen auf. Bei Vorliegen von Risikofaktoren steigt der Anteil auf 1–4 von 100 Neugeborenen. 50–75% aller hörgestörten Kinder sind theoretisch anhand von Risikofaktoren bereits im Neugeborenenalter zu erfassen (Committee on Infant Hearing 1989). Optimaler Zeitpunkt für die Diagnose und den Therapiebeginn angeborener und neonatal erworbener Hörstörungen ist ein Alter von 4–6 Monaten. Derzeit wird das Hörvermögen im Rahmen der gesetzlichen Vorsorgeuntersuchungen mittels Reflex- bzw. Verhaltensaudiometrie überprüft. Dennoch wird nur ein kleiner Teil der Kinder mit schweren Hörstörungen im ersten Lebenshalbjahr entdeckt und behandelt.

Die Ableitung früher akustisch evozierter Potentiale (FAEP) hat sich als spezifische und sensitive Methode zur Früherkennung von Hörstörungen im Neugeborenenalter erwiesen (Jacobson u. Morehouse 1984; Stevens et al. 1989). Mit der Entwicklung einer transportablen und automatisierten Untersuchungseinheit wurde der hohe apparative, personelle und zeitliche Aufwand dieser Methode deutlich vermindert (Kileny 1988; Peters 1986). Eigene Untersuchungen mit der Untersuchungseinheit an Neugeborenen mit erhöhtem Risiko für eine frühkindliche Hörstörung zeigten eine gute Übereinstimmung der Ergebnisse mit denen konventionell abgeleiteter Hirnstammpotentiale (Schauseil-Zipf u. von Wedel 1988). Die Effizienz dieser Screeningeinheit bei Kindern jenseits der Neugeborenenperiode wurde bisher nicht demonstriert. Ein Hörscreening im Säuglingsalter ist vor allem wichtig für Risikokinder, die während der Neugeborenenperiode nicht erfaßt wurden sowie für solche mit progredientem Hörverlust.

Patienten und Methodik

Wir untersuchten 52 Säuglinge im Alter von 3–4 Monaten (Zeitpunkt der U4) sowie 181 Neugeborene. Alle Kinder wiesen einen oder mehrere Risikofaktoren für die Entwicklung einer frühkindlichen Hörstörung entsprechend dem Katalog der American Academy of Pediatrics (1982) auf. In beiden Gruppen wurde zunächst eine konventionelle FAEB-Ableitung durchgeführt. Die gemittelten Reizantworten wurden von zwei erfahrenen Untersuchern unabhängig bewertet. Anschließend wurde unter gleichen Untersuchungsbedingungen ein Hörscreening mittels automatisierter Ableitung akustisch evozierter Hirnstammpotentiale durchgeführt. Eine detaillierte Beschreibung des Untersuchungssystems (*Gerät: Algo-1, Fa. Natus*) findet sich in einer kürzlich publizierten Arbeit (Schauseil-Zipf u. v. Wedel 1988). Die Untersuchungsparameter sind in Tabelle 1 dargestellt.

Tabelle 1. Untersuchungsparameter für die Ableitung akustisch evozierter Hirnstammpotentiale

	Gerät Algo-I	Konventionelle Ableitung
Stimulus	Klick 0,1 ms	Klick 0,1 ms
Intensität	35 dBnHL	30 dBnHL
Polarität	Druck/Sog alternierend	Sog
Reizfrequenz	37,3/s	11,3/s
Reizzahl	max. 15 000	2–3 × 1500
Analysezeit	25 ms	15 ms
Filter	0,05–1,5 kHz	0,15–3 kHz

dBnHL dB normal hearing level

Ergebnisse

Tabelle 2 a, b zeigen eine Gegenüberstellung der Ergebnisse des FAEB-Hörscreenings und der konventionellen FAEB-Ableitung für beide Altersgruppen. Bei den Neugeborenen ergab das FAEB-Hörscreening im Vergleich zur Referenzmethode in 85% von 362 untersuchten Ohren (n = 306) einen übereinstimmenden Befund. 15% der Ohren (n = 56) zeigten einen divergierenden Befund. In keinem Fall ergab sich beim Screening ein falsch-unauffälliger Befund, so daß kein Kind mit bedeutsamer Hörstörung unentdeckt geblieben wäre. Bei den 3 Monate alten Säuglingen stimmten nur in 48% von 104 Ohren die Befunde überein. In mehr als der Hälfte der Ohren (n = 54) divergierten die Befunde. Die Gesamtuntersuchungsdauer verdreifachte sich für beide Methoden im Vergleich zum Neugeborenenkollektiv.

Tabelle 2 a, b. Gegenüberstellung der Ergebnisse des automatisierten FAEP-Hörscreenings (*Gerät: Algo-I*) und der konventionellen FAEP-Ableitung; (**a**) Neugeborene, (**b**) Säuglinge im Alter von 3–4 Monaten (Zahlenangaben = untersuchte Ohren; untersuchte Neugeborene: $n = 181$; untersuchte Säuglinge: $n = 52$)

a		Algo-Screening	
		o. B.	path.
FAEP	o. B.	298	56
	path.	0	8
b		Algo-Screening	
		o. B.	path.
FAEP	o. B.	42	52
	path.	2	8

Um eine Erklärung für das Versagen der Screeningeinheit bei den jungen Säuglingen zu finden, analysierten wir die Morphologie der FAEB-Kurven. Ein auffälliger Unterschied für Kinder mit übereinstimmendem Befund und für Kinder mit divergierendem Befund ergab sich nicht. Weiterhin wurden für diese Gruppen die Mittelwerte für Latenzen und Amplituden der Wellen III und V berechnet. Für keinen der 4 Parameter fand sich ein signifikanter Unterschied.

Diskussion

Die Ergebnisse des automatisierten FAEB-Hörscreenings bei den Neugeborenen bestätigen die günstigen Erfahrungen der Voruntersuchungen (Kileny 1988; Peters 1986; Schauseil-Zipf u. v. Wedel 1988). Der personelle und zeitliche Aufwand erwies sich als gering. Wir halten die Zahl der falsch-auffälligen Befunde bei einer selektierten Risikogruppe, die überwiegend aus intensivmedizinisch behandelten Früh- und Neugeborenen bestand, für ausreichend niedrig. Für die Gruppe der 3 Monate alten Säuglinge ist dagegen das FAEB-Hörscreening in der derzeitigen technischen Form nicht geeignet. Der Zeitaufwand war im Vergleich zur Neugeborenenperiode aufgrund der kürzeren Schlafphasen deutlich höher. Die Zahl falsch-auffälliger Befunde war bei unserem Säuglingskollektiv sehr hoch. Es empfiehlt sich also bis zur technischen Weiterentwicklung des automatisierten FAEP-Screeninggeräts eine Anwendung nur im Neugeborenenalter. Säuglinge im ersten Lebenshalbjahr mit Risikokonstellation für eine frühkindliche Hörstörung sollten bis dahin weiter mit einer konventionellen Ableitung akustisch evozierter Hirnstammpotentiale untersucht werden.

Literatur

American Academy of Pediatrics (1982) Joint commitee on infant hearing. Position statement 1982. Pediatrics 70:496–497

Committee on Infant Hearing (1989) Audiologic screening of newborn infants who are at risk for hearing impairment. ASHA 31:89–92

Jacobson J, Morehouse R (1984) A comparison of auditory brainstem responses and behavioral screening in high risk and normal newborn infants. Ear Hearing 5:247–253

Kileny PR (1988) New insights on infant ABR hearing screening. Scand Audiol [Suppl] 30:81–88

Peters JG (1986) An automated infant screener using advanced evoked response technology. Hearing J 39:36–39

Schauseil-Zipf U, von Wedel H (1988) Hörscreening mittels akustisch evozierter Hirnstammpotentiale bei Neugeborenen und Säuglingen. Klin Pädiat 200:324–329

Stevens JC, Webb HD, Hutchinson J, Connell J, Smith MF, Buffin JT (1989) Click evoked otoacoustic emissions compared with brain stem electric response. Arch Dis Child 64:1105–1111

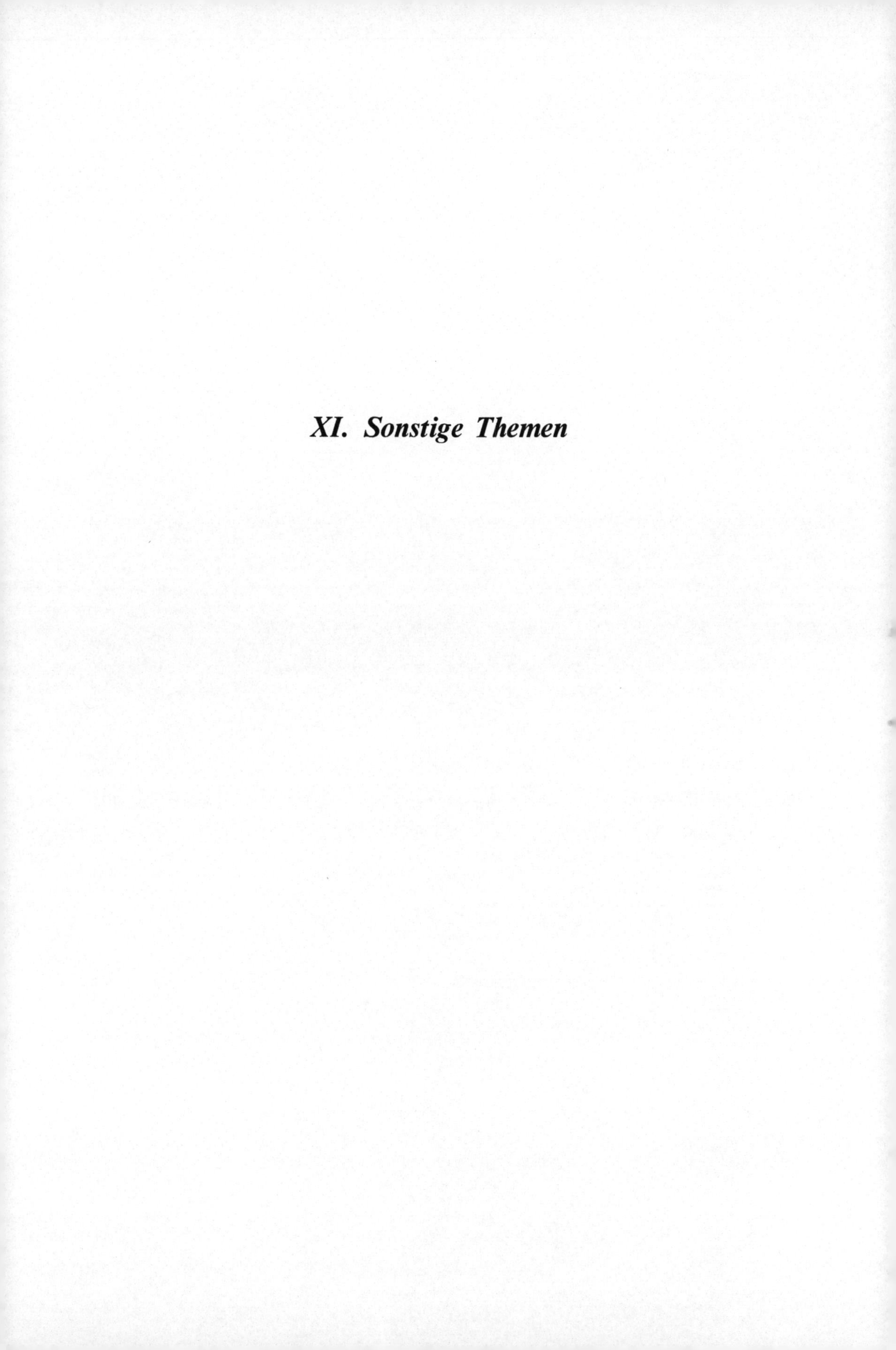

XI. Sonstige Themen

Klinische Einsatzmöglichkeiten der transkraniellen Duplexsonographie und Farbdopplersonographie

M. Schöning, D. Grunert

Einleitung

Ultraschalluntersuchungen durch den intakten menschlichen Schädelknochen wurden bereits vor 30 Jahren durchgeführt, zunächst mit der A-mode-Technik (de Vlieger u. Ridder 1959), später im zweidimensionalen B-scan-Verfahren (de Vlieger et al. 1963), bis die Methode mit der Entdeckung der Computertomographie von dieser verdrängt und schließlich vergessen wurde. 1982 beschrieben Aaslid et al. (1982) die *transkranielle Dopplersonographie*. Bei diesem Verfahren werden mit einem 2-MHz-Schallkopf transtemporal intravasale Flußgeschwindigkeiten im Bereich der basalen Hirnarterien gemessen. Die Methode ermöglichte erstmals eine nichtinvasive Diagnostik zerebrovaskulärer Erkrankungen und hat in Neurologie und Neurochirurgie breite klinische Anwendung gefunden (Widder 1987). Bode standardisierte das Verfahren für die Pädiatrie und zeigte zahlreiche klinische Anwendungsmöglichkeiten auf (Bode 1988). Aufbauend auf der transkraniellen Dopplersonographie entwickelten wir die Methode der transkraniellen Real-time-Sonographie (Schöning et al. 1988) und der *Duplexsonographie* durch den intakten Schädelknochen (Schöning et al. 1989a). Die *transkranielle Farbdopplersonographie* stellt nun noch eine Weiterentwicklung dieser Verfahren dar.

Methoden

Für unsere Untersuchungen verwendeten wir 2,5- und 3,5-MHz-Sektorschallköpfe des Computertomographiegerätes Acuson 128. Der Transducer wird im Bereich der temporalen und parietalen Kalotte aufgesetzt. Wegen der Schallabschwächung durch den Schädelknochen muß die Empfangsleistung des Gerätes erhöht werden. Auf diese Weise erhält man einen Überblick über zerebrale Strukturen in beliebigen Schnittebenen. Besonders gut lassen sich Hirnbasis mit Mesenzephalon, Hypothalamus, Chiasma opticum und Hippocampusregion darstellen. Auch die Pulsationen der basalen Hirnarterien sind gut erkennbar.

Bei der *transkraniellen Duplexsonographie* kann unter simultaner Darstellung der zerebralen Strukturen im Ultraschall-B-Bild das Meßvolumen eines gepulsten Dopplerstrahles an beliebigen Stellen des Verlaufs der basalen Hirngefäße plaziert und das zugehörige Dopplersignal abgeleitet werden (Details in Schöning et al. 1989a).

Bei der transkraniellen Farbdopplersonographie werden zahlreiche Meßvolumina über einen frei wählbaren Bildausschnitt gleichmäßig verteilt. Unbewegte zerebrale Strukturen werden dabei nach wie vor im Grauskalenmodus abgebildet. Bewegte Elemente, wie z. B. intravasale Erythrozyten werden entsprechend ihrer relativen Geschwindigkeit und Bewegungsrichtung zu den einfallenden Dopplerstrahlen farbcodiert dargestellt. *Verschiedene Farben* (z. B. rot/blau) codieren die relative *Flußrichtung* zum Schallkopf, *verschiedene Intensitäten* und Farbhelligkeiten kennzeichnen die mittlere *Flußgeschwindigkeit* der strömenden Elemente. Der farbig dargestellte Gefäßverlauf hebt sich somit klar vom Schwarzweiß-Hintergrund der zerebralen Strukturen ab. Die Einsatzmöglichkeiten der transkraniellen Duplexsonographie und Farbdopplersonographie sollen anhand einzelner – stichwortartig dargestellter – klinischer Fälle exemplarisch aufgezeigt werden.

Klinische Anwendung

Fall 1: 2½ Jahre alter Junge mit linksseitiger spastischer Hemiparese nach *Infarkt im Bereich der rechten A. cerebri media (MCA)* im 7. Lebensmonat. Angiographisch Verschluß der rechten MCA unmittelbar nach dem Abgang aus der A. carotis interna nachgewiesen. Transkranielle Duplexsonographie: in der linken MCA normales Strömungssignal (Abb. 1a); am Abgang der rechten MCA nur niedrigfrequentes, mäßig pulsatiles Dopplersignal mit breitem Spektrum zu registrieren (Abb. 1b), 4 mm lateral davon kein Strömungssignal der MCA mehr nachweisbar (Abb. 1c)

Fall 2: 2½ Jahre alter Junge mit Ataxie und See-saw-Nystagmus. In der transkraniellen Sonographie große supraselläre Raumforderung nachweisbar. Duplexsonographisch nach rostral verlagertes Signal der rechten A. cerebri anterior mit deutlich erhöhten Flußgeschwindigkeiten erkennbar (Abb. 2a). Tumorbedingte Kompression mit Stenose der rechten A. cerebri anterior angiographisch nachgewiesen (Abb. 2b). Histologie: *Optikusgliom Grad II*

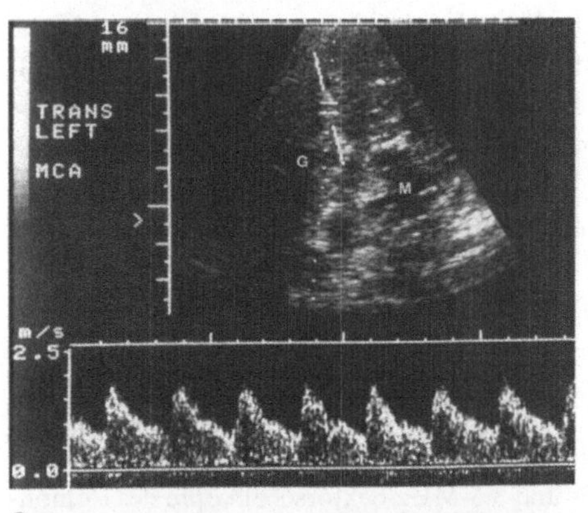

a

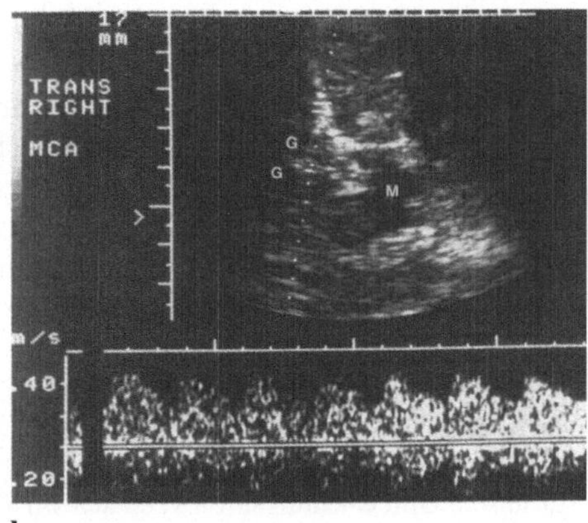

b

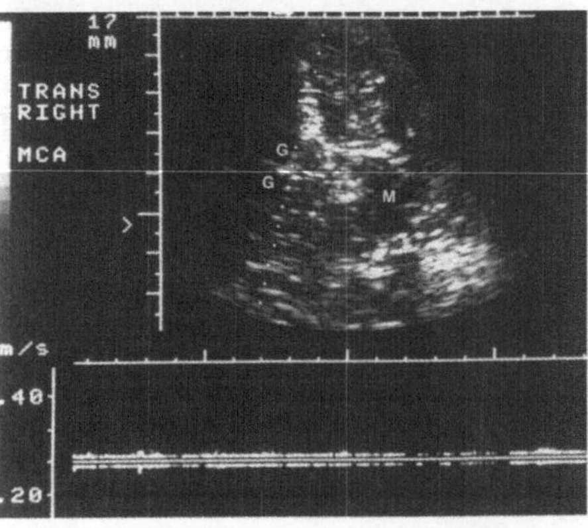

c

Abb. 1a–c. Transkranielle Duplexsonographie der linken (**a**) und rechten (**b, c**) MCA, Untersuchung von links (**a**) bzw. rechts (**b, c**) temporal. Ausschnittsvergrößerung der Hirnbasis (Axialschnitt) mit schmetterlingsförmigem Mesenzephalon (*M*), weiter frontal Gyrus rectus (*G*) angedeutet erkennbar. Das Meßvolumen (horizontale Balken) liegt im Bereich des M_1-Abschnitts der MCA. (Abb. 1a mit eingezeichneter Winkelkorrektur entlang des MCA-Verlaufes)

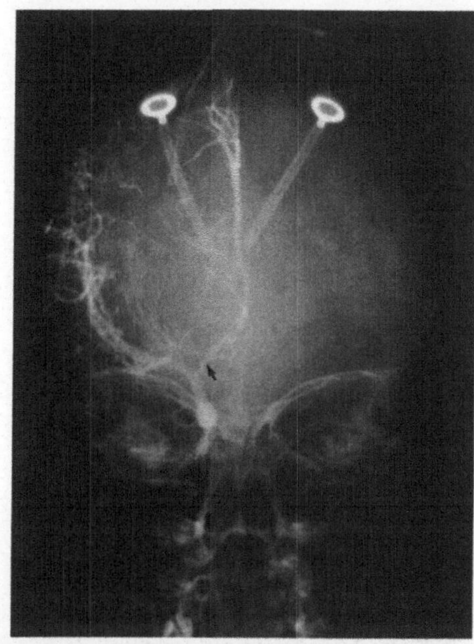

Abb. 2a. Karotis-Angiographie rechts. Zeltförmig angehobene, lokal eingeengte A. cerebri anterior (*Pfeil*)

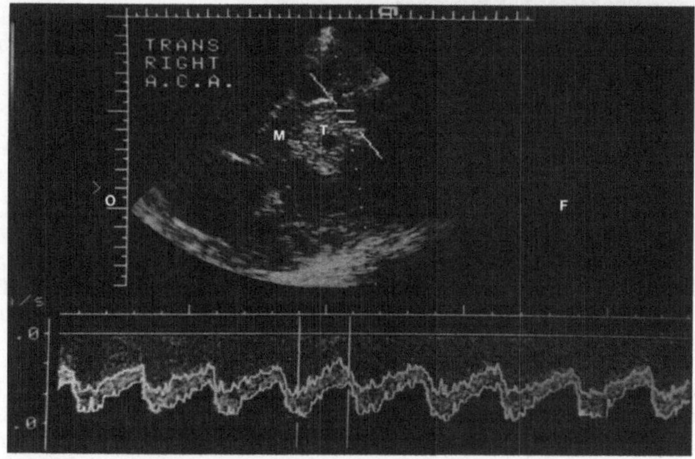

Abb. 2b. Transkranielle Duplexsonographie der rechten A. cerebri anterior. Horizontalschnitt durch Hirnbasis. Das Meßvolumen liegt an der vorderen Begrenzung des echoreichen Tumors in der ACA. Das Dopplersignal zeigt eine deutlich beschleunigte Strömung von maximal 2,5 m pro Sekunde (*O* okzipital, *M* Mesenzephalon, *T* Tumor, *F* frontal).

Fall 3: 16 Jahre altes Mädchen mit rechtsseitiger spastischer Hemiparese nach Blutung aus einem *Angiom der linken MCA*. Verlegung in unsere Klinik nach operativer Ausräumung der Blutung und Teilexstirpation des Angioms. Transkranielle Sonographie und Duplexsonographie: links paraventrikulär gelegene echoreiche Formation mit gut erkennbaren Pulsationen kleiner Gefäße, innerhalb derer sich an verschiedenen Stellen ein Dopplersignal niedriger Pulsatilität orten läßt (Abb. 3a). In der Angiographie arteriovenöses Restangiom im Bereich der linken Stammganglien nachweisbar, das von einer erweiterten Stammganglienarterie versorgt wird (Abb. 3b).

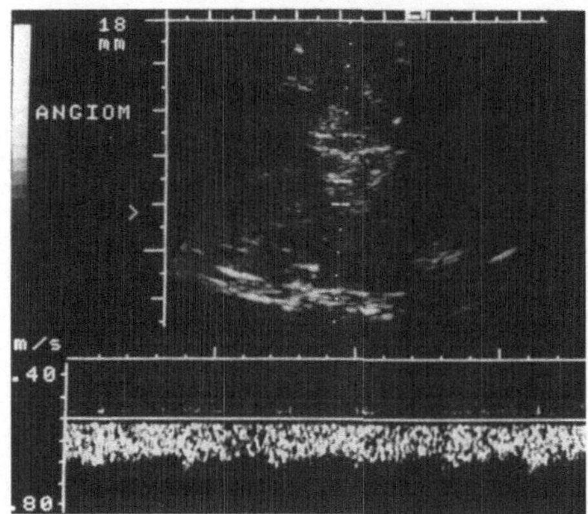

Abb. 3a. Transkranielle Duplexsonographie bei arteriovenösem Angiom. *Oben:* Ultraschall-B-Bild mit Ausschnittsvergrößerung eines (caudo-cranial gekippten) Horizontalschnitts in Höhe der Stammganglien. Das Meßvolumen liegt im medialen Bereich der echoreichen (pulsierenden) Formation des Angioms. *Unten:* Dopplerprofil des Angioms, Geschwindigkeit nicht absolut, da keine Winkelkorrektur möglich

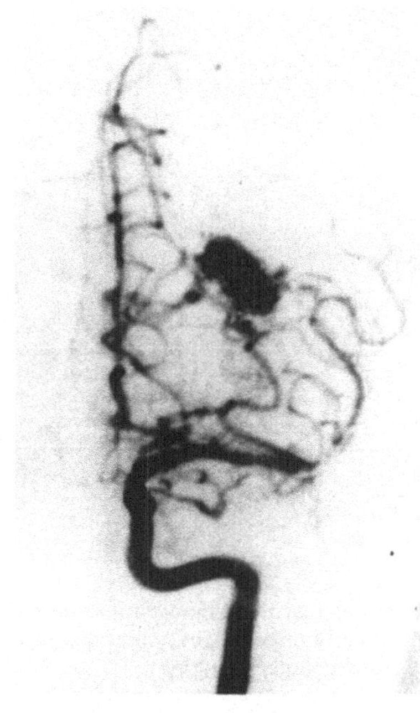

Abb. 3b. Karotis-Angiographie links: arteriovenöses Restangiom im Stammganglienbereich

Farbdopplersonographisch zeigt sich ein Farbumschlag im mittleren Bereich der linken MCA als Zeichen der Strömungsumkehr am Abgang der Stammganglienarterie.

Fall 4: 11 Jahre alter Junge mit partial-komplexen Anfällen; kombinierter Herdbefund links temporo-parietal im EEG. Im Kontrast-CT Hinweis auf ein *Aneurysma der linken MCA*. Angiographisch fusiformes Riesenaneurysma im M_1-Abschnitt der linken MCA darstellbar (Abb. 4a). Bei der transkraniellen Sonographie zeigt sich eine $18 \times 18 \times 24$ mm große echoarme Formation im Bereich des M_1-Segments der linken MCA. Duplexsonographisch findet sich ein mäßig pulsatiles Strömungssignal, im Zentrum der echoarmen Formation auf den Transducer zu, am Rande derselben vom Transducer weg.

In der transkraniellen Farbdopplersonographie läßt sich ein Aneurysma der linken MCA unmittelbar nach dem Abgang aus der A. carotis interna nachweisen (Maße wie oben beschrieben), im Zentrum rot codiert (Fluß auf den Transducer zu), randständig blau codiert als Zeichen der Flußumkehr (Abb. 4). Die Mündung des Aneurysmas in die distale MCA ist direkt darstellbar.

Diskussion

Bei der transkraniellen Dopplersonographie werden Strömungsprofile basaler Hirnarterien „blind" ertastet. Die lokalisatorische Zuordnung des abgeleiteten Dopplersignals zu einem bestimmten Gefäß erfolgt indirekt über funktionelle und räumliche Parameter, wie Position und Richtung des Schallkopfes, Tiefe des Meßvolumens, Richtung des abgeleiteten Flußsignals und etwaige Kompressionstests der extrakraniellen hirnversorgenden Gefäße. Dem erfahrenen Untersucher gelingt in der Regel eine Identifikation des untersuchten Gefäßabschnittes.

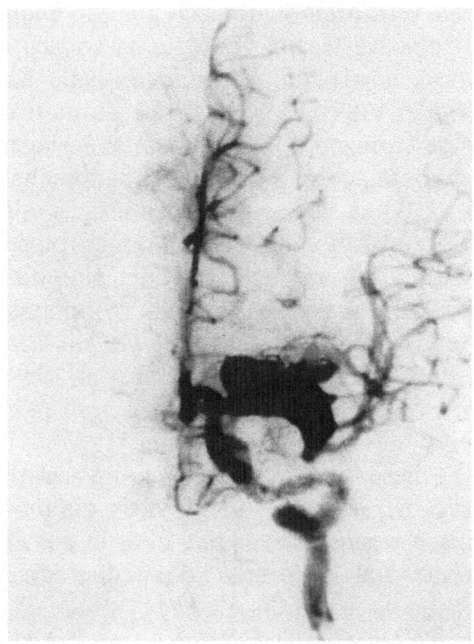

Abb. 4a. Karotis-Angiographie links mit Darstellung eines fusiformen Riesenaneurysmas der linken MCA

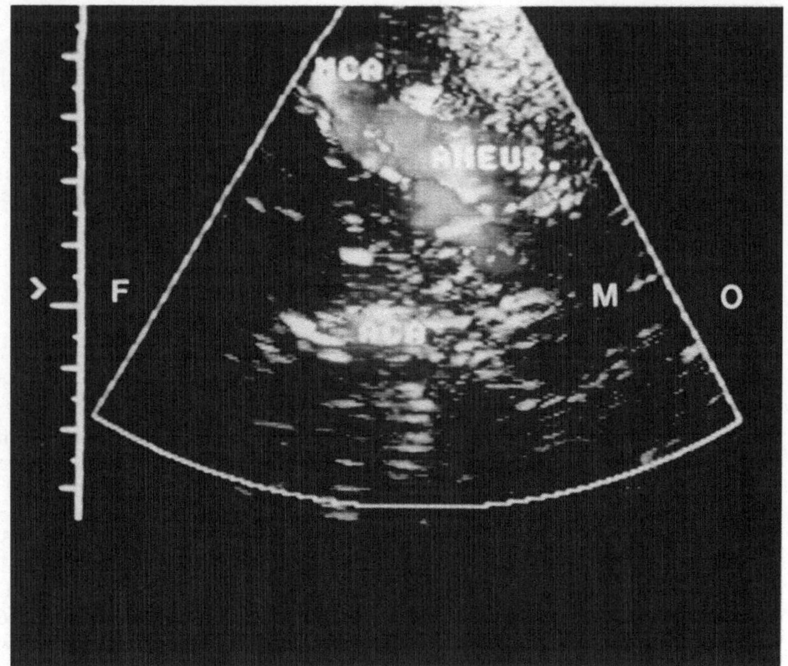

Abb. 4b. Transkranielle Farbdopplersonographie: Riesenaneurysma im Bereich der linken MCA. Horizontalschnitt mit Ausschnittsvergrößerung der Hirnbasis (*M* Mesenzephalon, *O* okzipital, *F* frontal). Die Flußrichtung auf den Transducer zu ist rot codiert, der Fluß vom Transducer weg ist blau codiert dargestellt

Das Verfahren eignet sich gut zur Diagnose von Stenosen und Verschlüssen der Hirnbasisarterien, von arteriovenösen Angiomen und zerebralem Kreislaufstillstand, sowie zur Verlaufskontrolle nach Subarachnoidalblutung (Bode 1988; Widder 1987). Es geht von konstanten anatomischen Verhältnissen aus und findet seine Grenzen dort, wo Gefäße verlagert sind (z. B. durch Zysten und Tumoren) (Schöning et al. 1989 b) oder sich nicht auffinden lassen und nicht eindeutig klar wird, ob es sich um ein technisches oder funktionelles Problem handelt.
Die transkranielle Duplexsonographie erlaubt stets eine dopplersonographische Beurteilung auf der Basis der simultan abgebildeten, angrenzenden zerebralen Strukturen. Ein registriertes Dopplersignal kann somit immer einem definierten Gefäßabschnitt zugeordnet werden. Eine Winkelkorrektur des abgeleiteten Flußsignals ist möglich (Schöning et al. 1989 a). Die Farbdopplersonographie zeichnet den Gefäßverlauf sogar direkt auf und läßt pathologische Strömungsmuster unmittelbar erkennen.
Mit diesen neuen Untersuchungsverfahren können *Stenosen und Verschlüsse basaler Hirnarterien* nichtinvasiv diagnostiziert werden. Auch kleine, hämodynamisch wenig bedeutsame oder in der Peripherie lokalisierte Angiome lassen sich manchmal noch direkt darstellen oder machen sich indirekt bemerkbar, wie die Flußumkehr im distalen MCA-Bereich im Fall 3 zeigt. Bei der Frage einer *tumorbedingten Gefäßverdrängung und -kompression* ist die herkömmliche transkranielle Dopplersonographie überfordert, ebenso beim *Nachweis basaler Aneurysmen*. Hier liefern transkranielle Duplexsonographie und die Farbdoppler-Methode entscheidende Mehrinformation.
Transkranielle Duplexsonographie und Farbdopplersonographie ermöglichen erstmals eine simultane, nichtinvasive Real-time-Darstellung von Hirngefäßen und angrenzenden zerebralen Strukturen bei gleichzeitiger Erfassung der intravasalen Flußgeschwindigkeiten. Das Verfahren kann bei Kindern und Erwachsenen zur Primärdiagnostik am Krankenbett eingesetzt werden und eignet sich wegen fehlender Strahlenbelastung gut zur Verlaufskontrolle – vor allem bei zerebrovaskulären Erkrankungen und Raumforderungen der Hirnbasis.

Literatur

Aaslid R, Markwalder TM, Nornes H (1982) Noninvasive transcranial Doppler ultrasound recording of flow velocity in basal cerebral arteries. J Neurosurg 57:769–774

Bode H (1988) Pediatric applications of transcranial Doppler sonography. Springer, Wien

Schöning M, Grunert D, Stier B (1988) Transkranielle Real-time-Sonographie bei Kindern und Jugendlichen, Ultraschallanatomie des Gehirns. Ultraschall Med 9:286–292

Schöning M, Grunert D, Stier B (1989 a) Transkranielle Duplexsonographie durch den intakten Schädelknochen: Ein neues diagnostisches Verfahren. Ultraschall Med 10:66–71

Schöning M, Grunert D, Stier B (1989 b) Transkranielle Sonographie und Duplexsonographie bei Kindern mit Zysten und Tumoren im Bereich der Hirnbasis. Ultraschall Med 10:245–249

Vlieger M de, Ridder HJ (1959) Use of echoencephalography. Neurology 9:216–223

Vlieger M de, Sterke A, de Mollin CE, van der Ven C (1963) Ultrasound for two dimensional echoencephalography. Ultrasonics 1:148–151

Widder B (Hrsg) (1987) Transkranielle Dopplersonographie bei zerebrovaskulären Erkrankungen. Springer, Berlin Heidelberg New York Tokyo

Visuell und akustisch evozierte Potentiale bei Kindern mit Typ-1-Diabetes

M. Köhler, K. von Rappard, K. Ullrich, D. G. Palm

Einleitung

Verlängerungen der Latenzen evozierter Potentiale (visuell evozierte Potentiale, VEP; frühe akustisch evozierte Potentiale, FAEP) bei Erwachsenen weisen auf zentralnervöse Veränderungen im Rahmen eines Diabetes mellitus hin (Donald et al. 1984; Harkins et al. 1985). Über FAEP bei diabetischen Jugendlichen gibt es unseres Wissens keine publizierten Daten. Messungen der VEP ergaben widersprüchliche Befunde: Sowohl verlängerte Latenzen als auch unveränderte Latenzen konnten ermittelt werden (Cirillo et al. 1984; Fichsel 1977). Wir haben daher in einem Kollektiv jugendlicher Diabetiker visuell evozierte Potentiale (VEP) sowie frühe akustisch evozierte Potentiale (FAEP) gemessen.

Patienten und Methode

35 ambulante Patienten wurden untersucht und die Ergebnisse mit denen eines entsprechenden Kontrollkollektivs verglichen. Die genauen Daten sind Tabelle 1 zu entnehmen.
Hinweise auf eine geringgradige Nephropathie in Form von pathologischen Verteilungsmustern der Urinproteine in der Polyacrylamidgelelektrophorese hatten 8 Patienten. Der Blutdruck war in allen Fällen normal. Eine Untersuchung des Augenhintergrundes erfolgte bei 31 Patienten, in 13 Fällen wurde eine Fluoreszenzangiographie durchgeführt, welche nur in einem Fall einen Hinweis auf eine beginnende Retinopathie ergab. Aktuelle Blutzuckerwerte lagen bei 22 Patienten vor. Die Werte schwankten zwischen 34 mg/dl und 403 mg/dl bei einem Mittelwert von 195 mg/dl.
Die Aufzeichnung der VEP erfolgte mittels TV-Musterumkehrreizung und binokularer Vollfeldstimulation mit einer Mustergröße von 3 × 3 cm und einem Abstand von 100 cm.

Tabelle 1. Patientendaten und Kontrollkollektiv

	Diabetiker ($n=35$)	Kontrollkollektiv ($n=44$)
Alter	8–20 Jahre	6–26 Jahre
– Durchschnitt	14 ± 3,3 Jahre	17 ± 6,1 Jahre
Männlich	13	18
Weiblich	22	15
Diabetesdauer	4 Mon.–17 Jahre	–
– Durchschnitt	6 ± 4,1 Jahre	–
HbA1	6,8–13,5%	5,5–7,2% (laboreigener Normbereich)
– Durchschnitt	9,8 ± 1,4%	

Die Untersuchung der FAEP erfolgte mittels monoauraler Condensation-Click-Reize von 70 dB oberhalb der individuell bestimmten Hörschwelle. Auf das kontralaterale Ohr erfolgte kein Reiz, abgeleitet wurde vom ipsilateralen Mastoid gegen Pz.

Ergebnisse

1. VEP

Die Latenz der P100-Komponente war bei den Diabetikern signifikant gegenüber der Kontrollgruppe verlängert (Tabelle 2).
Jedoch nur 4 (8,7%) Diabetiker zeigten eine pathologische P100-Latenz von mehr als 2,5 Standardabweichungen oberhalb des Kontrollmittelwerts. Eine Korrelation bestand weder zur Dauer der Erkrankung noch zur Höhe des HbA1-Wertes.

Tabelle 2. VEP-Latenzen der P100-Komponente (ms)

	Diabetiker ($n=35$)	Kontrollen ($n=44$)
Streubereich	91–118	93–113
Durchschnitt	105,6 ± 6,6	100,5 ± 4,6

$p<0{,}001$; U-Test von Mann-Whitney-Wilcoxon

2. FAEP

Die Latenzen der FAEP sind in Tabelle 3 aufgelistet. Welle I, deren Latenz die Reizverarbeitung im Hörorgan repräsentiert, und in der Folge Welle III und V waren in einem geringen, auf dem 1%-Niveau nicht statistisch signifikanten Maße bei den Diabetikern verzögert.
Die Interpeak-Latenzen, die als Maß der zentralen Leitgeschwindigkeit gelten, ergaben nahezu identische Werte bei Diabetikern und gesunden Probanden.

Tabelle 3. Latenzen der FAEP (ms)

Welle	Diabetiker ($n=35$)		Kontrollen ($n=39$)	
	re. Ohr	li. Ohr	re. Ohr	li. Ohr
I	1,44 ± 0,15	1,45 ± 0,16	1,38 ± 0,14	1,35 ± 0,14
III	3,48 ± 0,16	3,53 ± 0,11	3,44 ± 0,19	3,43 ± 0,17
V	5,32 ± 0,21	5,39 ± 0,21	5,26 ± 0,19	5,30 ± 0,18
I–III*	2,05 ± 0,23	2,08 ± 0,16	2,06 ± 0,17	2,08 ± 0,17
I–V*	3,89 ± 0,23	3,94 ± 0,21	3,94 ± 0,25	3,95 ± 0,21

* Interpeak-Latenz

Diskussion

Der Nachweis verlängerter Latenzen der VEP zeigt, daß auch bei jugendlichen Diabetikern zentralnervöse Veränderungen vorliegen können.
Messungen von VEP und FAEP im gleichen Kollektiv zeigten bei Erwachsenen FAEP-Veränderungen bei nichtveränderten VEP (Khardori et al. 1986). Diese Befunde werden durch die vorliegenden Ergebnisse nicht bestätigt.
Wie von anderen Autoren bei Jugendlichen und Erwachsenen mehrheitlich beschrieben, korrelierten die VEP-Veränderungen nicht mit der Dauer der Erkrankung oder der Güte der Stoffwechseleinstellung (Algan et al. 1989; Cirillo et al. 1984; Khardori et al. 1986).
Die Ursache der beschriebenen neurophysiologischen Veränderungen bleiben bisher spekulativ, da Latenzveränderungen im Bereich der Sehbahn sowohl eine Folge retinaler Veränderungen als auch veränderter Myelinscheidenstrukturen oder veränderter synaptischer Transmission sein können.
Gegen retinale Veränderungen als Ursache der verlängerten VEP-Latenzen sprechen die unauffälligen ophthalmoskopischen Befunde in unserem Kollektiv sowie Befunde verlängerter VEP bei unauffälligem Elektroretinogramm (Ponte et al. 1986). VEP-Veränderungen bei demyelinisierenden Krankheiten sind bekannt, histologisch wurden Demyelinisierungsprozesse u.a. im Bereich des N. opticus bei Typ-I-Diabetes-mellitus beschrieben (Reske-Nielsen et al. 1965).
Möglich erscheinen jedoch auch Änderungen im Neurotransmitterstoffwechsel als Ursache der beobachteten Latenzverlängerungen. Reversible VEP-Veränderungen sind beschrieben bei Veränderungen im Transmitterstoffwechsel bei Patienten mit Phenylketonurie (Schafer u. McKean 1975) sowie als Folge von Hypoglykämien (Harrad et al. 1985), welche über einen Hyperinsulinismus zu einer Änderung in der Tryptophan/Serotonin-Homöostase führen (Wurtmann 1983).

Literatur

Algan M, Ziegler O, Gehin P et al. (1989) Visual evoked potentials in diabetic patients. Diabetes Care 12:227–229

Cirillo D, Gonfiantini E, De Grandis D, Bongiovanni L, Robert JJ, Pinelli L (1984) Visual evoked potentials in diabetic children and adolescents. Diabetes Care 7:273–275

Donald MW, Williams Erdahl DL, Surridge DHC, Monga TN, Lawson JS, Bird CE, Letemendia FJJ (1984) Functional correlates of reduced central conduction velocity in diabetic subjects. Diabetes 33:627–633

Fichsel H (1977) Visually evoked potentials in diabetic children. Pediat Adolesc Endocrinol 2:182–186

Harkins SW, Gardener DF, Anderson RA (1985) Auditory and somatosensory farfield evoked potentials in diabetes mellitus. Intern J Neurosci 28:41–47

Harrad RA, Cockram CS, Plumb AP, Stone S, Fenwick P, Sönksen PH (1985) The effect of hypoglycaemia on visual function: A clinical and electrophysiological study. Clin Sci 69:673–679

Khardori R, Soler NG, Good DC, Devlesc Howard AB, Broughton D, Walbert J (1986) Brainstem auditory and visual evoked potentials in type 1 (insulin-dependent) diabetic patients. Diabetologica 29:362–365

Ponte F, Giuffre G, Anastasi M, Lauricella M (1986) Involvement of the visual evoked potentials in type 1 insulin-dependent diabetes. Metab Pediatr Syst Ophthalmol 9:77–80

Reske-Nielsen E, Lundbraek K, Rafaelsen OJ (1965) Pathological changes in the central and peripheral nervous system of young long-term diabetics. Diabetologica 1:233–241
Schafer EWP, McKean CM (1975) Evidence that monoamines influence human evoked potentials. Brain Res 99:49–57
Wurtmann RJ (1983) Behavioural effects of nutrients. Lancet I:1145

Brain Electrical Activity Mapping (BEAM) der visuell und akustisch evozierten Potentiale

J. Lütschg, R. Hassink, F. Vassella

Kriterien für die Analyse der evozierten Potentiale sind bis jetzt die Latenzzeiten und die Amplituden. Die Latenzzeit ist von der Myelinisation der Bahnen und der synaptischen Erregungsübertragung abhängig. Die Amplitude wurde dagegen als Kriterium für die Anzahl der gleichzeitig erregten Neurone angesehen. Sie ist aber auch abhängig von der Distanz zwischen Elektrode und Generator des evozierten Potentials und deswegen ein weniger zuverlässiges diagnostisches Kriterium. Aus diesem Grund versuchten verschiedene Autoren durch Ableitung der evozierten Potentiale über mehrere Ableitelektroden am Kopf die Topographie dieser Potentiale zu erfassen (Allison et al. 1977; Duffy et al. 1979, 1981; Duffy 1989; Lombroso u. Duffy 1980; Lehmann 1971; Lehmann et al. 1976).
Bei den evozierten Potentialen unterscheidet man zwischen „short latency"- und „long latency"-Potentialen. Der Ursprung der „short latency" evozierten Potentiale konnte tierexperimentell teilweise geklärt werden (z. B. die Komponenten der akustisch evozierten Hirnstammpotentiale). Die Lokalisation der Generatoren der „long latency" evozierten Potentiale ist im wesentlichen unklar. Sie repräsentieren wahrscheinlich übereinandergeschichtete Wellen, welche von multiplen und räumlich getrennten neuralen Generatoren ausgehen (Duffy et al. 1981; Duffy 1989). Es ist deswegen auch sinnvoll, die räumliche Ausdehnung der „long latency" evozierten Potentiale zu untersuchen. Schließlich sollten die so abgeleiteten Daten mit Referenzwerten verglichen werden. Duffy (1989) konnte die individuellen und die Gruppendaten in Bilder der Abweichung von der Norm als „Signifikanz-Wahrscheinlichkeits-Mapping" umwandeln (Duffy et al. 1981; Duffy 1989).
Die Maps der visuell evozierten Potentiale (VEP) und der akustisch evozierten Potentiale (AEP) wurden von verschiedenen Autoren dargestellt (Allison et al. 1977; Skrandies 1989). Dabei zeigte sich vor allem, daß die P300-Komponente der AEP stark von der Aufmerksamkeit des Probanden auf den Sinnesreiz abhängig ist. Sowohl die P100- wie die P300-Komponente der VEP zeigten bei funktionellen Störungen wie Legasthenie signifikante Asymmetrien (Wenzel et al. 1989).
Für das vorliegende Projekt haben wir uns folgende Fragen gestellt:

1. Beeinflussen sich die kortikalen elektrischen Antworten nach simultaner Applikation von akustischen und visuellen Reizen gegenseitig? Das heißt, ist die Topographie der erregten Areale anders als bei visueller oder akustischer Reizung für sich allein?
2. Wie verändern sich diese Befunde bei Patienten mit fokalen Epilepsien?

Methodik

Die akustisch evozierten und visuell evozierten Potentiale wurden mit der Brainmapping-Technik an 20 gesunden Probanden abgeleitet.
Die akustische Reizung erfolgte mit Tonpips unterschiedlicher Höhe, die visuelle Reizung mit Schachbrettmuster und Kontrastumkehr (Schachbrettgröße 15 Bogenmin.). Bei der visuellen und akustischen Doppelstimulation mußte sich der Proband oder der Patient entweder auf den visuellen oder auf den akustischen Reiz konzentrieren (z. B. durch Zählen der hohen Tonpips). Die Ableitung erfolgte über 28 Elektroden, welche gemäß dem 10–20-System der EEG-Ableitungen am Kopf angebracht waren. Die Potentiale wurden über allen Elektroden aufsummiert und gemittelt. Die Amplituden der Potentiale wurden Punkt für Punkt jede Millisekunde nach Reizapplikation gemessen. Durch lineare Interpolation zwischen 4 Elektroden wurde die Amplitude zwischen Ableitelektroden berechnet und über einen PC (Neuroscience Brain Imager) die Maps erstellt (Abb. 1). Durch Summation der Einzelmaps wurden Mittelwert und Varianz für jeden Ableitort und jeden Millisekunden-Abstand (Punkt um Punkt) der Kurven berechnet und Mittelwertmaps hergestellt. Die Mittelwert-Maps von 2 verschiedenen Gruppen konnten schließlich mit der T-Statistik (Abb. 2) verglichen werden. Daraus resultierte dann das von Duffy (Duffy et al. 1981; Duffy 1989) beschriebene „significance probability mapping". Der Vergleich der Daten eines einzelnen Individuums mit den Maps des Kollektivs erfolgte mit der Z-Statistik, und entsprechend kann ein Z-Statistik-Map erstellt werden.

Ergebnisse

Die primäre Antwort (P100-Komponente) der VEP-Maps liegt über der okzipitalen Region mit maximaler positiver Amplitude über Oz und erscheint zwischen 100 und 120 ms nach Reizapplikation. Gleichzeitig findet man eine Negativität mit Maximum über der Elektrode Fz. Das Maximum der sekundären VEP-Ant-

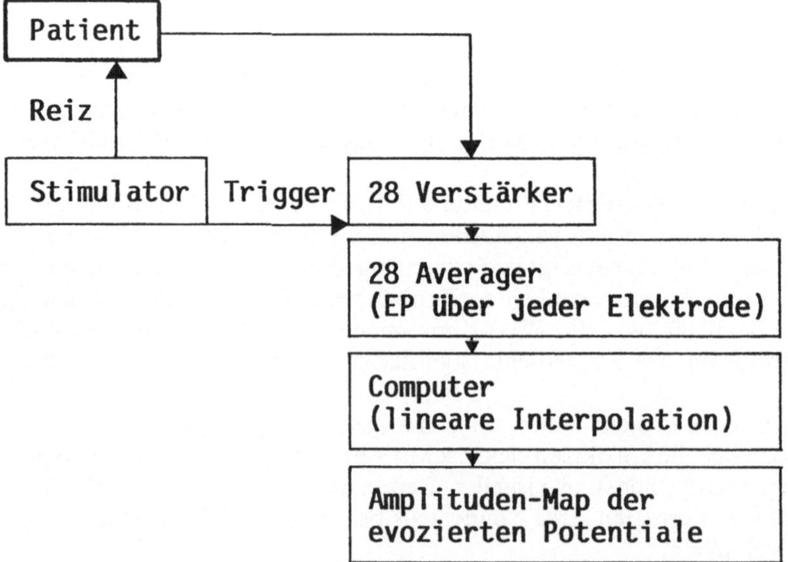

Abb. 1. Schematische Darstellung des Mappings der evozierten Potentiale

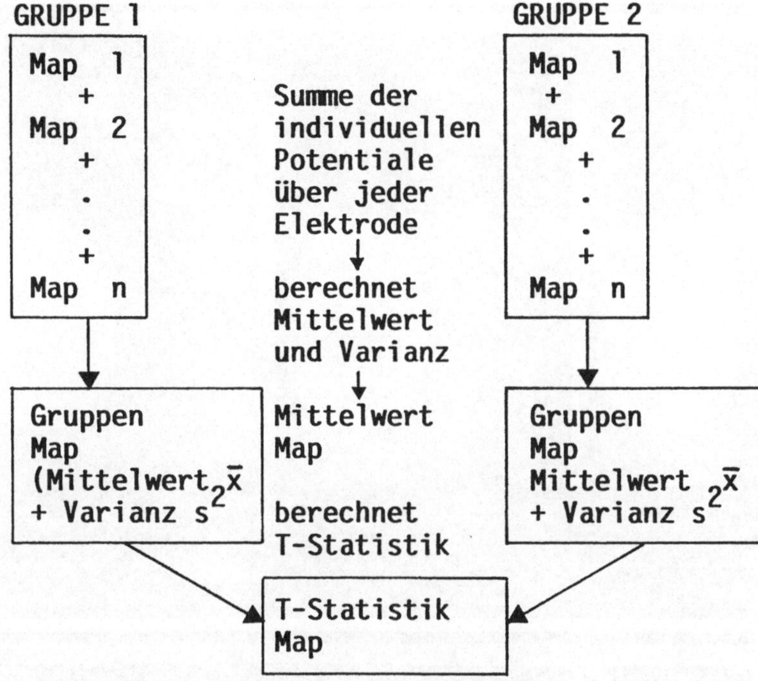

Abb. 2. Arbeitsvorgänge beim Anfertigen von Gruppen-Maps und Statistik-Maps (modifiziert nach Duffy 1989)

wort (P200) liegt über der Zentroparietalregion mit Maximum über den Elektroden Cz und Pz. Die primären Antworten waren in ihrer Amplitude von der Konzentration des Probanden auf den Reiz unabhängig.

Bei den akustisch evozierten Potentialen fanden wir mit einer Latenzzeit von durchschnittlich 220 ms ein konstantes positives Potential über der Zentralregion. Die zweite ebenfalls in der Zentralregion gelegene Antwort trat mit einer mittleren Latenzzeit von 320 ms (P300) auf. Das Vorhandensein dieser Komponente war stark von der Aufmerksamkeit des Patienten auf den akustischen Reiz abhängig. Bei Unaufmerksamkeit konnte diese Komponente praktisch vollständig verschwinden.

Bei Kombination akustischer und visueller Reize breitete sich bei Konzentration des Probanden auf den visuellen Reiz das durch den akustischen Reiz erregte Areal weniger nach okzipital aus als bei Probanden, welche sich auf den akustischen Reiz konzentrierten (Abb. 3). Bei den visuell evozierten Potentialen dagegen blieben die P100- und P200-Komponenten durch den akustischen Reiz unbeeinflußt (Abb. 3).

Die visuell evozierten Potential-Maps wurden an 15 Kindern zwischen 1 und 16 Jahren mit fokalen Epilepsien abgeleitet. Dabei spielte die Lokalisation des Fokus für die Lage der P100-Positivität eine große Rolle. Bei Herden in der Parietotemporalregion kam es zu einer Verschiebung des visuell evozierten Areals in 8

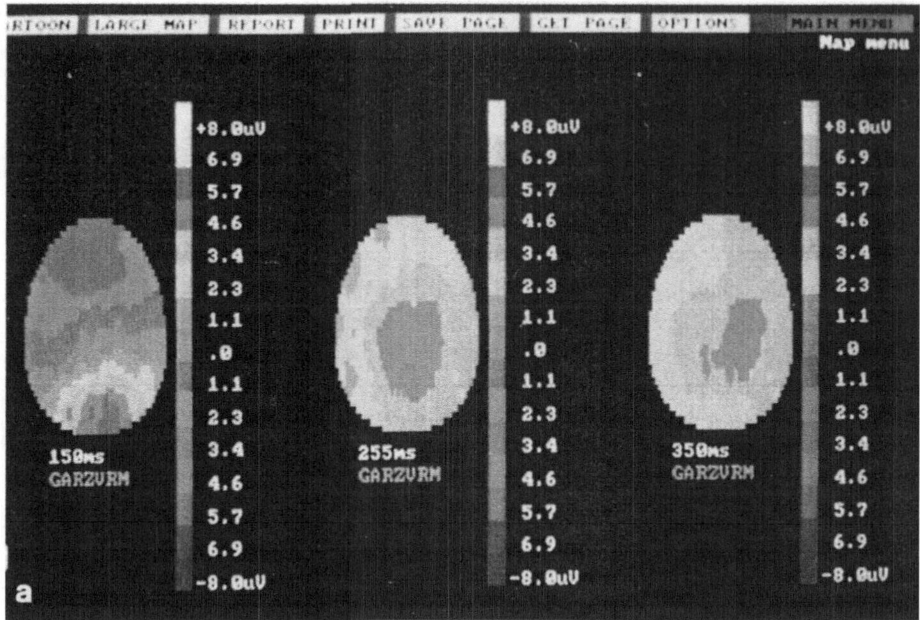

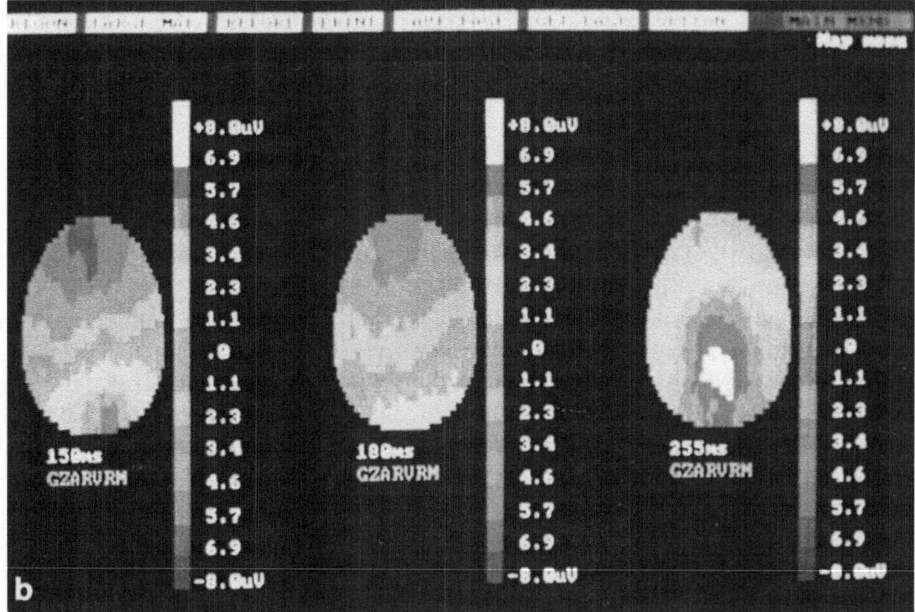

Abb. 3a–c. a Gruppen-Map bei kombiniert akustischer und visueller Reizung mit *Zählen der visuellen Reize* ($n=20$). Bei 150 ms zeigt sich ein normales visuell evoziertes Potential. Bei 550 ms zeigt sich eine P300-Komponente, welche sich nicht nach hinten ausbreitet, ebenso nicht nach 350 ms. **b** Gruppen-Map bei kombiniert akustischer und visueller Reizung mit *Zählen der akustischen Reize* ($n=20$). Bei Zählen der akustischen Reizung kommt es bei 255 ms zu einer Ausbreitung des positiven Potentials über den okzipitalen Kortex. **c** Vergleich der Gruppen-Maps. 350 ms nach Reizapplikation zeigt sich bei Zählen der akustischen Reize eine starke Ausbreitung über den okzipitalen Kortex, und entsprechend findet man dort einen signifikanten

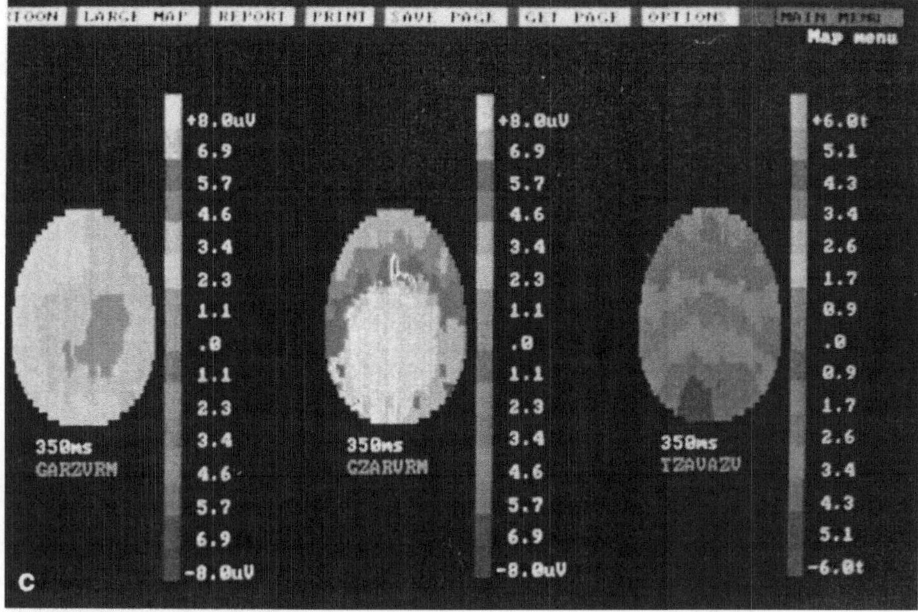

Abb. 3c

von 10 Fällen. Bei Patienten, welche als Ursache für die fokalen Anfälle eine umschriebene intrakranielle Raumforderung zeigten, erfolgte die Verschiebung in allen Fällen in die Gegenseite des Herdes. Dagegen bei funktionellen Anfällen waren auch Verschiebungen des erregten Areals zur ipsilateralen Seite des Herdes nachweisbar.

Lag der Herd dagegen weiter vorne (Zentrotemporalregion) wurde der okzipitale Kortex meist symmetrisch erregt (Abb. 4 und 5). Auffallend war aber, daß unabhängig von der Lage des Herdes die Negativität des Maps auf die Seite des Fokus lateralisiert wurde.

Zusammenfassend kann man festhalten, daß die P200-Komponente der VEP und die P300 der AEP von der Aufmerksamkeit des Patienten auf den jeweiligen Sinnesreiz abhängig sind. Dabei ist der Unterschied zwischen aufmerksamem und unaufmerksamem Zustand bei der P300-Komponente der AEP stärker ausgeprägt als bei der P200-Komponente der VEP. Bei kombinierter akustischer und visueller Reizung sind vor allem die primären (P100-)Komponenten der VEP sehr konstant. Bei Zählen der visuellen Reize wird zudem das erregte Areal der P300-Komponente der AEP vermindert, und vor allem kommt die Ausbreitung über die Okzipitalregion nicht zustande.

Organische Kortexläsionen führen zu einer Lateralisation der primären (P100) VEP. Die P200 der VEP, bzw. die P300 der AEP, werden nur bei sehr ausgedehnten Läsionen lateralisiert, wobei die Lateralisation gelegentlich auch auf die Seite der Läsion gehen kann.

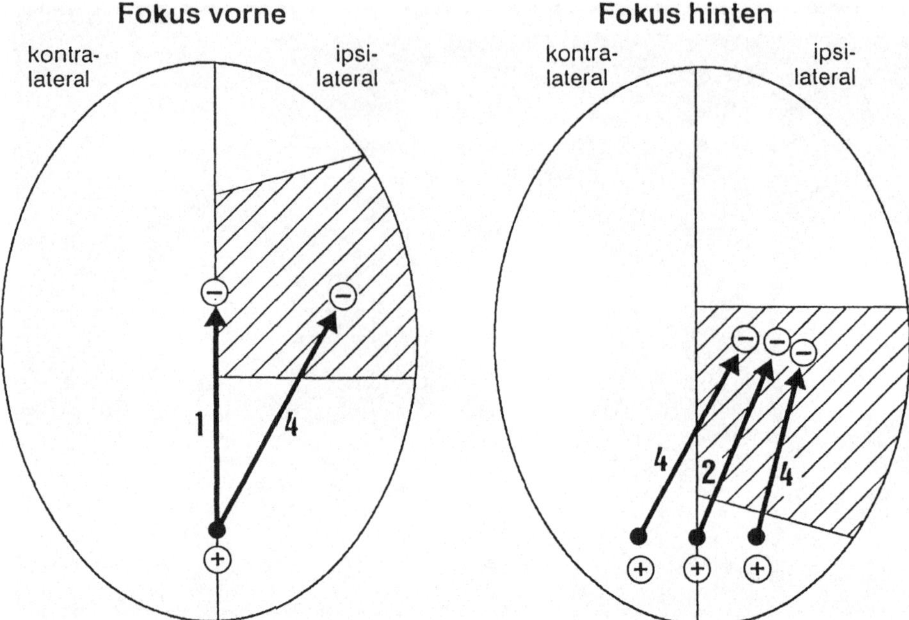

Abb. 4. Schematische Übersicht der visuell evozierten Potentiale bei fokalen Anfällen (*schraffiertes Areal* Lage des epileptogenen Fokus, + Lage der maximalen Positivität der P100-Komponente, – Lage der maximalen Negativität. Die Zahlen entsprechen der Zahl der Patienten mit der Lage der Achse zwischen maximaler Positivität und Negativität)

Literatur

Allison T, Matsumiya Y, Goff GD, Goff WR (1977) The scalp topography of human visual evoked potentials. Electroencephalogr Clin Neurophysiol 42:185–197

Duffy F, Burchfiel JL, Lombroso CT (1979) Brain electrical activity mapping (BEAM): A method for extending the clinical utility of EEG and evoked potentials data. Ann Neurol 5:309–321

Duffy F, Bartels PH, Burchfield HL (1981) Significance probability mapping: An aid in the topographic analysis of brain electrical activity. Electroencephalogr Clin Neurophysiol 51:455–462

Duffy FH (1989) Topographic mapping of brain electrical activity. Clinical application and issues. In: Maurer K (ed) Topographic brain mapping of EEG and evoked potentials. Springer, Berlin Heidelberg New York Tokyo, pp 19–52

Lehmann D (1971) Multichannel topography of human alpha EEG fields. Electroencephalogr Clin Neurophysiol 31:439–449

Lehmann D, Meles HP, Mir Z (1976) Scalp field maps of averaged EEG potentials evoked by checkerboard inversion. Biomed Technik 21:117–118

Lombroso CT, Duffy FH (1980) Brain electrical activity mapping in the epilepsies. In: Canger R et al. (eds) Advances in epileptology, XIth Epilepsy Intern. Symposium. Raven Press, New York, p 173

Skrandies W (1989) Visual evoked potentials topography. Physiological and cognitive components. In: Maurer K (ed) Topographic brain mapping of EEG and evoked potentials. Springer, Berlin Heidelberg New York Tokyo

Wenzel D, Brandl U, Ueberall M (1988) VEP Mapping bei Legasthenie. In: Weinmann HH (Hrsg) Akutelle Neuropädiatrie 1988. Springer, Berlin Heidelberg New York Tokyo, S 399–402

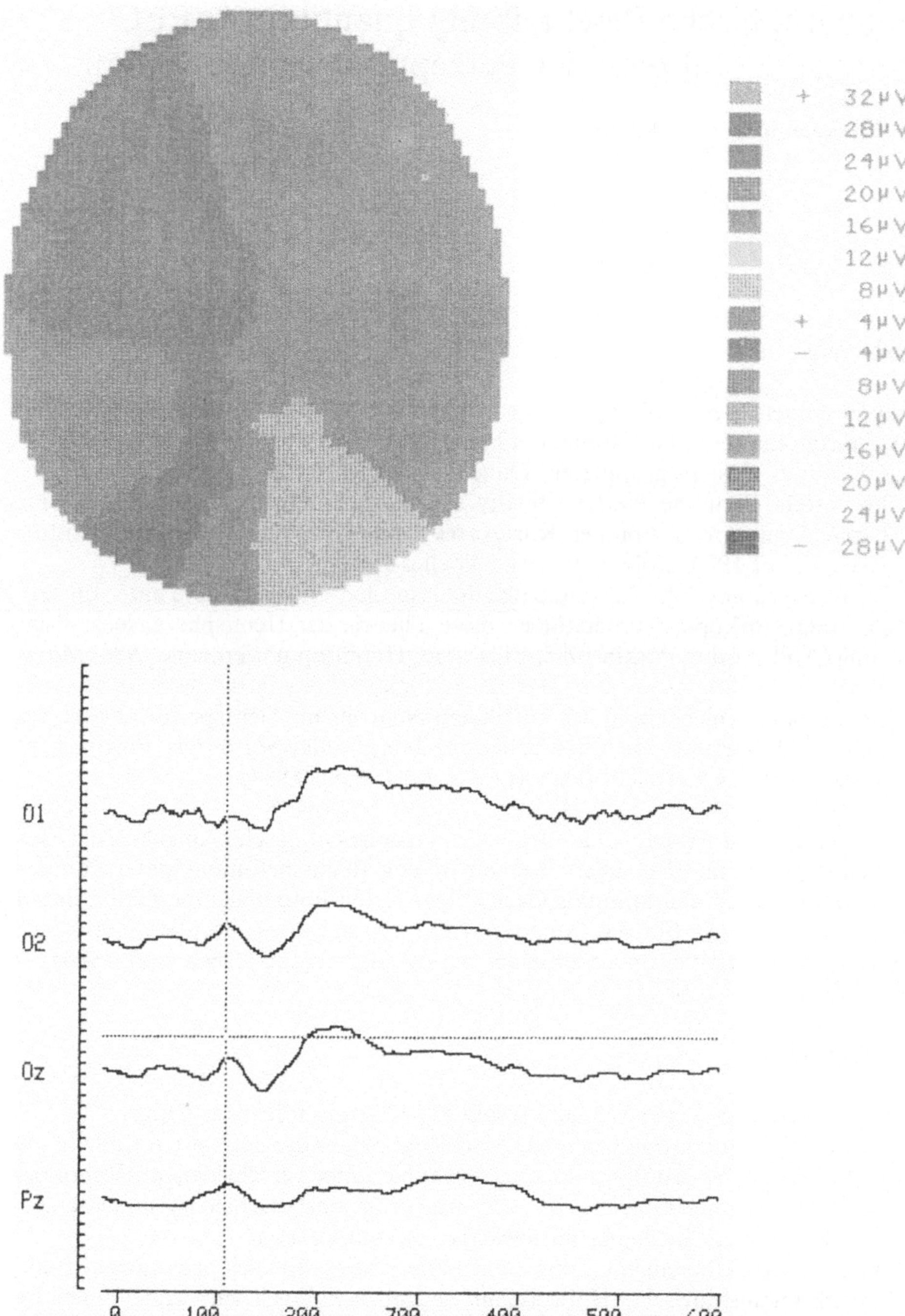

Abb. 5. VEP Map bei einem 1½jährigen Patienten mit fokaler Epilepsie bei Hirnabszeß in der Zentrotemporalregion links. VEP Map 110 ms nach Reizapplikation (P100-Komponente). Die P100-Komponente wird nach links abgedrängt, und es findet sich im Bereich des Abszesses eine Negativität *(blau)*

Topographische Beschreibung quantitativer EEG-Parameter während der Perzeption von Gesichtern

A. Merkenschlager, C. Förster

Einleitung

Seit Bodamers Beschreibung der Prosopagnosie (1947) wird intensiv über das strukturell-anatomische Korrelat der Perzeptionsvorgänge spekuliert, die sich um den Stimulus Gesicht gruppieren. Dabei scheint folgendes gesichert:

1. Es besteht klinische Evidenz relativ spezifischer neuronaler Subsysteme im Bereich temporo-okzipitaler Kortexareale der rechten Hemisphäre (Benton 1980; Etcoff 1984; Kolb et al. 1983; Voeller 1988).
2. Neuropsychologische Experimente am Gesunden – insbesondere unter Einsatz der Tachistoskopie – unterstützen diese Theorie der Hemisphärenspezialisierung (Anderson u. Parkin 1985; Ellis 1983; Hamilton u. Vermeine 1988; Marzi 1985).
3. Bei direkter Ansteuerung des kortikalen Neurons im Tierexperiment wird selektive Aktivierung von Einzelzellen im Temporallappen durch prosopognostische Aufgaben erreicht (Perrett et al. 1984; Rolls 1984).

Relativ wenig ist jedoch bekannt über elektrophysiologische Korrelate der Gesichtsperzeption im EEG, überwiegend wird eine Rechtsbetonung später Komponenten von durch den Stimulus Gesicht evozierten Potentialen berichtet (Small 1983; Srebro 1985). Für das „ongoing-EEG“ betont Glass darüber hinaus eine geschlechtsdifferente Topographie der Alpha-Aktivierung (Glass et al. 1984).

Fragestellung

Wir konstruierten einen Versuchsansatz zur Klärung folgender Fragen:

1. Ist eine Diskrimination von nach Geschlecht bzw. Alter definierten Kollektiven aufgrund der Spektralparametertopographie unter verschiedenen psychologischen Paradigmen möglich, d. h. wie ausgeprägt sind geschlechts- und altersgebundene Unterschiede der hirnelektrischen Aktivierung?
2. Gibt es eine Übereinstimmung elektroenzephalographisch gewonnener funktionell-lokalisatorischer Hinweise mit neuropsychologischen Vorstellungen zerebraler Spezialisierung und Lateralisation höherer Hirnfunktionen?

Methodik

Die Probandengruppe besteht aus 62 weiblichen und 75 männlichen Versuchspersonen im Alter zwischen 8 und 35 Jahren. Für die Aufnahme in das Primärkollektiv wie für die Akzeptanz elektroenzephalographischer Analogdaten werden Kriterien definiert: Dies sind für die Auswahl der Probanden neben obligater Rechtshändigkeit eine unauffällige neuropsychiatrische Vorgeschichte, unauffälliger neuropsychiatrischer Status, normales Ruhe-EEG und ausgewogenes Schulleistungsprofil.
EEG-Daten werden von der Digitalanalyse ausgeschlossen, wenn
- die klinische Beobachtung während der Versuchsdurchführung mangelnde Mitarbeit bzw. ungenügendes Vigilanzniveau wahrscheinlich macht,
- die Fehlerquote bei den zur mentalen Aktivierung eingesetzten Aufgaben über 25% beträgt,
- das EEG deutliche Vigilanzschwankungen zeigt,
- extrazerebrale Artefakte hirnelektrische Aktivitäten überlagern.

So ergeben sich folgende Sekundärkollektive:
- eine Gruppe von weiblichen Probanden im Alter zwischen 14 und 20 Jahren,
- eine Gruppe von männlichen Probanden zwischen 14 und 20 Jahren,
- eine Gruppe von männlichen Probanden zwischen 21 und 35 Jahren.

In drei verschiedenen kognitiven Aufgaben wird Wiedererkennen eines Zielreizes gefordert. Dies ist entweder ein Gesicht, eine Landschaft oder ein Wort.
Anhand eines Diapositivs muß der Proband entscheiden, ob und in welcher Position der vor Beginn des Aufgabenblocks präsentierte Zielreiz innerhalb einer Gruppe einander ähnlicher Reize wiederzuerkennen ist (Abb. 1).

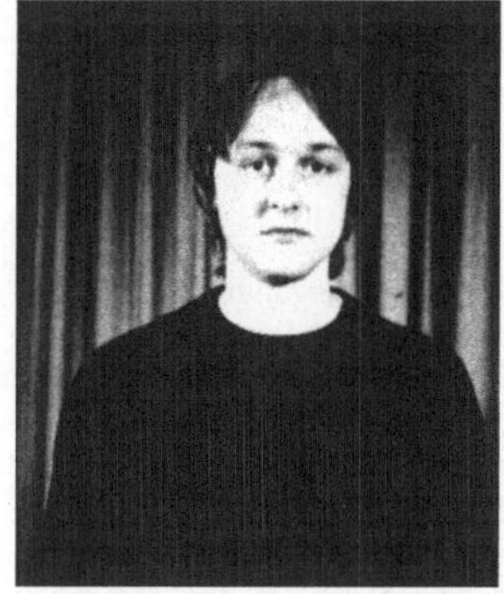
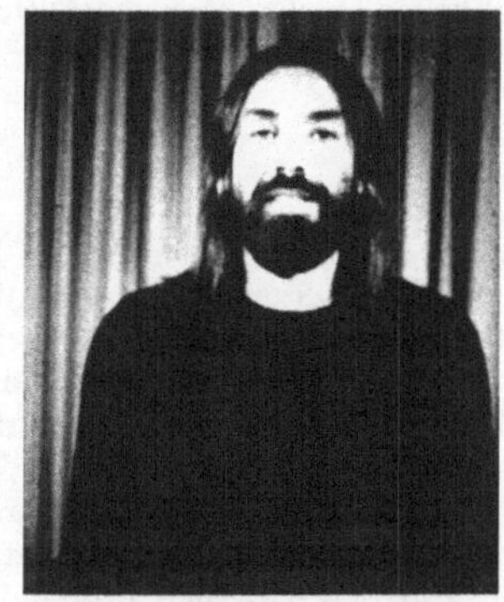
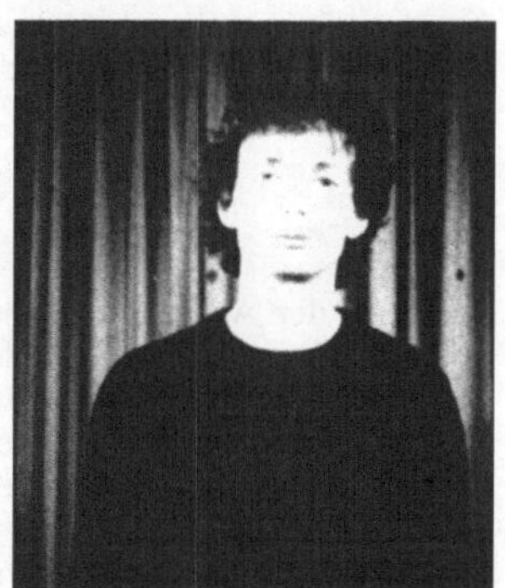
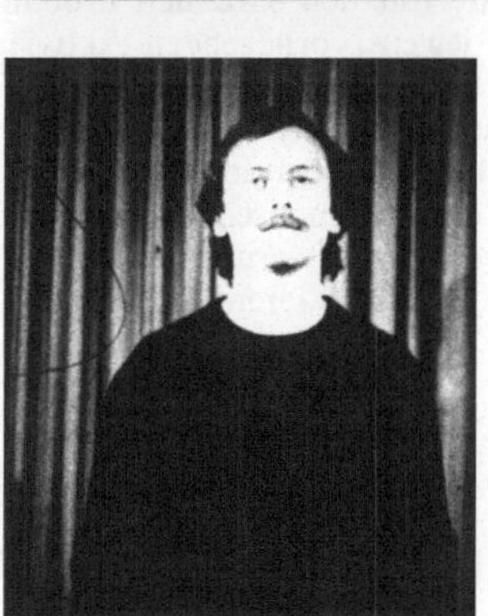
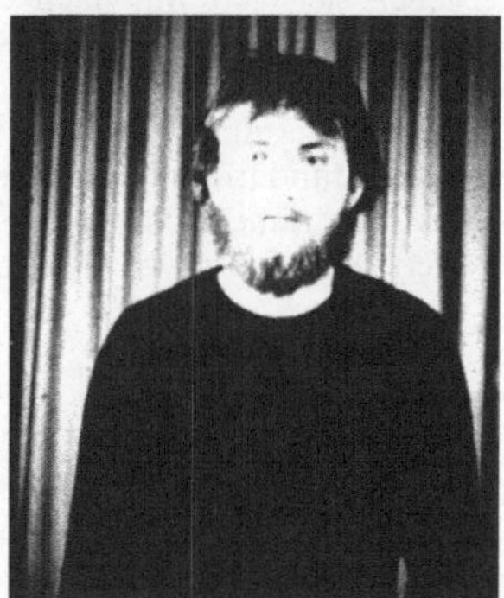

Abb. 1. Aufgabenstellung „Gesicht“: Auswählen des Zielreizes aus ähnlichen Stimuli

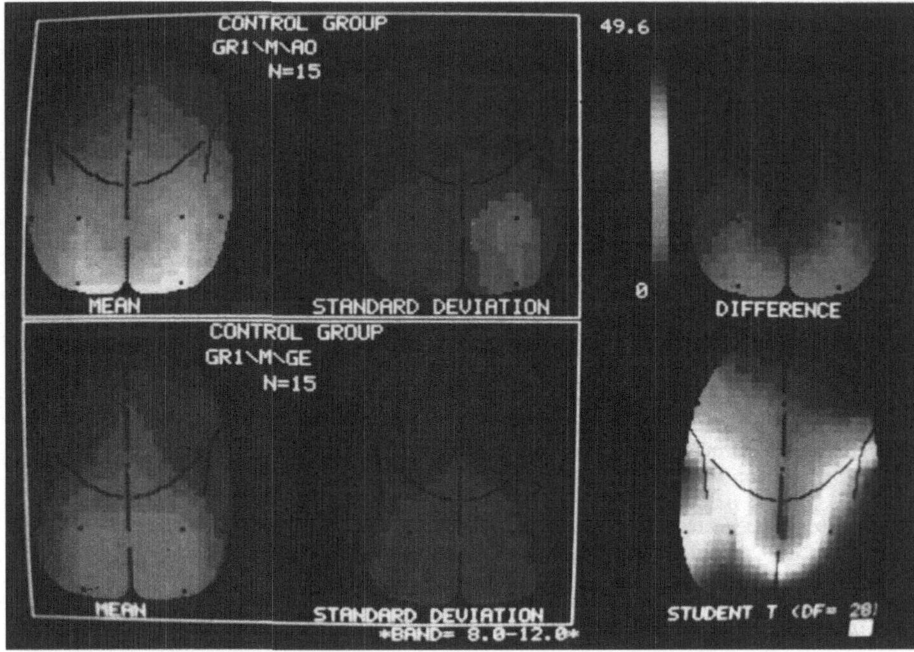

Abb. 2. Stimulus „Gesicht", weibliche Gruppe, Alpha-Berreich: Links die arithmetischen Mittelwerte der Spektralparameter während Ruhe (*links oben*) und Aktivation (*links unten*). *Mitte:* die zugehörigen Standardabweichungen, *rechts oben* die Differenzen der Mittelwerte, rechts unten die Ergebnisse des Student-t-Tests

Während der Aufgabenbearbeitung sowie einer jeweils unmittelbar vorausgehenden Relaxationsphase werden über 13 Elektroden bioelektrische Daten registriert. Aus diesen werden die Leistungsparameter für den Frequenzbereich Alpha, Theta und Delta extrahiert. Die Differenz der Spektralparameter im Vergleich Ruhe- versus Aktivationsphase an korrespondierenden Elektroden wird als Power-Verschiebung und damit als Maß der hirnelektrischen Aktivierung definiert und über den Student-t-Test auf statistische Signifikanz überprüft.
Die Erstellung der Topogramme erfolgt nach linearer Interpolation und Umsetzung der numerischen Power-Werte in Farbwerte. Für den einzelnen Probanden sowie für die drei Gruppen ergeben sich getrennt nach der jeweils vorliegenden Aktivierungsbedingung kartographische Darstellungen („maps") der Spektralparameter während der Ruhe- und Aktivierungsphase für den Frequenzbereich Alpha, Theta und Delta.
Auch die Resultate der statistischen Aufarbeitung werden kartographiert. So entstehen „maps" für die Standardabweichungen der arithmetischen Gruppen-Mittelwerte, die Differenzen der Spektralparameter von Ruhe- versus Aktivierungsbedingung und schließlich die in Form von t-Werten statistisch gewichteten Power-Differenzen (Abb. 2).

Ergebnisse

Zur Illustration der Ergebnisse soll die weibliche Probandengruppe herausgegriffen werden:

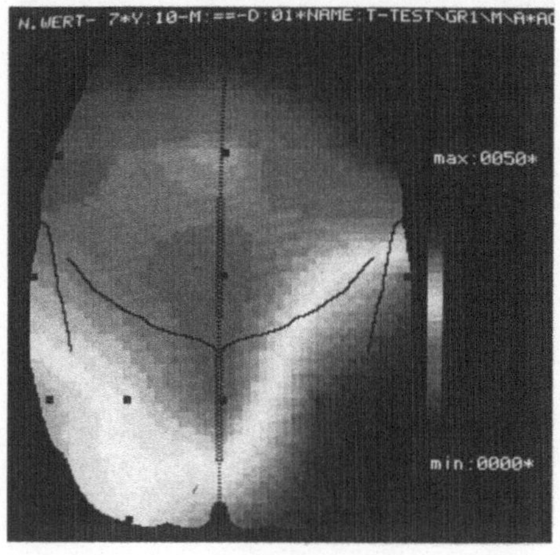

a

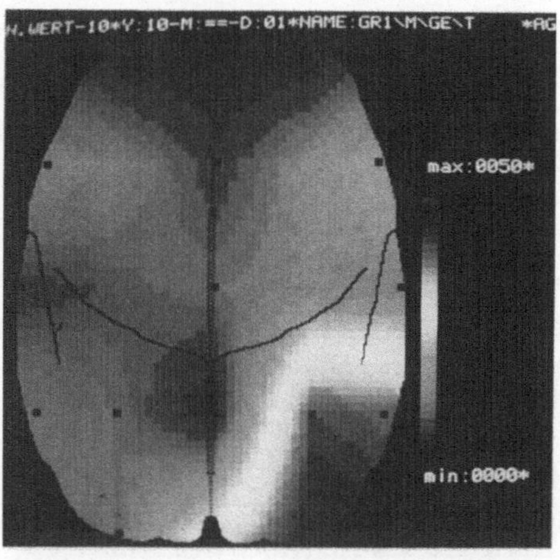

b

c

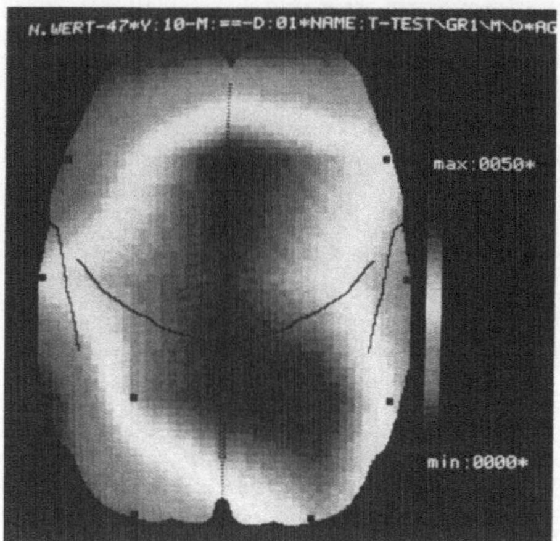

Abb. 3a–c. Stimulus „Gesicht", weibliche Gruppe, Power-Verschiebungen: **a** Alpha-Bereich: topographische Darstellung der Power-Verschiebungen rechts parieto-temporo-okzipital, **b** Theta-Bereich: maximale Power-Verschiebungen rechts parieto-temporo-okzipital, **c** Delta-Bereich: maximale Power-Verschiebungen über Mittellinienstrukturen und rechts parietal

Für die *Aktivierungsbedingung „Wiedererkennen eines Gesichtes"* ergeben sich für den Alpha- und ebenfalls für den Thetabereich maximale Power-Verschiebungen rechts parieto-temporo-okzipital. Im Deltabereich erkennt man ausgedehnte Power-Verschiebungen über Mittellinienstrukturen und rechts parietal (Abb. 3a–c).

Nun zur zweiten *Aktivierungsbedingung „Landschaftsdarstellung":* Im Alphabereich kommt es zu einer maximalen Aktivierung links temporal und beidseits okzipital, im Thetabereich zu einer Zunahme der Leistung über beiden frontalen Ableitungspunkten. Im Delta-Bereich finden wir signifikante Power-Verschiebungen links frontal und rechts temporal (Abb. 4a–c).

Bei der *Aktivierungsbedingung „Wiedererkennen eines Zielwortes"* ergeben sich für den Alpha-Bereich statistisch signifikante Positionen links temporal und parietal, für den Thetabereich signifikante Leistungsverschiebungen rechts frontal und rechts temporal. Im Deltabereich zeigen sich maximale Power-Verschiebun-

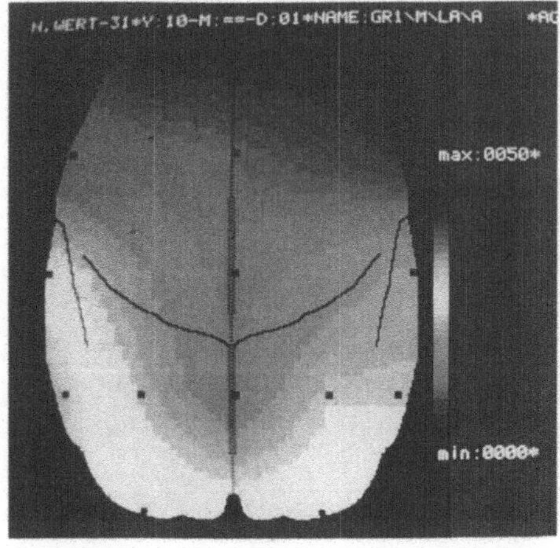

a

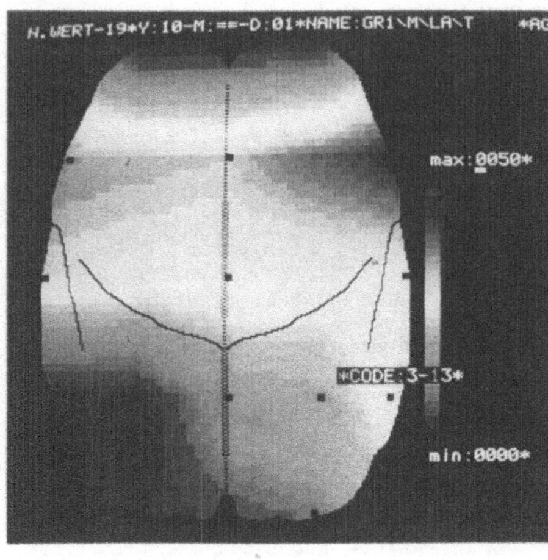

b

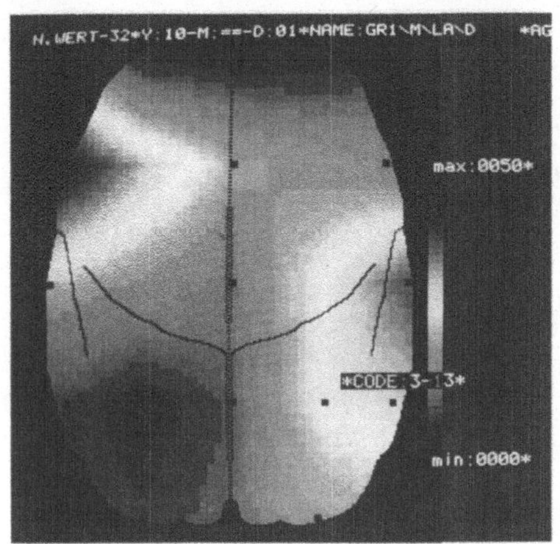

c

Abb. 4a–c. Stimulus „Landschaft", weibliche Gruppe, Power-Verschiebungen: **a** Alpha-Bereich: maximale Aktivierung links temporal und beidseits okzipital, **b** Theta-Bereich: Leistungsverschiebungen über beiden frontalen Ableitepunkten, **c** Delta-Bereich: signifikante Power-Verschiebungen links frontal sowie rechts temporal

gen links frontal und links temporal, statistisch signifikant nur für links frontal (Abb. 5a–c).

Das Gesamtergebnis der Gruppe der weiblichen Probanden läßt sich skizzieren, indem unabhängig vom Frequenzbereich sämtliche Areale markiert werden, innerhalb derer signifikante Leistungsverschiebungen auftreten (s. Abb. 6–8):

- *Stimulationsbedingung „Gesicht"* zeigt ein ausgedehntes Aktivierungsareal unter Einbeziehung insbesondere der rechtsseitigen parietalen und okzipitalen Abschnitte sowie ausgedehnter Mittellinienbereiche (Abb. 6a).
- *Stimulationsbedingung „Landschaftsdarstellung"* ist charakterisiert durch ausgedehnte bifrontale sowie nach jeweils temporal reichende Aktivierung (Abb. 7).
- *Stimulationsbedingung „Worterkennung"* läßt ein weitreichendes Aktivierungsareal über der linken Hemisphäre, ebenso über rechts frontal und temporal erkennen (Abb. 8a).

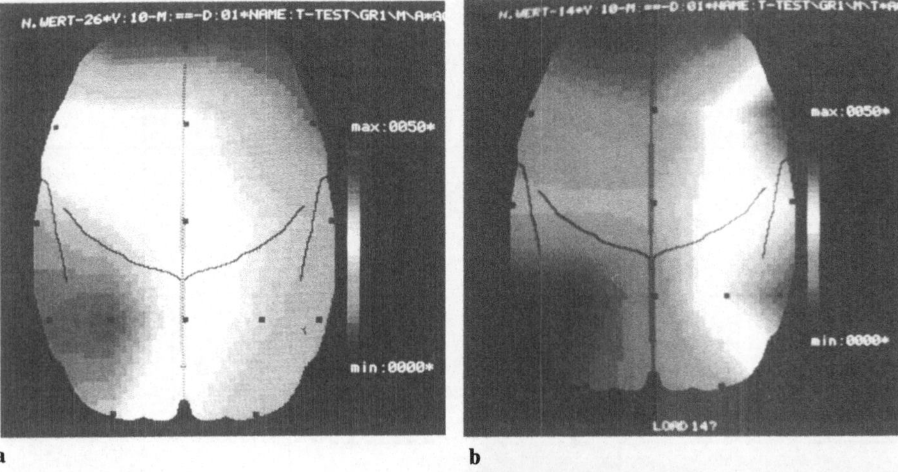

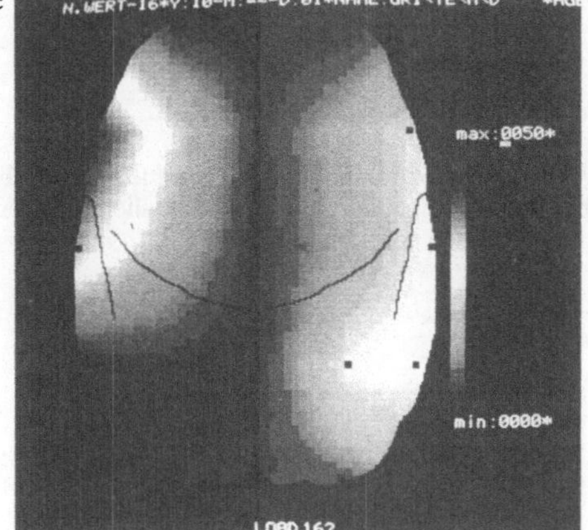

Abb. 5a–c. Stimulus „Wort", weibliche Gruppe, Power-Verschiebungen: **a** Alpha-Bereich: signifikante Leistungsänderungen links temporal und links parietal, **b** Theta-Bereich: maximale Aktivierung rechts frontal und rechts temporal, **c** Delta-Bereich: ausgeprägte Power-Verschiebungen links frontal und links temporal

Gruppenvergleich

Im *Stimulationsbereich „Gesicht"* unterscheidet sich die weibliche von den beiden männlichen Gruppen dadurch, daß bei diesen links parietal eine zusätzliche Power-Verschiebung auf Signifikanzniveau auftritt (Abb. 6a, b).
Beim *Zielreiz „Landschaft"* treten keine signifikanten Gruppenunterschiede auf (Abb. 7).
Im Bereich *Wortwiedererkennung* finden sich bei den männlichen Gruppen zusätzliche Power-Verschiebungen frontozentral und rechts parietal (vgl. Abb. 8a, b).

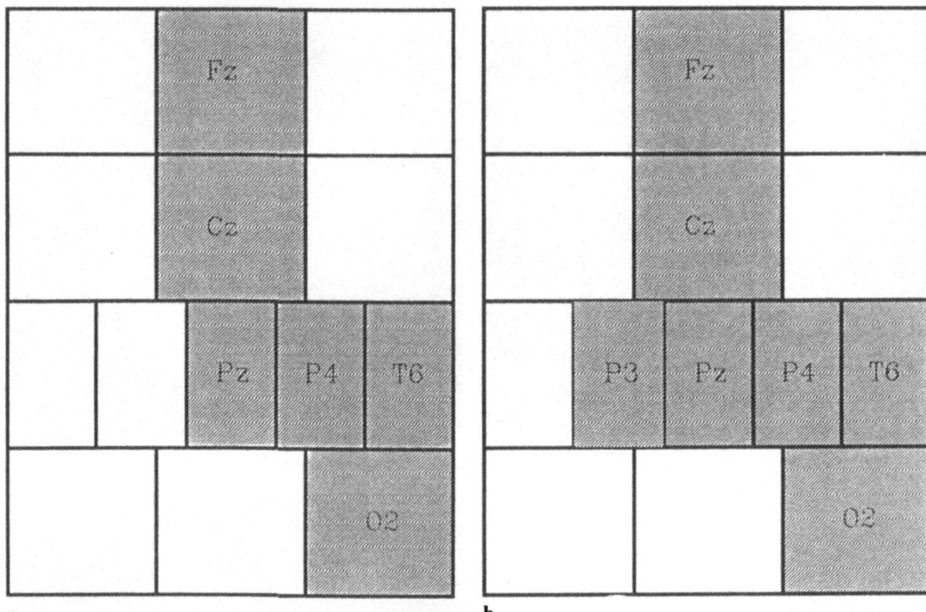

Abb. 6 a, b. Gruppenvergleich Stimulus „Gesicht": **a** weibliche Gruppe, **b** männliche Gruppen: bei den männlichen Gruppen zusätzliche Power-Verschiebung links parictal

Abb. 7. Gruppenvergleich Stimulus „Landschaft": Die drei Gruppen weisen keine signifikanten Unterschiede hinsichtlich des Aktivierungsmusters auf.

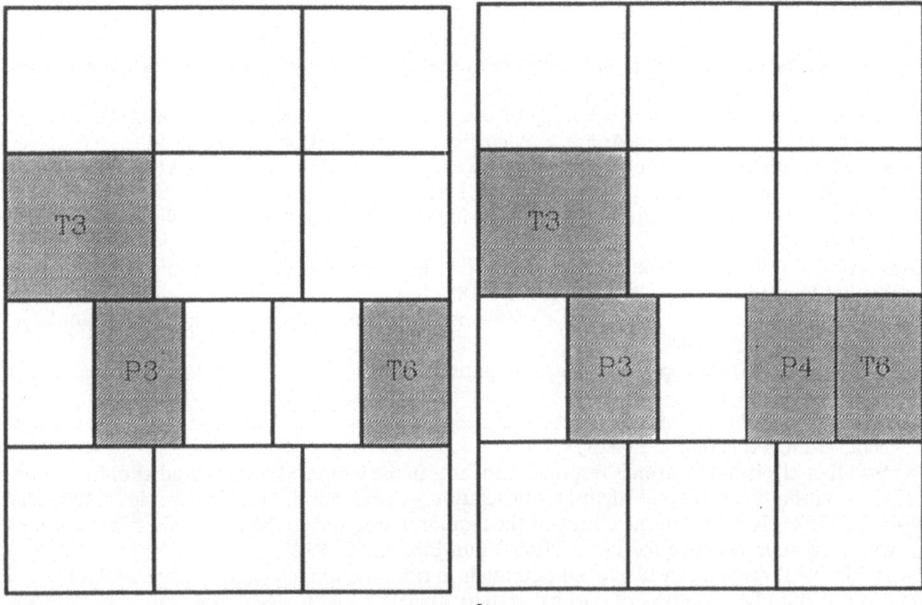

Abb. 8 a, b. Gruppenvergleich Stimulus „Wort": **a** weibliche Gruppe, **b** männliche Gruppen: bei den männlichen Gruppen zusätzliche Aktivierung rechts temporal

Schlußfolgerung

1. Bei 3 Probandengruppen mit den Konstitutionsmerkmalen Geschlecht bzw. Alter finden sich während kognitiver Stimulation topographische Merkmale der Spektralparameter, die eine Diskriminierung der mentalen Aufgabenstellung eher erlauben als eine Identifizierung der jeweiligen Gruppe.
2. Die Topographie der Alpha-Blockierung während der Bearbeitung der Stimuli „Wort" sowie „Gesicht" zeigt partielle Kompatibilität mit neuropsychologischen Vorstellungen der Hemisphären-Spezialisierung.
3. Unter Berücksichtigung sämtlicher Spektralparameter auf Signifikanzniveau sind funktionell-lokalisatorische Aussagen unter gegebenem Versuchsaufbau nur insofern verwertbar, als sie für eine ausgedehnte Aktivierung neuronaler Strukturen bei dezidierten mentalen Leistungen sprechen.

Die kardinale Frage nach einer Korrelierbarkeit zwischen EEG-Daten und neuropsychologischen Vorstellungen der Lokalisation höherer Hirnfunktionen muß kritisch gesehen werden. Aufgrund der topographisch ausgedehnten Aktivierungsmuster schreiben wir der Methode nur einen begrenzten Wert für lokalisationsanalytische Fragestellungen zu.
Die beschriebenen Aktivierungsmuster können jedoch dadurch große diagnostische Relevanz gewinnen, daß ihre Abrufbarkeit oder aber auffällige Ausgestaltung zur operationalisierbaren Charakterisierung solcher Patientenkollektive führen, bei denen andere objektive Methoden uneinheitliche Befunde liefern.

Literatur

Anderson E, Parkin AJ (1985) On the nature of the left visual field advantage for faces. Cortex 21:453–459

Benton AL (1980) The neuropsychology of facial recognition. Am Psychol 35(2):176–186

Bodamer J (1947) Die Prosop-Agnosie. Arch Psychiat Nervenkrankh 179:6–54

Ellis HD (1983) The role of the right hemisphere in face perception. In: Young AE (ed) Functions of the right cerebral hemisphere. Academic Press, London, pp 33–64

Etcoff NL (1984) Selective attention to facial identity and facial emotion. Neuropsychologia 22(3):281–295

Glass A et al. (1984) Hemispheric asymmetry of EEG alpha activation: Effects of gender and familial handedness. Biol Psychol 19:169–187

Hamilton CRH, Vermeire BA (1988) Complementary hemispheric specialization in monkeys. Science 242:1691–1694

Kolb B et al. (1983) Perception of faces by patients with localized cortical excisions. Canad J Psychol 37(1):8–18

Marzi CA (1985) Hemispheric asymmetry in face perception tasks of different cognitive requirement. Hum Neurobiol 4:15–20

Perrett DI et al. (1984) Neurones responsive to faces in the temporal cortex: Studies of functional organisation, sensitivity to identity and relation to perception. Hum Neurobiol 3:197–208

Rolls ET (1984) Neurons in the cortex of the temporal lobe and in the amygdala of the monkey with responses selective for faces. Hum Neurobiol 3:209–222

Small M (1983) Asymmetrical evoked potentials in response to face stimuli. Cortex 19:441–450

Srebro R (1985) Localization of cortical activity associated with visual recognition in humans. Physiol 360:247–259

Voeller KKS (1988) Facial affect recognition in children: A comparison of the performance of children with right and left hemisphere lesions. Neurology 38:1744–1748

Polyglukosanmyopathie – Eine familiäre Beobachtung

F. Aksu, E. Reusche, H.H. Göbel, M. Kirschstein, B. Wilken, C.E. Petersen

Einleitung

Glykogenosen als Folge einer Enzymstörung im Glykogenmetabolismus betreffen zwar auch die Muskulatur, führen aber nicht zum Vollbild einer manifesten Myopathie. Bei der Polyglukosanmyopathie handelt es sich dagegen um eine Erkrankung, bei der es zur Einlagerung schwer nachweisbarer, nicht-bioadäquater Polysaccharide kommt. Diese Polysaccharide ähneln in ihrer Struktur dem Amylopektin. Das Material ist PAS-positiv und wird überwiegend in den Typ-1-Fasern der Skelettmuskulatur eingelagert (Holmer et al. 1960; Karpati et al. 1969; Pellissier 1981), ist jedoch auch in den Typ-2-Fasern, der Herzmuskulatur und der glatten Muskulatur nachweisbar. Die in der bisherigen Literatur bei beiden Geschlechtern beschriebenen Einzelfälle weisen eine große Variabilität bezüglich des Manifestationsalters und des Krankheitsverlaufes auf. Der zugrundeliegende Enzymdefekt und der genetische Modus im Abbauweg des Glykogens im Muskel sind unbekannt. Bisher liegen keine Berichte über ein familiäres Vorkommen oder ein sehr frühes Manifestationsalter vor.
Wir beobachteten in Lübeck bei zwei Brüdern eine bioptisch gesicherte Polyglukosanmyopathie. Darüber hinaus liegt bei einem weiteren Bruder diese Erkrankung klinisch gesichert ebenfalls vor. Im Hinblick auf die klinische Symptomatik und die Probleme im diagnostischen Vorgehen ist es von Interesse, über dieses Krankheitsbild zu berichten.

Kasuistik

Der Stammbaum der türkischen Familie D. geht aus der Abb. 1 hervor. Bei den vorgestellten Patienten handelt es sich um das 4. und 5. von 6 Kindern einer Verwandtenehe. Eine 22jährige Schwester und ein 20jähriger Bruder sind gesund. Ein Bruder verstarb im Alter von 2,5 Jahren bei einem Ertrinkungsunfall. Bei dem jüngsten Bruder liegen klinisch deutliche Anzeichen einer Myopathie vor. Die Eltern seien gesund. Die Patienten sind jetzt 9 Jahre (F.D.) und 7,5 Jahre (A.D.) alt. Die wichtigsten anamnestischen Daten und klinischen Befunde sowie die Ergebnisse der Diagnostik gehen aus der Tabelle 1 hervor. Darüber hinaus ist zu erwähnen, daß bei F.D.

[1,2,3] Für die Durchführung des auf den folgenden Seiten genannten Untersuchungen danken wir Herrn Prof. Dr. H. Reichmann[1], Neurologische Klinik der Universität Würzburg, Herrn Prof. Dr. T. Yokota[2], First Department of Pathology, Yanaguchi University/Japan, und Herrn Prof. Dr. J. Schaub[3], Kiel, sowie Herrn Prof. Dr. Hübner[3], München.

Tabelle 1. Anamnestische Daten, klinische Befunde und diagnostische Ergebnisse bei 2 Brüdern mit Polyglukosanmyopathie

	A. D.	F. D.
Vorgeschichte der Patienten		
Schwangerschaft	o. B.	o. B.
Geburt	o. B.	o. B.
Neugeborenenperiode	o. B.	o. B.
Motorische Entwicklung	verzögert	verzögert
Rasche Ermüdbarkeit	+	+
Häufiges Hinfallen	+	+
Gangauffälligkeiten	+	+
Mentale Entwicklung	normal	normal
Klinische Untersuchungbefunde		
Hypotonie der Muskulatur	+	+
Muskelschwäche	+	+
Hyporeflexie	(+)	(+)
Lendenlordose	+	+
Scapulae alatae	+	+
Gowers-Zeichen	+	+
Hepatomegalie	1 cm	2 cm
Splenomegalie	3 cm	3 cm
Kardiale Symptome	keine	keine
Laborbefunde		
Intrazellulärer Speicherprozeß	keiner	keiner
CK, Aldolase, LDH, GOT, GPT, GGT	o. B.	o. B.
Blutgasanalyse	o. B.	n. u.
Laktat (+Ischämietest)	o. B.	n. u.
Lipidelektrophorese	o. B.	n. u.
Aminosäurenchromatogramm	o. B.	n. u.
Myoglobinurie	keine	keine
Tensilon-Test	o. B.	n. u.
Rö-Thorax	o. B.	o. B.
EKG	o. B.	o. B.
NLG (N. peronaeus u. N. suralis)	o. B.	o. B.
EMG	erhöhte Polyphasierate	erhöhte Polyphasierate
Muskelbiopsie	pathologisch	pathologisch
Phosphofruktokinase-Aktivität	normal	normal
Autoantikörper gegen Muskulatur	keine	keine

der Verdacht auf einen M. Crohn besteht. Bei A.D. sind ein unkomplizierter Fieberkrampf und eine ileo-zökale Invagination mit Lymphadenitis mesenterica vorausgegangen. Die Abb. 2 vermittelt einen Eindruck von den drei Patienten. Hervorzuheben sind dabei die Facies myopathica und die Hypotrophie der Muskulatur. Die Elektromyographie zeigte bis auf eine erhöhte Polyphasierate keine weiteren Auffälligkeiten.

Erst die histologische und biochemische Aufarbeitung einer Muskelbiopsie erbrachte die eindeutige, sehr seltene Diagnose einer Polyglukosanmyopathie. In der Trichromfärbung zeigten sich zahlreiche Fasern mit blassen, subsarkolemmalen Vakuolen. In der PAS-Reaktion (Abb. 3a) sieht man neben regelrechten Fasern mit gleichmäßig verteiltem Glykogen mehrere Fasern die optisch leer erscheinen und intensiv PAS-positive Substanzen aufweisen. Diese Substanzen waren nach 10 und 30 min durch Diastase nicht verdaubar. Durch die Bestimmung der sauren Maltase konnte eine Glykogenose Typ II (Pompe) ausgeschlossen werden.

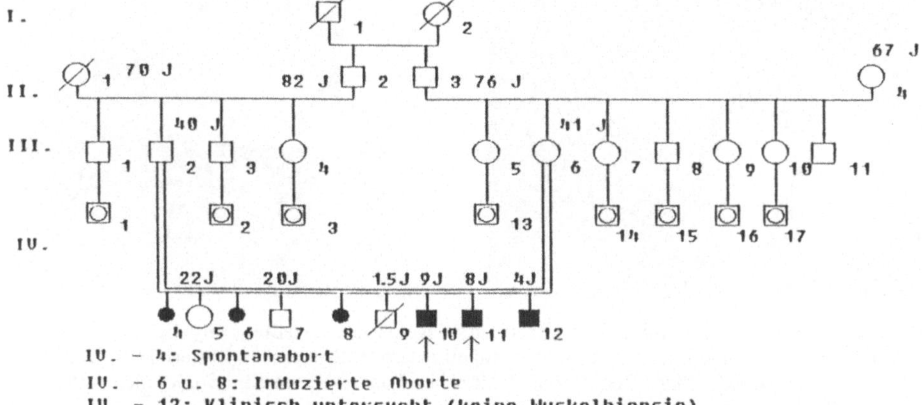

Abb. 1. Stammbaum der Familie D. Die Väter der Elternteile sind Brüder. Die mit einem *Pfeil* gekennzeichneten Brüder sind bioptisch gesichert an einer Polyglukosanmyopathie erkrankt, bei dem jüngsten Bruder besteht klinisch kein Zweifel, daß auch er betroffen ist

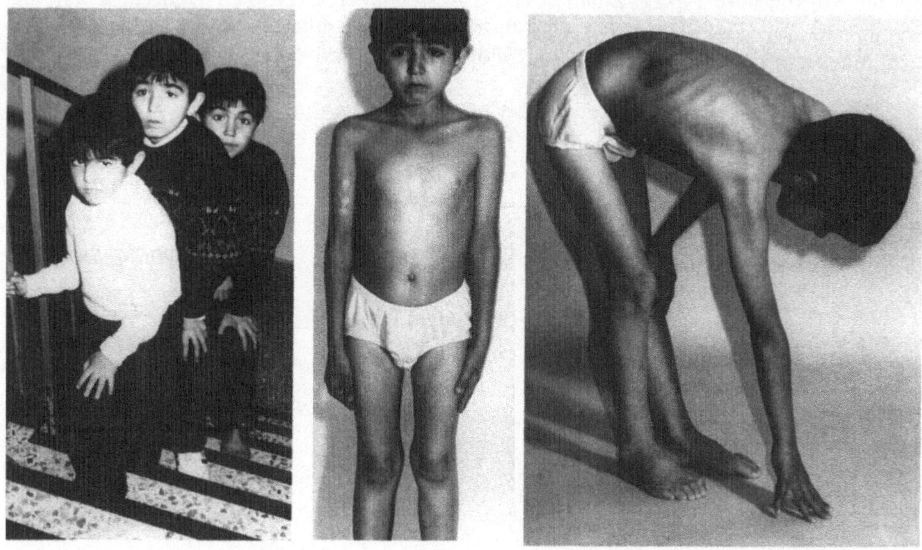

Abb. 2. Verschiedene Ansichten der drei Patienten: Man beachte die Facies myopathica und die Hypotrophie der Muskulatur

Die Phosphofruktokinasereaktion [1] (Hays et al. 1981) war sowohl in der histochemischen Reaktion als auch nach den biochemisch gemessenen Werten im Normbereich.
In der Methode nach Thiery konnten diese Polysaccharidsubstanzen besonders angefärbt werden und damit ihre Identität bestätigt werden.
Mittels eines 1987 in Japan von Yokota entwickelten monoklonalen Antikörpers (KM-279)[2], der mit Laforakörpern, mit Inklusionen der Typ-IV-Glykogenose (Andersen) und Polyglukosankörpern reagiert, wurde eine Reaktion in zahlreichen Fasern deutlich (Abb. 3b).

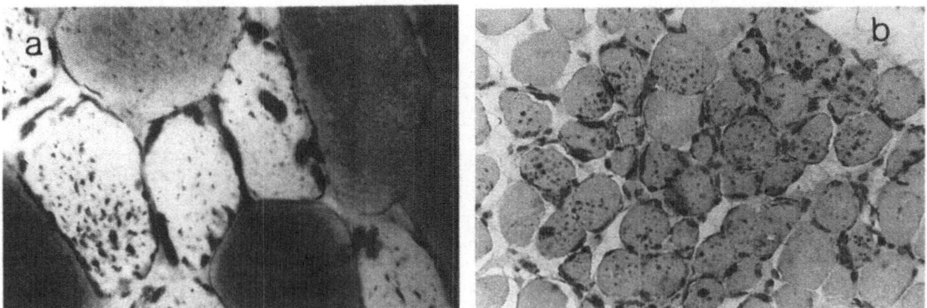

Abb. 3. In einer PAS-Färbung, neben Fasern mit regelmäßig verteiltem Glykogen, sieht man optisch leer erscheinende Fasern mit intensiv angefärbtem PAS-positiven Material (*a*). Darüber hinaus sieht man eine deutliche Reaktion in zahlreichen Fasern mit dem monoklonalen Antikörper KM-279 (*b*)

Bei den elektronenmikroskopischen Betrachtungen[3] der Muskelpräparate fand sich kein Anhalt für eine Glykogenose Typ IV. Zum letztlichen Ausschluß einer Typ-IV-Glykogenose wäre die Bestimmung des Brancher-Enzyms sinnvoll. Bei den vorgestellten Patienten wurde sie jedoch nicht durchgeführt. Die Klinik sprach gegen das Vorliegen einer Lafora-Erkrankung.

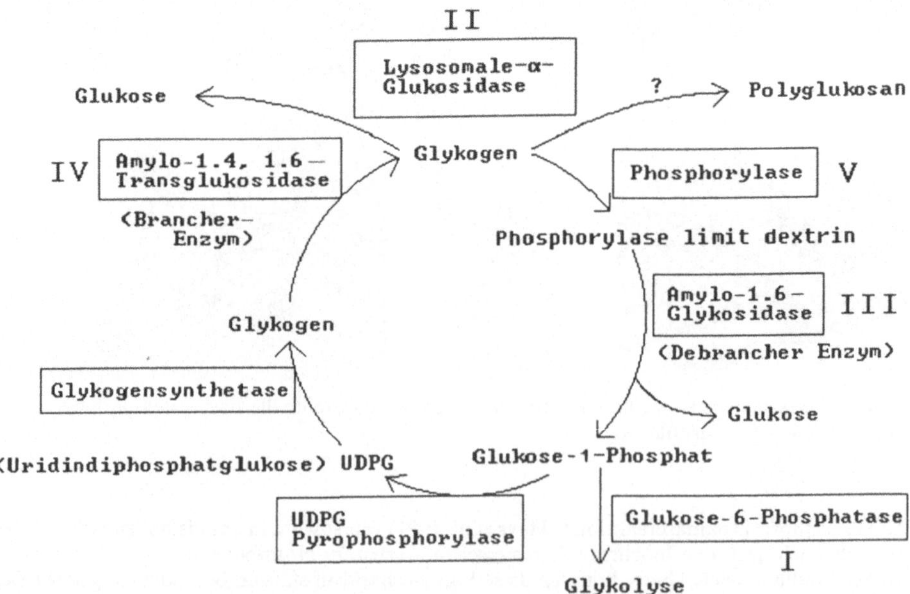

Abb. 4. Glykogenmetabolismus im Muskel. Ob eine modifizierte Störung des Brancher-Enzyms vorliegt, oder, wie hier nach einer Hypothese von Thompson dargestellt, ein anderes Enzym für den Defekt verantwortlich ist, ist bis heute unklar. (Nach Thompson et al. 1988)

Diskussion

Der Glykogenmetabolismus im Muskel ist in der Abb. 4 zusammengefaßt, die sowohl den Aufbau als auch den Abbau darstellt (Thompson et al. 1988). Bei der Polyglukosanmyopathie wird eine Störung im abbauenden Schenkel vermutet. Es kommt zu einem höher verzweigten amylopektinähnlichen Polysaccharid, dessen enzymatische Spaltung nicht mehr möglich ist. Der genaue Mechanismus ist allerdings bis heute nicht geklärt. Eine Störung des Brancher-Enzyms liegt auf jeden Fall nicht vor, es sind in der Literatur Patienten mit Polyglukosanmyopathie beschrieben, bei denen ein intaktes Brancher-Enzym gefunden wurde (Greene et al. 1987; Pellissier et al. 1981).
Die Prognose der Erkrankung ist unklar und in erster Linie abhängig vom Mitbefall des Herzmuskels. In der Literatur werden z. T. Patienten mit einem Lebensalter von 64 Jahren beschrieben (Okamoto et al. 1982; Weis u. Schröder 1988). Bei einer 46jährigen Patientin lag eine 16 Jahre dauernde Krankengeschichte vor. Eine kausale Therapie existiert nicht, die einzige therapeutische Maßnahme ist die Physiotherapie.

Literatur

Greene GM, Weldon DC, Ferrans VJ et al. (1987) Juvenile polysaccharidosis with cardioskeletal myopathy. Arch Pathol Lab Med 111:977–982

Hays AP, Hallett M, Delfs J, Morris J, Sotrel A, Shevchuk MM, DiMauro S (1981) Muscle phosphofructokinase deficiency: Abnormal polysaccharide in a case of late-onset myopathy. Neurology 31:1077–1086

Holmes JM, Houghton CR, Woolf AL (1960) A myopathy presenting in adult life with features suggestive of glycogen storage disease. J Neurol Neurosurg Psychiatry 21:302–311

Karparti G, Carpenter S, Wolfe LS, Sherwin A (1969) A peculiar polysaccharide accumulation in muscle in a case of cardioskeletal myopathy. Neurology 19:553–564

Okamoto K, Llena JF, Hirano A (1982) A type of adult polyglucosan body disease. Acta Neuropathol 58:73–77

Pellissier JF, de Barsy T, Bille J, Serratrice G, Toga M (1981) Polysaccharide (Amylopectin-like) storage myopathy: histochemical, ultrastructural and biochemical studies. Acta Neuropathol (Suppl) 7:292–296

Thompson AJ, Swash M, Cox EL, Ingram DA, Gray A, Schwartz MS (1988) Polysaccharide storage myopathy. Muscle Nerve 2:349–355

Weis J, Schröder JM (1988) Adult polyglucosan body myopathy with subclinical peripheral neuropathy: Case report and review of diseases associated with polyglucosan body accumulation. Clin Neuropathol 6:271–279

Die Langzeitentwicklung kleiner Frühgeborener bis ins Jugendalter

I. Brandt, E. Sticker

Einleitung

Es gibt weltweit nur ganz wenige interdisziplinäre Longitudinalstudien, in denen das Schicksal von Frühgeborenen sehr niedrigen Geburtsgewichts eingehend bis mindestens zum Schuleintritt erfaßt wurde (z. B. Nars u. Ackermann-Liebrich 1985; Vohr u. Coll 1985; Calame et al. 1986; Hunt et al. 1988; Amiel-Tison u. Stewart 1989; Largo et al. 1989). Hierzu gehört auch die Bonner Longitudinalstudie über Wachstum und Entwicklung von Frühgeborenen und Reifgeborenen von der Geburt an (Brandt 1986a).

Patienten und Methodik

Die Bonner Stichprobe umfaßt u. a. 65 Frühgeborene mit normaler intrauteriner Entwicklung (IUN). Es handelt sich um alle Frühgeborenen mit einem Geburtsgewicht <1500 g, die von 1967 bis 1974 in der Universitäts-Kinderklinik Bonn aufgezogen wurden, sowie um einige zufällig ausgewählte Frühgeborene höheren Geburtsgewichts (durchschnittliches postmenstruelles Alter 30,5 Wochen und Geburtsgewicht 1350 g). Die heterogene Gruppe der 51 Früh-Mangelgeborenen ist in diesem Bericht nicht berücksichtigt.

Auf die Bestimmung des postmenstruellen Alters wird besonderer Wert gelegt. Sie erfolgt anhand eingehender Schwangerschaftsanamnese, Ultraschallmessungen des Feten sowie klinischer und neurologischer Reifebestimmung (Brandt 1986b). Bei der Auswertung wird das Alter um die Zeit des Zufrühgeborenseins korrigiert. Als Kontrollgruppe dienen 85 Reifgeborene, die in den Jahren 1967 bis 1971 in zwei großen Bonner Entbindungskliniken geboren sind, ausgewählt nach dem Zufallsprinzip meist in der Frühschwangerschaft (jede 4. Mutter).

Die Untersuchungen fanden bis zum errechneten Geburtstermin wöchentlich statt, im ersten Lebensjahr monatlich, im zweiten viertel- und danach halbjährlich. Weitere Erhebungen an Teilstichproben folgten mit 10–14 Jahren (Sticker 1983) und mit 10–19 Jahren (Kleine 1987). Die Ergebnisse basieren auf mehr als 5000 Einzeluntersuchungen.

Die neurologische Entwicklung wurde beurteilt nach einem selbsterarbeiteten Untersuchungsverfahren in Anlehnung an Saint-Anne Dargassies (1974), Prechtl u. Beintema (1976), Touwen (pers. Mitt.) sowie Amiel-Tison (1976) und Amiel-Tison u. Grenier (1986).

Die psychologischen Untersuchungen erfolgten in den ersten 2 Jahren mit dem Griffiths-Test (Griffiths 1954), anschließend mit dem Cattell-Test (Cattell 1960) und ab ca. 3 Jahren mit dem Stanford-Binet Intelligenz-Test (Lückert 1965) sowie der Wechsler Preschool and Primary Scale of Intelligence (Wechsler 1967). Im Jugendalter kamen u. a. das Leistungsprüfsystem LPS (Horn 1962) und der Göttinger Formreproduktions-Test G-F-T (Schlange et al. 1973) sowie Tests zur Handbevorzugung zur Anwendung.

Ein wichtiger Aspekt der psychologischen Untersuchungen war die Formwahrnehmung, denn es gibt Hinweise, daß dieser Bereich bei Frühgeborenen beeinträchtigt sein kann, da sie zu einer Zeit geboren werden, in der ihr visuelles System eine besonders hohe Entwicklungsgeschwindigkeit aufweist und somit besonders verwundbar ist (Schulte et al. 1977).

Insgesamt sind 9 IUN-Frühgeborene (14%) behindert. Davon ist die Hälfte ein- oder beidseitig blind und ein Drittel mehrfachbehindert. Seelisch-geistige und motorische Behinderungen sind etwa gleich verteilt. Die folgenden Ergebnisse basieren ausschließlich auf den nichtbehinderten Frühgeborenen.

Ergebnisse

Neurologische Entwicklung

Die neurologische Entwicklung, charakterisiert durch eine große inter- und intraindividuelle Variabilität, verläuft bei Frühgeborenen ähnlich wie bei Reifgeborenen. Dies zeigt sich z. B. bei der *Sprungbereitschaft,* deren 50. Perzentile für beide Gruppen bei 5 Monaten liegt; die Variationsbreite, definiert als Bereich zwischen 5. und 95. Perzentile, ist nahezu identisch (Frühgeborene: 2,5–8 Monate, Reifgeborene: 3–8 Monate).
Auch bei *grobmotorischen Meilensteinen* wie freiem Sitzen, Hochziehen zum Stehen, koordiniertem Kriechen und freiem Laufen zeigen sich keine signifikanten Unterschiede zwischen Frühgeborenen und Reifgeborenen. Eine große Streubreite wird deutlich, wenn man die Aufeinanderfolge dieser vier Meilensteine analysiert. Hier ergeben sich nämlich 13 verschiedene Sequenzen, von denen die folgende am häufigsten vorkommt (38%): Freies Sitzen – Hochziehen zum Stehen gleichzeitig mit koordiniertem Kriechen – freies Laufen.
Die *Entwicklung des gezielten Greifens* und der isolierten Fingerbewegungen ist aufgrund ihres engen Zusammenhangs mit der Reifung der Pyramidenbahn von hohem diagnostischen Wert. Die 50. Perzentile für den vollständigen Pinzettengriff – ein wichtiger Meilenstein der feinmotorischen Entwicklung – liegt in beiden Gruppen bei 10 Monaten. Die Variationsbreite von 9–12 Monaten ist gering, wodurch sich gute Möglichkeiten zur Früherkennung von Retardierungen ergeben.

Seelisch-geistige Entwicklung

Die Entwicklungs- und Intelligenzquotienten (EQ, IQ) bis zum Alter von 6 Jahren und mit 13 Jahren weisen keine signifikanten Unterschiede zwischen Früh- und Reifgeborenen auf (Schröder 1977; Sticker 1983). Dies gilt auch für fast alle Einzelaufgaben zur Formwahrnehmung. Im Jugendalter allerdings schneiden die Frühgeborenen signifikant schlechter ab im raschen Wiedererkennen von Formen (Leistungsprüfsystem nach Horn [1962, LPS], z. B. Erkennen spiegelbildlicher Zeichen, Erkennen fehlerhafter Buchstaben in Wortbildern). Interessanterweise ergeben sich bei Aufgaben, die die Form- und Raumwahrnehmung im eigentlichen Sinne erfassen (LPS, z. B. Erkennen eingebetteter Figuren, Abzählen von Flächen auf Körpern) keine Nachteile für die Frühgeborenen.
Die Korrelationen (Pearson's r) zwischen den IQ von 2 bis zu 5 Jahren mit dem 13-Jahres-LPS-Wert liegen für die Frühgeborenen mit 0,25–0,55 stets etwas niedriger als für die Reifgeborenen (0,39–0,64) und steigen für beide Gruppen nahezu

kontinuierlich an; mit 6 Jahren stimmen die Werte überein (0,64 und 0,63). Die Signifikanzgrenze wird für die Reifgeborenen ab 2 Jahren, für die Frühgeborenen aber erst ab 3 Jahren überschritten. Dies spricht für eine größere Offenheit der Entwicklung Frühgeborener (Sticker 1983).
Die seelisch-geistige Entwicklung der Jungen ist gekennzeichnet durch eine größere intraindividuelle Variabilität als die der Mädchen, was zu einer schlechteren Voraussagemöglichkeit führt.

Schlußfolgerungen

Die Bonner Ergebnisse zur neurologischen und seelisch-geistigen Entwicklung von Frühgeborenen sind ermutigend. So ergibt die Analyse der längsschnittlichen Entwicklungsverläufe beispielsweise, daß neurologische Handicaps überwunden werden können und daß sich in der Intelligenzentwicklung positive Tendenzen im Sinne einer ansteigenden Kurve zeigen können.
Die Entwicklung Frühgeborener sollte eingehend überwacht und beratend begleitet werden. So kann man drohenden Behinderungen präventiv entgegenwirken und manifeste Behinderungen frühzeitig einer Behandlung zuführen.
Wie bei allen Risikokindern ist die Entwicklungsprognose Frühgeborener ganz besonders von den Umweltbedingungen abhängig. Bei günstiger sozialer Umwelt können diese Kinder ihr genetisches Potential verwirklichen, indem sie Widerstandsfähigkeit gegenüber Streß im Sinne von Resilience zeigen, entsprechend der von Emmy Werner aufgestellten These „Vulnerable but invincible" (Werner u. Smith 1982).

Literatur

Amiel-Tison C (1976) A method for neurologic evaluation within the first year of life. Current Problems in Pediatrics VII, No 1. Book Medical Publishers, Chicago
Amiel-Tison C, Grenier A (1986) Neurological assessment during the first year of life. Oxford University Press, New York
Amiel-Tison C, Stewart A (1989) Follow up studies during the first five years of life: A pervasive assessment of neurological function. Arch Dis Childh 64:496–502
Brandt I (1986a) Diagnose seelisch-geistiger Retardierung im Säuglingsalter: Ergebnisse longitudinaler Beobachtungen. In: Neuhäuser G (Hrsg) Entwicklungsstörungen des Zentralnervensystems. Kohlhammer, Stuttgart
Brandt I (1986b) Patterns of early neurological development. In: Falkner F, Tanner JM (eds) Human growth. A comprehensive treatise, Vol 2, 2nd Edn. Plenum Press, New York
Calame A, Fawer CL, Claeys V, Arrazola L, Ducret S, Jaunin L (1986) Neurodevelopmental outcome and school performance of very-low-birth-weight infants at 8 years of age. Eur J Pediatr 145:461–466
Cattell P (1960) Cattell Infant Intelligence Scale. Psychological Corporation, New York
Griffiths R (1954) The abilities of babies. A study in mental measurement. 3. Nachdruck von 1964, University of London Press, London
Horn W (1962) Leistungsprüfsystem (LPS). Hogrefe, Göttingen
Hunt JV, Cooper BAB, Tooley WH (1988) Very low birth weight infants at 8 and 11 years of age – Role of neonatal illness and family status. Pediatrics 82:596–603
Kleine U (1987) Die Entwicklung der Handbevorzugung. Ergebnisse einer vergleichenden Longitudinalstudie an Frühgeborenen und Reifgeborenen. Inaug.-Diss., Bonn, S 264

Largo RH, Pfister D, Molinari L, Kundu S, Lipp A, Duc G (1989) Significance of prenatal, perinatal and postnatal factors in the development of AGA preterm infants at five to seven years. Dev Med Child Neurol 31:440–456

Lückert HR (1965) Stanford-Binet Intelligenz-Test. Hogrefe, Göttingen

Nars PW, Ackermann-Liebrich U (1985) Langzeitprognose von Risikofrühgeburten. Klin Pädiat 197:512 (Abstract 51)

Prechtl HFR, Beintema DJ (1976) Die neurologische Untersuchung des reifen Neugeborenen, 2. Aufl. Thieme, Stuttgart

Saint-Anne Dargassies S (1974) Le développement neurologique du nouveau-né à terme et prématuré. Masson, Paris

Schlange H, Stein B, von Boetticher I, Taneli S (1973) Göttinger Formreproduktions-Test (G-F-T). Handanweisung, 2. Aufl. Hogrefe, Göttingen

Schröder MR (1977) Longitudinalstudie über Wachstum und Entwicklung von früh- und reifgeborenen Kindern von der Geburt bis zum 6. Lebensjahr. Ergebnisse der bisherigen Auswertung der psychologischen Untersuchungsbefunde. Forschungsbericht des Landes Nordrhein-Westfalen Nr. 2691, Westdeutscher Verlag, Opladen

Schulte FJ, Stennert E, Wulbrand H, Eichhorn W, Lenard HG (1977) The ontogeny of sensory perception in preterm infants. Europ J Pediatr 126:211–224

Sticker EJ (1983) Zu früh geboren – unbedingt ein Nachteil? Eine vergleichende Analyse des Entwicklungsverlaufes Früh- und Reifgeborener in den ersten 13 Lebensjahren. Inaug.-Diss., Bonn, S 585

Vohr BR, Coll CTG (1985) Neurodevelopmental and school performance of very low-birthweight infants: A seven-year longitudinal study. Pediatrics 76:345–350

Wechsler D (1967) Manual for the Wechsler Preschool and Primary Scale of Intelligence. The Psychological Corporation, New York

Werner E, Smith RS (1982) Vulnerable but invincible. A study of resilient children. McGraw-Hill, New York

Sachwortverzeichnis

Anmerkung: Sofern Verweisbegriffe im jeweiligen Beitrag mehrfach erwähnt werden, wird in der Regel auf die Anfangsseite des Beitrages verwiesen (ff.). Andernfalls ist die jeweilige Seitenzahl angegeben.